LES

GRANDS ÉCRIVAINS

DE LA FRANCE

NOUVELLES ÉDITIONS

PUBLIÉES SOUS LA DIRECTION

DE M. AD. REGNIER

Membre de l'Institut

CHARTRES. — IMPRIMERIE DURAND

Rue Fulbert, 9.

MÉMOIRES

DE

SAINT-SIMON

TABLE

DES TOMES I A XXVIII

MÉMOIRES

DE

SAINT-SIMON

NOUVELLE ÉDITION

PAR A. DE BOISLISLE
Membre de l'Institut

AVEC LA COLLABORATION DE L. LECESTRE
ET DE J. DE BOISLISLE

TABLE ALPHABÉTIQUE ET ANALYTIQUE

DES TOMES I A XXVIII

RÈGNE DE LOUIS XIV

A—L

PARIS

LIBRAIRIE HACHETTE ET Cⁱᵉ
BOULEVARD SAINT-GERMAIN, 79

1918

NOTE PRÉLIMINAIRE

Les recherches dans un texte aussi considérable que les
Mémoires de Saint-Simon deviennent de plus en plus difficiles
et compliquées, à mesure que s'accroit le nombre des volumes.
Les tables alphabétiques avec de simples renvois numériques
qui ont été placées à la fin de chaque tome ne peuvent que
très imparfaitement remédier à cette difficulté et à cette complication. Il a donc semblé aux éditeurs des Mémoires qu'il
était opportun de ne pas attendre l'achèvement de la publication pour rédiger une table analytique qui permît de
retrouver sans trop de peine tel événement, telle anecdote,
tel portrait.

La fin du règne de Louis XIV a paru une coupure favorable
pour intercaler cet instrument de recherches. C'est pourquoi
nous donnons aujourd'hui cette table, qui s'applique aux
vingt-huit premiers volumes de l'édition, c'est-à-dire à toute
la partie des Mémoires relative au règne de Louis XIV de
·1692 à 1715.

Quelques renseignements sur sa confection ne seront point
inutiles.

Le travail a été commencé dès 1907 par M. P. de Brotonne,
très ancien et dévoué collaborateur de M. A. de Boislisle, qui
y consacra son labeur persévérant pendant six années. Il
achevait le dépouillement du tome XX, lorsque la mort vint
le surprendre. Mais, grâce à la méthode et à la précision qu'il
apportait dans sa besogne, il a été possible d'utiliser les
quelque cent mille fiches qu'il laissait.

Il restait donc à faire le dépouillement des tomes XXI à
XXVIII, puis la fusion générale de cet amas énorme de ma-
tériaux, enfin la rédaction définitive de la table ; c'est à quoi

a été employée depuis 1913 une grande partie de mon temps. Ce travail est aujourd'hui mené à bonne fin, et j'espère que les inégalités de confection, impossibles à éviter dans une œuvre de si longue haleine, accomplie par deux personnes différentes, ne se feront pas trop sentir, ma préoccupation constante dans la mise au point définitive ayant été de donner à l'ensemble toute l'homogénéité possible.

A cet exposé du travail, il convient de joindre quelques indications pratiques.

Les articles de la table sont classés par ordre alphabétique rigoureux. Les personnages d'une même famille connus sous le même nom se suivent dans l'ordre chronologique de génération, les fils après les pères et les femmes immédiatement à la suite de leur mari. Pour ces dernières, lorsqu'elles ne figurent pas assez souvent dans les Mémoires pour mériter un article spécial, leur mention a été placée à la fin de l'article du mari.

Aux noms patronymiques de famille et de maison ont été mis des renvois à tous les divers noms de terres portés par les membres de la famille.

La date précédée d'une croix qui suit le nom d'un grand nombre de personnages, est celle de leur mort ; elle facilite l'identification de ceux qui ont été connus sous le même nom.

L'astérisque placée à la gauche d'un chiffre de page, — généralement au premier renvoi de chaque article, — désigne la page du tome où a été donnée la principale notice biographique, géographique ou historique du personnage, du lieu, du fait, ou de la matière, dont il s'agit.

En principe, la table ne comprend que des noms propres de personnes ou de lieux ; il a semblé cependant qu'il convenait d'y insérer les noms d'institutions, de charges ou de matières sur lesquelles le texte fournissait des renseignements précis ; mais ce n'a été que l'exception.

On n'y trouvera non plus aucun article de caractère linguistique ou grammatical.

Telle qu'elle est, j'espère que cette table sera de quelque utilité aux historiens qui auront à recourir aux *Mémoires de Saint-Simon.*

L. L.

TABLE

ALPHABÉTIQUE ET ANALYTIQUE

DES

MÉMOIRES DE SAINT-SIMON

Tomes I a XXVIII

(Règne de Louis XIV.)

A

Aarau (la ville et la paix d'), XXIII, *105.

Abaffi (Michel Ier), prince de Transylvanie, XXIII, *249, 253.

Abbadie (Jacques), pasteur protestant, V, *382.

Abbaye-aux-Bois (l'), à Paris, II, 19, *32.

Abbeville (la ville d'), XX, 12, *200.

Abdallah ben Aïscha, ambassadeur de Maroc, VI, *139, 140.

Abeille (Gaspard, abbé), XVIII, *250-251.

Abercorn (Jacques Hamilton, comte d'), et sa femme, XVI, *69.

Abon (Madeleine-Thérèse de Laigneau, dame d'), XV, *461.

Abrantès (les ducs d'), VIII, 133.

Abrantès (Alphonse de Portugal-Alencastro, duc d'), † 1634, VIII, *136, 137; IX, 161.

Abrantès (Augustin d'Alencastro, duc d'), † 1720, VII, *201. Plaisante le comte d'Harrach, 291-292; IX, 161. Cité, VIII, 135, 137-139. Sa femme Jeanne de Noronha, *137.

Abrantès (Jean-Emmanuel-de-la Croix de Portugal-Alencastro, évêque de Cuença et duc d'), † 1733, VIII, *139; IX, 161; XIX, 129.

Abrantès (le duché d'), VIII, *136.

Absalon, tragédie, X, *2.

Académie française (l'), II, *193. Création, VI, 273. Directeur, II, 193. Membres, III, 192; X, 115. Élections; influence du Roi, II, 192; XII, 112, 113, 115; XIII, 266; XXIV, 233. Réception de l'évêque de Noyon, II, 192-196. Harangues au Roi, XXI, 129; XXII, 349; XXIII, 409. Un dévot y est déplacé, XII, 115.

Académie des inscriptions (l'), VIII, *74; X, 115; XII, 412.

Académie de peinture et de sculpture (l'), VIII, 74.

Académie des sciences (l'), VIII, 74; XII, 412.

ACADÉMIES DE JEUNES GENS (les),
I, *27 ; XVII, 9.

ACADIE (l'), XV, *190, 191.

ACCIAJUOLI (Nicolas, cardinal),
VII, *351.

ACFRED, comte d'Auvergne, XX,
*56, 58, 59.

ACHMET Ier, sultan de Turquie,
XXIII, 243.

ACHMET III, sultan de Turquie,
XI, *270.

ACHY (François-Philippe de Carvoisin, marquis d'), I, *226,
227. A Nerwinde, 250, 251.
N'a point de régiment, 269. Fait
brigadier de carabiniers, 283.

ACIER (Jacques Galiot de Genouillac, seigneur d'), XV, *163,
166.

ACIER (le marquis d') : voyez Uzès
(Jean-Charles de Crussol, duc
d').

ACIGNÉ (la maison d'), V, *331 ;
XXVI, 194.

ACIGNÉ (Jean-Léonard, comte d'),
XXVI, *194. Sa femme Marie-
Anne d'Acigné, V, *331. Mort
de celle-ci, XXVI, 194.

ACQUAVIVA (François, cardinal),
XXV, *92. Chargé de demander
pour Philippe V la princesse de
Parme, 92-94.

ACQUI (la ville d'), XIII, *167.

ACUÑA Y PACHECO (la maison), X,
205 ; XXII, 172 : voyez Villena.

ADAM (Clair), premier commis des
Affaires étrangères, et sa femme,
XXVI, *183.

ADELMANN (le P. Jacques), II,
*141.

ADHÉMAR (Joseph de Castellane-
Adhémar, chevalier de Grignan,
puis comte d'), XII, *429.
Épouse Mlle d'Oraison, 429,
430. Sa mort, sa carrière,
XXIV, 133-134.

ADHÉMAR (Gabrielle-Thérèse d'O-
raison, comtesse d'), XII, *429,
430 ; XXIV, 133.

ADIGE (l'), IX, 1, 53 ; XII, 386 ;
XIV, 82.

ADONCOURT (Dominique Suart d'),
XXIV, *224 ; XXVI, 293.

ADRIATIQUE (la mer), XV, 413.

AGDE (la ville d'), XX, *100. Prise
par les ennemis, 100, 101. Évêché, X, *106. Évêque : voyez
Foucquet (Louis).

AGEN (la ville d'). L'évêché, XX,
*348. Évêque : voyez Hébert
(François).

AGENOIS (Armand-Louis du Ples-
sis-Richelieu, comte d'), puis
duc d'Aiguillon, XIII, *49 ;
XXV, 121.

AGENOIS (Anne-Charlotte de Crus-
sol-Florensac, comtesse d'), puis
duchesse d'Aiguillon, XIII, *49.

AGRAMUNTE (le bourg d'), XX,
*107.

AGREDA (Marie Coronel, dite Marie
d'), VI, *373, 374.

AGRIA (la ville d'), XII, *30, 165.

AGRICOLA (Cneius Julius), XVI,
*228.

AGUILAR (Jean-Dominique Rami-
rez d'Arellano, comte d'), VIII,
*207.

AGUILAR (Rodrigue-Manuel Manrique de Lara, comte de Frigiliana et d'), VII, *313. Son rôle
dans l'affaire du testament de
Charles II, 313-315 ; VIII, 200.
Devenu grand d'Espagne par
son mariage, 206. Son caractère,
sa laideur, VII, 314-315 ; VIII,
206-209 ; XIII, 173. Fait membre de la junte, XVIII, 99. Chef

du conseil des Indes, XXVI, 167.

AGUILAR (Marie-Antoinette d'A-rellano, comtesse de Frigiliana et d'), VIII, *207 ; XIII, 172.

AGUILAR (Inigo-de-la-Croix Man-rique de Lara, comte d'), †1733, VII, *314. Fait colonel des gardes espagnoles, XII, 133. Mission à Paris, XIII, 172, 176. Ses places, 174. Quitte la Toison pour une commanderie, 175. Conseille le siège de Barcelone, 172-175 ; XVIII, 161. Fait arrêter Flotte, 60-61, 99. Est fait capitaine général, XX, 127. Lié avec le duc de Noailles ; sa disgrâce et sa cause, XIII, 173-174 ; XXII, 183-185, 188-189. Accusé d'avoir empoisonné le duc de Vendôme, XXIII, 84. Son caractère, sa laideur, VII, 314-315 ; VIII, 207-209 ; XIII, 173-174.

AGUILAR DEL CAMPO (les marquis d'), IX, *150.

AIGLE (l') : voyez Laigle.

AIGNAN (François, abbé), XXVII, *292.

AIGUES-MORTES (la ville d'). Gouvernement, IV, *293, 294.

AIGUILLON (Antoine de l'Age de Puylaurens, duc d'), † 1635, I, *149.

AIGUILLON (Marie-Madeleine de Vignerot, dame de Combalet et duchesse d'), XII, *345. Son duché, sa mort, sa succession, 345-348.

AIGUILLON (Marie-Madeleine-Thé-rèse de Vignerot, duchesse d'), XII, *341. Nièce de la précédente, lui succède ; sa mort, son caractère, anecdotes, 340-347.

AIGUILLON (le duc et la duchesse d') : voyez Agenois (le comte et la comtesse d').

AIGUILLON (le duché d'), XII, *345-347, 349 ; XX, 266, 286 ; XXI, 139.

AILLY (la maison d'), VI, 313 ; XXI, *164.

AIRE-SUR-L'ADOUR (la ville d'). Gouvernement, XI, *69. Évêché, V, *38. Évêque : voyez Fleuriau d'Armenonville (L.-G.).

AIRE-SUR-LA-LYS (la ville d'). Siège de 1710, XIX, 411-415 ; XX, 163. Le fort Saint-François, XIX, *414.

AIX (Sigismond de la Serre, marquis d'), III, *136.

AIX DE LA CHAISE (la famille d'), XVII, *42-43 : voyez Chaise (la).

AIX (le P. François d'), XVII, *42.

AIX (le château d'), en Forez, XVII, *43.

AIX (la ville d'), en Provence, VI, *225. Réception des petits-fils du Roi, VIII, 238. L'archevêché, VIII, *278 ; XV, 326. Archevêque : voyez Vintimille (Ch.-Gaspard de). Le Parlement, XXI, *149. Citée, XV, 215.

AIX-LA-CHAPELLE (la ville d'), XIII, 87 ; XX, 153. Traité de 1668, III, *140 ; VI, 346 ; XXVIII, 10. Négociations en 1695, II, 243. Les eaux, XIII, *83, 84 ; XVII, 39.

ALACOQUE (Marguerite-Marie), XVIII, *117.

ALAIS (le comte d') : voyez Angoulème (le duc d').

Alais (Louis-François de Bourbon-Conti, comte d'), † 1704, XII, *11. Sa mort, 11.

Alais (la ville d'). Gouvernement, XXIV, *99-100.

Albani (la famille), XXVI, *230.

Albani (Jean-François). Voyez Clément XI, pape.

Albani (Alexandre, chevalier puis cardinal), XVII, *215.

Albani (Annibal, cardinal), XVII, *215; XXIV, 105.

Albani (Charles), prince de Soriano, XVII, *215.

Albano (l'évêché d'), XXV, *163.

Albaredo (le village d'), IX, *1.

Albe (la maison d'), IX, 149; XI, 325; XVIII, 109; XXI, 331.

Albe (Fernand Alvarez de Tolède, duc d'), † 1582, XI, *326. Fait décapiter le comte d'Egmont, XV, 274. Visité au lit de mort par le roi d'Espagne, XX, 131. Cité, XXI, 331.

Albe (Diègue Alvarez de Tolède, duc d'), † 1583, XI, *326. Sa femme Briande de Beaumont, 326.

Albe (Antoine Alvarez de Tolède, duc d'), † 1639, XI, *326; XXI, 331-332.

Albe (Ferdinand iv Alvarez de Tolède, duc d'), † 1667, XI, *326.

Albe (Antoine ii Alvarez de Tolède, duc d'), † 1690, XI, *326; XXI, 332.

Albe (Antoine iii Alvarez de Tolède, duc d'), † 1701, XI, *326. Ses singularités, 327-328.

Albe (Antoine-Martin de Tolède, duc d'), † 1711, VIII, *190. Ambassadeur en France, XI, 324. Reçu par le Roi, 329. S'attache aux Estrées, XII, 400. Reçoit Mme des Ursins, 400, 401, 405. Fait la noce de M. de Rupelmonde, 415. Est admis à Marly; est honoré du bougeoir, 437, 439, 440. Postule la charge de majordome major, XIII, 56, 122, 123. Présente Aguilar au Roi, 172. Audience du Roi, XIV, 116. Annonce la victoire d'Almanza, 421-422. Donne une fête, XV, 229. Fait sommelier du corps, XVII, 73. Question de le congédier, XVIII, 23. Audience du Roi (1709), 28. Perd son fils, 109-110. Mortification qu'il donne au duc d'Orléans, XIX, 346. Demande Vendôme pour l'Espagne, XX, 109, 111. Présente au Roi une lettre des grands, 120. Vend les pierreries de la reine d'Espagne, 126. Reçoit le serment de Leganès, 301. Sa mort, son caractère, sa famille, XXI, 328-334. Son portrait, XI, 328-329. Sa conduite avec Vaudémont, XV, 60. Sa maison à Paris, XVII, 471. Cité, XVII, 470, 471.

Albe (Isabelle-Zacharias Ponce de Léon, duchesse d'), XI, *324. Présentée au Roi, 329. Accompagne la marquise de Bedmar, XII, 28. Sa conduite avec Mme des Ursins, 400. Admise à Marly, 437, 439, 440. Mort de son fils; ses excentricités, XVIII, 109-110. Mort de son mari; bienfaits du roi d'Espagne, XXI, 329-330. Retourne en Espagne et épouse l'abbé de Castiglione, XXIII, 163.

Albe (François-Alvar de Tolède, duc d'), † 1739, IX, *182. As-

[Albe — Albert]

siste à la couverture du duc de Ruffec, 198, 199.

ALBE (le duché et la ville d'), XI, *325; XXI, 331.

ALBEMARLE (Henri Fitz-James, duc d'), † 1702, VII, *173. Épouse Mlle de Lussan, 173-174; XV, 70. Sa mort; sa liaison avec le duc du Maine, X, 401-402.

ALBEMARLE (Marie - Gabrielle d'Audibert de Lussan, duchesse d'), IV, *321. Son mariage, VII, 173-174; X, 402. Au bal de la cour, IV, 321. Se remarie avec le colonel Mahony, XV, 70-71, 77. Citée, XVIII, 420.

ALBEMARLE (Arnold-Juste van Keppel, comte d'), V, *71. Favori du roi Guillaume, V, 70-72; VI, 214-215. Campagne de 1708, XVI, 358. Gouverneur de Tournay, XVIII, 147. Commande en Flandre (1711), XX, 352. Prisonnier à Denain; est mis en liberté, XXIII, 109-110.

ALBEMARLE (Guillaume-Anne van Keppel, comte d'), XXIII, *109.

ALBERGOTTI (François-Zénoble-Philippe, comte), I, *233. Campagne de 1693, 233, 245. Apporte le détail de Nerwinde, 258-259. Conduit le prince de Toscane, V, 74. Campagne de 1704, XII, 25. Colonel du Royal Italien, 454. Campagne de 1706, XIV, 44, 45, 52, 58, 61, 69-70; de 1708, XVI, 360-362,464; de 1709; blessé à Malplaquet, XVIII, 178, 180, 185. Au siège de Douay, XIX, 372, 398, 400, 401, 407. Chevalier de l'Ordre et gouverneur de Sarrelouis, 401. Campagne de 1711; siège

de Bouchain, XXII, 126, 130-131. Au siège de Douay (1712), XXIII, 104. Mission à Florence, XXV, 186. Familier de Monseigneur, XXV, 74. Favori du maréchal de Luxembourg, I, 258; XII, 455; XVI, 360. Relations avec Mlle Choin, XVI, 360; Chamillart, XIV, 69; le prince de Conti, XII, 455; la Feuillade, XIV, 69-74; le duc du Maine et Vendôme, XII, 456; XVI, 360. Traits de caractère, II, 230; XII, 454-456; XIV, 45, 71; XVIII, 178, 480; XIX, 407. Cité, XX, 143.

ALBERGOTTI (Jacques, chevalier), XVI, *360, 361.

ALBERON, évêque de Liége, XIV, *196; XIX, 55.

ALBERONI (Jules, cardinal), XII. *446. Sa basse origine, XVI, 228-229. Prend le petit collet à Parme, XIII; 288; XVI, 229. Commencement de sa fortune chez Vendôme, XIII, 287-291. Y reçoit des coups de bâton, 290; XVI, 229-230. Sa lettre insolente après Audenarde, 205-238, 243, 249. Est chargé d'une mission par le duc de Parme (1708), 290-291. Négociations du mariage de la princesse de Parme avec le roi d'Espagne, XXIV, 219-221. Accompagne en Espagne la nouvelle reine, XXV, 96; XXVI, 103. Contribue à la disgrâce de Mme des Ursins, 114-115. Son effronterie, XVI, 483. Liaison avec le chevalier Bourk, XII, 446.

ALBERT, archiduc d'Autriche, I, *48.

Albert (la maison d'), XXI,
*163. Voyez Chevreuse, Chaul-
nes, Luynes, Montfort.
Albert (Louis-Nicolas d'Albert
de Luynes, chevalier d'), †
1701, IX, *34.
Albert (Louis-Joseph d'Albert
de Luynes, comte d'), † 1758,
II, *313. Entre dans Namur
assiégé, 313-314. Son duel avec
Rantzau ; est cassé, VII, 184-
186 ; X, 384. S'engage au service de Bavière, XI, 88 ; XII,
159. Sert en Espagne, 160.
Envoyé en Espagne par l'électeur de Bavière, XXI, 338.
Épouse Mlle de Montigny,
XXVI, 138-139. Amant de Mme
de Luxembourg, VII, 186. Cité,
V, 233 ; XIII, 264.
Albert (la comtesse d'). Voyez
Montigny (Mlle de).
Albigeois (les), hérétiques, IV,
37 ; XV, 297.
Albret (la maison d'), III, *214,
217, 221. Ses armoiries, XXIV,
*193. Généalogie des bâtards
d'Albret, XXIV, 489-196 ;
XXVIII, 195-196. Voyez Ma-
rennes, Miossens.
Albret (Charles Ier, connétable
d'), † 1415, XXIV, *189.
Albret (Jean d'), vicomte de Tar-
tas, † 1467, XXIV, *189.
Albret (Louis, cardinal d'), †
1465, XXIV, *190.
Albret (Charles II, sire d'), † 1471,
XXIV, *189. Sa femme Anne
d'Armagnac, XXVIII, 195.
Albret (Alain le Grand, sire d'),
† 1522, XXIV, *84. Sa femme
Françoise de Bretagne, 84.
Albret (Arnaud-Amanieu d'), sire
d'Orval, † 1463, XXIV, *190.

Albret (Charles d'), seigneur de
Sainte-Bazeille, † 1473, XXIV,
*190.
Albret (Gilles d'), seigneur de
Castelmoron et sa femme Jeannette le Sellier, XXIV, *189,
490 ; XXVIII, 195.
Albret (Jeanne d'), reine de Navarre, V, *204 ; XVII, 279.
Albret (César-Phébus d'Albret,
comte de Miossens, puis maréchal d'), † 1676, III, *213. Sa
carrière et sa fortune, XXIV,
194-196 ; XXVIII, 196-197.
Comment il devient maréchal
de France, III, 215. Commande
les gendarmes de la garde,
XXIII, 165-166. Amant de Mlle
de Pons, III, 216, 220. La marie
à Heudicourt, IX, 64 ; XXIV,
196. Sa conduite à l'égard de
Mme de Montespan ; leur parenté, XXVIII, 196, 197. Ami
de Mme Scarron, III, 217 ;
XXVIII, 197. Sa haute situation, III, 215. Son rang dans
l'ordre du Saint-Esprit, V, 334.
Albret (Madeleine de Guénegaud, maréchale d'), XXIV,
*195 ; XXVIII, 196-197.
Albret (Charles-Amanieu d'Albret, marquis d'), † 1678, III,
*248. Son mariage ; sa mort, III,
248 ; XXIV, 193 ; XXVIII,
196-197.
Albret (Marie d'Albret, marquise
d'), puis comtesse de Marsan,
III, *248 ; XVI, *396 ; XXVIII,
197. Se remarie avec le comte
de Marsan, XXIV, 193-194.
Albret (Emmanuel-Théodose de
la Tour d'Auvergne, duc d'),
† 1730, II, *128. Sa thèse en
Sorbonne, X, 276. Son mariage,

II, 128-129 ; III, 24. Au camp de Compiègne, V, 354. Sollicite les juges du cardinal de Bouillon, XI, 78. Brouillé avec son père ; leur procès ; il le perd, V, 324-327, 354 ; VI, 231-232 ; XIII, 316, 317, 322 ; XIV, 361, 362 ; XX, 63. Aux obsèques de Monsieur le Prince, XVII, 265. Ses mariages, XIV, 102, 230-231. Le Roi ne l'aime pas, XX, 50. Ami du procureur général Daguesseau, 63, 66. Jugement de Saint-Simon sur lui, V, 327 ; XX, 63. Cité, VI, 84 ; X, 249 ; XVII, 374. Sa première femme, voyez la suivante. Sa seconde femme, Louise-Françoise-Angélique le Tellier de Barbezieux, XIV, *102. Sa quatrième femme, Louise-Henriette-Françoise de Lorraine-Harcourt, *231.

ALBRET (Marie-Armande-Victoire de la Trémoïlle, duchesse d'), II, *134, *260. Au bal, IV, 318. Querelle chez elle entre MM. d'Estrées et d'Harcourt, XXIV, 18. Citée, XVII, 374.

ALBRET (le duché d'), XXI, *201. Son érection, XXI, 140 ; XXV, 236. Cité, II, 61, 91 ; XIV, 214 ; XX, 63, 283.

ALBRET (l'hôtel d'), à Paris, III, *247 ; XXIV, *18. Berceau de la fortune de Mme de Maintenon, 196 ; XXVIII, 193, 194. Cité, IV, 295 ; XIII, 420 ; XVII, 64 ; XXVIII, 197, 198.

ALBURQUERQUE (les ducs d'), IX, 149 ; X, 188.

ALBURQUERQUE (François Fernandez de la Cueva, duc d'), † 1733, XIV, *284.

ALBY (l'archevêché d'), XXIII, *294. Archevêque : voyez Nesmond (Henri de).

ALCALA-DE-HENARÈS (la ville d'), XII, 78, *79.

ALCANICÈS (Louis Henriquez de Cabrera, marquis d'), VIII, *203.

ALCANTARA (la ville d'), XIII, *361 ; XIV, 114. Le château, VIII, 125.

ALCANTARA (l'ordre d'), XIII, *175, 176.

ALCAUDETE (Antoine de Portugal-Tolède, comte d'), VIII, *111.

ALCUDIA (la ville d'), XXVI, *236. Prise par Asfeld, 236.

ALDOBRANDINI (les princes), XVIII, 257.

ALÈGRE (Gaspard d'), seigneur de Beauvoir, XXVI, *370.

ALÈGRE (Yves, marquis et maréchal d'), † 1733, II, *169. Campagne de 1694, 169. Prend Bonn, XI, 128. Perd son fils, XII, 463. Marie sa fille à Rupelmonde, 414-415. Campagne de 1705, 414 ; XIII, 77, 79. Lieutenant général de Languedoc, XIV, 246. Marie sa fille à Barbezieux, III, 8. Relations avec son gendre, VI, 56-58. Marie sa fille à Maillebois, XXIII, 266. Désigné pour l'ambassade d'Angleterre, XXV, 148. Cité, XIV, 102 ; XIX, 119, 120.

ALÈGRE (Jeanne-Françoise Garaud de Donneville, marquise d'), VI, *57. Marie sa fille, XII, 414, 416.

ALÈGRE (Emmanuel-Yves-Joseph, marquis d'), † 1705, XII, *463.

ALÈGRE (Marie-Emmanuelle d'), XX, *299. Épouse Maillebois;

XXIII, 266 : voyez Maillebois (la marquise de).

ALÈGRE (l'hôtel d'), à Versailles, XII, *403.

ALENCASTRO (la maison d'), VIII, 133, 136.

ALENÇON (Pierre de Valois, comte d'), XV, *296.

ALENÇON (Jean II, duc d'), † 1476, XV, *302.

ALENÇON (René, duc d'), † 1492, XV, *302.

ALENÇON (Charles, duc d'), † 1525, XV, *302.

ALENÇON (Hercule-François de Valois, duc d'), † 1584, XVII, *289, 290. Se moque de l'ordre du Saint-Esprit et ne veut le porter, XXIII, 6 ; XXV, 168.

ALENÇON (Charles de France, duc d'). Sa naissance et sa mort, XXIII, *376-377.

ALENÇON (Mlle d') : voyez Guise (la duchesse de).

ALENÇON (le duché d'), III, *63 ; XX, 208, 210.

ALENÇON (la ville d'). Séjours de Mme de Guise, III, 63-64. Intendance, 63 ; XVIII, 161.

ALET (l'évêché d'), XXIII, *50. Évêques : voyez Maboul (Jacques), Pavillon (Nicolas).

ALEXANDRE VI (Rodrigue Borgia), pape, X, *154.

ALEXANDRE VII (Fabio Chigi), pape, V, *13.

ALEXANDRE VIII (Pierre Ottoboni), pape, VII, *244 ; XIII, *233. Élection, XI, 138 ; XIII, 232. Sa mauvaise conduite à l'égard de la France, XIX, 20-21. Jugé par Saint-Simon, VII, 244 ; XV, 169 ; XIX, 20-21. Cité, VII, 354, 356 ; XVIII, 9.

ALEXANDRIE (le patriarche d'), XI, 188.

ALEXANDRIE (la ville d'), en Piémont, X, 171, 172, 175 ; XII, 308 ; XIV, 38, 84 ; XV, 34.

ALEXIS PETROWITCH, czarewitz de Moscovie, XXII, *169.

ALGARVES (les), XI, *319.

ALGER (la régence d'). Corsaires, XV, 84.

ALICANTE (la ville d'), XVI, *403. Le château, XVII, 381 ; XXV, 108. Le vin d'Alicante, XXVII, *282, 284.

ALIGRE (la famille), XXII, *255.

ALIGRE (Étienne II), chancelier, XXII, *252. Sa famille ; il est nommé chancelier, 255-257.

ALIGRE (Étienne III d'), chancelier de France, I, *106. Sa carrière ; ses fonctions, XXII, 257-263. Sa femme Élisabeth Chappellier, *257.

ALIGRE (Michel d'), seigneur de Boislandry, † 1661, XXII, *261.

ALIGRE (François, abbé d'), dit l'abbé de Saint-Jacques, XXII, *252, 261-263.

ALIGRE (Étienne IV d'), conseiller d'État, † 1725, IV, *272. Affaire du bonnet, XXVI, 13, 32. Sa femme Marie-Madeleine le Peletier, IV, *272.

ALIGRE (Étienne-Claude d'), † 1752, XXII, *257.

ALINCOURT (Charles de Neufville, marquis d'), † 1642, XI, *194. Survivance du gouvernement de Lyon, 194, 195, 197 ; XIII, 258. Reçoit l'ordre du Saint-Esprit, XI, 198-199. Cité, XII, 367. Sa première femme Marguerite de Mandelot, XI, *195 ; XIII, 258. Sa seconde femme Jacqueline

de Harlay-Sancy, XIII, *193.
ALINCOURT (François-Camille de Neufville-Villeroy, marquis d'), † 1732, XXIII, *175.
ALISE-SAINTE-REINE (l'eau d'), V, *351.
ALKMAAR (la seigneurie d'), XV, 275.
ALLEMAGNE (l'). Campagne de 1693, I, 130, 229-231, 235 ; de 1694, II, 134-139, 161 ; de 1696, III, 143 ; de 1697, IV, 301 ; de 1701, VIII, 264 ; de 1702, X, 348-349 ; de 1703, XI, 65, 99, 155-158, 184 ; de 1704, XII, 47, 136-143, 166-167, 199 ; de 1705, XIII, 12, 88-89 ; de 1706, 355 ; de 1707, XV, 179-184, 193, 216 ; de 1708, XVI, 7, 21, 133 ; de 1709, XVIII, 53-54 ; de 1711, XXII, 121 ; de 1713, XXIII, 382 ; XXIV, 64-66, 126-129. Archichancelier, XIV, 100. Armes et manteaux de ducs, VI, 25. Les bâtards y sont abhorrés, I, 60 ; VII, 77 ; IX, 163 ; XVI, 265. Cardinal protecteur, X, 239. Chapitres nobles, III, 187 ; VII, 77. Chevaliers de la Toison d'or, 340. Deuil, XVII, 167. Diètes, VII, 299. Réglement d'héritages, XIV, 255. Lois et coutumes, V, 49 ; VI, 314 ; X, 255 ; XVIII, 242. Maisons souveraines, VI, 314 ; XIV, 254. Mésalliances détestées, VII, 109 ; XIV, 206. Princes, souverains et seigneurs, I, 80 ; IX, 124, 226, 254, 298 ; XIII, 36 ; XVI, 30 ; XIX, 314. Protestants et leur protecteur, IV, 180-181 ; V, 113 ; XXV, 110. Villes impériales, XI, *157.
Empereurs : voyez Charles-Quint, Charles VI, Ferdinand Iᵉʳ, Ferdinand II, Ferdinand III, Louis le Débonnaire, Louis IV de Bavière, Othon III. — Impératrices : voyez Autriche (Claude-Félicité d'), Autriche (Marie-Amélie d'), Autriche (Marguerite-Thérèse d'), Bavière-Neubourg (Éléonore- Madeleine Thérèse de), Brunswick-Wolfenbüttel (Élisabeth-Christine de).
ALLEMANDS (les). Leur caractère, VII, 180 ; X, 184. Pauvreté des princesses allemandes, III, 189. Leur hauteur, III, 190. L'air allemand, XV, 345. Langue allemande sue par Saint-Simon et parlée par Madame, II, 142, 166 ; XIV, 97.
ALLEURS (Pierre Puchot des), IV, *277. Envoyé à Berlin, 277. Son mariage ; sa femme Lutzelbourg, *284. Sa mission près de Ragotzi, XII, 309-310 ; XIII, 364 ; XXIII, 241. Son portrait, IV, 283-284.
ALLUYES (Virginal d'Escoubleau, marquis d'), et sa femme, XI, *182.
ALMANZA (la bataille d'). Récit, XIV, 415-428. Citée, IX, 176, 177, 339 ; XIV, 431, 435, 453 ; XV, 36 ; XVI, 293 ; XIX, 375 ; XXIV, 54.
ALMEIDA (Thomas d'), patriarche de Lisbonne, XXIV, *53.
ALMONACID (le marquis d') : voyez Castel-Rodrigo.
ALMOND (Victoire Montecuculli, comtesse d'), XI, *92. Mort et portrait, 92. Son tabouret de grâce, 93.

ALOST (la ville d'), XVI, 175.
ALPHONSE V, roi d'Aragon, VIII,
*199 ; XV, 290. Cité, XV, 292,
293.
ALPHONSE XI, roi de Castille,
VIII, *197, 200.
ALPHONSE II, roi de Naples, XV,
*293.
ALPHONSE III, roi de Portugal,
XXIV, *54.
ALPHONSE IV, roi de Portugal,
VIII, *197.
ALPHONSE V, roi de Portugal,
VIII, *132.
ALPHONSE-HENRI VI, roi de Portugal, VI, *240-242 ; VIII, 124-
126.
ALSACE (l'). Le comte d'Harcourt
tente de s'en emparer (1652),
I, 200. Campagne de 1693, II,
335. Incursions des ennemis,
II, 163, 165, 166 ; III, 230-
232, 245 ; IV, 173. Campagne
de 1697, IV, 175 ; de 1702, X,
247. Menacée d'invasion, XII,
202, 371. Campagne de 1704,
290 ; de 1705, XIII, 12, 78.
Resserrée par les lignes de
Lauterbourg, 79. Campagne de
1706, 318-319 ; XIV, 306. Gouvernement, XIX, 9 ; XXIII,
203, *204 ; XXIV, 123. Commandement, V, *140 ; X, 336 ;
XI, 12, 32, 39, 40, 42 ; XIX,
8, 9. Jésuites, II, 141, 142.
Citée. IV, 247 ; VII, 297 ; X,
352 ; XII, 320, 422 ; XIV, 39 ;
XV, 207 ; XVIII, 163, 166.
ALSACE (le régiment d'), IV, *149.
ALTAMIRA (Antoine Ossorio y Moscoso, comte d'), XX, *301.
ATAMIRA (Louis de Moscoso Ossorio, comte d'), XXVI, *116.
ALTAMIRA (Angèle Folch d'Ara-

gon, comtesse d'), XXVI, *115.
Camarera mayor de la reine
d'Espagne, 115-116.
ALTAMURA (Pierre de Baux, prince
d'), XV, *294.
ALTENHEIM (le combat d'), X,
*334-334, 336 ; XV, 390 ; XVIII,
159, 198 ; XX, 496, 497.
ALTESSE (le titre d'), V, *38, 270,
274 ; VI, 125-126 ; VII, 12-13,
157 ; VIII, 34 ; IX, 81, 231-
232 ; X, 170, 233 ; XIII, 284,
338 ; XIV, 26 ; XVII, 303-304,
307-309. A qui donné en Espa-
gne, XXIII, 24-29.
ALTESSE ÉLECTORALE (le titre d'),
XIV, 21, 22, 25, 26.
ALTESSE ÉMINENTISSIME (le titre
d'), V, 38, 40.
ALTESSE ROYALE (le titre d'), III,
270 ; V, 273, 274 ; VI, 21, 25 ;
XIV, 25, 406 ; XVII, 303-306.
ALTESSE SÉRÉNISSIME (le titre d'),
V, 270, 291 ; XVII, 306, 308,
309.
ALTESSE (le régiment de l'), XVII,
*304.
ALTIERI (la maison), VII, 192,
215. Voyez Clément X.
ALTONA (la ville d'), XXIII, *238.
Brûlée par les Suédois, 238.
ALTOVITI (le nonce), IV, *98.
ALZEY (la ville d'), III, *229.
AMALBY (André d'), XXIII, *73.
AMALBY (Mlle d') : voyez Cominges
(la comtesse de).
AMBASSADEURS DE FRANCE (les).
Préséance sur ceux d'Espagne,
III, 242 ; IV, 99-100. Leurs
entrées, X, 155 ; XI, 321-322.
Franchises à Rome, V, 43 ;
VII, 350. Exempts de droits en
Espagne et à Venise, XII, 97-
98. Leurs audiences rares du

Roi, XIV, 287. Choix étrange de Briord, IV, 34. Frais et profits de leur fonction, III, 198; V, 341.

AMBASSADEURS ÉTRANGERS (les), en France. Leurs entrées, V, 311-312; VI, 418, 421; VII, 6-8. Leurs audiences du Roi et des princes, II, 143; V, 6-8, 13-17, 66-68, 357; VI, 76, 78, 89, 245-246, 315, 318, 373, 416-418, 420-424; VII, 322; VIII, 58; IX, 268, 271-274; XXVI, 188. Leur conduite par les princes lorrains, IX, 268, 271-272. Visites de deuil, VIII, 362; XVII, 266; XXII, 348. Visites aux bâtards du Roi, II, 13; VII, 8; XIX, 93. Distinctions et préséances, IV, 142; V, 10, 354-357; VI, 188; VII, 6-7; IX, 84-85; XIV, 406; XV, 140-141. Différences de leur traitement en France, III, 133; V, 61; VI, 23, 28, 190; XVII, 305. Traitement de leurs femmes et filles, V, 8-10; VI, 89-90. Relations avec le secrétaire d'État, III, 143; VI, 142; XXVI, 188. Le mardi jour de leur audience, XX, 110; XXVII, 199. Faisant leur cour au Roi, V, 66. Honorés du bougeoir, X, 63. Ne vont jamais à Marly, sauf celui d'Espagne, III, 267; VII, 337; XII, 437-438. Conviés au camp de Compiègne; n'y vont pas, V, 354, 357. Mme de Maintenon ne les voit pas, XII, 439. Partent sans prendre congé, IX, 298. Leur traitement en cas de rupture, XI, 277. Ambassadeurs de chapelle, IX, 208. Ambassadeurs non-euro-

péens, VI, 138-140. Voyez Maroc, Perse.

AMBASSADEURS EXTRAORDINAIRES (l'hôtel des), à Paris, XII, *100.

AMBLY (la famille d'), XXIII, *39.

AMBOISE (Georges, cardinal d'), XV, *324.

AMBOISE (la ville d'), VII, 372. Curé de la ville pris comme interprète de persan, XXVI, 129.

AMBRES (François de Gelas de Voisins, marquis d'), † 1724, V, *146. Son procès avec Mme de Roucy, 146-147; XXI, 308. Son mot au coadjuteur de Strasbourg, XIV, 154-155. Portrait, XII, 387; XIV, 155.

AMELOT DE GOURNAY (Michel-Jean), †1724, IV, *285. Revient de Suisse, 285. Ambassadeur en Portugal, XII, 442. Envoyé en Espagne; son rôle, 442-444; XIII, 54, 406; XVIII, 19, 24, 81, 99-103. Ses relations avec Mme des Ursins, XII, 442-443; XVIII, 19, 82, 99-100. Aimé en Espagne, XIII, 445; XVIII, 82-83. S'oppose au retour d'Orry, XIII, 441-442, 445. Est rappelé en France, XVIII, 19-20, 23, 81, 100-101. Son fils tué à la chasse, XV, 254. Refusé d'une grandesse pour sa fille, XVIII, 100-102. Son assiduité au Conseil, XVII, 411. On en parle pour le ministère; écarté comme janséniste, XVIII, 81, 83, 86, 100-104. Renvoyé en Espagne, XX, 149. Mariage de sa fille, XXII, 181. Mission à Rome pour la constitution Unigenitus, XXV, 134. Récompense du Roi, 150. Ses qualités,

XII, 442. Estimé du Roi et de Mme de Maintenon, 442.

AMELOT DE GOURNAY (Michel-Charles), † 1730, XV, *255; XVIII, 104; XXI, 334.

AMELOT (Ours-Victor), † 1707, XV, *254. Tué par le comte de Tonnerre, 254-256.

AMELOT (Marie-Anne-Ursule, demoiselle), XVIII, *100. Projet de mariage avec le prince de Chalais, 100-101. Épouse le comte de Tavannes, 103; XXII, 181.

AMÉRIQUE(l'). Campagne du comte d'Estrées (1669), XI, 15. Charge de vice-roi, XV, 86. Commerce français, X, 231. Les îles d'Amérique, XII, 213 ; XIII, 440; XIV, 346; XV, 84; XXVIII, 490.

AMEZAGA (Joseph-Antoine Hurtado de), lieutenant des gardes du roi d'Espagne, XXVI, *106. Arrête Mme des Ursins, 106, 114, 115.

AMIENS (Louis-Auguste d'Albert de Chevreuse, vidame d'), puis duc de Chaulnes, V, *345. Hérite du duché de Chaulnes, 345-346; XXI, 165. Son mariage, XII, 4-5, 10. Fait capitaine des chevau-légers, 210. A Audenarde, XVI, 190-191. Est créé duc et pair de Chaulnes, XII, 5; XXI, 483; XXII, 154. Persécuté par Desmaretz, XXI, 288. Reçu au Parlement ; anecdote, XXII, 155-157.

AMIENS (la ville d'), Citée, I, 57; XVII, 71. Gouvernement, XIV, 323 ; XVIII, 246. L'évêché, XIII, *419. Les vidames, V, 321. Évêques: voyez Feydeau

de Brou (Henri-Joseph), Sabatier (Pierre).

AMIRAL DE FRANCE (la charge d'), IV, *45 ; XVII, *274. Autorité et avantages, II, 254-255 ; X, 118; XI, 312; XII, 324; XVI, 29 ; XX, 22, 314. N'est pas officier de la couronne, IV, 45. Installé à la table de marbre, II, 224-225. N'a pas de droits en Bretagne, VII, 229-231. La charge de vice-amiral, XI, 15, 16, 23 ; XV, 64, 84.

AMIRAL DE BRETAGNE (la charge d'), II, *254 ; XV, 300, 303.

AMIRANTE DE CASTILLE (la charge d'), VIII, *200 ; IX, *170 ; XVIII, 109. Ses armes, IX, 170.

AMIRANTES DE CASTILLE (les neuf premiers) de la maison Henriquez, VIII, *200-202.

AMIRANTE DE CASTILLE (Jean-Gaspard Henriquez, duc de Rioseco et comte de Melgar, dit l'), † 1694, VIII, *202-203. Sa femme Elvire Ponce de Léon, *203.

AMIRANTE DE CASTILLE (Jean-Thomas Henriquez de Cabrera, comte de Melgar, dit l'), ††1705, VII, *125. Attaché à la reine, 257, 286-288. Négociations relatives à la succession d'Espagne, 125-126, 246, 274, 277, 286-288, 316; VIII, 194, 206 ; X, 33. Exilé, VIII, 204. Fait ambassadeur en France, X, 152, 237 ; XI, 324. Sa trahison, X, 238 ; XII, 55-56. Sa mort, XIII, 54, 59. Caractère, VII, 126, 257 ; VIII, 204-206. Ses deux femmes Medina Celi, tante et nièce, VIII, *203. Son palais à Madrid, 206. Cité, 196, 197, 201 ; XXI, 333.

AMIRAUX D'ANGLETERRE (les), XXIV, 148.

AMSTERDAM (la ville d'), XXVIII, 11.

AMYOT (Jacques), évêque d'Auxerre, XI, *172. Grand aumônier du Saint-Esprit ; s'abandonne à la Ligue, est déchu de sa charge, 172-173 ; XX, 19-22.

ANCELIN (Perrette Dufour, dame), nourrice du Roi, XXVIII, *335.

ANCENIS (François-Joseph de Béthune, comte, puis duc d'), † 1739, XXII, *121.

ANCENIS (Paul-François de Béthune, marquis d'), † 1759, XVI, *194. Blessé à Audenarde, 194. Épouse Mlle d'Entraigues, XVII, 170, 172. Brigadier, XIX, 151.

ANCENIS (Julie-Christine-Régine Gorge d'Entraigues, marquise d'), XVII, *170. Caractère, 172.

ANCEZUNE (la famille d'), XX, *89.

ANCEZUNE (Joseph-André de Tournon de Cadart, marquis d'), † 1767, XXVI, *122. Épouse Mlle de Torcy ; son caractère, 122-124.

ANCEZUNE (Françoise-Félicité Colbert de Torcy, marquise d'), XXVI, *122. Son mariage, son esprit, ses intrigues, 122-124.

ANCHIN (l'abbaye d'), XXV, *164.

ANCRE (Concino Concini, maréchal d'), II, *30 ; XI, 199 ; XIV, 180 ; XVI, 27 ; XXII, 253 ; XXIII, 211-212 ; XXVII, 4, 101.

ANCRE (Léonora Galigaï, dame Concini et maréchale d'), XXIII, *211 ; XXVII, 4, 101.

ANDALOUSIE (l'). Campagne de 1703, XI, 319. Capitaine général, XX, 140. Citée, 105.

ANDRAULT DE LANGERON (la famille), XX, *83, 84. Attachée aux Condés, XXI, 328.

ANDRÉ II, roi de Hongrie, XXIV, *77.

ANDRY (Nicolas), médecin, VII, 240, *241.

ANET (le château d'), IV, *325 ; V, 315 ; VI, 199-200 ; VII, 172 ; VIII, 48 ; XIII, 283, 295, 297 ; XV, 415 ; XVI, 482-483, 491 ; XVII, 28, 317, 322, 325-326 ; XVIII, 304 ; XIX, 110, 113-115 ; XX, 112 ; XXIII, 87.

ANGENNES (la maison d'), XXIV, *199 ; XXVIII, 201. Voyez Poigny.

ANGENNES (Pierre-Charles Renauld, comte d'), † 1716, XXIII, *49. Aux obsèques du Dauphin, 49, 53.

ANGERS (la ville d'), I, 208 ; VIII, 100. Gouvernement, XXIII, *243. Évêques : voyez Peletier (Michel le), Rivière (Michel Poncet de la).

ANGERVILLIERS (Nicolas-Prosper Bauyn d'), † 1740, XII, *463. Sa carrière, 463-464.

ANGLETERRE (l'). Regrets de la mort du prince de Galles en 1612, XIX, 172-173. Négociations de Madame Henriette, VIII, 373. Avènement de Jacques II, II, 176. Rétablissement du catholicisme, VIII, 99. Révolution de 1688, II, 251 ; IV, 23, 53, 55, 229, 245 ; VII, 205 ; X, 190 ; XIII, 36, 305, 405 ; XVII, 21, 101, 106 ; XIX, 375-377. Complots jacobites, II,

[Angleterre *suite*]

250 ; III, 56 ; XV, 406. Expédition du roi Jacques, VII, 290. Confiscation des revenus de la cour jacobite, XV, 417, 448. Tentative de Berwick en 1690, III, 55-56 ; XVIII, 15. Mission de Dangeau, III, 186. Négociations de Ruvigny, IV, 22. Négociations pour la succession d'Espagne, VII, 120, 121, 211, 247 ; VIII, 50-51. Traité de partage, XIII, 171. Ambassade envoyée au czar en Hollande, V, 51-52. L'ambassadeur d'Espagne forcé d'en sortir, VII, 122. Négociations avant la rupture de la paix, VIII, 251, 253.. Veut la guerre, IX, 290. Offensée de la reconnaissance du prince de Galles, 291-292. Entre dans la grande alliance, 299. Regrets de la mort du roi Guillaume, X, 137-138. Déclare la guerre, 189. Reconnaît l'Archiduc comme roi d'Espagne, XI, 298. L'Archiduc y séjourne, XII, 54. Union politique avec l'Écosse, XIV, 260. Envoie des subsides au duc de Savoie, XV, 314. Négociations pour la paix, XVIII, 451.

Ambassadeur d'Angleterre à Constantinople, XVI, 414. Ambassadeur d'Espagne, III, 240 ; VIII, 213 ; XII, 239. Ambassadeurs de France. Voyez Aubespine (G. de l'), Aumont (duc d'), Barrillon, Blainville, Bordeaux (A. de), Courtin, Croissy, Estrades, Tallard. Ambassadeurs en France, V, 59, 312 ; VI, 71, 164, 419 ; XIX, 378. Voyez Jersey, Manchester, Portland, Stairs, Walpole. Amiral, X, 133. Armes d'Angleterre, XIX, 380, *366. Bâtards des rois, V, 312. Chambre des lords, XII, 385. Chambre des communes, 157, 384-385. Chancelier, 389. Chevaux anglais, XIV, 143. Gouvernement des Cinq-Ports, XVII, *22. Colonies, VII, 302 ; XIII, 262 ; XV, 190. Commerce, V, 51 ; VII, 302. Comtes, II, 330. Conseil, X, 133. Couronne d'Angleterre, XIII, 462. Ducs et duchesses, V, 56, 58 ; VII, 175 ; IX, 270 ; X, 191 ; XI, 2 ; XIX, 376, 379, 381. Étiquette, IX. 270. Généralissime, X, 133 ; XVII, 21. Monnaie, XI, 2. Orateur de la chambre basse, XII, 157. Ordre de succession à la couronne, XVII, 95. Pairs d'Angleterre, XIV, 231. Parlement : voyez Parlement. Relations avec le Portugal, VIII, 255, 256 ; XI, 220. Réfugiés français, IV, 23, 53 ; V, 58, 120, 220, 221 ; VI, 178, 179, 235 ; VII, 209 ; XI, 259, 261 ; XII, 147 ; XIII, 305, 439 ; XIV, 212, 264, 387 ; XX, 353. Secrétaires d'État, XII, 157 ; XVIII, 50. Traités de commerce avec la France, IV, 279.

ANGLETERRE (les rois d'), XIV, 443 ; XV, 173 ; XVI, 443 ; XVIII, 227 ; XIX, 380, 382. Voyez Charles Ier, Charles II, Édouard II, Édouard III, Guillaume III, Henri V, Jacques Ier, Jacques II, Jacques III.

ANGLETERRE (les reines d'), IX, 270. Voyez Anne Stuart, Élisabeth, Este (Marie-Béatrix-Éléonore d'), France (Catherine

de), France (Henriette-Marie de), France (Isabelle de), Marie Tudor, Marie Stuart, Portugal (Catherine de).

ANGLETERRE (la princesse d'). Voyez Stuart (Louise-Marie).

ANGLETERRE (les gouttes d'), II, 293.

ANGLURE (la maison d'), V, *36 ; XIII, 417. Voyez Bourlémont, Givry.

ANGLURE (Mlle d'). Voyez Chamarande (la comtesse de).

ANGOULÊME (Jean d'Orléans, comte d'), † 1467, et sa femme Marguerite de Rohan, V, *188.

ANGOULÊME (Charles d'Orléans, comte d'), † 1496, V, *188.

ANGOULÊME (Louise de Savoie, duchesse d'), II, *21 ; IV, *43 ; XXVII, 96.

ANGOULÊME (Charles de Valois, duc d'), † 1650, III, *61. Emprisonné ; commande aux maréchaux, XVI, 25, 27. Mort de sa seconde femme, XXIV, 54-55. Cité, IV, 311 ; XX, 210.

ANGOULÊME (Charlotte de Montmorency, duchesse d'), XIV, *192 ; XXIV, 155.

ANGOULÊME (Françoise de Nargonne, duchesse d'), IV, *311. Son rang, 311. Sa mort, sa famille, sa misère, XXIV, 54-58.

ANGOULÊME (Louis-Emmanuel de Valois, duc d'), † 1663, III, *22, 61. Sa belle-mère et sa femme, XXIV, 55-56.

ANGOULÊME (Marie-Henriette de la Guiche, duchesse d'), I, *24, 211 ; II, 34 ; III, 22, 23, 61, 67 ; XIII, 430 ; XXIV, 56.

ANGOULÊME (le comté puis duché d'), XIV, 345 ; XVI, 486 ; XX, *208 ; XXV, 223.

ANGOULÊME (la ville d'). Château, I, 167, 212. Gouvernement, 258.

ANGOUMOIS (l'), I, 226 ; II, 23 ; III, 154 ; VI, 221. Gouverneur, XII, 72. Gouvernement : voyez Saintonge.

ANHALT-DESSAU (Léopold, prince d'), † 1747, XIII, *96.

ANIANE (l'abbaye d'), XI, *134.

ANJOU (l'), V, 305, 308 ; VII, 52 ; VIII, 77 ; XII, 71 ; XIII, 413 ; XVI, 375 ; XX, 196. Arrière-ban, XIX, 393. Faux saunage, XV, 280. Gouvernement, I, *204 ; XIV, 138. Lieutenance générale, IV, *326. Noblesse, XV, 337, 453.

ANJOU (la maison d'), XV, 27, 289, 290.

ANJOU (René, duc d'). Voyez René, roi de Jérusalem et de Sicile.

ANJOU (Henri de France, duc d'), plus tard Henri III, XI, 179 ; XVII, 289 ; XVIII, 210. Voyez Henri III, roi de France.

ANJOU (Philippe de France, duc d'), frère de Louis XIV. Prend le nom de Monsieur à la mort de Gaston, XVII, 290. Voyez Monsieur.

ANJOU (Philippe de France, duc d'), depuis le roi Philippe V d'Espagne, II, *4. Son éducation, XI, 229-230. Assiste à l'hommage du duc de Lorraine, VI, 393. Villafranca pense à lui pour succéder au trône d'Espagne, VII, 268, 272. Le Pape approuve, 282. Testament de Charles II en sa faveur, 283.

Le Dauphin accepte pour lui, 308. Est déclaré roi d'Espagne, 319-322, 327-329, 332. Son caractère, VII, 328. Son rang, XVII, 290. Ses relations avec le duc de Bourgogne, XI, 229 ; avec la duchesse, III, 276. Cérémonial avec la duchesse de Lorraine, VI, 390. Ses gentilshommes et écuyers, II, 4 ; VIII, 215 ; XI, 250 ; XIV, 422. Voyez Philippe v, roi d'Espagne.

ANJOU (Louis de France, duc d'). Voyez Louis xv.

ANJOU-CAVALERIE (le régiment d'), XIV, *53.

ANLEZY (Louis-Antoine-Érard Damas, comte d'), XVIII, *166. Reçoit l'ordre de Saint-Louis, 168.

ANNE STUART, princesse de Danemark, puis reine d'Angleterre, II, *254. Son mariage, XVII, 21. Proclamée reine ; son couronnement ; ses premiers actes, X, 132-134, 194 ; XVII, 21. Sa favorite lady Marlborough, X, 194. Reçoit l'Archiduc, XII, 55. Récompense Marlborough, 205. Sa conduite avec les Jacobites et lors de l'expédition d'Écosse, XV, 428, 434, 435. Son désir de la paix, XXVIII, 99. Envoie des plénipotentiaires, XXII, 158. Songe à prendre Jacques III pour successeur, XXIV, 379. Sa mort ; regrets du Roi, XXIV, 379-380.

ANNE DE BRETAGNE, reine de France, V, *193 ; XIX, 343 ; XXIV, 485.

ANNE D'AUTRICHE, reine de France, I, *464. Ses rapports avec son mari, 163-164 ; XIX, 344. Son aversion pour lui, I, 187. Déteste Richelieu, 188 ; XIX, 344. Ses intelligences en Espagne, I, 189 ; XI, 292. Fouillée par le chancelier Séguier, I, 189 ; V, 241 ; XI, 290-291. Son rôle à la mort de Louis XIII, I, 187. Sa régence proclamée au Parlement, XXV, 255-257 ; XXVII, 6, 99-102, 146-148. Réparations à ceux qui ont souffert pour elle, I, 190, 193, 194 ; VII, 33, 34 ; XI, 37, 291-293. Sa conduite pendant la minorité de son fils, I, 184, 190, 191 ; III, 50 ; V, 241, 248 ; VII, 26 ; XI, 37 ; XII, 318 ; XIV, 219 ; XVIII, 410 ; XX, 208. Affaire de Jarzé, XV, 455. S'intéresse au mariage Chabot-Rohan, XIV, 137, 139, 158. Affaire des tabourets, V, 240-251. Intercède pour Mme de Navailles, VII, 32. La fait rappeler, XII, 227-228. Ses relations avec Mazarin, VII, 26 ; XII, 389. Sa mort, III, 183 ; IV, 409 ; VII, 33, 34 ; XXVIII, 128. Appréciation de Saint-Simon sur elle, I, 203 ; V, 244 ; XIII, 141. Son crédit sur le Roi, VII, 32 ; XXVIII, 101. Son affection pour Monsieur, XX, 208. Ses droits sur l'Espagne, IX, 33-34 ; XI, 6. Elle favorise les princes étrangers, V, 14 ; VI, 75 ; XI, 293. Ses cercles ; politesse de sa cour, I, 218 ; IV, 316 ; VIII, 334 ; XII, 331, 435 ; XXVIII, 105. Ses visites au Val-de-Grâce, V, 246 ; X, 290, 291. Son fort appétit, VIII, 239. Sa rancune

contre Fargues, XIII, 137, 138.
Anecdote avec Ninon, 141-142.
Ses relations avec Claude de
Saint-Simon, I, 198, 201, 218.
    Ses amis, favoris et confidents:
Arnauld d'Andilly, VI, 332;
Bartet, XV, 264; Mme de Beau-
vais, I, 291, 292; XX, 217;
le duc de Bouillon, XIV, 215;
Brancas le Distrait, XI, 102;
Mme de Cavoye, III, 50; Chavigny, I, 176, 177; Mme de
Chevreuse, V, 241, 244, 245,
253, 254; le maréchal de Gramont, XII, 81; la comtesse
d'Harcourt, V, 14, 15; la princesse de Guémené, 245, 296;
le commandeur de Jars, 245;
le duc et la duchesse de Noailles,
XVI, 376; le comte de Nogent,
XV, 391; Mme de Puyzieulx,
V, 87; XII, 318; le président
Rose, VIII, 24; les Saint-Maigrin, I, 204.
    Sa maison, XVI, 427. Surin-
tendante, X, 259; XI, 294. Dame
d'honneur, V, 248; XI, 289-
292. Dames d'atour, II, 136,
358; IV, 109. Filles d'honneur,
I, 213; VII, 24; XIII, 47; XX,
196. Femmes de chambre, VII,
71. Premier valet de chambre,
XIII, 320. Premier écuyer, VII,
111, 113; XIV, 204. Ses chevau-légers, VII, 45.
    Son appartement à Fontaine-
bleau, III, 274; VI, 311, 312;
XXIII, 134. Citée, I, 216, 295;
III, 21, 23; IV, 110; X, 17;
XIV, 222.
Anne, czarine de Moscovie, VII,
*363; XX, 286.
Annecy (la ville d'), VIII, 87;
XI, *311.

Annonciade (l'ordre de l'), III,
*136; V, 6; XVII, 36; XXV,
130.
Annonciades (les religieuses),
XX, *198.
Anselme (Antoine, abbé), I, *129;
X, *324.
Anselme de Sainte-Marie (Pierre
de Guibours, dit le P.), XXIII,
*43.
Anspach (la branche de Brande-
bourg-), VII, 364, 365.
Anspach (Georges II, margrave
d'), † 1543, VII, *364.
Anspach (Georges-Frédéric, margrave d'), † 1603, VII, *364.
Anspach (Guillaume-Frédéric de
Brandebourg, margrave d'), †
1723, X, *303.
Antibes (la ville d'), XIII, 129,
347; XIV, 72; XV, 194; XVI,
275. Gouvernement, XVII, *119.
Antin (Roger-Hector de Pardaillan de Gondrin, marquis d'),
† 1661, III, 218; XII, *19. Sa
femme Marie-Christine Zamet,
XX, *288.
Antin (Louis-Antoine de Pardaillan de Gondrin, marquis puis
duc d'), VII, *51. Son mariage,
XV, 109. Ses relations avec sa
mère, 92, 94, 102, 103, 115;
XVI, 53. Elle cherche à l'enri-
chir, VII, 51. Quitte le jeu, puis
y revient, 239-240; XV, 140,
111, 116. Se met dans la dévotion, 111. Sa conduite à la mort
de sa mère, 107, 115-117.
Obtient le gouvernement d'Or
léanais, 262-263. Vise l'ambassade de Rome, XIII, 233, 234,
237, 244, 245; XV, 77; XVI,
304, 305; XVIII, 93; XIX,
206; XX, 188. Reçoit Monsei-

[Antin *suite*]

gneur à Livry, XV, 104. Refusé d'être fait duc, 110. Ses prétentions au duché d'Épernon, IX, 325 ; XVI, 53. Vise le Conseil d'État, 258 ; XX, 270. Regrette Mansart ; postule la surintendance des bâtiments et l'obtient, XVI, 48, 51-56, 373 ; XIX, 74 ; XX, 270 ; XXVIII, 298. Contribue à la chute de Chamillart et désire lui succéder, XVI, 257 ; XVII, 387, 390, 421-423, 426, 427, 437, 438, 461 ; XVIII, 11. Ses intrigues à la cour ; se mêle dans les cabales, XVI, 255, 256 ; XVIII, 10, 18, 309 ; XIX, 249, 261. Apprend à Vendôme sa disgrâce, XVII, 325. Chargé de faire les honneurs de la cour à l'électeur de Bavière, XVIII, 222, 224. Fait le détail de la charge de Monsieur le Duc et réforme la maison du Roi, XIX, 56, 85. Tuteur du jeune duc de Bourbon, 84, 91. Son rôle dans le mariage du duc de Berry, 232, 233, 252, 273-279, 282, 288, 290, 292. Opposé à la nomination de Mme de Saint-Simon comme dame d'honneur, 317-318. Son procès sur la dignité de duc et pair, XX, 258-290. Affaire de son duché-pairie, XXI, 138 et suiv., 173-175. Il est reçu au Parlement, 251-252. Dispute avec les ducs de Charost et de Berwick, 142. Sa situation à la cour après la mort de Monseigneur, 276, 277. Repas qu'il offre à l'électeur de Bavière, 327, 338 ; XXIII, 378-380. Perd son fils Gondrin, XXII, 263. Achète l'hôtel Chamillart,

XXIII, 177. Reçoit l'électeur de Bavière à Fontainebleau, XXIV, 69. Son rôle dans l'affaire du bonnet, XXVI, 3-19, 23-26, 30-33, 39, 40, 43, 53-57. Il n'est destiné à rien sous la Régence, XXVII, 168.

Portrait physique, XV, 108-109. Jugement du Roi sur lui, XIX, 273-274. Appréciations de Saint-Simon, VII, 239 ; IX, 324-325 ; XIII, 233 ; XV, 107-109, 115, 116, 257 ; XVI, 51, 53 ; XVII, 390 ; XIX, 278 ; XX, 259, 271. Sa fortune et sa faveur, XVI, 267, 305 ; XX, 261, 264, 268, 270. Mme de Maintenon le rapproche du Roi, XV, 257, 258. Ses relations avec le Roi ; ne bouge des cabinets ; est admis aux après-souper, VII, 239 ; XVI, 255 ; XVIII, 10, 14 ; XIX, 74. Souple et raffiné courtisan, XV, 109, 263 ; XIX, 202. Prodiges de courtisanerie à Petit-Bourg, XV, 258-261. Y reçoit le Roi, XXII, 69. Son activité, XVI, 55. Ses fines railleries, XVIII, 202. Sa poltronnerie, XV, 111-113 ; XVI, 255. Ses qualités militaires, XV, 113-114. Ses malversations dans les bâtiments, XVI, 51, 53, 55. Gros mangeur, XV, 111.

Relations avec Barbezieux, VIII, 14 ; avec les bâtards du Roi, XVI, 53, 255 ; avec Beauvillier et Chevreuse, XIX, 205 ; avec Berwick, XVIII, 15 ; Boufflers, XIX, 211 ; XX, 270 ; la duchesse de Bourgogne, XVI, 256-258, 267 ; XVIII, 14 ; le prince de Conti, XV, 112 ; Monsieur le Duc, 111-112 ; Madame la

Duchesse, XIII, 234, 245; XV,
110, 115, 117; XVI, 55, 258,
260, 267; XVIII, 10, 18, 211,
249, 250, 252; XIX, 53; XX,
321; La Feuillade, 279, 280; les
Jésuites, XIX, 206; les princesses lorraines, XVIII, 18;
Mme de Maintenon, XV, 115,
257, 261, 262; XVI, 53, 54,
257; Monseigneur, XV, 109;
XVI, 55; XVIII, 11; XIX, 273,
274; XX, 287; XXI, 58, 74;
gouverne Meudon et est admis
aux parvulos, XIV, 401; XVII,
422; XXI, 2. Déférence pour
les Montausier, XV, 110. Liaison avec les Noailles, 114, 362;
XVI, 53; XX, 284. Sentiments
pour le duc d'Orléans, XXVI,
349. Relations avec la duchesse
d'Orléans, XIX, 249, 250; avec
Saint-Simon, XVI, 304-305;
XVIII, 93, 95, 385, 386; XIX,
192; XX, 269, 276; avec Torcy,
XIII, 234; XVIII, 18; XXI,
365; avec Mlle de Tourbes, 365;
avec Villars, XVIII, 202; XIX,
211.
　　Son appartement à Versailles, XIX, 338. Son hôtel à Paris,
XVII, 192 Ses terres, XV, 103,
262. Sa vaisselle d'argent, XVII,
412. Cité, XIV, 261; XV, 99;
XIX, 301; XXI, 93.

Antin (Julie-Françoise de Crus-
sol, duchesse d'), XV, 109,
*110, 263; XXI, 68.
Antin (Louis de Pardaillan d').
Voyez Épernon (le duc d').
Antin (la terre et le duché d'),
XXI, *252.
Antoine de Bourbon, roi de Na-
varre, II, 101; XI, *187;
XVII, 218, 279; XVIII, 240.

Anvers (la ville d'), XI, 129;
XIII, 377.
Anville (Aimeri de la Rochefoucauld, comte d'), † 1699,
XXIII, *229.
Anville (Françoise de la Roche-
foucauld, demoiselle d'), XI,
*125, 126; XXIII, 218.
Aoste (Charles-Emmanuel-Victor
de Savoie, duc d'), XXIV, *121,
Voyez Charles-Emmanuel III;
roi de Sardaigne.
Apanages des princes (les), XX,
*207-211. Définition; leur ré-
versibilité à la couronne, XXV,
222-230.
Apchier (la maison d'), XV, *445,
446.
Apocalypse (le livre de l'), XXV,
*19.
Appartement (l'), à Versailles. Ce
que c'était, I, 70-73, 102-103;
VII, 294; XX, 234.
Aquilée (la ville d'), XI, *167.
Aquin (la famille d'), III, 85.
Aquin (Antoine d'), premier mé-
decin, I, *284. Assiste au souper
du Roi, VI, 209, 210. Cause la
mort de la Reine, XXVIII, 208.
Sa disgrâce, I, 284-288; VI, 43;
XXVIII, 265. Sa mort, III, 85;
VI, 43. Son avidité, I, 284-
286.
Aquin (Geneviève Gayant, dame
d'), XII, *85.
Aquin (Pierre d'), médecin, I,
*285, 288.
Aquin (Luc d'), évêque de Fréjus,
VI, *43. Forcé de se démettre,
43-45.
Aquin (Louis d'), évêque de Séez,
I, *286. Nommé à Fréjus, s'en
démet; est nommé à Séez, VI,
43-45, 201; VII, 242.

AQUIN DE CHATEAURENARD (Antoine d'), I, *285.
ARAGON (l'). Révolté contre Philippe v, VIII, 142; XIII, 225, 226; XIV, 435, 436, 443. Voyage de Philippe v dans ce pays, IX, 102. Campagne de 1707, XIV, 426-428; de 1710, XX, 105, 115, 129, 130, 148. Réuni à la Castille, IX, 118, 120. Conseil d'Aragon, VII, 263; VIII, 140, 144. États ou cortès d'Aragon, VIII, *144; X, 154, 177; XI, 225; XIV, 444-443; XV, 292. Gouvernement et impôts, XIV, 441-444. Grands de ce royaume, IX, 149-150. Le justice ou grand justicier, VIII, *144; XIV, 442, 443. Privilèges et lois, VIII, 141, 142; IX, 102, 103, 118, 119; XIV, 441-444. Serments prêtés et reçus par le roi, IX, 26. Vice-roi, VII, 254; XIII, 224. Cité, VII, 263; VIII, 140; IX, 115, 118, 123, 176; XIV, 436.
ARAGON (les rois d'). Voyez Alphonse v, Ferdinand iv, Jean Ier, Jean ii, Martin.
ARAGON (les reines d'). Voyez Bar (Yolande de), Navarre (Blanche de), Navarre (Marie de).
ARAGON (la maison d'), XV, 289, 292-295, 303.
ARAGON (Éléonore d'), reine de Castille, VIII, 198.
ARAGON (Yolande d'), reine de Naples, XXV, *232.
ARC-EN-BARROIS (la seigneurie d'), XXIV, *353.
ARCHEVÊCHÉ (le palais de l'), à Paris, XXI, 345.
ARCHEVÊQUES (les). Nommés sans avoir les ordres sacrés, XV, 123; sans avoir été évêques, I, 286; VI, 411; XIII, 108; XV, 169; XXVI, 95. Redevenant évêques, IV, 101. Aux assemblées du clergé, VII, 160-161, 181. Leur juridiction, XIX, 385-386. Souscription de leurs lettres, VI, 131. Leur croix pastorale, VII, 12, 171.
ARCHICHANCELIER DE L'EMPIRE (la dignité d'), XIV, 99, *100.
ARCHIDUC (Charles-François-Joseph d'Autriche, dit l'), puis l'empereur Charles vi, VI, *189. Difficulté de cérémonial avec les ambassadeurs de France, 188-190, 246. Ses droits sur la succession d'Espagne, VII, 122, 282; IX, 84. Intrigues en Espagne, VII, 212. Espère être choisi, 294. Le roi d'Espagne fait un premier testament en sa faveur, 273, 279, 284, 316. Ses partisans en Espagne, VIII, 114, 116-117; XIII, 117, 411-412; XIV, 283, 285, 404; XX, 128-129. Sa maison espagnole, XI, 99. Déclaré roi d'Espagne, 262; XX, 116, 121. Reconnu par presque toute l'Europe, XI, 298; XIII, 278. Passe en Hollande et en Angleterre, XI, 298; XII, 54-55. Débarque en Portugal, 55-56, 75, 313. Entre en Espagne, 60, 63. Projets de mariage, 23; XIV, 143; XVI, 154. Campagne de 1704, XII, 96; de 1705, XIII, 34, 116-117, 162. Fomente une conspiration en Espagne, 59. Campagne de 1706, 356, 360, 408, 410, 411, 447; XIV, 116. Brûle Tolède, XIII, 447. Campagne de 1708, XV, 406; XVI, 155, 169. Reconnu

par le Pape, XVII, 35, 213.
Campagne de 1709, XVIII, 137;
de 1710; entre à Madrid, est
forcé de l'abandonner, XX, 106,
107, 115, 117, 128, 129, 132.
Sa nomination au cardinalat et
ses ambassadeurs comme roi
d'Espagne, XVI, 411-413 ;
XVII, 39. Sa créature Sala évè-
que de Barcelone, XXVI, 226-
227. Mort de son frère; quitte
l'Espagne, XXII, 169-171. Est
élu empereur, 176. Voyez Charles VI, empereur. Sa femme :
voyez Brunswick-Wolfenbüttel
(Élis.-Chr. de).

Archimandrite (la dignité d'),
VII, *125.

Archinto (Joseph, cardinal), IX,
*100, 101.

Arco (Alphonse - Manrique de
Lara, duc del), VIII, *167. Parrain du fils de Saint-Simon pour
sa couverture, 167-168; IX,
181-183, 198-199. Grand écuyer
du roi d'Espagne, XXVI, 171-
176. Son portrait, 172. Fait
grand d'Espagne, 173. Cité,
XXI, 334.

Arco (Marie-Anne Henriquez de
Cardenas-Portugal, duchesse
del), XXVI, *173.

Arco (Jean-Baptiste, maréchal d'),
XII, *140. Campagne de 1704,
140-143, 169; de 1705, 422. Sa
famille, ses talents, 141-142.

Arco (Jean-Philippe, comte d'),
† 1704, XII, *29.

Arco (Agnès-Françoise le Lou-
chier, comtesse d'), XVIII, *314,
315; XX, 71.

Arcos (les ducs d'), VIII, 136;
IX, 149.

Arcos (Emmanuel Ponce de Léon,
duc d'), † 1693, VIII, *134. Sa
femme Marie-de-Guadeloupe
Alencastro, *134, 136, 437.

Arcos (Joachim Ponce de Léon,
duc d'), † 1729, VIII, *136.
Vient en France, IX, 110-111.
Opposé à l'égalité entre ducs et
grands d'Espagne, 110, 246,
251, 268, 276; XI, 324; XIII,
225. Est exilé, XI, 324. Fait
vice-roi d'Aragon, XIII, 224,
225. Cité, XI, 327, 329.

Arcos (Thérèse Henriquez de Cabrera, marquise del Carpio et
duchesse d'), XXI, *383.

Arcos (le duché d'), VIII, *134.

Arcy (René Martel, marquis d'),
I, *91. Gouverneur du duc de
Chartres; très estimé, 91-92;
X, 209; XXVI, 278. Belle conduite à Nerwinde, I, 248. Sa
mort, II, 205, 206. Cité, XIII,
149; XXIII, 14.

Arcy (le sieur d'), commandant
d'Ébernbourg, IV, *219, 220.

Ardenne (le comté et pays d'),
XIV, 183, 186, 196, 197. La
forêt, *187. Le Sanglier d'Ardenne : voyez Marck (Évrard de
la).

Arenberg (la maison d'), XIV,
187.

Arenberg (Philippe - Charles -
François de Ligne, duc d'),
† 1691, et sa femme Marie-Henriette del Caretto, XXII, *243.
Mariage de leur fille la comtesse
d'Auvergne avec Mézy, 244-248.

Arenberg (Léopold, duc d'),
† 1754, XV, *288; XX, 7; XXII,
244. Sa femme Marie-Françoise
Pignatelli, *244.

Arenberg (l'hôtel d'), à Bruxelles, XXII, 245.

Arène (François de Pierre, marquis d'), XIV, *58. Campagne de 1706, 58, 60, 64.

Anères de la Tour (la famille d'), XII, *414. Voyez Tour (la).

Argelos (Pierre d'Arros, baron d'), XV, *179, 180.

Argenlieu (Tanneguy de Hangest, vicomte d'), IX, *96.

Argenson (Marc-René de Voyer de Paulmy, marquis d'), † 1721, IV, *12. Nommé lieutenant général de police, 12-13. Désire la place de premier président, XIV, 379, 380, 383. Chargé de la police des blés, VI, 258 ; XVII, 198, 204. Réprime les séditions à Paris, 394-395 ; XVIII, 129, 132, 134-136. Opère la destruction de Port-Royal, 282-284. Sa gestion de la police ; son habileté, XXI, 379-380. Inquisiteur suprême. XIV, 379. Ses rapports directs avec le Roi, 380, 383 ; XVIII, 84 ; XXIII, 62. Laisse à Pontchartrain l'odieux des délations, XII, 324 ; XXI, 320. Sauve bien des gens par sa discrétion, XVIII, 84. Services qu'il rend au duc d'Orléans, XXIII, 62-63. Interroge un cordelier suspect, 62-63. Devient garde des sceaux ; sa faveur ; vrai maître des finances, VI, 320, 321 ; XVII, 198. Rapports avec les jésuites, XIV, 379, 383 ; XX, 328, 334. Son ami Montgivrault, XVI, 62. Cité, XX, 43 ; XXVII, 114. Sa femme Marguerite le Fèvre de Caumartin, VI, *324.

Argenson (Pierre-Marc de Voyer, comte d'), † 1764, secrétaire d'État de la guerre, XX, *327, 328.

Argenson (René-Louis de Voyer, marquis d'), † 1757, secrétaire d'État des affaires étrangères, XX, *327, 328.

Argenson (François-Élie de Voyer de Paulmy, abbé d'), XXVI, *97. Évêque de Dol, passé à l'archevêché d'Embrun, 97-98.

Argenteuil (François le Bascle d'), II, *298.

Argenteuil (le prieuré d'), II, *356.

Argenthal (la ville d'), II, *167.

Argenton (Marie-Louise-Madeleine-Victoire le Bel de la Boissière, demoiselle de Séry et comtesse d'), VIII, *315. Ses débuts, XIII, 455, 456. Ses relations avec le duc d'Orléans, VIII, 315 ; XVI, 442 ; XVIII, 46, 47, 297, 298, 315 ; XIX, 63. Son pouvoir au Palais-Royal, XIII, 456. Se fait nommer Madame et comtesse d'Argenton, 457-458. Scène de magie chez elle, 459-463. Va retrouver le prince à Grenoble, XIV, 86-88, 91 ; XV, 399. Sa petite loge à l'Opéra, XIX, 81. Rupture avec le duc d'Orléans, XVIII, 305-377, 382, 392-401, 404, 405 ; XIX, 80, 81, 189, 210, 211. Elle est éloignée de Paris, XVIII, 329-331, 334, 393-397. Dons du duc d'Orléans, 365, 366, 371-372. Caractère, XIII, 455 ; XVIII, 309-310. Son fils, 371. Sentiments de Madame à son égard, 367. Ses amies : Madame la Duchesse, 339, 369-370 ; Mlle de Chausserais et Mme de Ventadour, 381 ; Nancré, 404-405. Pousse les Jussac et les Conflans, XVI, 442, 443. Fait connaissance avec

Armentières, XXIII, 38. Bruit que le duc d'Orléans veut l'épouser, XVIII, 64, 327,

ARGENTON (la terre d'), XIII, *487.

ARGOUGES (François d'), conseiller d'État, † 1695, II, *85, 86.

ARGOUGES (François d'), évêque de Vannes, VII, *230.

ARGOUGES DE RANES (Jérôme d'), lieutenant civil, XX, *92, 93.

ARGOUGES DE RANES (Jean-Pierre d'), conseiller d'État, † 1731, IV, *272; XIV, 152; XX, 93.

ARGOUGES DE RANES (Françoise le Peletier, dame d'), IV, *272; XX, 93.

ARGYLL (Jean Campbell, duc d'), † 1743, XX, *354; XXII, 235.

ARIAS (Manuel, cardinal), † 1717, VII, *252. Son rôle dans l'affaire du testament du roi d'Espagne, 286-287, 313, 315. Conseille Philippe v dans les premiers temps, VIII, 216; X, 179; XI, 226, 320, 321. Se retire, est fait cardinal, 247; XII, 58; XXIII, 268. Ses relations avec Portocarrero, VIII, 224, 227. Ses qualités, VII, 260. Cité, VIII, 194.

ARIENS (les), hérétiques, XVIII, *253.

ARKEL (la souveraineté d'), XV, *274.

ARLEQUIN (le personnage d'), XIV, 378, *379.

ARLES (la ville d'). Réception des princes en 1700, VIII. 236. Archevêché, IV, *349; XIII, 108. Sépulture de saint Trophime, 114. Citée, XV, 226. Archevêques: voyez Forbin (Jacques de), Mailly (François de).

ARLINGTON (Henri Bennet, comte d'), XXIII, *178.

ARLON (la ville d'), XII, *137.

ARMAGNAC (Bernard, connétable d'), VI, *379.

ARMAGNAC (Jean V, comte d'), † 1473, XXIV, *190.

ARMAGNAC (Louis de Lorraine, comte d'), grand écuyer. Voyez Grand (Monsieur le).

ARMAGNAC (Catherine de Neufville-Villeroy, comtesse d'), II, *249. Dame du palais de la Reine, XIX, 314. Son rôle dans la brouille de sa fille Valentinois avec son mari, IV, 28, 30. Dispute avec Mme de Saint-Simon, VI, 73-87; VII, 43; XI, 370. Disgraciée, X, 5-6; XIII, 353. Exilée pour l'affaire de Vardes, XV, 329-330. Sa mort, XVI, 329, 333, 335; XVII, 258, 259. Régente son mari et sa fille, XIII, 354; XV, 331-333. Mène la grande écurie, XVII, 116. Fait rester en Lorraine son fils Camille, XIV, 59. Brouillée avec son frère, VII, 43-44.[Portrait physique, sa toilette, XV, 329. Caractère, XIII, 354; XV, 330-332, 336; XVII, 349. Citée, III, 48; VI, 15, 408; VII, 45-46; X, 83.

ARMAGNAC (François-Louis-Anne-Marie de Lorraine, abbé d'), † 1712, V, *275, 276. Sa mort, XXIII, 181-182.

ARMAGNAC (Charlotte de Lorraine, demoiselle d'), † 1757, 11, *260. Projet de la marier à Saint-Simon, 260; au jeune Lesdiguières, III, 48; au comte de Toulouse, X, 5; au cardinal de Médicis, XIII, 353-354. N'est

pas admise dans l'intimité de la
duchesse de Bourgogne, IV,
304. Danse avec le duc de Bourgogne, 323. Affaire de la Quête,
XI, 357-359, 363; XII, 35. En
disgrâce, VI, 67; X, 5-6. Pension du Roi, XXIII, 262-263.
Tient la maison de son père,
XXIV, 47. Citée, VI, 15, 78;
X, 84; XV, 331; XXII, 342.
Armagnac (le comté d'), XV,
*166.
Armand (dom), abbé de la Trappe.
Voyez Gervaise (dom).
Armainvilliers (la terre d'), XXI,
*394; XXII, 82.
Armée (l'). Augmentation de troupes, IX, 300. Corrompue par le
luxe, XVI, 7-8, 15, 360-361.
Réforme après la paix d'U-
trecht, XXIV, 131, 247. Camps
de paix, 271, 280. Sédition pour
le pain en 1715, XXVI, 255-
256. Réformes et créations de
Louvois, XXVIII, 110-126.
Armendariz (Joseph d'), XXV,
*105. Au siège de Barcelone,
105.
Armenonville (Joseph-Jean-Bap-
tiste Fleuriau d'), IV, *271. Son
origine, XV, 382. Sa carrière,
XII, 463. Fait intendant puis
directeur des finances, IV, 272;
IX, 17. Ses attributions, XI,
256; XIV, 152; XV, 381-382.
Conseiller d'État, XII, 462.
Vend Rambouillet au comte de
Toulouse, XIII, 129-130. Capitaine de la Muette et du Bois
de Boulogne, 428. Y reçoit la
duchesse de Bourgogne, XV,
252-253. En disgrâce, XV, 383-
385. Futur garde des sceaux,
438-439; XX, 362. Achète la

terre d'Épernon, 287-288. Caractère, IX, 17-18; XV, 360,
382-385. Ami de Saint-Simon,
XI, 256.
Armenonville (Jeanne Gilbert,
dame d'), XV, *252.
Armentières (Gilles de Conflans,
seigneur d'), † 1590, XVI,
*438.
Armentières (Eustache iii de
Conflans, marquis d'), † 1690,
et sa femme Anne Hue de Francine, XVI, *438, 439; XXIII,
35.
Armentières (Michel iii de Conflans, marquis d'), † 1717, III,
*336. Son mariage avec Mlle de
Jussac, 336-337; XVII, 443,
XXIII, 39-40. Perdu pour un
duel, XVI, 444; XX, 156. Fait
chambellan du duc d'Orléans,
XVI, 442. Se lie avec lui,
XXIII, 38. Hérite de Mlle d'Armentières, XXIII, 34, 35. Sa
carrière, sa fortune, sa famille,
36-43. Cité, III, 337; XVI, 439;
XXI, 343.
Armentières (Diane-Gabrielle de
Jussac, marquise d'), III, *336;
XVI, 443; XXIII, 41. Est faite
dame de la duchesse de Berry,
XXVI, 202.
Armentières (Louis de Conflans,
marquis d'), † 1774, XXII,
*142. Épouse Mlle d'Aubigny,
XXIII, 44.
Armentières (Adélaïde-Jeanne-
Françoise Bouteroue d'Aubigny, marquise d'), XXII, *141,
142; XXIII, 44.
Armentières (Henriette de Conflans, demoiselle d'), XVI, *438,
439. Sa mort, sa fortune, sa
famille, XXIII, 32-43.

ARMENTIÈRES (la terre d'), XVI, *438; XXIII, 34.

ARNAUD (les chirurgiens), I, *169, 170.

ARNAULD (la famille), VI, *332, 340; XV, 244. Ce nom répugne au Roi, XII, 315.

ARNAULD (Antoine), V, *285. Poursuivi, 285; XVIII, 259. Son livre De la fréquente communion, XX, 338. Cité, VI, 36, 331, 341; XI, 118; XIV, 304; XV, 400.

ARNAULD (Antoine, abbé), †1698, VI, *35. Son portrait, 35-36; XI, 117.

ARNAULD D'ANDILLY (Robert), VI, *331. A Port-Royal des Champs; ses amis; sa mort, 332, 333, 336-337.

ARNÈS (le château d'), XVI, *166.

ARNHEIM (la ville d'), III, *12.

ARNOUL (Nicolas), † 1674, VI, *230.

ARNOUL (Pierre), † 1719, VI, *230.

ARNOUL (Françoise de Soissan de la Bédosse, dame), VI, *230. Son portrait; sa vie, 229-231.

ARNOUL DE NIEULS (Bertrand), et sa femme Jeanne de Mendoze, XX, *257.

ARPAJON (Louis, comte puis duc d'), † 1679, III, *177. Reçoit par commission du Roi des chevaliers du Saint-Esprit, III, 328; XVIII, 231.

ARPAJON (Catherine-Henriette d'Harcourt-Beuvron, duchesse d'), II, *136. Loge Mlle de la Force, 136. Est faite dame d'honneur de la Dauphine, III, 178-179; VII, 289; XXVIII, 194, 234. Désire l'être de la duchesse de Bourgogne, III, 171, 176, 177. Son chagrin d'être évincée, 180, 192. Son procès contre M. d'Ambres, V, 146. Sa mort, III, 180; VIII, 288. Son portrait et son surnom, III, 178-179. Son appartement à Versailles, II, 275. Citée, VI, 326; VIII, 364; X, 105; XVI, 418.

ARPAJON (Louis, marquis d'), † 1736, II, *146. Campagne de 1694, 146. Reçoit la Toison, XXII, 144. Épouse Mlle de Montargis, XXVI, 125. Reçoit une pension, 66.

ARPAJON (Anne-Charlotte le Bas de Montargis, marquise d'), XXVI, *125.

ARQUIEN (Antoine de la Grange, seigneur d'), † 1626, et ses femmes Louise de la Chastre et Anne d'Ancienville, XV, *145, *146.

ARQUIEN (Henri de la Grange, marquis et cardinal d'), I, *303. Sa carrière, XV, 147-149. Sa femme Françoise de la Chastre, *148. Reçoit l'ordre du Saint-Esprit, I, 303. Désire être fait duc et pair; menées de sa fille, XV, 158; XXIV, 322. Promu au cardinalat, XV, 159. Se retire à Rome, 160. Sa mort, 145, 161. Son esprit, ses mœurs, 147, 160. Ses filles, 149, 151.

ARQUIEN (Marie-Casimire de la Grange d'), reine de Pologne, I, *303. Épouse d'abord le prince Zamoski, puis Jean Sobieski, XV, 149-150. Obtient l'Ordre pour son père, I, 303. Ne peut lui obtenir un duché; le fait nommer cardinal, XV, 158-160;

XXIV, 322. Difficultés qu'elle a avec l'abbé de Polignac, IV, 135. Sa conduite lors de l'élection du prince de Conti, 132, 176, 177, 196. Son désir de venir en France; ses prétentions de rang, XV, 157-161. Se retire en France; ses prétentions; habite à Blois, XXIV, 320-324. Visitée par son gendre l'électeur de Bavière, XXVI, 137. Son empire sur son mari; n'est pas française de cœur, XV, 156, 158, 160. Son avarice et sa hauteur, III, 304, 305. Citée, III, 309; XIII, 40; XV, 436.

ARQUIEN (Anne-Louis de la Grange d'). Voyez Maligny (le comte de).

ARRAN (le comté d'), XVI, *66. Voyez HAMILTON.

ARRAS (la ville d'), I, 240; XIII, 121, 181, 222; XVII, 400; XX, 352. Sièges, VI, 330; XIV, 220; XVI, 270, 279, 423. Bombardée en 1712, XXIII, 18. Le cardinal de Bouillon y passe lors de sa désertion, XX, 13, 14, 36. Faubourg, XVI, 279. Gouvernement, I, 258; XII, 427; XV, *395. L'abbaye de Saint-Vaast, XX, *12; XXVI, 141. Évêque: voyez Sève de Rochechouart (Guy de).

ARRAULT (Charles), avocat, III, *94, 99.

ARREST (la terre d'), XIX, *340.

ARRIÈRE-BAN (l'), I, *153; XII, 357; XIX, 393.

ARSCHOT (Anne de Croÿ de Chimay, duchesse d'), XXIV, *84.

ARSCHOT (Philippe-Charles de Ligne, duc d'), † 1651, XXIV, *73.

ARSENAL (l'), à Paris, V, *90. Logements de particuliers, 90; VI, 32, 170; XIV, 268. Chambre de l'Arsenal, XIV, *176-177, 242-243; XVI, 127; XX, 41-45, 57.

ARSÈNE (N. de Jougla, dit dom), VIII, *87-88.

ARTAGNAN (Charles de Batz de Castelmore, comte d'), † 1673, XVIII, *207, 208.

ARTAGNAN (la branche de Montesquiou d'), XVIII, 204.

ARTAGNAN (Arnaud de Montesquiou, seigneur d'), † 1652, XVIII, *205.

ARTAGNAN (Henri de Montesquiou d'), † 1668, XVIII, *205.

ARTAGNAN (Pierre de Montesquiou d'), maréchal de Montesquiou, I, *257. Sa carrière, XVIII, 205, 208, 209. Apporte la nouvelle de Nerwinde, I, 257-258. Directeur de la cavalerie, II, 215. Campagne de 1695, 318. Attaché au duc de Bourgogne en 1702, X, 182. Campagne de 1705, XIII, 82; de 1708, XVI, 173, 310; de 1709, XVIII, 144, 189-190. Est fait maréchal de France, 204. Prend le nom de Montesquiou; colère de Monsieur le Duc contre lui, 209-211. Homme désinvolte, X, 182. Ses relations avec le Roi, auquel il est accusé de rapporter, I, 258; XVIII, 208-209. Voyez Montesquiou (le maréchal de).

ARTAGNAN (Joseph de Montesquiou, comte d'), † 1729, XVIII, *205, 208.

ARTAGNAN (Louis de Montesquiou, chevalier d'), puis prince de Raches et comte de Montesquiou,

XXIII, *101. Apporte la nouvelle de la victoire de Denain, 101.

ARTAGNAN (la terre d'), XVIII, *204.

ARTILLERIE (l'). Attributions du duc du Maine, VIII, 37. Elle est perdue par la vénalité des charges, XIII, 397. Les charges de l'artillerie, XI, *168; XIII, *397. Le grand-maître, VI, *242; XII, 72; XIV, 268; XIX, 226. Les lieutenants généraux, IV, *170; X, 145; XVI, 284-285.

ARTOIS (Robert, comte d'), XXIII, *154.

ARTOIS (Mahaut, comtesse d'), XXIII, 154.

ARTOIS (le pays d'), XII, 423; XIX, 345, 346. Mis sous contribution et pillé en 1708, XVI, 226, 270, 278, 450. Gouvernement, VII, *49. Lieutenance générale, I, 258.

ASFELD (Claude-François Bidal, chevalier, puis marquis et maréchal d'), X, *288, 289. Campagne de 1707 en Espagne, XIV, 416-418, 429; de 1708, XVI, 165-166, 403; de 1709, XVIII, 28, 139. Commande à Fribourg, XXIV, 129. Réduit Majorque et reçoit la Toison, XXVI, 235-237. Ses qualités militaires, XIV, 429; XVI, 166.

ASFELD (l'hôtel d'), à Paris, XXVII, *250.

ASIE (l'), VII, 169; XI, 270.

ASIE MINEURE (l'), III, 199.

ASPREMONT (Charles II, comte d'), d'), IV, *333.

ASSOMPTION (le couvent de l'), à Paris, III, 115, *116.

ASTARAC (Anne d'Albret, comtesse d'), V, *204.

ASTARAC (le comté d'), V, *204.

ASTORG (Jacques d'), I, *224.

ASTORGA (les marquis d'), IX, 149.

ASTORGA (Melchior de Guzman Osorio, marquis d'), VIII, *193.

ASTORGA (Diego d'), évêque de Barcelone, XXVI, *228.

ASTORGA (le marquisat d'), VIII, *193.

ASTURIES (la province des), IX, 152.

ASTURIES (le prince des), en Espagne. Origine du titre, IX, *152. Porté assez rarement, 153. Attributions, rang, prérogatives, 203, 206-211, 241. Rang dans l'ordre de la Toison d'or, 235-236.

ASTURIES (les princesses des), Rang. privilèges, etc., IX, 190, 194, 204; XIV, 407.

ASTURIES (Louis-Philippe de Bourbon-Espagne, prince des), plus tard le roi Louis Ier, IX, *177, XV, *229. Sa naissance, 229. Serment de fidélité des cortès, XVII, 378-380. Quitte Madrid pendant la campagne de 1710, XX, 117, 125. Épouse une fille du Régent, IX, 177, 218, 280. Visité par Saint-Simon et son fils Ruffec, 197.

ASTURIES (Louise-Élisabeth d'Orléans, princesse des), puis reine d'Espagne, IX, *177. Sa naissance, XVIII, 401. Son mariage, IX, 177, 218, 280. Malade d'un érésipèle, 297. Visitée par Saint-Simon et le marquis de Ruffec, 197; XII, 77. Revient en France; son traitement et

ses distinctions, XIV, 408-411.

Asturies (Marie-Madeleine-Josèphe-Thérèse-Barbe de Bragance, princesse des), †1758, XXIII, *24.

Ath (la ville d'), IV, *144. Sièges qu'elle subit, 444-445, 457, 226; XIV, 32; XVI, 361, 464; XVII, 357. Gouverneur, XV, 452.

Athalie (la tragédie d'), VI, *172; X, 2; XII, 334; XXV, 189.

Athlone (Godart de Reede de Guinckel, comte d'), †1703, I, *259. A Nerwinde, 259. Commande l'armée hollandaise, X, 190. Cité, II, 461, 311.

Athlone (Frédéric-Christian de Guinckel, comte d'), † 1719, XIX, *412. Cité, I, 259.

Atlas (le géant), XXI, *287.

Attendulo (Jacomuzio), XXVI, *306.

Aubenton (d'). Voyez Daubenton.

Auber (la famille), au Maine, III, 131; XVII, 246.

Aubercourt (André le Picard d'), X, *200. Son affaire avec les jésuites, 200-202.

Aubery (la famille), IX, *95; XIII, 53.

Aubespine (la famille de l'), I, 212; VIII, *70. Ses armes, XI, *214. Voyez Châteauneuf, Hauterive, Sagonne, Verderonne.

Aubespine (Louis-François, marquis de l'), † 1758, XXV, *40. Épouse Mme de Marillac, 40.

Aubespine (Marie-Françoise de Beauvillier, marquise de Marillac, puis de l'). Voyez Marillac. Épouse M. de l'Aubespine, XXV, 40.

Aubespine (Charles-François, marquis de l'), † 1790, et sa femme Madeleine-Henriette-Maximilienne de Béthune-Sully, XXV, *40.

Aubespine (Gabriel de l'), évêque d'Orléans, XI, *189.

Aubeterre (la maison d'), XIV, 351. Ses armes, *352.

Aubeterre (David Bouchard, vicomte d'), † 1593, XIV, *351.

Aubeterre (François d'Esparbès de Lussan, maréchal d'), et sa femme Hippolyte Bouchard, †1628, XIV, *351.

Aubeterre (François Bouchard d'Esparbès de Lussan, marquis d'), † 1683, XIV, *352.

Aubeterre (Léon d'Esparbès de Lussan, chevalier d'), † 1707, XIV, *350. Sa mort; son caractère, 350-352.

Aubeterre (Pierre Bouchard d'Esparbès de Lussan, comte d'), XIV,*6. Campagne de 1706, 6-7. Gouverneur de Collioure, 350. Chevalier de l'Ordre en 1724, 351. Sa femme Julie-Michelle de Saint-Maure, *351.

Aubeterre (le château d'), XIV, *354.

Aubigné (la famille d'), VIII, 78. Ses armoiries, XXVIII, *243.

Aubigné (Constant d'), et sa femme Jeanne de Cardillac, VII, *24; XXVIII, 192.

Aubigné (Charles, comte d'), I, *136. Ses campagnes, IV, 292. Ses mauvaises mœurs; sa retraite forcée, 294-295, 299-300. Gardé à vue par Madot, XI, 114. Son mariage, 296-297. Gouverneur

de Berry, V, 126; XI, 114-115;
XVIII, 407. Mariage de sa fille,
V, 129. Reçoit le collier de l'Ordre, XI, 114. Sa mort, 113-114.
Ses relations avec sa sœur Maintenon, IV, 292-293, 296, 298-
299. La désole, XXVIII, 245.
Portrait, IV, 292, 295, 298;
XIV, 262. Ses bons mots, IV,
292, 295. Traite le Roi de beau-
frère, 296. Son avidité, I, 136.

AUBIGNÉ (Geneviève-Philippe Piè-
tre, comtesse d'), IV, *296. Son
mariage, 296-297. Retraite forcée, 299. Mariage de sa fille, V,
129. Ses relations avec Mme de
Maintenon, XXVIII, 245-246.
Portrait et caractère, IV, 297-
298.

AUBIGNÉ (Françoise - Charlotte -
Amable, demoiselle d'), IV,
*300. Élevée par Mme de Main-
tenon, 300-301. Intimité de la
duchesse de Bourgogne, 303.
Projet de la marier au prince
de Marcillac, XVII, 329. Épouse
le comte d'Ayen; sa dot, V,
122-129. Voyez Ayen (la comtesse (d').

AUBIGNÉ DE LA ROCHE-FERRIÈRE
(Louis d'), XIII, *379.

AUBIGNY (la famille d'), VIII, 77,
78. Voyez Tigny.

AUBIGNY (Claude-Maur d'), évêque
de Noyon, puis archevêque de
Rouen, VIII, *77. Nommé à
Noyon, 77-79. Passe à l'archevêché de Rouen, XV, 326. Se
croit parent de Mme de Maintenon, VIII, 78. Ne la voit qu'à
Saint-Cyr, XXVIII, 246. Son
portrait, VIII, 77. Cité, XXIII,
75.

AUBIGNY (Louis-François d'Aubi-

gny de Tigny, comte d'), † 1745,
XXIII, *75. Apporte la nouvelle
de la prise de Douay; gratification, 103-104. Épouse Mlle de
Villandry, 384.

AUBIGNY (Henriette-Marguerite le
Breton de Villandry, comtesse
d'), XXIII, *381.

AUBIGNY (Jean Bouteroue d'), XI,
*243. Favori de Mme des Ursins;
ses débuts, son rôle en Espagne,
243-245; XII, 58, 59, 66, 224.
Son logement au palais de Madrid, XI, 244. Fait construire
le château de Chanteloup pour
Mme des Ursins, XXII, 139-
140; XXIV, 211-212. Sa fille
en hérite, XXII, 141-142. Marie sa fille à Armentières, XXIII,
41. Portrait physique, XI, 243.
Sa femme Marie-Françoise le
Moine de Rennemoulin, XXII,
*141.

AUBIGNY (Adélaïde-Jeanne-Fran-
çoise Bouteroue d'). Voyez Armentières (la marquise d').

AUBIGNY-SUR-NÈRE (le duché d'),
V, *57.

AUBIJOUX (Georges d'Amboise,
seigneur d') et de Casaubon, et
sa femme Louise de Luxem-
bourg, II, *23.

AUBIJOUX (François d'Amboise,
comte d'), † 1656, XXVI, *242.

AUBIJOUX (Simon-François de Bermond du Caylar, comte d'),
† 1678, XXVI, *242.

AUBIJOUX (la seigneurie d'),
XXVI, *242.

AUBIN (Paul et Jean), huissiers de
l'ordre du Saint-Esprit, XIV,
*271.

AUBRAC (la domerie d'), II, *364.

AUBRY (Antoine), intendant du

duc de la Rochefoucauld, II, 51, *70, 71, 122.

AUBUSSON (la maison d'), X, 98. Voyez Feuillade (la).

AUBUSSON (Georges d'). Voyez Feuillade (G. d'Aubusson de la).

AUBUSSON (André-Joseph, marquis d'), † 1741, X, *98; XI, 91.

AUBUSSON (le régiment d'), I, 227.

AUCH (la ville d'). Archevêques : voyez Baume de Suze (Armand-Anne-Tristan de la), Desmaretz (Jacques).

AUDENARDE (la ville d'), XVI, *177, 180, 195, 206, 453.

AUDENARDE (la bataille d'), XVI, 181-202, 205-227, 232-238, 266, 270, 271, 280-282, 287, 291, 292, 295, 301, 304, 308-309, 329-330, 335, 344; XX, 143.

AUERSPERG (Ferdinand, prince d'), VIII, *233. Ambassadeur impérial en Espagne, 233-234.

AUGERS (le chevalier des), marin, IV, *58. Campagne de mer, 58-59.

AUGICOURT (François Truffier, seigneur d'), XII, *149. Sa vie et son caractère, 149-151.

AUGSBOURG (la ville d'), XI, 269, 288; XII, 166, 182. Evêque. Voyez Bavière-Neubourg (Alexandre-Sigismond de).

AUGSBOURG (la ligue d'), IV, 245; XV, 158; XXIV, 321; XXVIII, 54.

AUGUSTE II, roi de Pologne et électeur de Saxe, III, *303. Sa candidature et son élection au trône de Pologne, 303-305; IV, 177-189. Se convertit par politique, XV, 170. Est couronné, IV, 199-201. S'établit en Pologne,

V, 45-46, 113, 316. Ses guerres contre la Suède, les Moscovites et le Brandebourg, VII, 214-215; VIII, 270; X, 246; XIV, 107-109. Fait enlever les princes Sobieski, XIII, 40. Est forcé d'abdiquer temporairement, XIV, 107, 111-112; XVIII, 219. Ses relations avec le roi de Suède, VII, 377-378; XIV, 257; avec le czar, V, 53-54; avec Marlborough, XV, 174. Vient au siège de Lille en 1708, XVI, 289. Donne à l'archevêque de Bourges sa nomination au cardinalat, XV, 204; XXVI, 95-96. Fait embrasser le catholicisme à son fils et l'envoie en France, XXV, 109-115. Son ambassadeur à Paris, V, 316. Cité, VII, 92; X, 244.

AUGUSTIN (saint), VI, *431. Édition bénédictine de ses Œuvres, 431-433. Prie pour sa mère, X, 328. Son explication de la grâce, XVIII, 252, 255. L'Augustinus de Jansenius, 259-260.

AUGUSTINS (l'ordre des), XII, *38; XVI, 57.

AUGUSTINS (le couvent des Grands), à Paris, XVI, *57; XXVII, 97.

AUGUSTINES (le couvent des), à Chaillot, XXI, *73.

AULNAY : voyez Aunay.

AUMALE (Claude de Lorraine, duc d'), II, *25.

AUMALE (Charles de Lorraine, duc d'), † 1631, XIV, *200; XV, 122, 123.

AUMALE (N. de Bourbon, dite Mlle d'), VII, *238.

AUMALE (le duché d'), I, *124.

AUMÔNIER DU ROI (les charges d'), IV, *94. Le Roi abolit leur vé-

nalité, 93-95; XX, 219; XXVII,
127. Leur place au sermon, IV,
120.
Aumont (Antoine, marquis d'),
† 1635, XI, *182.
Aumont (Antoine, maréchal d'),
XII, *418. Dispute avec le duc
d'Elbeuf, 418-419. Sa charge
de capitaine des gardes du corps,
XVIII, 409-410.
Aumont (Catherine Scarron de
Vaures, maréchale d'), XVI,
*395. Se ruine pour M. de Mar-
san, 395-396.
Aumont (César d'Aumont, marquis de Clairvaux, dit le marquis d'), † 1661, XXV, *38.
Aumont (Louis-Marie-Victor, duc
d'), † 1704, II, *140. Campagne
de 1694, 140. S'oppose au mariage de sa belle-sœur avec M.
de Châtillon, 207. Prend part au
procès des ducs contre M. de
Luxembourg, III, 93. Ses fonctions de premier gentilhomme
de la chambre, IV, 317, 322;
VIII, 325; XIV, 105. Querelle
avec le duc de la Ferté, XXIV,
23-24. Affront qu'il fait au premier président de Novion,
XXVI, 41-42. Sa mort, XII, 37-
38. Ses gouvernements, 38;
XIII, 201.
Aumont (Madeleine le Tellier de
Louvois, duchesse d'), XI, *36,
37; XIX, 45; XX, 361.
Aumont (Françoise-Angélique de
la Motte-Houdancourt, duchesse
d'), XIII, *196. Son rôle dans
lé procès Saint-Simon Brissac,
XIII, 196-201, 209. Son rôle
lors de la rupture du duc d'Orléans avec Mme d'Argenton,
XVIII, 397. Sa mort, XX, 360.

Citée, XVII, 15, 17; XX, 360;
XXIII, 288.
Aumont (Louis d'Aumont, marquis de Villequier, puis duc d'),
† 1723, I, *257. Blessé à Nerwinde, 257; et devant Namur, II,
327. Fait fonctions de premier
gentilhomme de la chambre,
VII, 325. Porte la queue du
manteau du roi d'Espagne, 335.
Épouse par amour Mlle de Piennes, II, 207; XXII, 289.
Brouillé avec Barbezieux, 289.
Succède à son père comme duc
d'Aumont, XII, 38. Son rôle
dans le procès Saint-Simon-
Brissac, XIII, 201, 209. Soutient les prétendus Rouvroy,
XV, 464-465. Complice de l'enlèvement de Mlle de Roquelaure, XVI, 109, 110, 114. Marie son fils Villequier, 153. Fait
mettre sa mère au couvent, 394-
395. Témoin de Boufflers à sa
réception comme duc et pair au
Parlement, XVII, 219, 222. Sa
charge de capitaine des gardes,
XVIII, 410. Démêlés avec son
frère Humières, XIX, 45. Assiste au mariage du duc de
Berry, 351. Rôle dans le procès
d'Antin, XX, 273. Assiste à
l'autopsie et aux obsèques du
Dauphin, XXII, 343, 344, 346,
367. Ambassadeur en Angleterre, XXIII, 158-159. Sa maison brûlée à Londres, 287-288.
Indemnisé par le Roi, 200. Revient de son ambassade, XXIV,
145-146. Son rôle louche dans
l'affaire du bonnet; entrevue
avec la duchesse du Maine,
XXVI, 3-5, 7, 10, 11, 19, 24-
30, 33, 37-52. Son caractère,

XXIII, 288-290. Sa prodigalité, XVI, 153; XXIII, 289. Opposé au duc d'Orléans, XXVI, 349.

AUMONT (Olympe de Brouilly-Piennes, marquise de Ville-quier, puis duchesse d'), II, *207. Mariée par amour, 207; XXIII, 289. Au bal, IV, 318. Sa beauté, XII, 104; XIV, 119. Patronne la duchesse de Shrews-bury, XXIII, 283. Citée, XV, 461; XVIII, 234.

AUMONT (Louis-Marie, marquis de Villequier, puis duc d'), † 1723, XVI,*153. Voyez Villequier (le marquis de).

AUMONT (Louis-Marie-Augustin, duc d'), XXIII, *274.

AUMONT (Victoire-Félicité de Du-ras, duchesse de Fitz-James, puis d'), XIV, *408.

AUNAY ou AULNAY (Antoine Au-ber, baron d'), III, *134; XVII, *216.

AUNAY-SUR-ODON (la terre d'), XVII, *216.

AUNIS (l'), I, 130; II, 140; VII, 32; IX, 7; XII, 70; XIV, 264, 392; XIX, 35. Gouvernement, VII, *26; XXIII, 213.

AUTEL (Jean-Frédéric, comte d'), gouverneur de Luxembourg, XVI, *172.

AUTRICHE (l'). Les pays hérédi-taires, VII, 299. L'archiduché, XII, 30. Le chancelier de la cour, IX, 77. Conseil impérial; ses machinations et ses ressources accoutumées, IV, 289-294, 343; VI, 25, 115; XIII, 37; XIV, 252. Conseil de guerre, XI, 263, 299; XII, 29; XIII, 386; XIV, 252. Président du conseil de guerre, VIII, 295. Conseillers de conférence et ministres d'État, IX, 77.

AUTRICHE (la maison d'). Partagée en deux branches, VII, 299. Sa puissance après Charles-Quint, IX, 126, 166. Vise la monar-chie universelle, VII, 297. Do-mine l'Empire, IX, 299. Opi-niâtre et implacable, IV, 227; VII, 302-303; X, 126; XIV, 452. Ses partisans en Pologne en 1697, IV, 177. Son hostilité envers la France, VI, 335; VII, 274, 278, 302-303; XVII, 39. Ses droits sur la succession d'Espagne, VII, 299-300; IX, 290-291. Ses partisans en Es-pagne, VII, 126, 257, 264, 265, 269, 271, 273, 278, 280, 292, 296, 316; VIII, 206, 209, 218; X, 232, 237; XIII, 57, 123, 447; XX, 301. Ses menées à Rome, X, 258. Habituée à se servir du poison, XVIII, 173. Tentative contre Philippe v, XXIII, 64. Excite la rivalité entre les cantons suisses, XXVI, 161-165. Cérémonial et éti-quette, X, 173. Son catholi-cisme, XIV, 256. Citée, IV, 341; VI, 114, 188; VII, 365; VIII, 67, 200; IX, 466, 227, 252; XIII, 363; XIV, 189; XV, 29, 32, 60, 436; XIX, 177.

AUTRICHE (Albert, archiduc d'), † 1621, I, *48.

AUTRICHE (Don Juan d'), fils de Charles-Quint, IX, *164. Sa vic-toire de Lépante, 234. Sa mort, 231-232. Son rang, 243. Cité, 266; XXIII, 26-27.

AUTRICHE (Don Juan d'), fils de Philippe IV, IX, *141. Son rôle dans le gouvernement; ses dé-

mêlés avec a reine, III, 86-87;
IX, 141-143 ; XXIII, 27-28.
Tranche du prince du sang d'Es-
pagne, IX, 228-231. Ses intri-
gues, 232. Ses relations avec
Condé, 228, 229. Son rang, 243.
Obtient le titre d'Altesse, XXIII,
27-28. Est battu aux Dunes,
XIV, 221. Anecdote sur son
rang avec le Grand Condé, 413.
Sa mort, son caractère, IX, 232.
Cérémonial avec le Pape, X,
195, 196.
Autriche (Claude - Félicité d'),
impératrice, XIII, *34.
Autriche (Marie-Amélie d'), im-
pératrice, XVII, *93.
Autriche (Marguerite-Thérèse
d'), impératrice, XXIII, *245.
Autriche (Isabelle d'), reine de
Danemark, XXVI, *309.
Autriche (Marie-Anne d'), reine
d'Espagne, III, *86. Va épouser
Philippe iv, IX, 133. Sa ré-
gence, son gouvernement, diffi-
cultés que lui suscite don Juan,
III, 86-88; IX, 141, 232. Inter-
née à Tolède, 232. Sa mort, III,
86. Citée, VI, 112; VII, 262;
XXIII, 27.
Autriche (Marie d'), reine de
Hongrie, XXIV, 71, *72.
Autriche (Marie-Josèphe-Béné-
dicte d'), reine de Pologne,
XVII, *293.
Autriche (Marie-Anne-Josèphe
d'), reine de Portugal, XIII,
*34; XVI, 154.
Autriche (Marie-Élisabeth-Lu-
cie-Thérèse, archiduchesse d'),
XIII, *34.
Autriche (Marie-Madeleine-Josèphe, archiduchesse d'), XIII,
*34.

Autun (la ville d'), XIII, 6; XIV,
295. Évêché, VI, *131; XIV,
296. Évêques : voyez Dromesnil
(Charles-François de), Roquette
(Gabriel de), Senaux (Bernard
de).
Auvergne (le comté d'), II, *202,
203; XIV, 179, 214, 215, 234,
240. Les armes d'Auvergne,
XX, *57, 58.
Auvergne (le dauphiné d'), II,
*202, 203; IV, 74; XIV, *179.
Auvergne (les anciens comtes
d'), XIV, 233-239; XX, 56-
58.
Auvergne (Acfred, comte d'),
XX, *56.
Auvergne (la province d'), I,
190; II, 202; III, 213, 223; VI,
56, 57; IX, 63; XIV, 178, 1ˉ9,
214, 215, 234, 260, 340; XVII,
256; XX, 25. Gentilhommes,
III, 35, 222. Gouvernement,
XX, *27,154; XXIII, 184. Lieutenance générale, III, *123.
Auvergne (la maison d'). Nom
ajouté à celui de la Tour; fausse
descendance de cette maison;
Histoire généalogique par Baluze, XIV, 239-244; XVI, 126;
XIX, 339; XX, 56-60.
Auvergne (Frédéric-Maurice de
la Tour, comte d'), † 1707, I,
*131. Son nom, II, 203. Ne sert
pas en 1693, I, 131. Sa charge
de colonel général de la cavalerie, I, 282-283; II, 209-210;
XI, 58-60; XIV, 229, 362. N'a
pas l'ordre du Saint-Esprit pour
raison de rang, V, 263, 264. Ses
deux mariages, VI, 31, 136-
137; XII, 254, 257; XIV, 229.
Assiste à la thèse de son neveu,
X, 278-279. Fait élever un mau.

solée à Turenne à Saint-Denis, XIV, 231. Ses prétentions de princerie, XI, 59. Ses affaires embarrassées, 60. Convertit sa femme, XII, 256. Sa mort, XV, 287. Portrait et caractère, VI, 136; XI, 59; XV, 287-288. Ses relations avec le Roi, I, 111; XI, 59, 61; XX, 27-28; avec ses enfants, X, 248; avec Mme de Quintin, V, 33-34. Son logement à Versailles, XV, 288. Cité, IV, 17, 18; VII, 89, 101; X, 114, 250; XIV, 218, 234; XX, 6, 7, 50.

Auvergne (Henriette-Françoise de Hohenzollern, comtesse d'), VI, *31. Son mariage, XIV, 229. Sa mort, sa succession, VI, 31, 136; X, 248. Son portrait, VI, 31-32. Citée, VII, 89; X, 250; XV, 288; XX, 7; XXVI, 144.

Auvergne (Élisabeth de Wassenaer, comtesse d'), VI, *136. Sa mort et sa conversion, XII, 253-257. Son portrait, VI, 137. Citée, XX, 7.

Auvergne (François-Égon de la Tour, prince d'), † 1710, X, *247. Passe aux ennemis, 247-251; XI, 59, 61, 98; XIII, 334; XV, 288; XX, 7-9, 36, 68. Son procès criminel; il est pendu en effigie, X, 252-254; XI, 98; XX, 68. Combat contre la France en 1707, XV, 176. Épouse Mlle d'Arenberg, 288; XX, 7. Campagne de 1708, XVI, 450, 480. Combat à Malplaquet, XVIII, 189. Favorise la fuite de son oncle le cardinal de Bouillon, XX, 13, 36. Sa mort, 67-68. Remariage de sa veuve, XXII, 243-248. Portrait, X, 247-248, 251.

Auvergne (Marie-Anne d'Arenberg, princesse d'), XV, *288. Son mariage, 288; XX, 7. Se remarie avec son écuyer Mézy; sa triste existence, XXII, 243-248.

Auvergne (Emmanuel-Maurice de la Tour, bailli d'), † 1702, IV, *17. Sa lâcheté; il sort du royaume; son procès; est pendu en effigie, 17-19; X, 254. Sa mort, X, 114.

Auvergne (Henri-Oswald de la Tour, abbé d'), IV, *75. Coadjuteur de Cluny, 75, 108; VII, 82; XX, 70. Grand prévôt du chapitre de Strasbourg, V, 110; VII, 82, 95. Grand vicaire de l'archevêque de Vienne, 83. Vise l'évêché de Strasbourg, 89, 101, 107. Sa parenté avec les Furstenberg, 89. Procès de la coadjutorerie de Cluny, XI, 78, 79; XIII, 45-46; XV, 451. Le cardinal de Bouillon cherche à le faire nommer cardinal, V, 114-115; XIII, 73; XVI, 115; XX, 30. En disgrâce, XVI, 236. Devenu cardinal, XIV, 243. Brouillé avec son père, XV, 287. Portrait, VII, 83; XIV 243; XX, 50.

Auvergne (le prince d'). Voyez Bouillon (le chevalier de).

Auvergne (Frédéric-Constantin de la Tour d'). Voyez Frédéric (le prince).

Auvillé. Voyez Hautvillers.

Aux-Épaules (la maison), XIII, *452.

Auxerre (la ville d'). Évêques: voyez Amyot (Jacques), Caylus

(Daniel - Charles - Gabriel de), Colbert (Nicolas).

Auzon (M. d'), VII, *230.

Avaise (Marie-Anne Darias, demoiselle d'), XXVI, *206, 207.

Avaray (Jacques de Bésiade d'), † 1639, XVII, *362.

Avaray (Théophile de Bésiade, marquis d'), † 1681, XVII, *362.

Avaray (Claude-Théophile de Bésiade, marquis d'), † 1745, XVII, *363. Sa carrière, 362-364. Nommé ambassadeur en Suisse, XXV, 145. Sa femme Catherine-Angélique Foucault, XVII, *363.

Avaugour (la maison de Bretagne-), VII, 77, 80, 81; XIV, *272; XXIII, 112.

Avaugour (François de Bretagne, baron d'), † 1494, V, *230.

Avaugour (Claude de Bretagne, baron d'), † 1637, V, *230. Sa femme Catherine Foucquet de la Varenne, V, *230; VII, 78, 81; XIV, 273.

Avaugour (Louis de Bretagne, marquis d') et ses sœurs abbesses, XIV, *273.

Avaugour (Antoine-Érard, marquis d'), XXI, *73. Épouse Mlle de Fleury, fille naturelle du Dauphin, 72-73.

Avaux (Claude II de Mesmes, comte d'), † 1650, XI, *202-203; XVII, 99, 101; XXII, 224-225.

Avaux (Jean-Antoine de Mesmes, comte d'), †1709, VIII, *50. Sa carrière; ses ambassades en Hollande, en Suède, etc., 251, 253; IX, 74; XI, 217; XVII, 99-101, 107-110; XXII, 227.

Prévoit la révolution d'Angleterre, 101; XXVIII, 57. Va en Irlande avec le roi Jacques, X, 400; XVII, 107. Ses relations avec Croissy; son erreur de lettre entre lui et Louvois, X, 400; XVII, 100, 107-108. Vend sa charge de grand prévôt de l'Ordre, XI, 169, 216, 348; XVII, 99, 112. Meurt de la taille, 98, 110-111. Son vêtement et son épée, XI, 348-349; XVII, 110. Portrait et caractère, 100-101, 110.

Avaux (le comté d'), XXII, *225.

Aveiro (la maison et les premiers ducs d'), VIII, *132, 133, 135, 136.

Aveiro (Georges III d'Alencastro, duc d'), † 1631, VIII, *134. Sa femme Anne-Marie Manrique de Lara, 134.

Aveiro (Raymond d'Alencastro, duc d'), † 1665, VIII, *134.

Aveiro (Marie - de - Guadeloupe Alencastro Cardenas y Manrique, duchesse d'), XXVI, *118. Sa mort, 118-119.

Aveiro (la ville et le duché d'), VIII, *132, 134, 137.

Avéjan (Denis de Banne, comte d'), III, *324.

Avelin (le bourg d'), XVI, *320.

Averne (le comte d'), II, *148. Tué à Wiesloch, 148-149, 298.

Aversa (l'évêché d'), XXVI, *229.

Avignon (Guillaume d'), aide-major des gardes du corps, XIII, *383-384.

Avignon (la ville d'), XVI, *270. Passage des petits-fils du Roi, VIII, 236. Citée, XIII, 108; XVI, 432; XX, 89. Le vice-

légat, VII, *17; XIII, 109; XX, 90.

Avocats consistoriaux (les), à Rome, VII, *354.

Avranches (la ville d'). L'évêché, IV, *92. Évêques : voyez Coëtanfao (Roland-François de), Huet (Pierre-Daniel).

Ayen (Adrien-Maurice de Noailles, comte puis duc d'), puis duc de Noailles, † 1766, V, *122. Son mariage avec Mlle d'Aubigné, 122-129, 144. Accompagne Philippe v en Espagne, sa faveur, VIII, 61-63. Joue la comédie chez Mme de Maintenon, X, 2. Est fait brigadier, 56. Reçoit la Toison d'or, 152-153. Apporte au Roi les drapeaux de Friedlingue, 302-303. Son régiment, 359. Malade, est visité par la duchesse de Bourgogne et par Mme de Maintenon, XI, 115. Reçoit la survivance du gouvernement de son beau-père, 115. Change d'appartement, 116, 121-122. Prend le nom de duc de Noailles, XII, 14. Voyez Noailles (le duc de).

Ayen (Françoise-Charlotte-Amable d'Aubigné, duchesse d'), puis de Noailles, IV, *300. Son mariage, V, 122-129. Joue la comédie à Saint-Cyr et chez Mme de Maintenon, VI, 72; X, 2. Quête à la place de sa belle-mère, XI, 357. Duchesse de Noailles, prend le tabouret, XII, 14-15. Voyez Noailles (la duchesse de).

Ayen (Lucie-Félicité de Noailles, demoiselle d'), III, *313. Admise auprès de la duchesse de Bourgogne, IV, 303. Épouse le comte d'Estrées, V, 28. Voyez Estrées (la maréchale d').

Ayen (Louis de Noailles, comte puis duc d'), † 1793, XXII, *252.

Ayen (la terre et le château d'), XVI, *244.

Ayetone. Voyez Aytona.

Aytona (Guillaume-Raymond de Moncade, marquis d'), † 1727, XIII, *357; XVII, 389, 392; XX, 127.

Aytona (le duché et les ducs d'), IX, *150.

Azafata (l') et les femmes de chambre, en Espagne, VIII, 176-177.

Azof (la ville d'), XXII, *135, 136.

B

Babou de la Bourdaisière (Jean), XXV, *166. Ses filles, 166. Grand maître de l'artillerie, 168.

Bachelier (Gabriel), XI, *75. Premier valet de garde-robe du Roi ; ses débuts chez le duc de la Rochefoucauld, 75 ; XVII, 339 ; XIX, 74. Pension du Roi, XXII, 402. Sa fortune et son mérite, XIV, 162-163.

Bachelier (François - Gabriel), premier valet de chambre, XI, *75 ; XVII, 339.

Bachivilliers (Adolphe de Gaudechart, marquis de), I, *276.

Bacqueville (Jean-François Boyvin de), et sa femme Pulchérie de Châtillon, XXIV, *302.

Badajoz (la ville de), XIII, *59, 163, 360. Bataille de Badajoz, VIII, 123.

Bade (la maison de). La branche d'Hochberg, XV, 121.

Bade (Ferdinand-Maximilien, marquis et prince de), † 1669, XIV, *250, 251.

Bade (Louise-Chrétienne de Savoie-Carignan, princesse de), VI, *72. Dame du palais de la Reine ; est disgraciée, 72-73 ; X, 259-260 ; XIV, 250-251 ; XIX, 314.

Bade (Léopold-Guillaume, marquis de), † 1671. VII, *91. Sa femme Marie-Françoise de Fürstenberg, 91.

Bade (Hermann, prince de), † 1691, XIV, *251, 252.

Bade (Louis-Guillaume, margrave de Bade, dit le prince Louis de), I, *230. Sa jeunesse, sa liaison avec son cousin Soissons, X, 260-262. Campagne de 1693, I, 230 ; XVI, 328. Renvoie à M. de Lorge une lettre de l'intendant La Fond, X, 351. Campagne de 1694, II, 150, 165-166 ; de 1695, 292-305, 334 ; de 1696, III, 121, 223-231, 242. Candidat au trône de Pologne, 306. Campagne de 1697, IV, 157-161, 167, 169, 174-176, 217-219. Opposé au neuvième électorat, VII, 359-360. Commandera sur le Rhin, IX, 359. Campagne de 1702, X, 296-297, 306 ; de 1703, XI, 86, 89-92, 152, 162, 279. Refuse un passeport à la maréchale de Villars, 154-155. Campagne de 1704, XII, 137-140, 168, 170, 180, 201, 204, 260 ; de 1705, XIII, 76-78, 88. Sa mort ; sa carrière, ses qualités, XIV, 250-254. Son château de Rastadt, XII, 204-205. Cité, VI, 73 ; X, 257 ; XIV, 27 ; XVIII, 105.

Bade (Françoise-Sibylle-Auguste de Saxe-Lauenbourg, princesse de), XIII, *352 ; XIV, 254-255 ; XVIII, 105 ; XXIV, 130, 132.

Bade (Louis-Georges-Simpert, prince de), † 1761, XIV, *254, 255. Sa femme Marie-Anne-Christine de Schwarzenberg, 255.

Bade (Auguste-Guillaume-Geor-

ges-Simpert, prince de), † 1771, XIV, *255, 256.

BADE (le pays et le duché de), XI, 86, 154 ; XIV, 251 ; XV, 180.

BADEN (la ville de), en Suisse, XXIV, *183. Congrès de 1714 ; plénipotentiaires et traité, 202-203, 271 ; XXV, 99.

BADIE (Charles d'Espalungue de la), XXIII, *93. Rend le Quesnoy ; est mis à la Bastille, 93.

BAGLIANI (Camille, comte), envoyé de Mantoue, X, *144. Ami du duc Claude de Saint-Simon ; sa mort, son portrait, 144.

BAGLIONI (la famille), V, *79. Voyez Saillant.

BAGNÈRES (les eaux de), XXIII, *174.

BAGNOLS (Dreux-Louis Dugué de), XIII, *377. Intendant à l'armée des Pays-Bas, 377. Éclat avec Chamillart ; quitte l'intendance de Lille, XVI, 76-80. Son portrait, 77-78.

BAGNOLS (Anne Dugué, dame de), XVI, *78.

BAIGNEURS (les), II, *320 ; IV, 352.

BAILLEUL (Nicolas le), surintendant des finances, † 1652, IX, *12 ; XI, 37 ; XXIII, 45.

BAILLEUL (Louis le), président à mortier, † 1701, IX, *12. Sa mort, son caractère, 12-14. Ami de Claude de Saint-Simon, 14 ; XXIV, 239.

BAILLEUL (Nicolas-Louis le), président à mortier, † 1714, IX, *12. Sa mort ; son fils lui succède, XXIV, 239-240.

BAILLEUL (Pierre le), capitaine aux gardes, XVII, *30.

BAILLEUL (Nicolas-Louis II le),

† 1737, XXIII, *45. Succède à son père, XXIV, 239.

BAILLY (Guillaume, abbé), V, *379. Ami de Claude de Saint-Simon, 379.

BAILLY (M.), prêtre de la Mission, XXII, *276.

BAILLY (Esther Hallé, dame), maîtresse du président de Maisons, III, *97.

BAISER D'ÉTIQUETTE (le), III, *271, 275, 309-311 ; V, *9, 10, 73 ; VI, 314, 388 ; VII, 371 ; IX, *269 ; XI, 330 ; XII, 28 ; XIV, 97-98 ; XVIII, 121 ; XIX, 299, 356 ; XX, 111.

BALAAM (le devin), IV, *329.

BALAGNY (Jean de Monluc, maréchal de), XXV, *166. Sa souveraineté de Cambray, 167. Sa première femme Renée de Clermont d'Amboise, 167. Sa seconde femme Diane d'Estrées, 166.

BALAGUER (la ville de), XX, *106, 350.

BALANCIER (le) ou la Monnaie, à Paris, XXVIII, 157, *158.

BALARUC (les eaux de), XIII, *403.

BALBASÈS (Paul Spinola, marquis de los), et duc del Sesto, † 1659, XXIII, *23. Sa femme Hiéronyme Doria, *23.

BALBASÈS (Paul II Spinola, marquis de los), †1699, XXIII, *23. Sa femme Anne Colonna, *23.

BALBASÈS (Philippe-Antoine Spinola, marquis de los), † 1721, XV, *230. Vice-roi de Sicile, 230. Se fait prêtre, XXIII, 22. Sa maison, 23-24. Sa femme Isabelle-Marie de la Cerda, *23.

Balbasès (Ambroise Spinola, marquis de los), † 1745, XXIII, *23. Accompagne en Espagne la nouvelle reine, XXV, 95.

Balbasès (Jeanne de la Cueva, marquise de los), XXIII, *23.

Balbasès (le marquisat de los), XXIII, *23.

Balbiano (Albéric), XXVI, *307.

Balbien (Nanon), III, *168. Servante de Mme de Maintenon de ses premiers temps, 167-168 ; XXVIII, 192, 274. Fait nommer la duchesse du Lude dame d'honneur de la duchesse de Bourgogne, III, 170, 179. Son portrait ; son caractère, 169 ; XXVIII, 274-275. Soins intimes qu'elle rend à la duchesse de Bourgogne, XXII, 285-286.

Baldo (le mont), XII, *386.

Bâle (la ville de), XV, 164, 165 ; XVIII, 165, 167.

Baltique (la mer), IV, 206 ; XIII, 166.

Balustre du lit du Roi (le), V, *67 ; IX, 170 ; XVIII, 376 ; XIX, 73.

Baluze (Étienne), XIV, *237. Ses ouvrages ; forme la bibliothèque de Colbert, 238. Aux gages du cardinal de Bouillon, 238-245. Publie l'Histoire de la maison d'Auvergne, XVI, 126-127. Son livre condamné au pilon ; lui-même destitué et exilé, XX, 42-44.

Balzers (le château de), XX, 206.

Baños (Gabriel Ponce de Léon, duc de), VIII, *136. Vient en France ; reçu par la duchesse de Bourgogne ; refuse d'admettre l'égalité des grands et des ducs,

IX, 110-111, 246, 251, 268, 276. Est exilé, XI, 324. Cité, 327, 329.

Banquiers expéditionnaires en cour de Rome (les), XIII, *113 ; XIX, 19.

Banquillo (l'affaire du), IX, 213-215 ; XI, 324 ; XIII, 121-122.

Bapaume (la ville de). Gouvernement, VII, *26.

Baptêmes (les). Les baptêmes princiers, XIV, 210-211. Les honneurs, IX, *222. Les cérémonies complémentaires, XIX, 349. Les baptêmes tardifs, V, 26-27 ; XIX, 349. Impôts sur les actes de baptême, XIV, 316-318.

Bar (Robert 1er, duc de), † 1411, et sa femme Marie de France, XXV, *230, *231.

Bar (Henri de), † 1396, XXV, *231.

Bar (Robert II, duc de), † 1415, XXV, *231.

Bar (Louis, cardinal de), †1430, XXV, *231, 232.

Bar (Yolande de), reine d'Aragon, XXV, *232.

Bar (la ville de), IV, 339 ; VI, *16, 20 ; XXIII, 271.

Bar (le duché de), IV, *339. Son érection, XXV, 230. N'est que duché vérifié, XVI, 486. Est duché femelle, XV, 27. Le duc de Lorraine en fait hommage au Roi, IV, 335 ; VI, 378, 391-393. Couronne et armes de ce duché, 24-27.

Bar (Armand-Jules, marquis de), XIII, *379. Tué à Ramillies, 379.

Bar (Jean-Pierre de), XIV, *241. Faussaire ; son procès ; se tue

à la Bastille, 241-244 ; XVI,
127-128 ; XIX, 41-42 ; XX, 45,
54, 57.

BARADAT (François de), I, *144.
Premier écuyer ; sa disgrâce,
144.

BARAIL (Louis Prévost du), XIII,
*222. Reçoit le régiment du
Roi, 222 ; XX, 246.

BARBANÇON (la maison de), XIV,
495.

BARBANÇON (François du Prat,
comte de), II, *282.

BARBANÇON (Octave-Ignace d'A-
renberg, prince de), I, *45.
Défend Namur, 45-46. Est tué
à Nerwinde, 259.

BARBARIE (les côtes de), XII,
218.

BARBERINI (la famille), V, 282 ;
VI, 248 ; X, 161.

BARBERINI (Antoine, cardinal),
archevêque de Reims, V, *281.
Grand aumônier ; affaire de la
coadjutorerie de Reims, 281-
282 ; VII, 246 : XIV, 391.

BARBERINI (Charles, cardinal), X,
*161. Légat du pape auprès du
roi d'Espagne, 161-165.

BARBETS DU PIÉMONT (les), XII,
*127.

BARBEZIÈRES (Charles-Louis de
Barbezières-Chemerault, marquis de), † 1709, II, *147. Ses
campagnes à l'armée du Rhin,
300-301, 307. Négocie la capitulation de Barcelone, IV, 152.
Est fait prisonnier, XI, 72-74,
262. Remis en liberté, XII,
120-121. Portrait et caractère,
XI, 72, 74.

BARBEZIEUX (Louis-François-Ma-
rie le Tellier, marquis de), secrétaire d'État, I, *53. A la survivance de son père, XIII, 151.
Lui succède ; belle action de
Chamlay, XXVIII, 77-79, 81,
82. Dupé par un courrier, I,
53-54. Sa trahison contre le
maréchal de Noailles, II, 217-
222, 285-289, 291 ; VIII, 12.
Échange Choisy contre Meudon,
II, 283. Sa première femme
Crussol, I, 142. Épouse Mlle
d'Alègre, III, 8. Ordre singulier
qu'il donne au maréchal de
Choiseul, III, 224 Fait mauvais
ménage ; se sépare de sa femme,
VI, 55-58 ; XIV, 102. Le maréchal de Salon refuse de le voir,
VI, 223. Chancelier de l'Ordre,
252 ; XI, 210. Supplée Châteauneuf malade, VII, 141. Soutient son oncle l'archevêque de
Reims, 179. Apporte la nouvelle
du testament de Charles II ;
son rôle, 293-294, 310. Réforme
le régiment de Saint-Simon, X,
52. Son chagrin de voir Chamillart ministre ; sa mort, VII,
359 ; VIII, 2-7, 13 ; XXVIII, 91.
Le Roi débarrassé de lui, VIII,
14-15. Prix de sa charge, XI,
132. Portrait et caractère, II,
163 ; VIII, 7-14 ; X, 52. Ses
façons d'agir avec le Roi, VIII,
10. Protégé de Mme de Maintenon, 11. Ses galanteries, VI,
55 ; VIII, 4-6. Ennemi des
Bouillons, XI, 58. Hostile à
Chamilly, qui le joue, IX, 9 ;
X, 399 ; XI, 13. Ses amis :
Beringhen, XI, 37 ; Mlle de
Chausserais, XVIII, 381 ; Harcourt, III, 226, 227 ; VII, 293 ;
Le Peletier, IV, 262 ; Praslin,
1, 269 ; la maréchale de Rochefort, 87. Ses filles, VI, 58. Son

logement à la Surintendance, V, 332 ; XXVIII, 85. Ses chiens, VIII, 13. Cité, II, 131, 295 ; III, 324, IV, 26, 153-154, 173, 174, 224 ; V, 116 ; VII, 185 ; VIII, 37 ; XI, 123 ; XV, 283 ; XVI, 262 ; XVII, 467.

Barbezieux (Catherine-Louise-Marie de Crussol, marquise de), I, *142.

Barbezieux (Marie-Thérèse-Delphine-Eustachie d'Alègre, marquise de), III, *8. Son mariage, 8. A la cour, IV, 303, 319. Séparée de son mari, VI, 55-58. Ses filles, VI, 58 ; XIV, 102. Querelle entre des prétendants à sa main ; entre au couvent, XIII, 309-310. Sa mort, XIV, 101-102.

Barbiers du Roi (les charges de), IV, *353.

Barbisi (Mme), III, 169-170, 179.

Barbin (Claude), XXIII, *211. Sa fortune, 211-212.

Barcelone (la ville de), II, *158. Siège de 1651, XVII, 14-15. Menacée par les Français en 1694 ; attaque manquée, II, 217-222. Siège de 1697, IV, 145-156, 233, 286. Vendôme y supprime l'Inquisition, 153. La jeune reine d'Espagne y débarque, IX, 100, 102, 105. Le roi et la reine y font leur entrée, 109. Ils y séjournent, 306. Philippe V s'y embarque pour l'Italie, X, 118, 177. Séditions et émeutes dans la ville, XII, 216 ; XIV, 429-430 ; XVI, 155, 166 ; XVIII, 51. Siège de 1705, XIII, 146-147, 162-165, 172, 176-177. Siège de 1706, 300-

302, 356-360, 395-402, 406, 412-413. XVI, 119 ; XVIII, 10 ; XXVIII, 97. L'Archiduc y réside, XV, 92. Berwick assiège la ville (1714) ; assaut et prise, XXIV, 209-211, 325, 378 ; XXV, 103-109. La Députation, XXV, 107. Citée, II, 158 ; VIII, 111 ; IX, 277 ; X, 149 ; XX, 115, 129. Citadelle : voyez Montjuich. Évêques : voyez Astorga y Cespedes (Diego de), Sala (Benoît, cardinal).

Bard (le château de), XIV, *68, 69.

Barèges (les eaux de), XXIII, *382 ; XXVIII, 203.

Bareith : voyez Brandebourg-Bareith.

Barentin (Jacques-Honoré), président au Grand Conseil, XII, 17, *18.

Bargedé (Édouard de), évêque de Nevers, XII, *244.

Barjac, valet de chambre du cardinal de Fleury, XV, *210.

Barnabites (l'ordre des), V, 165 ; VII, 168 ; XIII, *9.

Baron (Michel Boy, dit), comédien, X, *3.

Baronnet (le titre de), en Angleterre, XVI, 70.

Baronnies (les). En Bretagne, V, 184-185 ; en Languedoc, XIII, 434-436.

Barons (les hauts). Différent essentiellement des pairs, XXV, 200-201. Les Montmorencis premiers barons de France, II, 238 ; XIV, 234. Les barons romains, V, 40.

Barraux (le fort de), III, *324.

Barre (Antoine du Château de la), XIII, *118. Sa dispute avec

Surville, 118-121, 181, 222 ;
XIV, 117-118, 268.

BARRETTE CARDINALICE (la), IV,
*247.

BARRICADES (la journée des), XI,
188, 196 ; XII, 140.

BARRIÈRE (Jean-Charles de Taille-
fert, abbé de), IV, *247. Va
avec le cardinal de Janson à
Rome, 247. Il apporte à M. de
Noailles la calotte cardinalice,
VII, 180-181.

BARRILLON (Henri de), évêque de
Luçon, VI, *182. Sa mort ; son
portrait ; ami de M. de Rancé,
182-184.

BARRILLON D'AMONCOURT (Paul
de), † 1691, VI, *183. Ambassadeur en Angleterre ; prévoit
la révolution, XVII, 101.

BARRILLON DE MORANGIS (Antoine
Iᵉʳ de), † 1672, directeur des
finances, XXII, *257.

BARRILLON DE MORANGIS (Antoine
II de), † 1686, conseiller
d'État, VI, *183. Sa femme
Catherine Boucherat, *254.

BARRIN (la famille), VI, *439.

BARRIN (Henri), VI, *439. Premier maître d'hôtel de Monsieur,
sa mort, 439-440.

BARROIS (le), VI, *27.

BARROIS-SAINT-REMY (François
de), envoyé de Lorraine, XV,
*61.

BART (Jean), III, *137. Ses exploits
maritimes, 137. Est chargé de
conduire le prince de Conti en
Pologne, IV, 190, 197, 208.
Sa mort, X, 145.

BARTET (Isaac), XV, *263. Sa
mort ; son caractère ; anecdotes,
263-266.

BARTILLAT (Étienne Jehannot de),

† 1704, IX ; *14. Garde du Trésor Royal ; sa mort, 14-15.

BARTILLAT (Nicolas Jehannot de),
II, *343. Mestre-de-camp puis
lieutenant général ; ses capacités
militaires, 343 ; IV, 175 ; IX,
15.

BASCARA (la ville de), XIII, *302.

BASNAGE (Jacques), IV, *82.

BASSÉE (la ville de la), XVI, *279.
Menacée de siège, 279, 450 ;
XVIII, 246.

BASSET (le sieur), catalan, XXV,
*107.

BASSOMPIERRE (François, maréchal de), I, *157. Mis à la Bastille ; son caractère, 157-158.
Ses Mémoires, 158 ; II, 175 ;
XVI, 422.

BASTIE (Charles de Marnais, baron
de la), VII, *79. Lieutenant de
Roi à Strasbourg, 79-80, 103.

BASTILLE (la). Trésor qu'Henri IV
y conserve, XXVII, 97. Son
canon tiré sur les troupes du
Roi par ordre de Mademoiselle,
I, 127. Gens qui y sont enfermés : La Badie, XXIII, 93 ; le
faussaire Bar ; il s'y tue, XVI,
127 ; XX. 42 ; Bassompierre,
I, 157 ; La Bazinière, XXII,
226 ; La Boulaye, XVII, 6 ;
Cavoye, III, 52, 53 ; le baron
de Chassignet, X, 157 ; Cher-
bert, XIV, 361 ; le P. la Combe,
V, 143 ; un cordelier espagnol,
XXIII, 62, 63 ; le duc d'Estrées
et le comte d'Harcourt, XXIV,
20 ; Foucquet, XVII, 415 ; la
Frézelière, XVI, 285 ; le duc
de Fronsac, XX, 305 ; Mme
Guyon, III, 46-47 ; V, 160, 161 ;
XI, 77 ; le comte de Laval, XV,
298 ; Harouys, VI, 375 ; le Roi

refuse d'y mettre le chimiste Homberg, XXII, 391, 397 ; le maréchal de Luxembourg, II, 44 ; Mme de Nassau, XXVI, 212 ; Surville, XIII, 222 ; XIV, 117 ; le comte de Tonnerre, XV, 255 ; XVI, 444 ; la Touanne et Sauvion, VIII, 304 ; Vardes, I, 218 ; la Vauguyon, 296 ; le grand prieur de Vendôme, V, 314-315, 322 ; le vidame de Chartres, 322. Le Roi veut y emprisonner Louvois, VI, 348 ; XV, 369 ; XXVIII, 78. Gouverneur, I, 297 ; XIV, 125 : voyez Bernaville, Saint-Mars. Lieutenant du Roi, XVI, 386. Citée, III, 252 ; VI, 366 ; XII, 296 ; XIII, 429 ; XIV, 242.

Bâtards (les). La bâtardise abhorrée en Allemagne, I, 60 ; VI, 3 ; VII, 77. Ils y sont exclus de tout, XVI, 265. Partout détestés, sauf en Espagne, IX, 163. Des bâtards sont la souche de presque toutes les maisons espagnoles, IX, 159-160. Leur condition en Espagne, 160-165, 169, 228-229, 266. Bâtards devenus grands d'Espagne, VIII, 139 ; IX, 162, 244. Sentiment de Louis xiv à propos de Vendôme, XI, 308-309. Les bâtards sont exclus de l'ordre du Saint-Esprit, XV, 43. Ils sont admis dans l'ordre de Malte, IX, 163. Bâtards mis sous le poële, XV, 73. Faits cardinaux, XI, 188. Marques de bâtardise en blason, IV, 46 ; XV, 54, 394. Bâtards des rois d'Espagne, IX, 231 ; XIV, 413. Bâtards des seigneurs espagnols, X, 237. Bâtards des rois en Angleterre, XIX, 320.

Bâtards du Roi (les). Leur éducation, III, 219, 221 ; XXVIII, 198-200. Légitimés sans nommer la mère, II, 55-56 ; VI, 180, 256 ; IX, 164. Le Roi s'occupe de leur établissement, I, 58. Il est hostile d'abord à leur mariage, 99. Création de leur rang intermédiaire, II, 104-107, 110 ; VI, 256 ; X, 214. Obtiennent le rang de princes du sang, VI, 385 ; XV, 236 ; XVII, 300 ; XIX, 230-231 ; XX, 236. Degrés successifs de leur élévation, XXIV, 341-358 ; XXVIII, 307-317. Réflexions à ce sujet, XXIV, 358-370. Ils sont traités en princes du sang au Parlement, 371-372. Rang, distinctions, privilèges, III, 100, 204 ; VI, 242, 243, 340, 400, 446 ; VII, 10 ; VIII, 346 ; X, 47 ; XII, 12, 35, 37 ; XIII, 245 ; XV, 241 ; XVI, 30 ; XVII, 259-265, 301 ; XIX, 60, 92-93, 194, 382, 384. Le Roi les préfère à tous, III, 204 ; X, 90, 404 ; XII, 122 ; XV, 359 ; XVI, 246, 335 ; XIX, 92, 93, 109, 314, 375-376. Toujours admis dans les particuliers du Roi, XXVIII, 341, 344, 349, 358. Aux après-soupers, XIX, 74 ; XXVIII, 360. Toute la maison royale infectée de leur alliance, IV, 492 ; XIX, 194 ; XXVIII, 310. Ils sont comblés de charges, de régiments et de gouvernements, XVII, 133 ; XXVIII, 308. Reçoivent la visite des ambassadeurs, II, 113. Assistent à l'hommage du duc de Lorraine, VI, 393, 395. Précédent les

ducs au Parlement, XVI, 24.
Leurs enfants sont égalés aux
princes du sang, XX, 360.
Règlement des duchés-pairies
en leur faveur, XXI, 144 et
suiv. Règlement sur leur rang,
147. Déclarés habiles à succéder à la couronne ; attitude de
la cour, XXIV, 334-339. Inconvénients politiques de leur élévation, XXVII, 81. Leur grandeur détestée par tous, 78.
Voyez Maine (le duc du), Toulouse (le comte de).

BATH (les eaux de), IV, *55.

BATHORI (Gabriel), prince de
Transylvanie, XXIII, *243.

BÂTIMENTS (la surintendance des).
Dépenses de cette administration
et désordre qui y règne, VI, 93-
95 : VII, 1 ; XI, 122 ; XVI,
46-47 ; XX, 48. Charge dimi-
nuée après la mort de Mansart,
XVI, 49-50. Donnée à d'Antin
sous le nom de directeur général, 50-56. Charge d'intendant
des bâtiments, VII, 194. Dessi-
nateurs et officiers, XVI, 39 ;
XX, 46.

BATZ (la maison de), XVIII, *206.

BAUDOUIN (Pierre), gouverneur
d'Alais, XXIV, *99-100.

BAUFFREMONT (la maison de),
XVIII, *110.

BAUFFREMONT (Louis-Bénigne,
marquis de), † 1755, XV, *280.
Reçoit la Toison d'or, XX,
296-297. Sa femme Hélène de
Courtenay ; mort de celle-ci,
XXIV, *138-139.

BAUFFREMONT (Desle, demoiselle
de), XII, *295. Son caractère
et son rôle auprès du maréchal
de Duras, 295-296, 457.

BAULE (Augustin de Lameth,
marquis de), XVII, *171 ;
XXIII, 216.

BAUME (Roger d'Hostun de Tallard, marquis de la), † 1692,
XII, *34. Sa famille ; sa carrière,
XXIII, 343-314. Sa femme Catherine de Bonne d'Auriac, XI,
*53-54 ; XIII, 415.

BAUME (François d'Hostun de Tallard, marquis de la), XI, *302.
Apporte la nouvelle de la bataille
de Spire, 302, 306. Son mariage,
sa mort à Hochstedt, XII, 34,
184.

BAUME (Charlotte-Louise d'Hostun de Verdun, marquise de
la), puis comtesse de Pons, XII,
*34.

BAUME-MONTREVEL (la maison de
la), XI, *49.

BAUME DE SUZE (Armand-Anne-
Tristan de la), archevêque
d'Auch, I, *128. Préside l'assemblée du clergé, 160. Cité,
VII, 16.

BAUME-LES-MESSIEURS (l'abbaye
de), X, *17, 48.

BAUME DE MUMIE (le), XXVI,
*134.

BAUNE (Jean-Baptiste de la), XV,
*206.

BAUTRU (la famille), XV, *391.
Citée, VII, 39 ; XII, 283 ; XX,
195 ; XXII, 90-91 : voyez Nogent, Serrant, Vaubrun.

BAUX (Hercule II Grimaldi, marquis des) et sa femme Spinola,
III, *21, *22.

BAUX (Isabelle des), reine de
Naples, XV, *294.

BAVIÈRE (la). Négociations de
Villars, X, 346. Campagnes des
généraux français en Bavière,

[**Bavière** *suite*]

318 ; XI, 285-287 ; XII, 187-188, 200-204, 290. Conquise par l'Empereur, 311-312, 371 ; XIII, 364. Maréchaux de Bavière, XII, 142. Envoyé en France. Voyez Monasterol. Citée, IV, 172 ; VI, 343 ; VII, 248 ; X, 187 ; XI, 70, 86 ; XII, 459.

BAVIÈRE (la maison de), III, *188 ; VI, 111 ; XIV, 230 ; XX, 9. Fournit les archevêques de Cologne, 150. Voyez Palatin (électeur).

BAVIÈRE (Maximilien Ier, duc de), † 1651, XVII, *89, 90.

BAVIÈRE (Maurice, prince de), de la branche palatine, † 1652, XVII, *91.

BAVIÈRE (Robert, prince de), de la branche palatine, † 1682, XVII, *90, 91.

BAVIÈRE (Maximilien-Marie-Emmanuel, électeur de), I, 261. A la bataille de Nerwinde, 260-261. Campagne de 1693, 270-271. Prend part à la campagne de 1695, II, 311, 324, 327-333. Campagne de 1696, III, 122. Candidat au trône de Pologne, 303, 305. Commande en chef en 1697, IV, 345. Annonce la paix à Boufflers, 236. Fait arrêter Mlle de Soissons à Bruxelles, V, 76. Viceroi des Pays-Bas, VII, 310. Y fait reconnaître Philippe V, 335, 336. La junte espagnole lui ordonne d'obéir aux ordres du roi de France, 376. S'allie à la France et à l'Espagne, VIII, 51. Retourne en Bavière, 248-249, 251. Déclare son traité avec la France, X, 256. Molesté par les Impériaux, 293. Campagne de 1702, 303-304, 307. Petites conquêtes (1703), XI, 71. Est joint par Villars, 90-92. Demande un duché pour Villars, 153. Brouillé avec lui, 154-155, 279. Expédition du Tyrol, 156-160, 162-164. Prend part à la première bataille d'Hochstedt, 266-268. Mort d'un de ses enfants, XII, 42. Campagne de 1704 ; jonction avec Tallard, 136-138. Repoussé par Marlborough, 143. Battu avec Tallard à Hochstedt, 166-181, 185-188, 200-201. Se retire à Bruxelles, 183. Campagne de 1705, XII, 371 ; XIII, 81. Mis au ban de l'Empire, 363-364. Campagne de 1706, 369-370. Bataille de Ramillies, 372-380. Conseil de guerre avec Chamillart, 380-382. Mécontent de Villeroy, 385-386. Campagne de 1707, XIV, 300 ; XV, 174-176. Chargé de commander sur le Rhin en 1708 ; y va à regret, XVI, 3-4, 20. Campagne de 1708, 133-136, 177, 287. Vient se distraire à Compiègne, 351. Entreprise manquée sur Bruxelles, 352-353. Subsides qu'il reçoit de la France, XI, 287 ; XVI, 4, 6, 20 ; XVIII, 222. Perd un fils en 1709, XVII, 167. Ne sert pas, XVIII, 158, 175. Vient à Paris incognito, à Marly et à la cour ; retourne à Compiègne, 224-226. Souper scandaleux à Saint-Cloud avec le duc d'Orléans, 226, 298, 314-315. Séjour à Compiègne, XXI, 134. S'installe près de Paris ; est invité à Marly, 326-

[Bavière *suite*]

327. Le roi d'Espagne lui cède les Pays-Bas, XXI, 337. Séjour à Villiers ; visite à Marly, 337-338. Va à Namur, 338. Visites à Fontainebleau, XXIII, 161-162 ; XXIV, 68-69. S'installe à Suresnes, XXIII, 296-297. Va à Marly, XXIV, 67-68. Fêtes à Suresnes ; voit le Roi à la chasse et à la promenade, XXIII, 377-380. Retourne à Compiègne, 380. Achète une maison à Saint-Cloud, XXIV, 69, 201, 247 ; XXV, 147. Audiences du Roi et visites à Marly, XXIV, 148, 201, 247, 266, 317, 373 ; XXV, 115, 147. Vient à Fontainebleau, 98. Tire dans le petit parc de Versailles, 186. Visite à la cour en 1715, XXVI, 66-67. Assiste à la réception de l'ambassadeur de Perse, 132. Va voir sa belle-mère la reine de Pologne à Blois, 137-138. Marie le comte d'Albert avec Mlle de Montigny sa maîtresse, 138-139. Quitte la France, 139.

Ses prétentions de rang vis-à-vis de Monseigneur et des princes du sang, VI, 382 ; IX, 254-255 ; XIV, 101 ; XV, 140 ; XVIII, 224-227 ; XXII, 20-21. Son rang avec le duc de Savoie, XIV, 25. Cérémonial avec les maréchaux de France, IX, 254-255 ; XIV, 21, 25-26. Porte la Toison d'or avec un cordon rouge, VII, 340. Ses enfants, XII, 183. Ses maîtresses, XX, 71 : voyez Arco (la comtesse d'), Montigny (Mlle de). Son bâtard, IX, 280. Ses violons, XIV, 354.

BAVIÈRE (Marie-Antoinette-Josèphe d'Autriche, électrice de), VI, *112 ; XIII, 36.

BAVIÈRE (Thérèse-Charlotte-Casimire, dite Cunégonde, Sobieska, électrice de), III, *305 ; XII, *183, 311 ; XIII, 39 ; XV, 156. Ses enfants, XII, 183.

BAVIÈRE (Joseph-Ferdinand-Léopold, prince électoral de), VI, *112. Appelé à la succession d'Espagne, 112. Sa mort rapide et suspecte, 114 ; VIII, 90 ; XIII, 36 ; XVIII, 173.

BAVIÈRE (Louise-Hollandine de), abbesse de Maubuisson, XVII, *88. Sa famille, son histoire, sa conversion, sa mort, son caractère, 88-97. Citée, XIX, 56.

BAVIÈRE (Maximilien-Henri de), électeur de Cologne VII, *92 ; XII, 389.

BAVIÈRE (Joseph-Clément de), électeur de Cologne, IX, *317. Fait occuper Liège par les Français, 317-318. Mis au ban de l'Empire, XIII, 363-364. Reçoit les ordres sacrés, XIV, 257. Voyage à Rome, 96, 99. Vient à la cour incognito ; est reçu par le Roi, 97-100. Va à Meudon, 101. Séjour à la cour en 1709, XVIII, 221-222, 243-244. En 1710, va à Paris, à Meudon et à Saint-Cyr, XX, 240, 241, 243. Séjour à Paris en 1713, XXIII, 296. Audiences du Roi, 378 ; XXV, 146-147. Audience de départ ; retourne dans ses États, XXVI, 67.

Portrait et caractère, XIV, 100. Il se plaît aux fonctions ecclésiastiques ; sa messe du 1er avril à Valenciennes, XX, 241-

243. Son vêtement, XIV, 100.

BAVIÈRE (Maximilien-Philippe-Jérôme, duc de), † 1705, et sa femme Mauricette-Fébronie de la Tour d'Auvergne, X, *249; XII, 458; XIII, 427; XIV, 230; XX, 8.

BAVIÈRE (Charles-Albert-Cajétan, électeur de), puis empereur Charles VII, XIV, *24; XV, 156, 437. Sa femme Marie-Amélie d'Autriche, XVII, *93.

BAVIÈRE (Emmanuel-François-Joseph, chevalier, puis comte de), † 1747, IX, *280. Fait grand d'Espagne, 280; XVIII, 315; XX, 71.

BAVIÈRE-NEUBOURG (la maison de), XII, 25 : voyez Palatin (électeur).

BAVIÈRE-NEUBOURG (François-Louis de), grand maître de l'ordre Teutonique, XX, *245.

BAVIÈRE-NEUBOURG (Alexandre-Sigismond de), évêque d'Augsbourg, XI, *163.

BAVIÈRE-NEUBOURG (Éléonore-Madeleine-Thérèse de), impératrice d'Allemagne, femme de l'empereur Léopold, III, *305. Ne veut marier son fils à Mademoiselle ; sa haine de la France, VI, 2-3. Ses soins pour son mari, XIII, 38. Citée, 34, 39 ; XX, 245 ; XXI, 133. 336.

BAVIÈRE-NEUBOURG (Marie-Anne de), reine d'Espagne, IV, *289. Son mariage avec Charles II, 288-289. N'aura pas d'enfants, 291. Ses relations avec le prince de Hesse-Darmstadt, 289-291 ; VII, 125 ; XII, 213. Son crédit sur son mari, VII, 124. Elle s'appuie sur les Allemands, VI, 110-111 ; VII, 125-126 ; VIII, 67 ; XIII, 446-447 ; XIV, 404. Ses intrigues pour la succession de la couronne, IV, 331, 346 ; VII, 246, 288, 312-313 ; VIII, 105-107. Ses amis et ses partisans, VII, 167 ; VIII, 206, 209, 219-220. Liée avec l'Amirante de Castille, VII, 286-287 ; VIII, 204. Le cardinal Portocarrero lui est hostile, VII, 270 ; VIII, 106, 220. Mesures prises contre elle, VII, 277. Elle est écartée de la chambre du roi malade, 285. Sa chute, 275-277, 281, 286, 314, 316. Abandonnée de tous, 349. Préside la junte de gouvernement, 375. Exilée à Tolède, puis à Bayonne, VIII, 67, 104, 106, 224 ; XIII, 446-449 ; XIV, 409. Sa petite maison de Bayonne, XIV, 409. Voit le duc d'Orléans à son passage ; lui donne un fauteuil, 404-407. On accuse le duc d'Orléans de penser à l'épouser, XVIII, 48, 64, 326-327. Elle voit à son passage la princesse de Parme, XXV, 157-158. Manière dont elle traite Mlle de Beaujolais allant en Espagne et en revenant, XIV, 408-409.

Portrait et caractère, IV, 289 ; VII, 276. Sa camarera-mayor, VIII, 219. Ses dames du palais, 224. Son grand écuyer, 248-219. Son majordome major, 219 ; IX, 92. Citée, VI, 239, 240 ; XIII, 36 ; XVII, 404.

BAVIÈRE-NEUBOURG (Marie-Sophie-Élisabeth de), reine de

Portugal, VI, *239. Sa mort,
239-240.

BÂVILLE (Nicolas de Lamoignon,
marquis de), intendant de Languedoc, II, *223. Détruit l'influence du cardinal de Bonsy,
III, 326-327; 330 ; XI, 80, 141-
147. Maître et roi du Languedoc ; sa tyrannie, VI, 287 ; XI,
66, 80-81, 147 ; XIII, 132 ;
XX, 178 ; XXIII, 280 ; XXVI,
241. Invente la capitation et le
dixième, II, 223 ; VI, 287 ;
VIII, 246-247 ; XI, 81. Ses
rigueurs contre les Fanatiques,
66, 81-82. Soutient Villars,
XII, 372. Marie sa fille avec
Le Peletier des Forts, 437.
Rôle lors de l'invasion du Languedoc en 1710, XX, 100. Sa
correspondance avec Chambonas, évêque de Viviers, XXIII,
280. Marie Mlle de Toiras au
duc de la Rocheguyon, XXVI,
241. Caractère, XI, 81 ; XII,
372 ; XVIII, 123. Apprécié des
ministres, qui le redoutent, III,
330 ; XI, 81. Profite de la confiscation de Fargues, XIII,
139. Son beau-frère Broglie,
XI, 67, 81, 84 ; XVII, 23.
Cité, XII, 130 ; XIII, 437 ;
XVII, 452 ; XVIII, 107 ; XIX,
34.

BÂVILLE (le château de), XIII,
*139 ; XVIII, 107.

BAY (Alexandre Maître, marquis
de), XIV, *114. Bassesse de
son origine, XIV, 282 ; XXVI,
238. Campagne de 1706 en
Espagne, XIV, 114. Campagne
de 1707, 282, 428. Campagne
de 1709, XVII, 381. Petits
succès en 1710, XX, 107-109.

Bataille de Saragosse, 112-113,
115. Commande en Estréma-
dure, 132-133. Reçoit la Toison
d'or, XIV, 282, 287 ; XVIII,
138 ; XXVI, 238.

BAYAR (Louis), écuyer du Dauphin, XXII, *402.

BAYART (Pierre Terrail, seigneur
de), VII, *266.

BAYEUX (la ville de). L'évêché,
XV, *333. Évêque : voyez Nesmond (François-Théodore de).

BAYONNE (la ville de). Troupes
qui y sont rassemblées à la
mort du roi d'Espagne, VII,
288, 293. Séjour de Philippe V,
VIII, 59. Mme des Ursins s'y
arrête, XII, 79. Exil de la reine
d'Espagne, XIII, 448, 449 ;
XIV, 401. 404, 406, 407, 409 ;
XVII, 401. Espagnols qui y sont
enfermés, XX, 299. Gouvernement, XII, *84. Gouverneur et
lieutenant de Roi, XVIII, 205.
Château, XX, 106. Jambons de
Bayonne, XI, 334. Citée, VII,
216, 333, 334 ; VIII, 223 ; XII,
93, 97 ; XIII, 54 ; XVI, 229 ;
XVIII, 304 ; XX, 114, 115,
125 ; XXVIII, 98.

BAYREUTH (la ville de), XIV,
*107. Voyez Brandebourg-Ba-
reith.

BAZIN DE BEZONS (la famille),
XVIII, *306-308, 408, 410.
Ses armes, XXIV, *78. Voyez
Bezons.

BAZINIÈRE (Macé Bertrand de la),
XI, *170. Prévôt de l'ordre du
Saint-Esprit ; sa déconfiture,
170 ; XII, 427 ; XVII, 99. Son
faste, XXII, 226-227. Sa femme
Françoise de Barbezières-Chemerault, *226.

Béarn (le). Comté, V, 203. Gentilshommes de Béarn, XII, 113. Gouvernement, XII, *84. Lieutenance générale, V, *117. Cité, VI, 361 ; XII, 114 ; XVII, 353. Le prince de Béarn : voyez Henri IV, roi de France.

Beaton (David, cardinal), XVI, *68.

Beauce (la), III, 182 ; XV, 62.

Beauclerc (le nom de), XIX, 380.

Beaudéan (la famille de), VII, *20. Voyez Neuillan, Parabère.

Beaufort (François de Vendôme, duc de), † 1669, I, *78 ; V, *243. Son duel avec le duc de Nemours, I, 78 ; VI, 241 ; XV, 123 ; XX, 257. Son rôle pendant la Fronde, V, 243. Son surnom de roi des Halles, XVI, 238. Relations avec l'abbé de Rancé, V, 295.

Beaufort (Alexandre-Jean-François de Croÿ-Solre, comte de), XXIV, *88.

Beaufort-en-Artois (la terre de), XXIV, *86.

Beaufort-Montmorency (la terre de), II, *48 ; III, 91.

Beaufort-en-Vallée (la seigneurie de), XIX, *133.

Beauharnais (la famille de), III, *71. Voyez Miramion.

Beaujeu (Pierre II de Bourbon, seigneur de), puis duc de Bourbon, IV, *42 ; XXIV, *189.

Beaujeu (Anne de France, dame de), puis duchesse de Bourbon, IV, *42. Son administration comme régente, 42-43 ; VI, 380 ; XXV, 249 ; XXVII, 95-96.

Beaujeu (Eugène de), maréchal de camp, † 1730, XV, *178.

Beaujolais (Philippe-Élisabeth d'Orléans, demoiselle de), VIII, *117. Va en Espagne pour épouser don Carlos, 117. Est renvoyée en France, XIV, 410. Traitement qu'elle reçoit de la reine douairière d'Espagne, 408-410. Sa mort, XVII, 296.

Beaujolais (le), XI, 195.

Beaulieu (Martin Ruzé de), secrétaire d'État, XI, *197 ; XXVI, *369.

Beaumanoir (la maison de), III, *131 ; XI, 62, 64, *304 ; XII, 4. Voyez Lavardin.

Beaumanoir (Emmanuel-Charles, marquis de), † 1703, IX, *71. Épouse une fille du duc de Noailles. XI, 61-64. Est tué à la bataille de Spire, 303-304 ; XII, 4.

Beaumanoir (Marie-Françoise de Noailles, marquise de), IX, *72. Son mariage, XI, 61-64. Mort de son mari, 303-304. Vit chez sa sœur la duchesse de Guiche, XXVII, 245, 250.

Beaumarchais. Voyez Bouhier de Beaumarchais.

Beaumont (Pantaléon, abbé de), V, *154. Sous-précepteur du duc de Bourgogne ; est renvoyé, 154.

Beaumont (la maison de), en Espagne, XXI, 332.

Beaumont-en-Hainaut (le comté de), XXIV, *82.

Beaumont-lès-Tours (Henriette-Louise-Marie-Françoise-Gabrielle de Bourbon-Condé, abbesse de), XVII, *277.

Beaune (la famille de), XIII, 66. Voyez Semblançay.

BEAUNE (Guillaume de), XI, *180.
BEAUNE (Renaud de), archevêque
de Bourges, XI, *173. Grand
aumônier de France et de l'or-
dre du Saint-Esprit, 173, 180;
XX, 21.
BEAUNE (la ville de), XIX, 23.
BEAUQUAIRE (Claude de), XI,
*167.
BEAUVAIS (Louis, baron de), †
1697, I, *290. Élevé avec Louis
XIV ; sa faveur, 291-292. Sa
mort, IV, 251. Cité, XX, 217.
BEAUVAIS (Catherine-Henriette
Bellier, baronne de), I, *291.
Confidente d'Anne d'Autriche ;
faveurs du Roi ; son amant la
Vauguyon, 291-292, 299 ; XX,
217.
BEAUVAIS (François-Paul de la
Cropte, marquis de), X, *261.
Refuse d'épouser sa maîtresse,
261-262.
BEAUVAIS (Michel-Gabriel-Ra-
phael de), capitaine de la porte
du duc de Berry, † 1766, XX,
*217.
BEAUVAIS (le comté-pairie de),
XXV, 210.
BEAUVAIS (la ville de). Évêques :
voyez Potier (Augustin), Saint-
Aignan (François-Honorat-An-
toine de).
BEAUVAISIS (le pays de), XI, 96 ;
XIX, 379.
BEAUVAU (la maison de). Son
alliance avec la maison royale,
XXI, 119-120.
BEAUVAU (Louis Ier, marquis de),
† 1703, V, *384. Sa femme
Anne de Ligny du Charmel,
*384 ; XIII, 278-279 ; XXIV,
198.
BEAUVAU (René-François de),
évêque de Tournay, XVI, *295.
Ordonne des dévotions dans son
diocèse, 295-296. Refuse de
chanter le Te Deum après la
prise de Tournay par les ennemis, XVIII, 150. Lettre que
lui écrit le cardinal de Bouillon,
XX, 48. Reçoit l'ordre du
Saint-Esprit, et est nommé archevêque de Toulouse, puis de
Narbonne, XVIII, 150 ; XXIV,
62-63.
BEAUVAU (Pierre-Madeleine, comte de), † 1734, XVIII, 150,
*310. Reçoit l'ordre du Saint-
Esprit, 150. Son mariage, XXI,
137.
BEAUVAU (Marie-Thérèse de Beauvau, comtesse de), XXI, *137.
Est faite dame de la duchesse de
Berry, XXVI, 202.
BEAUVAU (Gabriel-Henri, mar-
quis de), † 1727, XXI, *136.
BEAUVAU-CRAON (Marc de Beau-
vau, marquis, puis prince de),
† 1754, V, *384. Sa fortune en
Lorraine, 385 ; XIII, 279 ;
XXIV, 198. Intercède pour le
Charmel, XIII, 278-279. Ami de
Saint-Simon, V, 384-385.
BEAUVAU-CRAON (Anne-Margue-
rite de Lignéville, marquise puis
princesse de), V, *384. Ses re-
lations avec le duc Léopold de
Lorraine, 385.
BEAUVILLIER (la maison de), XXV,
*36. Voyez Saint-Aignan, Séry.
BEAUVILLIER (Claude Ier de),
† 1539, et sa femme Claude de
Rohan-Gyé, V, *200.
BEAUVILLIER (Paul, duc de),
†1714, I, *134. Son enfance
chez le chanoine de Cléry, XXV,
40-41. Mission à Londres, 46.

[Beauvillier *suite*]

ÉpouseMlleColbert, 44. Nommé chef du conseil des finances (1685); mot du comte de Gramont, II, 341 ; XIV, 265; XXV, 48-49. Gouverneur des princes (1689), 50. Ministre d'État (1691), 51. Favorable aux prétentions du maréchal de Luxembourg contre les pairs, II, 58. S'entremet pour le réconcilier avec M. de Richelieu, 89-90. Réconcilie les ducs de Chevreuse et de Chaulnes, 256. A l'adoration de la croix, 259. Premières relations avec Fénelon ; le choisit pour précepteur des princes, 341-342 ; XXII, 309. Présente au Roi les *Maximes des Saints*, IV, 70-71. Mêlé à l'affaire du quiétisme, 86. Confident de la retraite de Le Peletier, IV, 269. Assiste au mariage du duc de Bourgogne, 314, 317. Orage contre lui à propos de Fénelon ; sa magnanimité, V, 144-152. Est sauvé par le cardinal de Noailles, V, 152-154 ; XI, 63 ; XXV, 53-54. Remplace les serviteurs disgraciés des princes, 154-159. Abandon qu'il éprouve de la part des courtisans, 161-165. Son attitude à la condamnation de Fénelon, VI, 152. Favorable à Cossé dans le procès du duché de Brissac, 66. Remplace le Chancelier à la grande direction, 219. Affaire du maréchal de Salon, 225, 227. Affaire du testament du roi d'Espagne, VII, 294-295, 298. Accompagne les princes dans leur voyage, 325-327, 345-347, 372-373 ; VIII, 60-61. Revient malade ;

est guéri par Helvétius, 64, 91-95. Correspond avec Louville, 215-216. Créé grand d'Espagne, 297 ; IX, 276, 279. Entretient Louville revenant d'Espagne, 307. Approuve le voyage de Philippe v en Italie, X, 24, 39, 44. Marie sa fille au duc de Mortemart, XI, 330-333. Affaire de la quête, 361-367. Renonce à s'occuper des affaires d'Espagne, XII, 57. Favorable aux idées de paix, XIII, 172. L'abbé de Polignac s'insinue dans son intimité ; Saint-Simon le met en garde contre lui, 217-220 ; XV, 474-477. Il est déguisé à une mascarade, 221. Cède son duché à son frère, XIV, 123-124. Reçoit à dîner l'électeur de Cologne, 98. Intervient au procès Rohan-Guémené, 158, 164-165. Intermédiaire entre le Roi et Catinat, XV, 285. Favorable à l'expédition d'Écosse, 406, 433. Conversation avec Saint-Simon sur l'envoi du duc de Bourgogne en Flandre, XVI, 6-19. Son rôle après la défaite d'Audenarde, 137, 240-243, 249. Reçoit le duc de Bourgogne à son retour de Flandre, 468, 475. Consulté par le Roi sur le choix d'un confesseur, XVII, 55-57. Menacé d'être culbuté par Harcourt (1709), 158-167. Étranger aux cabales, 386. Contribue à la disgrâce de Vendôme, 347. Montre au Roi des billets anonymes contre lui, 395-396. Favorable au rappel des troupes d'Espagne, XVIII, 26-27. Conversation avec Saint-Simon sur les cabales de la cour,

[Beauvillier *suite*]

33-41. Affaire de la prétendue conspiration du duc d'Orléans contre le roi d'Espagne, 74-75. Causerie avec Saint-Simon sur le duc de Bourgogne, 139-142. Cabale pour le mariage du duc de Berry avec Mademoiselle, 343-344; XIX, 82, 201-210, 221-222. Choix de la dame d'honneur, 240-241, 296, 324, 330. Au mariage du duc de Berry, 351. Affaire des prétentions de la maison de Bouillon, XX, 64-66. Création du dixième, 175. S'occupe de la vente des charges de la maison du duc de Berry, 211-214. Opposé aux prétentions de d'Antin sur le duché d'Épernon, 268, 280-281. Son inquiétude à la réception du duc de Saint-Aignan, 290-295. Maladie de Monseigneur, XXI, 11. Surpris par la mort de Monseigneur, 30. Son attitude en cette circonstance, 35, 40. Reçoit la garde-robe du Dauphin, 112-113. Saint-Simon lui apprend la nouvelle érection de Chaulnes, 246. Ses discussions avec le Chancelier, 282, 286. Conduite de Desmaretz, 287-288. Sa situation à la cour à la mort de Monseigneur, 289-292. Sa conduite, 306-309. Aux obsèques de Monseigneur, 343, 345. Règlement de sa succession, XXII, 32-37. Son opinion sur les matières de Rome et du jansénisme; discussions avec Torcy et Pontchartrain, XXI, 366-367, 374. Il contribue à sauver Pontchartrain fils de la disgrâce, 381-391. Discussion avec Saint-Simon sur les ministres, 363-381. Saint-Simon le réconcilie avec Chancelier, 385-386, 392-393; XXII, 73-82. Raccommodé par Saint-Simon avec le duc de Noailles, 203-210. Dernière entrevue avec le duc de Bourgogne, 297. Très affligé de sa mort, 355-356. Brûle ses papiers avec le Roi, 357-361. Assiste à ses obsèques, XXIII, 49. Discussion avec Saint-Simon sur la forme des Renonciations, 128-152. Désigné pour l'éducation de Louis xv; demande à Saint-Simon de le suppléer, XXV, 32-34. Sa dernière maladie, sa mort, 35-36. Enterré à Montargis, 69. Sa maison de Vaucresson : voyez Vaucresson. Son logement à Marly, XIX, 223.

Ses fonctions près des enfants de France, II, 344; V, 155, 157, 159; VI, 365; VII, 373; XVII, 312, 321, 356; XIX, 355; XX, 95, 211, 212, 214. Éducation qu'il donne au duc de Bourgogne, XXII, 309-312. N'appelle ses élèves que Monsieur, XVII, 301. Assis au sermon derrière les princes, IV, 86.

Ses fonctions et son service comme premier gentilhomme de la chambre du Roi, V, 162; VII, 372-373; XII, 106; XVII, 374, 446; XIX, 35-36, 211-212; XXVIII, 346.

Ses fonctions comme chef du conseil des finances et ministre d'État; seul noble qui ait été ministre, III, 299; VI, 152, 220, 225, 350; X, 33-34, 378; XIV, 315-316; XV, 387; XVII, 450-451; XX, 171; XXV, 49,

[Beauvillier *suite*]

51; XXVIII, 44. Son rang aux conseils, XIV, 316. Sa façon d'opiner, 158. Confiance du Roi pour lui, II, 341-342; IV, 74-75; V, 144, 157; IX, 326; X, 27; XII, 106; XV, 403; XVII, 343; XVIII, 36; XX, 292. Refroidissements passagers du Roi, V, 150; XVII, 162-167. Son respect exagéré pour le Roi, XXII, 18.

Confiance entière du duc de Bourgogne ponr lui, XIII, 220, 331; XVI, 248, 468, 476; XVII, 158; XVIII, 13, 36, 42; XIX, 12-13, 140-141, 181; XXV, 61. La duchesse de Bourgogne ne l'aime pas et lo craint, XVIII, 13, 14, 91; XXI, 307-308. Aversion de Monseigneur, 76, 290. Relations avec Mme de Maintenon, d'abord intimes, puis refroidies et hostiles, III, 158; IV, 71; V, 144-145; IX, 326; X, 26-27; XIV, 383; XV, 368-369, 388; XVI, 242-243, 337; XVII, 56, 159, 162; XXV, 59. Fréquents dîners de Mme de Maintenon chez lui; supprimés par l'évêque de Chartres, II, 342; XXVIII, 247-248.

Son caractère, son éloge, XXV, 42-66. Son portrait physique, 42. Comparaison entre lui et le duc de Chevreuse, XXV, 64-66. Pureté de ses mœurs, IV, 64; XIV, 164-165. Ses vertus; il se tient dans la présence continuelle de Dieu, II, 2, 58; V, 163; XI, 333; XVII, 163, 386. Ses sentiments magnanimes sur sa place, V, 148-149; XVIII, 33-37. Sa piété, II, 10; XI,

333; XV, 387; XVIII, 15; XIX, 185. Ses sentiments sur les affaires de Rome, XVIII, 9; et sur le jansénisme, 18, 269. Sa sagesse et sa patience, XVI, 11, 17. Sa trop grande charité pour le prochain; ses inconvénients, XV, 476; XVII, 162; XIX, 13-14. Ses précisions et ses réserves exagérées, XVIII, 27, 37, 41. Son goût pour la retraite; celles qu'il fait à Vaucresson, XXI, 300-301. Sa santé, VII, 245, 345-346; VIII, 64, 91, 94-95.

Sa famille, XVIII, 34; XXV, 36-40. Son union avec sa femme, XV, 363; XVI, 20; XIX, 205. Perd ses fils, XIII, 177-179; XIV, 123; XIX, 36. Ses filles, presque toutes religieuses, II, 3, 5-13; XI, 331; XIII, 179; XXV, 68. Relations avec la seconde femme de son père, XI, 4. Ses demi-frères, XIV, 123-127; XIX, 36-37; XX, 212-213. Sa sœur l'abbesse de la Joye, XV, 343. Marie sa sœur du second lit, XI, 2. Son frère l'évêque de Beauvais : voyez Saint-Aignan. Son beau-frère Chevreuse; son union intime avec lui, II, 58, 272, 342; III, 299; XIII, 218; XV, 364, 404; XVI, 20; XVII, 158; XVIII, 33, 42; XXI, 171, 291, 300-301; XXII, 317; XXIII, 196; XXV, 45. Son beau-frère Mortemart, XVII, 143. Sa fille mariée au duc de Mortemart; relations avec son gendre, XI, 330-334; XVII, 82, 87-88; XIX, 35; XX, 73. Marie sa nièce avec Cany, XV, 363-366, 373, 387-

388. Ne veut pas d'étranger dans son intrinsèque, XI, 332.

Son ancienne amitié pour les Saint-Simon, II, 2. Son intimité avec le duc et la duchesse, 13; VI, 218; IX, 32-33; X, 407; XXII, 1-2; XXV, 32. Saint-Simon demande la main d'une de ses filles, II, 1-13. Il approuve son mariage avec Mlle de Lorge, 272 ; et aussi qu'il quitte le service, X, 57-58. L'engage à accepter l'ambassade de Rome. XIII, 236-238. Le vante au duc de Bourgogne, XIV, 369-370. L'empêche de quitter la cour, XVI, 369-370. Arbitre entre lui et la Rochefoucauld, XXI, 204. Introduit Saint-Simon auprès du duc de Bourgogne, XXII, 2-4, 10-11, 18-19. Concert entier avec lui, 29-32. Discussion avec Saint-Simon à propos de la noblesse, XXVII, 7-8. Il veut le faire gouverneur du duc de Bretagne, XXII, 120; XXV, 32-34.

Ses relations : Antin, XIX, 205. Le duc de Berry, XIX, 14. Berwick, XVII, 343; XVIII, 15. Le duc de Béthune, V, 173. Boufflers, XVIII, 31, 33, 38-42; XIX, 210. Chamillart, VI, 298-299; X, 41; XI, 253; XII, 57; XVI, 82, 203-204; XVII, 391. Intervient entre lui et Desmaretz, 184-188. Disgrâce de Chamillart; est chargé par le Roi de la lui annoncer, 436, 438-442, 446, 457. Charost, V, 175. Le prince de Conti, XVII, 123. Daguesseau, XIV, 381. Desmaretz ; le repêche et le pousse, XI, 252-256 ; XVI,

435; XVII, 187-188. Le fait nommer contrôleur général, XV, 373-375. L'excuse auprès de Saint-Simon, XXV, 77. Se refroidit à son égard, 79. Fénelon ; son dévouement à son égard, IV, 74; VI, 152; XVII, 56; XVIII, 75; XIX, 209; XX, 85, 331-332. Son abandon constant à lui, XXV, 52-55. Mme Guyon, IV, 64. Harcourt, XI, 56; XII, 396. Les Jésuites, XX, 334. Livry; le sauve de la disgrâce, XIX, 85-86. Louville, II, 4; VIII, 215-216; X, 26, 30; XI, 241. Le P. Malebranche, XIII, 31. Pousse Marcin, IX, 29. Le valet de chambre Moreau, XV, 322. La duchesse de Mortemart, XI, 332. Le cardinal de Noailles; ses sentiments à son égard, V, 330; XXV, 54-55. Le duc de Noailles, XXII, 203-210. Le marquis d'O, XVI, 477; XVIII, 96; XIX, 202. Claude le Peletier, IV, 269; XIV, 383. L'abbé de Polignac, XIII, 217-220, 249; XV, 475-476. Pomponne, VI, 350. Les Pontchartrain, V, 378; VI, 287; X, 30, 407, 413; XII, 396; XV, 404; XVIII, 16, 40. Puységur, XVI, 34; XVII, 312. L'abbé de Rancé, V, 172-174. Le duc de la Rochefoucauld, IV, 93; X, 28. Rouillé, XII, 309. Saumery, XIV, 126; XVIII, 356-359. Le P. le Tellier, XIX, 208; XX, 334. Torcy, XV, 387, 404; XVII, 184-186; XVIII, 9, 18; XXVII, 58. Le duc de la Trémoïlle, XVII, 374. La princesse des Ursins, XI, 241; XII, 406; XIX, 205. Le duc de Vendôme,

XVIII, 14. Le maréchal de Villeroy, 17.

BEAUVILLIER (Henriette - Louise Colbert, duchesse de), II, *3. Entretien avec Saint-Simon qui demande à épouser sa fille, 5-6, 10-12. Dame du palais de la Reine, VI, 72. Admise auprès de la duchesse de Bourgogne, IV, 302; V, 157. Ses relations avec Mme Guyon; elle y est compromise, II, 343; IV, 64; V, 164, 163-165. Perd ses fils, XIII, 177-179. Sa conduite admirable à l'égard des frères de son mari, XIV, 123, 126-127; XIX, 36. Perd son frère l'archevêque de Rouen, XV, 323. Désire le mariage de sa nièce Mortemart avec M. de Cany, 363-364. Chute de Chamillart, XVII, 446. Rapproche le duc de Chevreuse de la duchesse de Bourgogne, XVIII, 31-32. Mariage du duc de Berry et de Mademoiselle, XIX, 204, 205, 206. Choix de la dame d'atour de la duchesse de Berry, 324. Conduit à Saint-Denis une fille de la duchesse de Berry, XXII, 72. Intercède pour Desmaretz, XXVII, 209.

Son caractère, ses vertus, sa mort, XXV, 66-76. Ses vertus, IV, 64; V, 163. Ne perd jamais la présence de Dieu, XI, 333. Son union avec son mari, II, 3, 5; VII, 346; XVI, 20, XXV, 68. Son intimité avec les Chevreuse, II, 272; XV, 363. Son rôle dans sa famille, XVIII, 41. Estimée du Roi; son crédit; soupe à Trianon, II, 47; V, 144, 148, 157, 163; IX, 326;

X, 27, 64. Goût de Mme de Maintenon pour elle; changé depuis en aversion, II, 342; III, 158; IX, 326; XXV, 59. Unie avec les Béthune, V, 173, 174. Relations avec Chamillart, XVII, 391. Amitié pour Mme de Cheverny, XIX, 323; pour son gendre Mortemart, XVII, 32; XIX, 36; pour Mme de Saint-Simon, XII, 210. En froid avec Torcy, XXI, 285. Déguisée à une mascarade, XIII, 221. Citée, II, 344; III, 37, 299; XI, 332; XVII, 87; XVIII, 31; XIX, 323; XXII; 72.

BEAUVILLIER (Anne de), abbesse de la Joye, IX, *3. Son aventure avec Ségur, 3-4.

BEAUVILLIER (les demoiselles de), filles du duc, II, *6-13; XI, 331; XV, 243; XXV, *68.

BEAUVILLIER (l'hôtel de), à Paris, II, *342; III, 42; XXV, 69.

BEAUVILLIER (l'hôtel de), à Versailles, XXII, *297, 355-356.

BEAUVIT (la famille de), III, 71.

BEAUVOIR-LA-NOCLE (Jacques de la Fin de), II, *15.

BEC (l'abbaye du), XV, *325.

BÉCHAMEIL (Louis), II, *203. Surintendant de la maison de Monsieur, VI, 61; VII, 132. Chansonné par le comte de Fiesque, XI, 97; XVI, 419. Reçoit un coup de pied du comte de Gramont, XI, 97. Portrait et caractère, 94-97. Consulté par le Roi sur les jardins; ses dépenses à Nointel, 96. Sa chère délicate, 95. Lié avec le maréchal de Villeroy, XVIII, 16.

BEDMAR (Isidore-Jean-Joseph-Dominique de la Cueva y Benavi-

dès, marquis de), † 1723, V,
*64. Envoyé en Flandre comme
gouverneur des armes; est reçu
à la cour, 64-65. Apporte à Paris la proclamation de Philippe
v à Bruxelles, VII, 336. Va à
Marly, 338. Retourne en Flandre, 339. Commandant général
des Pay-Bas espagnols, VIII,
251; XV, 409. Campagne de
1702, X, 119. Fait grand d'Espagne, 188; XII, 380. Campagne de 1703, XI, 130. Fait
conseiller d'État, 132. Campagne de 1704, 137, 138, 144.
Reçoit l'ordre du Saint-Esprit,
XII, 380-381. Vice-roi de Sicile, 381. Rappelé, XV, 230.
Fait membre de la junte, XVIII,
99. Chef du conseil de guerre,
XXVI, 167. Caractère, X, 187-
188; XII, 380. Platt au Roi,
VII, 339; X, 188. Relations
avec Saint-Simon, 189. Cité,
VIII, 151; XII, 28.
BEDMAR (Françoise Henriquez de
Velasco, marquise de), XII,
*28. Vient à la cour de France,
28.
BEDMAR (Marcien-Joseph Fernandez Pacheco, marquis de),
† 1743, XXII, *173.
BÉGON (Scipion-Jérôme, abbé),
évêque de Toul, XXIII, *375-
376. Abbé de Saint-Germer-de-
Fly, 375.
BEJAR (les ducs de), IX, 149.
BEJAR (Emmanuel de Sotomayor,
duc de), † 1686, XXVI, *178.
BEJAR (Jean-Emmanuel de Sotomayor, duc de), † 1732, XX,
*146.
BEL (Michel le), concierge de Versailles, XIX, 74.

BEL (Louis le), évêque de Beth-
léem, XXIV, *151, 152.
BELÉBAT (Charles-Paul Hurault
de), XIII, *305. Sa mort, son
portrait, 305-306.
BELÉBAT (la terre de), XIII, *307;
XVI, 22.
BELFORT (la ville de). Gouverne-
ment, IV, *298; XV, 440;
XXIII, 204.
BELGRADE (la ville de), VII, *93;
XX, 255.
BELIN (Jean-François de Faudoas,
comte de), XXIII, *7. Gouverneur du prince de Condé et
chevalier de l'Ordre, 7, 8.
BELISLE-BADOUE (Jean-Érard, seigneur de), XII, *219. Tué à
Malaga, 219.
BELLANGER (le notaire), XVIII,
*131.
BELLEFONDS (Henri-Robert Gigault de), I, *80.
BELLEFONDS (Jeanne Aux-Épaules, marquise de), XIII, *452.
BELLEFONDS (Bernardin Gigault,
marquis et maréchal de), †1694,
I, *131. Refuse d'obéir à Turenne et est arrêté, I, 132; X,
331. Son avis à Urtebise, 342-
343. Commande en Normandie
en 1693, I, 130-131. Aux obsèques de la Dauphine de Bavière, XXIII, 50. Aimé du Roi,
III, 212. Relations avec Fleury,
VI, 50; avec le maréchal de
Lorge, X, 331. Ses tantes, XIII,
452.
BELLEFONDS (Madeleine Foucquet
de Chalain, maréchale de), III,
*211. Retirée à Vincennes; sa
pauvreté, XVIII, 119; XX,
97. Aventure avec la duchesse
de Mantoue, XVIII, 119. Sa

tendresse pour sa fille du Châtelet, III, 222.

BELLEFONDS (Louis-Christophe Gigault, marquis de), † 1692, XX, *96. Sa femme Marie-Olympe-Emmanuelle Mazarin, XV, *438.

BELLEFONDS (Louis-Charles-Bernardin Gigault, marquis de), † 1710, III, *211. Gouverneur de Vincennes, XVI, 65 ; XVIII, 119. Sa mort, XX, 96-97. Sa femme Anne-Madeleine Hennequin d'Ecquevilly, XVI, *65.

BELLEFONDS (Charles-Bernardin-Godefroy Gigault, marquis de), † 1747, XX, *96.

BELLEFONDS (Marie Gigault, demoiselle de), I, *80. Aventure avec Villars-Orondat, V, 91-92. Voyez Villars (la marquise de).

BELLEFONDS (Marie - Armande - Agnès de), abbesse, III, *322.

BELLEFONDS (le couvent de), à Rouen, III, 322 ; VI, 134-135.

BELLEFONTAINE (Jacques-Auguste Maynard, commandeur de), XXIV, *284.

BELLEFORIÈRE DE SOYECOURT (la maison de), XXII, 223. Voyez Soyecourt.

BELLEGARDE (Roger de Saint-Lary, duc de), I, *162. Exilé, 162. Grand écuyer, XXIII, 11.

BELLEGARDE (le marquis de), XIII, *229. Sa maîtresse Mme Talon, 229-230.

BELLEGARDE (la terre de), en Orléanais, XIV, *261 ; XV, 103.

BELLE-ISLE (l'île de), III, *138. Menacée par les ennemis, 138. Marquisat échangé contre Gisors et Vernon, XVIII, 112. Château, XII, 358.

BELLE-ISLE (Charles de Gondy, marquis de), † 1596, VI, *106 ; XV, 128.

BELLE-ISLE (Antoinette d'Orléans-Longueville, marquise de), V, *106. Fonde l'ordre du Calvaire, XV, 127-128, 130.

BELLE-ISLE (Louis Foucquet, marquis de), † 1738, XVII, *364. Son mariage, sa détresse, ses enfants, 364-366. Sa femme Catherine-Agnès de Levis, *365.

BELLE-ISLE (Charles-Louis-Auguste Foucquet, maréchal de), XV, *154. Sa carrière ; sa fortune, XVII, 364-368. Fait brigadier, XVI, 448. Au siège de Lille, XVII, 365. Mestre de camp général des dragons, 367. Épouse Mlle de Civrac, XXI, 324-325. Échange de terres avec le Roi, XVIII, 112. L'électeur de Bavière est parent de sa seconde femme, XV, 156. Ses travaux à Bizy, XVIII, 112.

BELLE-ISLE (Henriette-Françoise de Durfort de Civrac, comtesse de), XXI, *324. Son mariage ; sa mort, 324-325.

BELLE-ISLE (Marie-Casimire de Béthune, marquise de Grancey, puis comtesse et maréchale de), XV, *154. Épouse M. de Belle-Isle, XXI, 325. Sa parenté avec l'électeur de Bavière, XV, 156.

BELLE-ISLE (Louis - Charles - Armand Foucquet, chevalier de), † 1747, XVII, *366.

BELLENAVE (Claude le Loup, baron de), III, *13.

BELLEY (l'évêché de), XI, *114.

BELLÈVRE (Pompone II de), premier président du Parlement, XIII, *133.

BELLPUIG (le bourg de), XX, *107.

BELLUGA (Louis-Antoine), évêque
de Murcie. Son dévouement à
Philippe v, XIII, *408.
BELSUNCE (Henri-François-Xavier
de), évêque de Marseille, XVII,
*227. Sa nomination, 227, 230.
Sa conduite pendant la peste,
228. Son rôle au concile d'Embrun, 229. Refuse l'évêché de
Laon, 228.
BELSUNCE (Anne de Caumont-Lau-
zun, marquise de), XVII, *227.
BELVOIR (la terre de), XVIII,
*160.
BÉNARD DE REZAY (Cyprien-Ga-
briel), évêque de Vannes, VII,
*230.
BENAVENTE (la maison de), VIII,
191, *192; IX, 149. Ses armes,
*192.
BENAVENTE (François-Casimir-An-
toine-Alphonse Pimentel, comte
de), † 1709, VII, *255. Reçoit
l'ordre du Saint-Esprit, 255-
256 ; X, 205. Testament de
Charles II et avènement de Philippe v, VII, 285, 313-314;
VIII, 216. Sommelier du corps,
VII, 263; VIII, 190, 215. Sa
mort, XVII, 72. Caractère, VII,
264. Cité, VIII, 194; IX, 137.
BENAVENTE (Antoine-François Pimentel, comte de), XVII, *73.
BENAVIDÈS (la maison de), X, 188.
Voyez Bedmar, San-Estevan del
Puerto.
BENDER (la ville de), XVIII, *220;
XX, 245; XXII, 134.
BÉNÉDICTINES (Couvents de reli-
gieuses), II, 6, 267; IV, 225;
XIX, 388.
BÉNÉDICTINS (l'ordre des), VI,
*431; XIV, *237. Leur hostilité
contre les jésuites ; font une

édition des œuvres de saint Augustin, VI, 431-433. Cités, IX,
293; XI, 119; XIV, 240.
BÉNÉDICTINS ANGLAIS (le couvent
des), à Paris, IX, *293.
BÉNÉFICES ECCLÉSIASTIQUES (les).
Distribution par le Roi, II, 198,
348; IV, 83, *349; V, 125,
144; VII, 72, 73, 179; X, 202;
XVII, 48, 49, 226; XVIII, 233,
262; XX, 28, 75-78; XXVI,
96; XXVIII, 369. Collation des
bénéfices des apanages, VIII,
358-359; XIX, 206; XX, 208-
209. Collations attribuées aux
évêques, 44. Bénéfices à la nomination du pape, XVI, 268.
Donnés aux cardinaux, XX, 41.
Accumulés sur une seule personne, X, 105. Remis par les
titulaires, IV, 88; X, 201, 203;
XV, 123, 314. Leur revenu,
XV, 332, 333. Saisies du temporel, VIII, 97; XX, 44. Béné-
fices claustraux, XX, 3.
BENFELD (le bourg de), XV, *281.
BENOIST (Georges), contrôleur de
la bouche, XX, *217. Son père,
218. Cité, XXVII, 187.
BENOIST (l'abbé de), curé de Saint-
Germain-en-Laye, XXIII, *31.
BENOÎT XIII, pape (Pierre-Fran-
çois Orsini), XXVI, *157.
BENOUVILLE (François-Antoine
Gillain, sieur de), et sa femme
Hélène de Marguerit, XXIII,
*169.
BENOUVILLE (Mlle de). Voyez
Salle (la marquise de la).
BENTINCK. Voyez Portland.
BENTIVOGLIO (Corneille, cardinal),
XXVI, *230. Sa nonciature en
France, 230-231. Conduite à
tenir par le Régent à son égard,

XXVII, 26-28. Ses mœurs dé-
criées, 27.

Béon (Bernard de), sieur du Mas-
sez, II, *23.

Béon (Charles de), marquis de
Bouteville, II, *24.

Berchem (le bourg de), XVI,
*454, 459.

Berchère (Urbain le Goux de la),
XX, *224. Sa femme Made-
leine-Charlotte Voysin, XIX,
*31.

Berchère (Charles le Goux de la),
archevêque de Narbonne, XVII,
450.

Bercy (Anne-Louis-Jules de Malon de), † 1706, XIII, *124.

Bercy (Charles-Henri de Malon
de), † 1742, XIII, *124. Épouse
Mlle Desmaretz, 124; XVI, 94,
435. Intendant des finances,
XVIII, 116. Travaille à l'impôt
du dixième, XX, 164-168. Pille
les finances, XXVII, 59.

Bercy (Charlotte-Angélique Desmaretz, dame de), XIII, *124;
XVI, 435.

Bercy (le château de), XVI, 94.

Bérenger (Pierre, comte de),
XIX, *414. Reçoit le régiment
de son frère, 414.

Bérenger (Charles, comte de),
XIX, *413. Tué à Saint-Venant,
413-414.

Berg (le duché de), VII, *365,
366.

Berger de Malissoles (François),
évêque de Gap, XX, *349. Prend
part à l'affaire de la Constitution, 349; XXII, 145, 147.

Bergeyck (Jean de Brouchoven,
comte de), XIII, *377. A l'armée de Flandre (1706), 377.
Vient à Versailles; bien traité
du Roi et des ministres, XIV,
127-129. Projette de soulever
les Pays-Bas espagnols; singulière entrevue avec Vendôme,
XV, 408-412. Revient à Versailles (1708); étrangement
reçu par Vendôme, XVI, 31-35.
Procure la prise de Gand et de
Bruges, 172-173, 176. Ses soins
pour la subsistance des troupes,
352. Nouvelle course à Versailles pour la paix (1709),
XVII, 175-176. Son amitié pour
Chamillart, 470-471. Négociations pour la paix, XIX, 18. A
Versailles (1711), XX, 147.
Rappelé en Espagne, 302-303;
XXI, 335. Plénipotentiaire à
Utrecht, XXII, 158-159; XXIII,
218. Se retire des affaires; son
éloge, XXIV, 246-247. Passe à
la cour, en se retirant en Flandres, 304-305. Sa retraite en ce
pays, XXV, 186. Portrait et
caractère; sa famille, XIV, 127-
128; XV, 409-410.

Bergh (Frédéric, comte de),
† 1618, XIV, *215.

Berghes (Philippe-François de
Glimes, prince de), † 1704,
XX, *71.

Berghes (Alphonse-Dominique-
François, prince de), † 1720,
XIV, *408. Capitaine des gardes
du roi d'Espagne; son mariage,
sa mort, XX, 70-72.

Berghes (Anne-Henriette-Char-
lotte de Rohan-Chabot, princesse de), XIV, *408. Son mariage, XX, 70-71.

Berg-op-Zoom (la ville et le mar-
quisat de), VI, *31; VII, 89;
X, *249; XIV, 229; XX, 7;
XXII, 245.

BERGSTRASS (le), XII, *138.
BERINGEL (la ville de), en Espagne, XXIV, *52.
BERINGHEN (la famille), I, *192.
BERINGHEN (Pierre de), I, *192.
BERINGHEN (Henri de), I, *192. Origine de sa fortune, 192. Premier valet de chambre du Roi; sa faveur auprès d'Anne d'Autriche, II, 211; XI, 37. Chassé; se sauve à Bruxelles, I, 190-193; V, 241; XI, 291. Rappelé d'exil; achète la charge de premier écuyer, I, 191, 194; XI, 37. Ses relations avec Huxelles; épouse sa fille, XI, 36-38. Bien vu du Roi, 36, 39; XVI, 52. Cité, XXVII, 146.
BERINGHEN (Anne du Blé d'Huxelles, dame de), XI, *36. Son mariage, 36-38.
BERINGHEN (Henri II de), † 1674, III, *68. Tué devant Besançon, 68.
BERINGHEN (Jacques-Louis, marquis de), premier écuyer, dit Monsieur le Premier, † 1733, I, *265; III, *68. Son mariage avec Mlle d'Aumont, XI, 36, 39. Rôle à l'armée en 1693, I, 265; X, 349. Apprend le testament de Charles II à la cour d'Angleterre, VII, 328. Marie sa fille à M. de Vassé, IX, 10-11. Accompagne l'électeur de Cologne, XIV, 100. Hérite de Mme de Frontenac, 271. Est enlevé par un parti ennemi, 352-360. Se lie avec Harcourt, XII, 396-398; XVIII, 7; XX, 270. Brevet de retenue sur sa charge, XIII, 262. Reçoit l'ordre du Saint-Esprit; cherche à se faire duc, XIV, 356; XVI,
52. Vise la direction des bâtiments, XVI, 51-55. Témoin de Boufflers à sa réception comme pair, XVII, 220. Son rôle dans les cabales de la cour, XVIII, 7. Perd son gendre, XIX, 49. Affligé de la mort de Monseigneur, XXI, 277. Conversation avec Saint-Simon sur les Pontchartrain, 391-394. Son caractère, XVI, 51-52, 55; XXI, 391-394. Familier de Monseigneur, 58, 74. Flatte Mlle Choin, XI, 43. Fort aimé partout, XIV, 354, 356. Relations avec Antin, XX, 270; Huxelles, XI, 38, 43, 45; XVIII, 8; XIX, 9, 10, 16; avec Louvois et Barbezieux, XI, 36-37; XVI, 52. Relations avec Saint-Simon, 51, 54; XVIII, 43; XIX, 251. Sa parenté avec Varennes, X, 197. Cité, XIV, 385; XV, 5, 473; XVIII, 80; XXII, 82.
BERINGHEN (Marie-Madeleine-Élisabeth-Fare d'Aumont, marquise de), IV, *303. Relations avec la duchesse de Bourgogne, IV, 303; avec Mlle Choin, XI, 43. Amie du premier président de Mesmes, XXVI, 19. Son caractère, 349. Citée, XI, 36; XIV, 359; XIX, 10.
BERINGHEN (Henri-Camille, chevalier, puis marquis de), †1770, XXIII, *351. Apporte la nouvelle de la signature de la paix, 351.
BERINGHEN (Anne-Bénigne-Fare-Thérèse de). Son mariage, IX, *11. Voyez Vassé (la marquise de).
BERINGHEN (Marie-Louise de), XXIII, *267. Épouse le marquis

de Vieuxpont, 267. Voyez Vieuxpont (la marquise de).

BERLEPSCH (Philippe, baron de), VII, *124, 125.

BERLEPSCH (Marie-Gertrude Wolff de Guttenberg, comtesse de), VI, *110. Ses intrigues en Espagne et sa fuite, 110-111; VII, 124, 275-277.

BERLIN (la ville de), IV, 277.

BERLINES (les), XXI, *22.

BERMOND (Martin de), VII, *63. Sa veuve épouse le duc de Noirmoutier, 63.

BERNARD (saint), II, *362; V, 294.

BERNARD (Samuel), IV, *190. Ses opérations financières, 190; XVI, 324. Achète la baronnie de Rieux, XIII, 434-435. Ne peut être admis aux états de Languedoc, 435-436. Le Roi lui montre Marly, XVI, 34-37. Sa banqueroute et sa mort, XVII, 212-213. Caractère, XVI, 35-37; XVII, 213.

BERNARDI (Thomas-Joseph de), gouverneur de Suse, XII, *127.

BERNAVILLE (Charles le Fournier, sieur de), gouverneur de la Bastille, XVI, *386.

BERNE (le canton de), VI, 205.

BERNIÈRES (Jacques Maignart de), † 1706, XIII, *379. Tué à Ramillies, 379.

BERNY (Louis-Hugues de Lionne, marquis de), XII, *40, *593.

BERRY (Charles de France, duc de). Comment reçoit ce nom, XX, 210-211. Ses fougues enfantines, XXVIII, 102. Sa gouvernante, XVII, 11. Sa mauvaise éducation; la regrette, XXIII, 347. Assiste au mariage du duc de Bourgogne, IV, 315. Au camp de Compiègne, V, 360, 369. Nommé chevalier de l'Ordre, VI, 58. Étiquette avec la duchesse de Lorraine, 360, 400. Assiste à l'hommage pour le duché de Bar, 393. Va à un bal à la Chancellerie, VII, 60. Apprend que son frère Anjou devient roi d'Espagne; le complimente, 322, 328. L'accompagne dans son voyage, 325-327, 341-344, 373. Son voyage de retour, VIII, 234-237, 270. Aux obsèques de Monsieur, 369. Reçoit la Toison d'or, IX, 26-27, 33-34. A la comédie chez Mme de Maintenon, X, 4. Étiquette avec le duc de Mantoue, XII, 102-103. Assiste aux fêtes de la naissance du duc de Bretagne, 203. Donne la Toison au comte de Toulouse, 282. Prend le deuil du duc de Bretagne, 461-462. Ravi d'être débarrassé de ses gouverneurs, XIII, 187. Cérémonial avec l'électeur de Cologne, XIV, 97, 99. Des partisans projettent de l'enlever, 359. Destiné à aller en Provence en 1707, XV, 216, 225. A l'armée de Flandre avec le duc de Bourgogne en 1708, XVI, 7, 19, 21, 180, 294, 311. Entre à Gand, 176. Lettre à la duchesse de Bourgogne, 198. A la bataille d'Audenarde, 207, 212-213. Prôné par la cabale de Vendôme, 318. Ses enfantillages, 477. Revient à la cour, 465-466. Sa réception par le Roi et par Monseigneur, 474-475. Va comme volontaire en 1709 en Flandre, XVII, 173.

[Berry *suite*]

Projets de mariage : avec Mlle d'Elbeuf, XVIII, 123 ; avec Mlle de Bourbon, 398 ; avec la princesse d'Angleterre, XIX, 240, 356. Assiste à la délibération sur le rang des princesses, 71. Intrigues et menées pour son mariage avec Mlle d'Orléans, 79-83, 189-278. Déclaration du mariage, 279-281. Première visite à Mademoiselle, 283. Présentation devant le Roi, 299. Choix de la dame d'honneur de la duchesse, 307, 333-334. N'aura pas de maison particulière ; mange chez la duchesse de Bourgogne, 292. Parrain de Mlle de Valois, 347. Fiançailles et mariage ; festin, cérémonies et visites, 348-356. Le Roi ne lui fait pas de cadeau de noces ; manque d'argent de poche, 357. Assiste à un souper à Saint-Cloud, XX, 98. Le Roi lui donne un apanage, 207-208. Constitution de sa maison, 211-218, 221-222.

Sa douleur à la mort de Monseigneur ; sa conduite, XXI, 24, 30, 33, 40, 41. Sa femme veut le brouiller avec le duc et la duchesse de Bourgogne, 82-83. Procédés du Dauphin à son égard ; raccommodement, 99 102, 107. Affaire du service qu'il doit présenter à son frère, 108-110. Aux obsèques de Monseigneur, 343, 345. Son partage dans la succession de Monseigneur, XXII, 33-35, 37. Sa faiblesse pour sa femme ; est mécontent de l'assiduité du duc d'Orléans auprès d'elle, 47-49. Dureté du Roi à son égard, 69-70. Donne à Sainte-Maure la

charge de son premier écuyer, 265. Crève un œil au duc de Bourbon, 271.

Sincèrement affligé de la mort du duc et de la duchesse de Bourgogne, 296, 352. Prend l'appartement de Monseigneur, XXIII, 3. Le P. de la Rue est nommé son confesseur, 46. Obsèques du duc de Bourgogne, 49, 51. Sa pension augmentée ; entre au conseil des dépêches, 177-178. Son intérêt à la validité des Renonciations, 130-132, 132-156. Lettre que lui écrit le roi d'Espagne à ce sujet, 181. Séance des Renonciations au Parlement ; il reste court dans sa réponse ; indiscret compliment de Mme de Montauban, 326-347. Entre au conseil des finances, XXIV, 149, 177. Donne la Toison à Villars, 203. Malade ; on le croit empoisonné ; sa mort, 257-262. Obsèques, deuil et cérémonies funèbres, 259-261, 264-265. Sa succession, 272. Service à Saint-Denis, 324-325. Bout-de-l'an, XXVI, 200.

Son portrait, son caractère, ses rapports avec sa famille et avec sa femme, XXIV, 252-259. Traits de son caractère, XVI, 8, 318 ; XIX, 190. Son peu d'esprit, 295. Amoureux fou de sa femme, XXI, 83. Persécuté par sa femme sur la religion, XXIV, 257 ; XXVI, 318. Ses colères contre elle, lui donne un coup de pied, XXIV, 258. Ses rapports avec le Roi, XVI, 474 ; XIX, 190 ; avec Monsieur, VIII, 331. Favori de Monsei-

[Berry *suite*]

gneur, XVI, 318, 329, 474;
XVII, 137, 191, 199, 202; XXI,
79. A l'aise à la cour de Meudon, XIV, 399. Relations avec
ses frères, VII, 328-331; avec
la duchesse de Bourgogne, III,
276; XVI, 475; XIX, 177. Est
admis aux après-soupers du
Roi, XIX, 74. A Marly mange
toujours à la table de Monseigneur, XV, 241. Ses galanteries; son goût pour les femmes,
XIX, 190, 191, 205. Aime la
chasse, XIV, 35; XV, 244;
XIX, 282; XX, 214. Fait des
visites de compliments, II, 257;
XII, 10; XIV, 248; XX, 361.
Son premier valet de chambre,
XV, 323; XIX, 74. Son appartement à Versailles, XI, 116,
122.
BERRY (Marie-Louise-Élisabeth
d'Orléans, duchesse de), VI,
*321. Appelée Mademoiselle
tout court, XVII, 295; XIX,
64. Admise au grand couvert,
XV, 253-254. Tenue à l'écart de
la cour par sa mère pour des prétentions de rang, XIX, 64-65.
Affaire de ces prétentions; jugement du Roi, 66-77. Premières
idées de son mariage avec le
duc de Berry, XVI, 265; XVIII,
343-344; XIX, 70. Intrigues et
négociations pour y parvenir,
79-83, 189-214; 220-237, 262-
278. Paraît quelquefois à la
cour, 83, 212. Refuse d'aller à
Marly, 219. Déclaration du mariage, 278-282, 287. Ses remerciements à Saint-Simon. 288-
290. Entrevue avec le duc de
Berry, 283, 299. Présentation à
Marly, 298-299. Mme de Saint-

Simon choisie pour sa dame
d'honneur, 237-247, 293-297,
300-320, 328-338. Fiançailles
et mariage, 350-355. Réception
de la cour à sa toilette, 355-356.
Médiocre cadeau de noces du
Roi, 357. Choix de sa dame
d'atour, 321-327, 339, 357-358.
Souper scandaleux à Saint-
Cloud, XX, 98-99. Constitution
de sa maison, 207, 211, 213-
215, 219. Visite la duchesse de
Ventadour, 361. Son attitude à
la mort de Monseigneur, XXI,
24, 30, 33, 40-41. Ses projets
contre le duc et la duchesse de
Bourgogne, 81-84. Avances que
lui fait la Dauphine, 99. Forte
réprimande du Roi, 102-105.
Persiste dans ses desseins contre
la duchesse de Bourgogne, 105-
106. Se raccommode avec elle,
107. Affaire du service, 108-110.
Voyage forcé à Fontainebleau;
fausse couche, XXII, 68-72.
Éclat avec sa mère pour des
perles, 237-240. Affaire de la
charge de premier écuyer du
duc de Berry; insultée par
Mme de Lévis, 265-266. Sa joie
contenue à la mort du duc et de
la duchesse de Bourgogne, 296,
352. Forcée par le Roi à jouer
à Marly, XXIII, 29. Assiste aux
obsèques de la duchesse de
Bourgogne, 48, 52-53. Le Roi
envoie sa musique à sa messe,
177. Choix d'une gouvernante
pour ses enfants; elle se joue
du maréchal de Bezons, 219-
221. Elle marie sa favorite Mlle
Forcadel au marquis de Mouchy, 222-224. Choix d'un premier aumônier et d'un secré-

taire de ses commandements, 294-295. Naissance et mort du duc d'Alençon, 376-377. Projette le mariage d'une de ses sœurs avec le prince de Conti; le Roi s'y oppose, XXIV, 31-42. Soupe avec le Roi en robe de chambre à cause de sa grossesse, 154. Reçoit un grand présent du Roi, 173. Sa conduite pendant la maladie de son mari, 249, 250, 252. Son deuil, 265. Visite que lui fait le Roi, 261. Succession de son mari; augmentation de pension, 272-273. Fait une fausse couche, 285. Quitte le grand deuil, XXVI, 200-201. Obtient quatre dames d'accompagnement, 201-202. Sa situation vis-à-vis du Roi, 322-323. Voit peu le Roi dans sa dernière maladie, XXVII, 256. Dernières paroles qu'il lui adresse, 273.

Portrait et caractère, XIX, 289, 294; XXI. 80-81, 101; XXII, 64-47; XXVI, 315-322. Tendresse de son père pour elle, XVIII, 343; XIX, 289. Sa conduite envers lui; odieuses accusations sur ses relations avec lui, XIX, 271-272; XXII, 47-49. Scène qu'elle fait à Mme de Saint-Simon à ce sujet, 50-52. Son orgueil insensé; plus orgueilleuse encore que sa mère, XX, 213-214; XXI, 79-80; XXVI, 321. Son mépris pour la bâtardise de sa mère, XIV, 411; XXI, 80, 100; XXII, 47; XXVI, 321. Affaire de l'huissier, XXI, 101-102. Affaire des perles, XXII, 237-240. Sa conduite avec son mari, 47; XXIV, 257-259. Elle en reçoit un coup de pied, 258. Sa conduite scandaleuse, XIX, 358-359. Ses galanteries; veut se faire enlever par la Haye, XX, 214-215; XXIV, 258; XXVI, 319-324. Son impiété, XXII, 53; XXVI, 318. Sa duplicité, 285. Son ivrognerie, XX, 98-99; XXVI, 319. Amitié de Monseigneur pour elle; est admise aux parvulos de Meudon, XXI, 65, 79, 82. Attitude de Mlle Choin à son égard, 53. Jalousie et haine contre la duchesse de Bourgogne, 82-84, 102-110. Cultivée par le duc du Maine, 263. Sa liaison d'enfance avec Mlle de Conti, XXIV, 31-33.

BERRY (le). Duché, XX, 210, 264. Gouvernement, IV, *293; V, 426; XI, 114-115; XVIII, 407.

BERSÉE (le bourg de), XVI, *323.

BERTAU. Voyez Berthod.

BERTAUT DE FRÉAUVILLE (François), et sa femme Marie de la Garde, XXVI, *202, *203.

BERTHELOT. Voyez Duchy, Pléneuf.

BERTHOD (l'abbé) ou Bertau, XXI, *302.

BERTIER (David-Nicolas de), évêque de Blois, XVI, *151.

BERTIÈRE (M. de la), sous-gouverneur du duc de Chartres, XXVI, *277.

BERTRAND (Robert VII), maréchal de France, X, *189.

BERTRAND (Hugues). Épouse l'héritière de la Cueva, X, 188.

BERWICK (Jacques Fitz-James, maréchal-duc de), I, *243; III,*55. Son nom de Fitz-James, XIX, 381. Résumé de sa carrière,

[**Berwick** *suite*]

375-376. Campagne de 1693; est fait prisonnier à Nerwinde et échangé, I, 243, 263. Projette une expédition en Angleterre, III, 55-56. Perd sa femme, V, 24. Se remarie avec Mlle Bulkeley, VII, 115. Est envoyé en Espagne, XI, 316; XII, 60, 61, 351. Son hostilité contre Orry, 224-225; XIII, 300, 441, 445-446. Campagne de 1704, XII, 133, 135, 214, 334. Est rappelé d'Espagne, 224-225, 351, 388, 390. Envoyé en Languedoc, 350-351. Campagne de 1705 contre les Fanatiques des Cévennes, XIII, 50. Assiège et prend le château de Nice, 225-226. Redemandé en Espagne, 300. Fait maréchal de France, 300; XXVIII, 125. Ses relations avec la princesse des Ursins, XIII, 300, 445-446. Campagne de 1706 sur les frontières du Portugal, 318, 360-361, 405-413. Reste en Espagne en 1707, XIV, 300. Victoire d'Almanza, 415-420, 422. Fait grand d'Espagne et chevalier de la Toison d'or, IX, 176-177, 277; XIV, 434-435. La grandesse est étendue à l'un de ses enfants, 435; XIX, 376-378. Se couvre comme duc et non comme grand, IX, 179. Rappelé pour commander en Provence, puis renvoyé en Espagne, XV, 216, 225. Fait gouverneur du Limousin, 289. Destiné à la Flandre en 1708, XVI, 5, 21. Passe à l'armée d'Allemagne, 133-135. Amène des renforts en Flandre, 177, 189. Défend l'Artois, 226, 270, 278. Joint l'armée du duc de

Bourgogne, 290, 292, 326. Relations avec ce prince et avec Vendôme, 293, 296-297, 310, 312, 317, 319, 338. Laisse agir le comte de la Motte à Wineudal, 355-356. Renvoyé sur le Rhin, 452-453. Revient à la cour; audience du Roi, 490, 494.

Campagne de 1709 en Dauphiné, XVII, 173, 383, 399; XVIII, 139-140. Son rôle dans les cabales de la cour, 15. Fait duc et pair, XIX, 374-382. Achète Warty et le fait ériger en duché sous le nom de Fitz-James, 379. Envoyé en Flandre en 1710 pour examiner la situation, 374, 381-382. Retourne commander en Dauphiné, 382, 415-416; XX, 126, 223, 295. Est reçu au Parlement, XIX, 382-383. Assiste au festin du duc de Tresmes, 384. Affaire des prétentions du duc d'Antin, XX, 265, 268, 270, 273. En manteau au deuil de Monseigneur, XXI, 128. Discussion avec Antin, 142.

Commande en Dauphiné (1711), 322; XXII, 121. Campagne de 1712, XXIII, 68. Revient à la cour, 174. Est envoyé en Roussillon, 217. Fait lever le siège de Girone, 264. Est envoyé en Espagne pour faire le siège de Barcelone (1714), XXIV, 209-211. Son départ, 282-283. Siège de Barcelone; l'emporte d'assaut; organisation de la ville, 325, 378; XXV, 103-109. Revient à la cour; présents du roi d'Espagne, 148-149. Reçoit la liberté de venir à Marly quand

il veut, 149; XXVII, 160. Ses
sentiments pour le duc d'Orléans, XXVI, 349.

Traits de caractère, XII, 60-61,
334; XIV, 21; XVI, 21. Son
éloge par le duc d'Orléans, XIV,
425-426. Sa piété, XVIII, 15.
Va se confesser à Rome, VII,
15. N'a pas de prétentions, XV,
70. Son goût anglais, XX,
270. Relations avec Beauvillier,
XVII, 313; avec le duc de Chevreuse, XVIII, 15; avec le
prince de Conti et Monsieur le
Duc, XII, 61; avec Harcourt,
61; XVIII, 15; avec le roi et
la reine d'Angleterre, XII, 60;
avec le maréchal de Luxembourg, 61; avec Puységur, 62;
XIV, 21; avec Saint-Simon, XI,
214; avec Torcy, XVIII, 15;
avec Villeroy, XII, 61; XVIII,
15. Rapports avec Marlborough,
X, 190; XIX, 377.

Berwick (Honorée de Burke, duchesse de), V, *24. Sa mort, 24.
Citée, VII, 115.

Berwick (Anne Bulkeley, duchesse de), VII, *115. Son mariage, 115; XIV, 423.

Berwick (le duché de), en Angleterre, XIX, 378.

Benzini (Nicolas II, comte), XI,
*264; XXIII, 254.

Besançon (la ville de). Siège de
1674, III, 68. Conspiration en
1709, 160-163. Archevêché, X,
17. Chanoines, II, 241. Couvent
des Minimes, IV, 336. Parlement, IX, 320; XVIII, *160,
172. Citée, X, 13; XII, 295;
XV, 29, 281, 282.

Besenval ou Beuzeval (Jean-
Victor de), XIV, *29. Pris à

Menin, 29. Sa femme Catherine
Bielinska, *29.

Bésiade (la famille de), XVII,
*361. Voyez Avaray.

Besmaus (François de Monlezun
de), VI, *366. Gouverneur de la
Bastille, refuse d'y recevoir La
Vauguyon, I, 297-298. Sa carrière, XIV, 125-126. Cité, XII,
296; XVII, 356.

Besmaus (François-Jean-Baptiste
de Monlezun, marquis de),
† 1696, XIV, *125. Marie sa
fille au duc de Saint-Aignan,
124-126. Sa femme Geneviève-
Marguerite Colbert de Villacerf,
*125, 126.

Besmaus (Mlle de). Voyez Saumery (la marquise de), Saint-
Aignan (la duchesse de).

Béthencourt (Louis d'Argies,
seigneur de), XIV, *185.

Béthisy (la maison de), XIV,
*322. Voyez Mézières.

Bethléem (l'évêché de), près Nevers, XXIV, *150. Le Roi s'en
attribue la nomination, 150-
152. Évêques: voyez Sanlecque
(Louis de), Bel (Louis le).

Bethlen Gabor, prince de Transylvanie, XXIII, *243.

Béthune (la maison de). Voyez
Ancenis, Charost, Selles, Sully.
Les armes de Béthune, XXIV,
*178.

Béthune (Philippe, comte de) et
de Charost, † 1649, XI, *296.
Ses manuscrits, XXII, 105;
XXV, 169.

Béthune (Hippolyte, comte de),
† 1665, XI, *296. Ses manuscrits, 296; XXV, 169. Sa femme
Anne-Marie de Beauvillier de
Saint-Aignan, III, *310; VI,

[Béthune *suite*]

165; XI, 296; XV, 148, 150.
BÉTHUNE (Marguerite de). Voyez
Rohan (la duchesse de).
BÉTHUNE (Armand 1ᵉʳ, duc de
Charost, puis de), III, *93. Son
mariage avec la fille de Foucquet, XXII, 107. Manière dont
il obtient du Roi l'érection de
son duché, 108-118. Prend le
nom de duc de Béthune, 119-
120. Son rôle dans le procès
Luxembourg, III, 93, 102. Partisan dévoué de Fénelon, ainsi
que sa femme; sa liaison avec
les ducs de Chevreuse et de
Beauvillier, V, 172-173; VI,
218. Attaque l'abbé de Rancé,
V, 174. Intervient auprès du
duc de Gesvres à propos de
l'hommage du duc de Lorraine,
VI, 404-405. Dîne chez Saint-
Simon à Marly, XII, 335. Son
goût pour aller au Parlement;
mot du cardinal d'Estrées,
XXII, 119; XXV, 181. Cité,
VI, 324; XXI, 303.
BÉTHUNE (Marie Foucquet, duchesse de), II, *345. Disciple
favorite de Fénelon; âme du
petit troupeau et de la gnose,
344-345; V, 173; XV, 367;
XIX, 36; XXI, 302-303; XXII,
104, 107. Très liée avec les
Beauvillier et les Chevreuse,
XXI, 303.
BÉTHUNE (Louise-Anne de). Voyez
Espinoy (la princesse d').
BÉTHUNE (François-Gaston, marquis de), † 1692, III, *309. Son
ambassade en Pologne, 309-
310; XV, 150, 153. Reçoit l'ordre du Saint-Esprit, XII, 382.
Ses enfants, son caractère, XV,
151, 153-154.

BÉTHUNE (Marie-Louise de la
Grange d'Arquien, marquise
de), III, *309; XV, 150. Sœur
de la reine de Pologne, accompagne son mari en ce pays, 150-
151. Dame d'atour de la reine;
ses prétentions à son retour,
III, 309-311. Sa mort, XV,
155.
BÉTHUNE-SELLES (Henri, comte
de), surnommé Cassepot, XX,
*197.
BÉTHUNE (Louis, marquis de),
† 1704, XV, *151. Refuse le
cardinalat par le roi de Pologne,
154, 159.
BÉTHUNE (Louis-Marie-Victoire,
chevalier puis comte de), †1744,
XV, *151. Refuse le cardinalat,
154, 159. Épouse une sœur du
duc d'Harcourt, 436. Va recevoir à Marseille sa tante la reine
de Pologne, XXIV, 323. Perd
sa femme, 376. Sa seconde
femme Marie-Françoise Potier
de Gesvres, XV, *155.
BÉTHUNE (Henriette d'Harcourt-
Beuvron, comtesse de), XV,
*154. Son mariage, 154, 436. Sa
mort, XXIV, 376.
BÉTHUNE-ORVAL (Louis-Pierre-
Maximilien, marquis de), †1761,
XVI, *436. Épouse la fille de
Desmaretz, 436. Premier gentilhomme de la chambre du duc
de Berry, XX, 213. Service de
Monseigneur, XXI, 343. Assiste aux obsèques du Dauphin,
XXIII, 49; à celles du duc de
Berry, XXIV, 259-260. Reçoit
la Toison d'or, XXV, 123.
BÉTHUNE-ORVAL (Louise Desma-
retz, marquise de), XVI, *436.
Son mariage, 436.

[Béthune — Bezons]

BÉTHUNE (la ville de). Siège et capitulation de 1710, XIX, 402-403.

BÉTOULAT (la famille de), I, 205, *290.

BEUVRON (Jacques II d'Harcourt, marquis de), † 1622, VI, *331.

BEUVRON (François II d'Harcourt, marquis de), † 1658, II, *34. Sa mère Gilonne de Matignon, 34.

BEUVRON (Charles d'Harcourt, chevalier, puis comte de), † 1688, VIII, *364. Capitaine des gardes de Monsieur; mêlé à l'empoisonnement de Madame Henriette, VIII, 373, 377; X, 105. Son mariage avec Mlle de Théobon, XVI, 393-394.

BEUVRON (Lydie de Rochefort-Théobon, comtesse de), VI, *407. Amie de Madame Palatine; détestée de Monsieur, VIII, 364-366. Madame la prend auprès d'elle, X, 100. Sa vie, son mariage, 104-105. Sa mort, XVI, 393. Son portrait, X, 104-105; XVI, 393-394. Très amie de Saint-Simon, X, 104; XVI, 394. L'avertit de la noirceur du duc de Gesvres à son égard, VI, 407, 409-410.

BEUVRON (François III d'Harcourt, marquis de), † 1705, II, *34. Lieutenant général de Normandie; difficultés avec le maréchal de Choiseul, 134-135. Concourt à la défense de la province en 1694, 159. Aux obsèques de la Dauphine de Bavière, XXIII, 50. Commande en Normandie en 1702, X, 119. Sa mort, son portrait, XII, 459-460. Amant de Mme Scarron, III, 178-179;

VII, 289; XII, 372, 460; XXVIII, 192. Anecdote sur son compte, VI, 465-466. Cité, VI, 326, 331; VIII, 364; XII, 261; XVI, 418.

BEUVRON (Angélique Fabert, marquise de Genlis, puis de), XII, *261.

BEUVRON (Louis-Henri d'Harcourt, comte de), † 1716, XXV, *118.

BEUVRON (Odet d'Harcourt, abbé de), VI, *50.

BÉZIERS (la ville de). Abbaye de Saint-Aphrodise, XV, *72. L'évêché, XI, *136. Il est possédé successivement par six Bousy, 135.

BEZONS (Jacques Bazin, comte et maréchal de), † 1733, II, *215. Directeur de la cavalerie, 215. Campagne de 1704, XII, 25. Va rejoindre le duc d'Orléans en Dauphiné (1706), XIV, 73-74, 88-89. Gouverneur de Cambray, XV, 397. Fait maréchal de France, XVII, 400; XX, 407-408. Chargé de ramener les troupes françaises d'Espagne, XVIII, 23-24, 29. Campagne d'Espagne en 1709, 59, 61, 136-139. Amitié et estime du duc d'Orléans pour lui, XIV, 73; XVIII, 61-62, 348. Associé à la rupture du duc d'Orléans avec Mme d'Argenton, 305-311, 348-377, 394, 398. Demande la place de gouverneur du duc de Chartres, 408-415. Campagnes du Rhin (1710-1712), XIX, 365; XX, 223; XXI, 322; XXII, 421; XXIII, 68. La duchesse de Berry se joue de lui, 219-221. Commande l'armée de la Moselle (1713), 382. Prend Landau

et Kirn, XXIV, 64-65, 129.
Portrait physique, XVIII, 306.
Traits de caractère, 137, 306,
408. Soupçonné de jansénisme,
411. Lié avec Pontchartrain ;
leur parenté, XXVII, 206-207.
Ses enfants, XVIII, 307. Ses
armoiries, XXIV, *78.

Bezons (Marie-Marguerite le Ménestrel de Hauguel, maréchale
de), XVIII, *408, 410. La duchesse de Berry se moque d'elle,
XXIII, 219-221. Son union
avec son mari, XVIII, 340.

Bezons (Armand Bazin de), archevêque de Bordeaux, V, *37-38;
XIII, 108. Reste indépendant
des jésuites, XVIII, 411. Proposé comme conseiller au duc
de Bourgogne, XXII, 67-68.

Bezons (Louis Bazin de), intendant, V, *38.

Bianchini (François, abbé), XXIII,
*95.

Bibliothèque du Roi (la), à Paris,
XXVIII, *157.

Bicoque (le combat de la), XV,
*304.

Bidal (Pierre), XXVI, *237. Voyez
Asfeld.

Bidassoa (la), rivière, VII, *372;
VIII, 60, 61, 210; XXIII, 22.

Bielinski (Stanislas, comte), IV,
*181.

Bienaise (Jean), chirurgien, I,
*169.

Bignon (la famille), IV, 1-2.

Bignon (Roland), avocat au Par-
lement, | 1626, IV, *2.

Bignon (Jérôme Ier), avocat général, † 1656, IV, *2; VI, 273.

Bignon (Thierry), premier président au Grand Conseil, † 1697,
et sa femme née Talon, IV, *3.

Bignon (Jérôme ii), conseiller
d'État, † 1697, II, *85. Tuteur
de Saint-Simon, 269-270; VI,
273; XIII, 192. Procès du maréchal de Luxembourg, II, 85.
Relations avec Pontchartrain,
VI, 274. Sa mort, son portrait,
IV, 1-4. Sa femme Suzanne Phélypeaux, sœur du chancelier de
Pontchartrain, II, *270 ; IV, 2;
VI, 273; VIII, 72; XVIII, 116.

Bignon (Jérôme iii), † 1725, VI,
*274. Intendant à Amiens, puis
prévôt des marchands de Paris,
274; XVI, 325 ; XVIII, 135-
136; XXII, 70, 349.

Bignon (Louis), † 1730, VI, *274.
Inspecteur d'infanterie et major
général d'armée, IV, 2; VI,
274.

Bignon (Jean-Paul, abbé), †1743,
VI, *274. Bibliothécaire du Roi
et conseiller d'État d'église, IV,
2; VI, 274; XVIII, 116. Devient doyen du Conseil, VIII,
75. Son portrait; sa conduite
débauchée ; sa bibliothèque,
VIII, 72-76.

Bignon de Blanzy (Armand-Ro-
land), VI, *274. Intendant des
finances; sa conduite à la mort
de Mme de Pontchartrain, XVI,
142-143. Fait intendant de Paris, XVIII, 116. Très lié avec
Mlle Choin; est intermédiaire
entre Saint-Simon et elle, 116,
266-268, 270; XIX, 253-262;
XX, 188. Lié avec Huxelles,
XVIII, 8; avec Saint-Simon,
43. Sa femme Agnès-Françoise
Hébert de Buc, *43, 116.

Bignon (Marie-Anne). Voyez Verthamon (Mme de).

Bigorre (le comté de), V, 203.

BIGOT (Mlle). Voyez Sillery (Mme de).

BIHEL (les lignes de). Voyez Bühl.

BILLANCOURT (la plaine de), XIV, 353.

BILLARD (le jeu de), I, 71 ; VI, *293. Fait la fortune de Chamillart, 293-297, 310-311; IX, 35, 37; XVII, 179, 404. Anecdote de l'évêque de Langres, II, 365-366.

BILLETS D'ÉTAT ET DE MONNAIE (les), XIV, 364 ; XVII, 188, 212-213; XX, 160, 161.

BINGEN (la ville de), IV, 218.

BIRAGUE (René, cardinal de), chancelier de France, XI, *179, 180.

BIRAN (le marquis de), XIII, 182. Voyez Roquelaure (G.-J.-B.-A., duc de).

BIREN ou BYRON (Ernest-Jean), duc de Courlande, favori de la czarine, VII, *363.

BIRKENFELD (Christian II de Bavière, prince de), † 1717, IV, *149.

BIRKENFELD (Christian III de Bavière, prince de), II, *143. Campagne de 1697; ami de Saint-Simon, 143, 149, 171.

BIRON (Armand de Gontaut, maréchal de), † 1592, XI, *173 ; XXI, 221; XXVII, 4.

BIRON (Charles de Gontaut, duc de), † 1602, II, *14. Sa conspiration, 14.

BIRON (François de Gontaut, marquis de), † 1700, VII, *40. Ses deux femmes Élisabeth de Cossé-Brissac et Marie-Béatrix le Dour, III, *196; VII, *40; XVIII, 379.

BIRON (Charles-Armand de Gontaut, marquis, puis duc et maréchal de), † 1756, III, *57. Sa misère, puis sa fortune, VII, 40. Brigadier dans l'armée du roi d'Angleterre en 1696, III, 57. A l'armée du Rhin en 1702, X, 302, 304. Chevalier de l'Ordre, XI, 173. Campagne de 1708; commande un détachement, XVI, 179-183. Sa conduite à Audenarde; est blessé et prisonnier, 193, 198, 199, 206, 210, 212-217, 223. Vient à la cour sur parole, 198-201. Ami de Saint-Simon ; récits qu'il lui fait, 199-200. Familier de Monseigneur, 201 ; XIX, 336; XXI, 74. Relations avec Mlle Choin, XIV, 397. Sa situation à la cour à la mort de Monseigneur, XXI, 278-279. Assiste aux obsèques du duc de Bourgogne, XXIII, 48, 53. Est blessé à Landau, XXIV, 65. Envoyé par le Régent à Saint-Simon au sujet d'un faux marquis de Ruffec, XXVI, 291-293. Cité, III, 196; VII, 148; XVIII, 379.

BISACCIA (Nicolas Pignatelli, duc de), † 1719, XV, *275. Sa femme Marie-Claire-Angélique d'Egmont, *275, 276.

BISACCIA (Procope-Charles-Nicolas-Augustin-Léopold Pignatelli, duc de) et comte d'Egmont. Voyez Egmont.

BISCHWEILER (le bourg de), XIII, *355.

BISSY (Étienne de Thiard, seigneur de), † 1507, XXVI, *232.

BISSY (Jean de Thiard, seigneur de), XXVI, *232.

BISSY (Claude de Thiard, baron de), † 1701, IX, *319. Sa mort;

son commandement en Lorraine;
son mot prophétique sur son fils
le futur cardinal, 319-323.

Bissy (Jacques de Thiard, marquis
de), † 1744, II, *171; IX, 322.
Sa femme Bonne-Marguerite
d'Haraucourt, *322.

Bissy (Henri de Thiard, cardinal
de), évêque de Toul, puis de
Meaux, IV, *91. Son extraction,
XXVI, 231-232. Ses commen-
cements et sa fortune, XVIII,
240-241. Prédiction de son père,
IX, 322-323. Affaire du Quiétisme; il est chargé d'examiner
les Maximes des saints, IV, 91.
Évêque de Toul; ses prétentions en Lorraine, VI, 17; XII,
54; XX, 335. Il approuve d'abord
le livre du P. Quesnel, 337. Il
refuse l'archevêché de Bordeaux, V, 36-37; XII, 54.
Nommé évêque de Meaux, XII,
54. Vise la pourpre, XX, 335.
Son rôle dans l'affaire de la
Constitution Unigenitus, XX,
343, 346. Ses menées ambitieuses, XXII, 68. Poussé par
Godet, évêque de Chartres,
comme son Élisée, IV, 91-92;
XX, 334-335; XXVIII, 289,
294. Il est proposé comme conseiller au Dauphin, XXII, 68.
Son influence auprès de Mme de
Maintenon, XVIII, 240; XX,
334-335, 346; XXIII, 386-387.
Ses visites chez elle, XXVIII,
245. Vendu aux jésuites, XX,
335. Reçoit l'abbaye de Saint-
Germain-des-Prés, XXV, 187.
Son complot contre le cardinal
de Noailles, XX, 335; XXII,
212, 216. Attaque le cardinal
de Noailles; affaire de la Cons-

titution, XXVIII, 290-296. Sa
nomination au cardinalat, XV,
173-174; XVIII, 240; XXIII,
388; XXVI, 228-229. Reçoit
la barrette, 231. Examen de la
conduite à tenir à son égard par
le Régent, XXVII, 20-23, 26,
29, 31. Paroles que lui adresse
Louis xiv mourant à propos
de la Constitution, 266-271.
Traits de caractère, IX, 323;
XII, 54; XVIII, 240. Son ambition, XXIII, 386; XXVII, 20,
26. Grand courtisan de Saint-
Sulpice, V, 37. Remplit l'épis-
scopat de gens à sa dévotion,
XX, 332.

Bissy (Anne-Claude de Thiard,
marquis de), † 1765, XXIII,
*68. Épouse Mlle Chauvelin,
68-69.

Bissy (Angélique-Henriette-Thé-
rèse Chauvelin, marquise de),
XXIII, *68. Son mariage, 68-
69.

Bissy (le régiment de cavalerie
de), II, 144, 171; III, 236.

Bissy-sur-Fley (la seigneurie de),
XXVI, *231.

Bizy (le château de), XVIII, *112.

Blainville (Jean de Warignies,
seigneur de), I, *145. Sa mission
en Angleterre, 144-145; III,
70.

Blainville (Jules-Armand Colbert, marquis d'Ormoy, puis
de), † 1704, I, *93; V, *18.
Grand maître des cérémonies;
ses fonctions, I, 93; V, 18-19;
VII, 336. Discussion avec Sainctot, XXIV, 11. Vend sa charge,
VI, 308. Défend Kaiserswerth,
X, 189, 197. Est fait lieutenant
général, 198. Campagne de

1702, 294. Emporte le château d'Hasslach, XI, 88-89. Pousse l'électeur de Bavière à livrer bataille, XII, 166-167. Est tué à Hochstedt, 183 ; XIII, 310.

BLAINVILLE (Gabrielle de Rochechouart, comtesse de), XIII, *311. Enfermée comme folle, 311.

BLANC (Louis-Claude le), XII, *157. Intendant d'Auvergne, 156-157. Envoyé comme intendant à Ypres, XVI, 83. Imagine le port de Mardyck, XXIV, 273. Prédiction de Boulainvilliers sur son compte, XXVI, 248. Cité, XII, 158.

BLANCHE DE NAVARRE, reine de France, V, *195, 196.

BLANCHEFORT (la maison de), X, 263, *264. Voyez Canaples, Créquy.

BLANCHEFORT (Charles-Nicolas de Créquy, marquis de), III, *67.

BLANCMESNIL. Voyez Lamoignon.

BLANQUE (le jeu de), I, *102.

BLANZAC (Charles de la Rochefoucauld-Roye, comte de), †1732, III, *173. Son mariage avec la marquise de Nangis, 172. Sa conversion au catholicisme, IV, 55-56. Campagne de 1697, 168. A Hochstedt ; se rend prisonnier sans raison, XII, 174, 175-180, 186-189. Marie sa fille au comte de Tonnerre, XVI, 444. Aux obsèques de Monsieur le Prince, XVII, 265. A celles de la duchesse de Bourgogne, XXIII, 49, 53. Se ruine, XIX, 286. Relations avec le maréchal de Lorge, XII, 188. Ses récits à Saint-Simon, 178. Cité, IV, 47 ; XV, 256 ; XVI, 146.

BLANZAC (Marie-Henriette de Rochefort d'Aloigny, marquise de Nangis, puis comtesse de), III, *172. Son mariage rapide avec Blanzac ; est chassée de la cour, 172-176. Autorisée à revenir, VI, 54, 134. Sa conduite à l'égard de son beau-frère Pontchartrain lors de la mort de sa femme, XVI, 142, 143, 145-148. Sa retraite au château de Saint-Maur ; hérite de l'évêque de Metz ; fortune de ses enfants, XIX, 285-287. Mange sa fortune, 285-286. Attachée à la duchesse de Chartres, III, 175. Amie de Louvois, XXVIII, 73. Amie intime des Saint-Simon, XII, 188-189, 273 ; XV, 81 ; XIX, 285. Son portrait, III, 174-175 ; XII, 271 ; XVI, 145-146.

BLAYE (la ville de), I, *29. Gouvernement des Saint-Simon ; le duc Claude s'y retire, I, 29, 133, 148-149, 180-181, 189, 195-199, 203, 206, 220, 222-224. Commandement de Saint-Simon ; discussions avec le maréchal de Montrevel, XII, 47 ; XVIII, 3-4, 89-90 ; XXI, 347, 350, 352, 359. Règlement de 1713 sur les droits du gouverneur, XXIII, 297-304. Cette place est du département de la Vrillière, VII, 146 ; XIII, 211. Les jurats, XXI, 354. Le Marais, XII, 149, *597. Les milices, XVII, 444. Affaire des officiers gardes-côtes, XXI, 347 et suiv. Le major de la place, VIII, 87, 280, 283. Citée, VI, 126 ; XIV, 351.

BLÉ D'HUXELLES (la maison du),

XI, *34-35. Ses armes, XIX,
*17. Voyez Huxelles.
BLÉCOURT (Jean-Denis, marquis
de), VII, *123. Remplace le
marquis d'Harcourt à l'ambassade d'Espagne, 123. Déclaration qu'il fait au sujet des
troupes impériales, 211-212.
Signifie au gouvernement espagnol le traité de partage de la
monarchie, 248. Affaire du testament du roi d'Espagne, 271,
291-293, 316-317. Fait connaître
l'extrémité du roi, 288. Renvoyé de nouveau en Espagne
(1710), XVIII, 19. Est remplacé
(1711), XXI, 323. Caractère,
VII, 123.
BLÉNEAU (le combat de), XIV,
*219.
BLÉSOIS (le régiment de), XXIV,
*378.
BLÉS (les). Police des blés, disette
et émeutes, XVII, 196-204,
209-211 ; XVIII, 113 ; XX,
202.
BLOIS (Françoise-Marie de Bourbon, légitimée de France, dite
Mlle de), I, *39. Son éducation ;
elle est élevée par Mme de
Jussac, III, 334 ; XXIII, 38.
Lettres de légitimation (1681),
XXIV, 343. Son mariage avec
le duc de Chartres, I, 58-76.
Voyez Orléans (la duchesse d').
BLOIS (la ville de), XV, 192.
États de Blois en 1588, II, 65.
Meurtre des Guises, V, 232,
268 ; XV, 121. La reine de
Pologne s'y retire, XXIV, 323-
324 ; XXVI, 137. Le château,
XVI, *154 ; XXIII, 12. Saint-
Simon le visite, XVI, 151. Capi-
tainerie des chasses, VI, *364 ;

XVII, 355-356. Palais épis-
copal, XVI, *152. Évêché, 174.
Le pont sur la Loire, *43. Évêque : voyez Bertier (D.-N.).
BLOUIN (Jérôme), † 1665, VIII,
*47.
BLOUIN (Louis), premier valet de
chambre du Roi, † 1729, III,
*34. Entretient Mlle Mignard,
34. Intendant et gouverneur de
Versailles et de Marly, VIII,
46-47. Intermédiaire entre le
Roi et Mme de Soubise, V, 258.
Réprimandé par le Roi, XV,
52. Confiance du Roi pour lui,
VIII, 47 ; XVI, 202. Il le
charge de diverses commissions,
XII, 74 ; XVII, 321-322, 459-
460. Ses intrigues contre le duc
de Bourgogne et en faveur de
Vendôme, XVI, 202, 232, 247,
256 ; XVIII, 8. Loge Vendôme
chez lui, XVII, 322. Fait donner
un logement à Saint-Simon,
XVIII, 93. Accuse le duc d'Orléans d'avoir empoisonné le
Dauphin, XXII, 376. Reçoit le
gouvernement de Coutances,
XXIV, 98. Fait déménager M.
de Courtenvaux, XXVI, 243-
245. Pendant la dernière maladie du Roi, XXVII, 268, 290.
Ses espions à Versailles, XIII,
153-154. Ami des ducs de Villeroy et de la Rocheguyon, XVI,
232 ; XX, 265 ; de Mlle de
Chausserais, XVIII, 382. Dévoué à Vendôme, XXI, 316.
Hostile à d'Antin, XX, 265.
Son portrait, VIII, 47-48 ; XVI,
202. Cité, XI, 75 ; XVII, 61,
339 ; XVIII, 93 ; XXII, 45 ;
XXIII, 217.
BOCCANEGRA (la maison), VII,

214, *249. Voyez Portocarrero (le cardinal).

BOCHART DE CHAMPIGNY (Antoine, abbé), trésorier de la Sainte-Chapelle, XXIII, *9.

BOCHART DE SARON (François), évêque de Clermont, XXII, *213.

BOCHART DE SARON (Jean), conseiller au Parlement, II, *73.

BOCHART DE SARON (Jean-Jacques, abbé), XXII, *213. Affaire de ses lettres à propos du cardinal de Noailles, 212-214, 217.

BOHÊME (la), I, 112 ; VI, 114 ; XII, 371 ; XIII, 34, 36 ; XV, 437. Le roi de Bohème : voyez Palatin (Frédéric V, électeur).

BOHLEN (le colonel), I, 254, *255.

BOILE (René Mascon du), XIII, *319.

BOILEAU (Charles, abbé), VI, *101. Prêche devant le Roi, 101.

BOILEAU (Jacques, abbé), VI, *101.

BOILEAU (Jean-Jacques, abbé), VI, *101. Auteur du Problème, 100-104. Chassé de l'Archevêché, VIII, 82. Sa conduite à l'égard du cardinal de Noailles, XIII, 264-266. Est dupe de la béate Rose, VIII, 8 ; XXV, 63. Sa mort ; son portrait, XII, 107-108. Lié avec du Charmel, XIII, 265-266.

BOILEAU-DESPRÉAUX (Nicolas), VI, *173. Chargé d'écrire l'histoire du Roi, 173, 179. Sa mort, son portrait, XX, 326-327. Cité, VI, 101 ; XXII, 164.

BOISDAUPHIN (Urbain Iᵉʳ de Montmorency-Laval, maréchal de), † 1629, I, *84.

BOISDAUPHIN (Urbain II de Montmorency-Laval, marquis de), † 1661, I, *83. Mort de sa femme Marguerite Barentin, XII, 17-18.

BOISDAVID (Antoine-Charles de Simons, marquis de), XXVI, *242.

BOISFRANC (Joachim Seiglière de), VII, *132. Surintendant des finances de Monsieur, X, 143 ; XI, 94-95. Sa mort, XIV, 102. Demeure avec le duc de Tresmes, 102.

BOISFRANC (Timoléon-Gilbert de Seiglière de), et sa femme Marie-Renée de Belleforière de Soyecourt, XX, *230 ; XXII, 223.

BOISGUILBERT (Nicolas le Pesant de), conseiller au parlement de Rouen, XIV, *326, 344.

BOISGUILBERT (Pierre le Pesant de), XIV, *326. Ses projets de réforme des impôts, 326-330. Ses écrits, son exil ; Saint-Simon obtient sa grâce, 339-344. Essai et échec de son système, 342-343. Desmaretz reprend plus tard ce système et en fait un instrument d'oppression, XX, 163-164, 177-178.

BOIS-LE-DUC (la ville de), XV, *309.

BOIS-ROGUE (la terre du), XXI, *118.

BOISSELEAU (Alexandre de Rainier, marquis de), I, *271. Gouverneur de Charleroy, 271-272. Sa mort, VI, 30.

BOISSIÈRE (Daniel le Bel, marquis de la), XVIII, *396, 397.

BOISSIEUX (M. de), cornette de cavalerie, I, *238.

BOISY (Artus Gouffier, seigneur de), † 1519, XIX, *132.

Boisy (Adrien Gouffier, cardinal de), † 1523, XIX, *132.

Boisy (Henri Gouffier, marquis de), † 1639, III, *345.

Boleslas Iᵉʳ, roi de Pologne, XI, *371.

Bolingbroke (Henri Saint-John, vicomte), XX, *353. Secrétaire d'État, 353. Voyage à Fontainebleau, XXIII, 127. Disgracié par le roi Georges, XXV, 101. Sa catastrophe ; vient à Paris, XXVI, 185-186.

Bologne (la ville de), XXIII, 116.

Bollwiller (la terre de), XXVI, *257.

Bondy (le village de), VI, 386.

Bonn (la ville de), VII, *367. Sièges, 367 ; XI, 128.

Bonnac (Jean-Louis Dusson, marquis de), † 1738, IV, *282. Envoyé à Cologne, VI, 355. Mission en Suède ; il est enlevé par les Polonais, X, 382. Envoyé en Pologne, XIV, 112. Relève Blécourt en Espagne (1711), XXI, 323. Ambassadeur à Constantinople, XXIII, 383.

Bonne de Luxembourg, reine de France, XXV, *231.

Bonneau (la famille), III, *70. Voyez Purnon.

Bonneau de Rubelles (Jacques), III, *70.

Bonnefonds (l'abbaye de), XII, *264.

Bonnelles (Noël de Bullion, seigneur de), greffier de l'ordre du Saint-Esprit, V, *135, 136 ; XI, 202, 203, 209. Sa femme Charlotte de Prye, V, *133 ; XI, 203.

Bonnelles (Anne-Jacques de Bullion, marquis de), XI, *203.

Bonnelles (Jean-Claude de Bullion, marquis de), XIV, *77. Tué à Turin, 77.

Bonnet (l'affaire du), XXVI, 1 et suiv.

Bonnet de prince (le), I, *208. Bonnet de cardinal, VII, 180 ; IX, 274 ; XI, 188. Le bonnet des dragons, V, 261. Le bonnet des docteurs, 269.

Bonnetot (Jean-Baptiste Boyvin de), XXIV, *302.

Bonneuil (Étienne Chabenat de), VI, *37.

Bonneuil (Michel Chabenat de), introducteur des ambassadeurs, VI, *36, 37 ; VII, 154.

Bonneval (Claude-Alexandre, chevalier puis comte de), † 1747, XIII, *336. Sa désertion, 336-337, 339. Relations avec le prince Eugène, XIII, 338.

Bonnivet (Claude Gouffier, amiral de), XIX, *132.

Bon-Pasteur (le couvent du), à Paris, XXVII, *248.

Bonport (l'abbaye de), IV, *211 ; VIII, 300.

Bonrepaus (François Dusson de), IV, *198. Ambassadeur en Danemark, vient saluer le prince de Conti, 198. Envoyé en Hollande, 276. Sa carrière ; son portrait, 279-281. Revient de Hollande, VI, 355. Reçoit une gratification du Roi, XXVI, 136. Cité, XIII, 128.

Bonsy (la famille de), XI, 135, 137.

Bonsy (Antoine de), évêque de Terracine, XI, *135.

Bonsy (Thomas de), évêque de

Béziers, † 1603, XI, *135.

Bonsy (Jean de), évêque de Béziers, † 1621, XI, *136. Fait le mariage de Marie de Médicis, 136.

Bonsy (Clément de), évêque de Béziers, † 1659, XI, *136.

Bonsy (Pierre, cardinal de), archevêque de Narbonne, † 1703, III, *325. Sa faveur et sa décadence, 325-330. Ses ambassades, XI, 137-138. Est fait cardinal, 138, 171. Ses discussions avec Bâville ; sa passion pour Mme de Ganges, X, 144-146. Anecdote avec le cardinal d'Estrées, XXV, 179-180. Très aimé en Languedoc, XI, 131, 140, 142. Ses relations avec les jésuites, 141. Pousse Fleury, VI, 47-48 ; XI, 140. Affaibli de tête et de santé, VII, 16. Son extraction, sa fortune, sa mort, XI, 134-140, 147. Portrait et caractère, 138-140. Cité, IV, 350 ; XXII, 86.

Bontemps (Jean-Baptiste), premier valet de chambre du Roi, I, *170.

Bontemps (Alexandre), premier valet de chambre du Roi, I, *85. Doit sa fortune à Claude de Saint-Simon, 170-171. Intermédiaire entre le Roi et Mme de Soubise, I, 85 ; V, 256, 258. Conduit au couvent de Moret la moresse mystérieuse et s'en occupe, IV, 355. Affaire d'un vol de franges à Versailles, VI, 208, 210. Amène Pomponne chez le Roi, 349. Témoin du mariage de Mme de Maintenon avec le Roi, VIII, 42 ; XXVIII, 212. Marie la bâtarde du Roi avec M. de la Queue, XII, 106-107. Sa mort, son portrait, ses fonctions, VIII, 39-45. Son mariage secret avec Mlle de la Roche, 42-43. Ses enfants héritent de Joyeux, XIII, 320. Relations avec Saint-Simon et son père, I, 134-135 ; VIII, 45. Confiance du Roi pour lui, 40, 41 ; XII, 106. Ses espions, XIII, 153. Ses carrosses dits de la Pompe, I, 295. Ami du cardinal de Janson, XXIII, 367 ; de l'abbé Boileau, VI, 104 ; XII, 408. Sa maison de Versailles, VIII, 42.

Bontemps (Louis-Alexandre), † 1742, VIII, *46. Succède à son père comme premier valet de chambre, 45-47 ; XIX, 74. Reçoit les harengères venues pour voir Monseigneur, VIII, 244. Sa capitainerie de Grenelle, XX, 217. Sa femme Marguerite Bosc du Bois, VIII, *45.

Bontemps (Claude-Nicolas-Alexandre), frère, VIII, *46. Premier valet de garde-robe du Roi, 46.

Bordage (René de Montbourcher, marquis du), † 1688, VI, *429. Sa conversion ; est tué devant Philipsbourg, 429. Sa femme Élisabeth de Goyon-Matignon, *431 ; XIV, 212.

Bordage (René-Amaury de Montbourcher, marquis du), † 1744, VI, *430. Sa carrière, 430-431. Sa passion pour Mme de Polignac ; son gros jeu ; sa tentative de suicide, XIII, 432-433.

Bordage (Mlle du). Sa conversion, VI, 430. Épouse M. de Coigny,

429. Voyez Coigny (la marquise de).

BORDAGE (la terre du), XIII, *432.

BORDEAUX (Antoine de), ambassadeur en Angleterre, et sa femme Madeleine de Bordeaux, I, *92.

BORDEAUX (la ville de). Le cardinal de Richelieu y tombe malade, I, 166. La Fronde à Bordeaux, 220. Voyage de la cour, VII, 29. Séjour qu'y fait Philippe v, VIII, 57. Projet d'y élever une statue au Roi, XXVI, 125-126. Citée, I, 197, 199 ; V, 37 ; X, 112 ; XII, 48 ; XIV, 222 ; XXIII, 72.

Archevêché, V, *37 ; XIII, 109. Archevêques : voyez Bezons (Armand Bazin de), Bourlémont (L. d'Anglure de). Le Château-Trompette, XIII, *60. La mairie perpétuelle, XX, *255. Le parlement, I, 199 ; XX, 257 ; XXIII, 75 ; XXIV, 125.

BORDES (Philippe d'Espoey des), II, *143. Gouverneur de Philipsbourg, 143, 297. Tué à Friedlingue, X, 298, 301.

BORGHÈSE (la famille), XVIII, 257. Voyez Paul v, pape.

BORGIA (la maison), X, 154. Voyez Alexandre vi, pape.

BORGIA (César), duc de Valentinois, XXV, *233.

BORGIA (François, cardinal), VII, *151.

BORGIA (Charles, cardinal), patriarche des Indes, IX, *209· Accompagne Philippe v en Italie, X, 153-154. Prétend avoir permission de faire gras le vendredi saint, 154-155.

BORYSTHÈNE (le), XVI, *401.

BOSC DU BOIS (Claude), prévôt des marchands de Paris, VI, *258.

BOSELLI (Galéas, comte), XIII, *226. Ses crimes et sa mort, 226-228.

BOSELLI (Scipion, comte), XIII, *228.

BOSMELET (Jean Beuzelin de), président au parlement de Rouen, et sa femme Renée Bouthillier de Chavigny, V, *299.

BOSMELET (Anne-Marie Beuzelin de), V, *299. Son mariage, 298-299. Voyez Force (la duchesse de la).

BOSSU (les seigneurs de), XIV, *195.

BOSSUET (Jacques-Bénigne), évêque de Condom, puis de Meaux, II, *179. Supérieur du collège de Navarre, 353. Précepteur du Dauphin, V, 150 ; XXI, 54. Quel nom il lui donne, XVII, 298. Son rôle dans la séparation du Roi et de Mme de Montespan, V, 150 ; XV, 90 ; XXVIII, 238-239. S'oppose à la déclaration du mariage de Mme de Maintenon, 236. Prépare le maréchal d'Humières à la mort, II, 179. Réfute le P. Caffaro, 179. Opère la conversion de Turenne et du maréchal de Lorge, X, 327-330. Sacre Fénelon archevêque de Cambray, II, 346. Est fait premier aumônier de la duchesse de Bourgogne, III, 159. Examine Mme Guyon, 62-65. Controverse avec Fénelon au sujet du quiétisme, 66-67, 89, 94, 104 ; V, 110, 112, 143, 145, 150, 166-

172, 328, 330. Consulte l'abbé de Rancé et publie la lettre qu'il reçoit de lui, 168-172. Son ouvrage de l'*Instruction sur les états d'oraison*, IV, 66-69, 89-90, 104. Nommé conseiller d'État d'église, 103 ; VIII, 73. Va à Marly, V, 166-167. Fait nommer dom Gervaise abbé de la Trappe, 387. Son attitude lors de la condamnation de Fénelon, VI, 155. Chargé par l'assemblée du clergé d'examiner des livres, VII, 162-163. Affaire de la béate Rose, VIII, 87. Dispute avec le Chancelier à propos du privilège des évêques pour leurs livres doctrinaux, X, 393-398. Sa mort ; son caractère, XII, 52-53. Estime du Roi pour lui ; son crédit, IV, 81, 83, 150-151 ; XXVIII, 237. Son savoir éminent et son autorité sur le clergé, IV, 81, 83. Haï par le cardinal de Bouillon et détesté par les jésuites, 81, 83. Relations avec le prince de Conti, XVII, 123. Ami de l'archevêque de Reims le Tellier, V, 3 ; de M. Feydeau de Brou, évêque d'Amiens, XIII, 419.

Bossuet (Jacques-Bénigne, abbé), V, *110. Il agit à Rome contre Fénelon, 110.

Botzkay (Étienne ii), prince de Transylvanie, VIII, *309; XXIII, 242.

Bouchain (la ville de), XXII, *123. Pris par Monsieur en 1676, X, 340-344 ; XXVIII, 12. Pris par les alliés en 1711, XXII, 123-132. Repris par Villars (1712), XXIII, 173-174.

Bouchard (la famille). Voyez Aubeterre.

Boucher (Nicolas-Remy), secrétaire du Roi, VI, *255.

Boucher d'Orsay (Charles), prévôt des marchands, XII, *204. Reçoit le duc de Tresmes à l'hôtel de ville, 413-414. Sa mort, XXIV, 277.

Boucherat (la famille), IV, 133, 250.

Boucherat (Guillaume iᵉʳ), † 1550, VI, *250.

Boucherat (Guillaume ii), † 1640, VI, *249.

Boucherat (Jean-Baptiste), † 1671, VI, *249.

Boucherat (Louis), chancelier de France, II, *85. Sa famille, sa carrière, VI, 249-251. Son rôle dans le procès des pairs contre le maréchal de Luxembourg, II, 85, 241. Prend parti pour M. de Chaulnes contre Pontchartrain, III, 287-291. Legs que lui fait M. de Chaulnes, V, 346. Sa charge de chancelier de l'ordre du Saint-Esprit, XI, 210. Est malade, IV, 267 ; VI, 220. Sa mort, sa fortune, son portrait, sa famille, VI, 248-255. Sa succession promise à Harlay, II, 108. Autorise la destruction de la pyramide de Jean Chastel, XVII, 54. Ferme sa porte aux carrosses, même des évêques, II, 347-348 ; VI, 322. Ses secrétaires, 255. Cité, II, 244, 325 ; III, 280 ; VI, 133 ; XIII, 196. Sa première femme Françoise Marchand, la seconde Anne-Françoise de Loménie, VI, *254.

BOUCHERAT (Edmond-Jean-Baptiste), † 1709, VI, *250.
BOUCHERAT (Nicolas Iᵉʳ), abbé de Citeaux, VI, *133.
BOUCHERAT (Nicolas II), abbé de Citeaux, VI, *133.
BOUCHERAT (l'hôtel), à Paris, III, *288.
BOUCHU (Étienne-Jean), XII, *463. Intendant de Dauphiné ; sa carrière ; sa famille ; sa retraite à Paray, XII, 463-466. Sa fille épouse le fils de Tessé, XIII, 184.
BOUCHU (Élisabeth Rouillé de Meslay, dame), puis duchesse de Châtillon, XII, *465. Se fait faire l'opération du cancer, XXIII, 43-44. Épouse le duc de Châtillon, 44 ; XXV, 116.
BOUCHU (Pierre), premier président du parlement de Bourgogne, † 1715, XVII, *201.
BOUDIN (Jean), médecin, X, *291. Devient médecin de Monseigneur, 291-292. Sa thèse contre le tabac, XX, 230-231. Ne s'entend pas avec Fagon, 230-231. S'intéresse à un faiseur d'or, 228-229. S'occupe de chimie, 232-233. Insolent avec le maréchal de Villeroy, 232. Soigne Monseigneur dans sa dernière maladie, XXI, 5, 18, 19. Donne un avis de poison au duc de Bourgogne, XXII, 242, 300-301. Croit à l'empoisonnement du duc et de la duchésse de Bourgogne, 362-363, 368. En accuse le duc d'Orléans, 376. Reçoit une pension du Roi, 401. Portrait et caractère, XX, 229-234.
BOUDIN (Philbert), apothicaire du Roi, XX, *230.

BOUFFLERS (la maison de), XXVII, *223. Armoiries, V, *364.
BOUFFLERS (François, comte de), † 1672, et sa femme Isabelle-Angélique de Guénegaud, XVII, *9.
BOUFFLERS (Henri, comte de), † 1693, XVII, *9.
BOUFFLERS (Louis-François, marquis, puis duc et maréchal de), I, *37. Au siège de Namur, 37. Fait maréchal de France, I, 114-115. Commande en Flandre (1693), 130-131. Envoyé en Allemagne, 228-229. Épouse la fille du duc de Gramont, 301. Campagne de Flandre (1694), II, 134, 160. Est fait gouverneur de la Flandre et de Lille, 179. Sa belle défense de Namur en 1695, 311-313, 324-327 ; XVI, 342, 488. Est arrêté à titre de représailles, II, 329-332. Fait duc vérifié, 332 ; XVI, 342. Campagne de 1696, III, 112, 155. Fait disgracier Rubentel, 323-324. Colonel des gardes françaises, 130 ; XII, 35. Campagne de 1697, IV, 144. Ses conférences avec Portland, 228, 230-233 ; V, 55, 62. Annonce la signature de la paix de Ryswyk, IV, 236. Commande le camp de Compiègne ; sa magnificence, V, 142, 349-352, 359-365, 369, 372. Reçoit une gratification de cent mille livres, 374-375. Son rôle dans l'affaire Armagnac-Saint-Simon, VI, 80-85. Arrestation des garnisons hollandaises en 1701, VIII, 51. Commande en Flandre, 264, 269. Campagne de 1702, X, 119, 187, 191, 194.

[Boufflers *suite*]

Héberge le duc de Bourgogne, 186. Commande en Flandre (1703), XI, 64, 99. Combat d'Eckeren, 130. Reçoit la Toison d'or, 132. Revient à la cour, 288. N'est pas employé en 1704 et 1705, XII, 35, 371. Se laisse enlever le régiment des gardes par son beau-frère Guiche, 301-305 ; XVI, 282-283. Est fait capitaine des gardes du corps, XII, 301-305. Chargé de faire les honneurs de Marly au duc d'Albe, 440. Condescendance d'étiquette pour l'électeur de Bavière, XIV, 21. Donne à dîner à l'électeur de Cologne, 98. A la communion du Roi, XV, 238-239. Témoigne favorablement pour Bergeyck, 409-410. Recommande au Roi la famille de Mansart, XVI, 47. Ses sentiments à l'égard du duc de Bourgogne après Audenarde, 240. Va défendre Lille, 282-283. Obtient la grâce de Surville et de la Frézelière, 283-285. Préparatifs de défense de Lille, 285-287, 342-345. Siège et reddition de la ville, sa bravoure et sa belle conduite, 345-350, 363-367, 464-465, 478-481, 488-489. Conduite du prince Eugène à son égard, 479. Ses blessures, 345 ; XVII, 388. Refuse d'être subordonné à Vendôme, XVI, 364-365. Sa réception triomphale par le Roi ; grâces qu'il en reçoit, 483-489. Fait pair de France, 485-486. Forme le projet de reprendre Lille, 493-496. Sa réception comme duc et pair au Parlement ; témoignage de Saint-Simon, XVII, 218-226. Assiste à un conseil de guerre ; malmène Chamillart, 392-394. Offre sa vaisselle d'argent, 404. Contribue à la chute de Chamillart, 388, 425, 432-435, 469-472. Est chargé de diriger Voysin, 468-469 ; XVIII, 154. Sa haute situation à la cour ; sa place dans les cabales, 7-10, 14, 153, 154, 202; XIX, 210. S'oppose vivement au rappel des troupes d'Espagne, XVIII, 27 et suiv. Arbitre entre Saint-Simon et Montrevel, 89-90, 389.

Apaise deux séditions à Paris ; est investi de l'autorité royale, XVIII, 132-136. Offre d'aller servir en Flandre sous Villars, 152-155. Le Roi finit par accepter, 155. Sa conduite avec Villars, 156-157. Bataille de Malplaquet, 182-190. Belle retraite de Boufflers, 198-199. Ses lettres pitoyables excusant Villars, 200-202. Sa quasi-disgrâce, 212-218 ; XIX, 210-211. Demande l'épée de connétable ; est refusé, XVIII, 216-217 ; XXII, 99. Détourne Saint-Simon de quitter la cour, XVIII, 299. Est irrité de la faveur de Villars auprès du Roi, 302. Le duc d'Orléans lui fait part de sa rupture avec Mme d'Argenton, 398-400.

Éclat sur les lettres de pairie de Villars, XIX, 4-6. Prend part aux intrigues du mariage du duc de Berry, 210, 213, 221-222. Parle à Saint-Simon de la part du Roi pour la place de dame d'honneur de la du-

[Boufflers *suite*]

chesse de Berry, 325. Fait obtenir l'évèché d'Autun à l'abbé de Dromesnil, XX, 82. Opposé aux prétentions d'Antin sur le duché d'Épernon, 266-270, 273, 281-282, 286-287. Son fils fouetté au collège des Jésuites ; en meurt, 327-330. Sa mauvaise santé, XVII, 25, 172, 219, 226 ; XVIII, 153, 155, 156. Demande à Saint-Simon un mémoire sur les princes étrangers, XX, 60, 389 ; XXII, 61. Affaire du règlement sur les duchés-pairies, XXI, 162, 171-172. Témoin de M. d'Antin à sa réception comme duc et pair au Parlement, 252-253. Sa situation à la cour à la mort de Monseigneur, 277-278. Sa mort, son caractère, XXII, 97-101.

Portrait et éloge, XVI, 342-345. Traits de caractère, IV, 230 ; X, 72 ; XII, 303 ; XIII, 262 ; XVI, 283 ; XVIII, 214, 218 ; XX, 270. Sa modestie, XVI, 485, 488-489 ; XVII, 221, 226 ; XVIII, 135-136, 154, 200. Aimé du Roi, qu'il regarde comme un dieu, III, 324 ; XII, 303-304 ; XVII, 425 ; XIX, 5. Dévoué à Mme de Maintenon ; son intimité avec elle, XVII, 388, 425, 434, 469, 472 ; XVIII, 27, 28, 153, 218 ; XIX, 221. Familier de Monseigneur, XVIII, 154 ; XXI, 74. Très bien avec le duc de Bourgogne, XVIII, 154. Ses relations intimes avec Saint-Simon, XVI, 479 ; XVII, 217, 470-471 ; XVIII, 2, 33, 44, 218, 399 ; XIX, 210, 325.

Estimé de tous, XVIII, 13. Chéri du soldat, XVI, 367. En froid avec Beauvillier et Chevreuse ; se remet avec eux, XVIII, 28, 30-33, 38-40, 42 ; XXI, 278. Bonnes relations avec sa belle-sœur la comtesse de Boufflers, XVII, 9. Favorise Bedmar, XII, 380. Protège M. de Belle-Isle, XVII, 367 ; le comte d'Entragues, X, 72 ; Pracomtal, XI, 302-303 ; La Rablière, XII, 253. Bien avec le duc d'Orléans, XVIII, 399 ; XIX, 210. N'aime pas Vendôme, XVIII, 11. Anecdote de la chanson sur les Montsoreau, XIII, 262 ; XVII, 68. Son appartement à Versailles, XVI, 484. Cité, XV, 472 ; XVI, 433 ; XIX, 30, 234.

BOUFFLERS (Catherine-Charlotte de Gramont, maréchale-duchesse de), I, *304. Son mariage, 301. Intervient dans la brouille du ménage Valentinois, IV, 31. Admise auprès de la duchesse de Bourgogne, 303. Fait aux dames les honneurs du camp de Compiègne, V, 360. Affaire de la quête, XI, 355. Va au devant de son mari après le siège de Lille, XVI, 484. Mort de son fils, XX, 329. Reçoit une pension du Roi, XXII, 101-102. Dame d'honneur de la reine Marie Leczinska, XVIII, 195. Se démet de cette charge, XII, 336. Rancune contre les Guiche et les Noailles, 304. Amie de la maréchale de Villeroy, XVI, 283.

BOUFFLERS   (Antoine-Charles-

Louis de), † 1711, XVI, *485.
Fils du maréchal, reçoit la survivance des charges de son père,
485, 488 ; XVII, 471. Sa mort,
XX, 327-329.

BOUFFLERS (Joseph-Marie, duc
de)‘, † 1747, XX, *329. A la
survivance de son père après la
mort de son frère, 329.

BOUFFLERS (Antoine-François-Ou-
dard de), † 1751, XVII, *9.

BOUFFLERS (le duché de), II, *332.

BOUFFLERS (l'hôtel de), à Paris,
XVIII, *133.

BOUGEOIR (le cérémonial du), V,
65, *66 ; X, 62-63 ; XII, 440 ;
XIX, 335 ; XXVIII, 132.

BOUGIES (les), XXI, *27.

BOUHIER DE BEAUMARCHAIS (Vincent), trésorier de l'Épargne,
XIII, *65 ; XIX, 344.

BOUILLON (Godefroy de), roi de
Jérusalem, XIV, *196.

BOUILLON (la seigneurie et le
duché de), VII, *111, 113.
Acquis par la maison de la
Marck, XIV, 187-188. Est mou-
vant de l'évêché de Liège, 190,
196-197. Ses divers possesseurs,
198 et suiv. Cette terre ne fut
jamais souveraine, XX, 52-61.
Cour souveraine de Bouillon,
XIV, 198.

BOUILLON (la maison de). Élevée
par Henri IV, VI, 416. Distinctions qu'elle obtient, 420-421.
Les secrétaires d'État lui donnent le titre de Monseigneur,
424, 429. La maison de Lorraine
refuse de lui accorder le titre
de prince, XIV, 230. Honneurs
qui lui sont concédés par suite
de l'échange de Sedan ; les
princes du sang en demandent
la suppression, V, 250-251.
Elle usurpe le titre d'Altesse,
XVII, 308-309. Refus de reconnaître une branche séparée de
cette maison, XXIV, 12-18.
Haine et démêlés contre la
maison de Noailles, IV, 77-78 ;
VII, 85 ; X, 253-254 ; XV,
408 ; XVI, 244 ; XXII, 206.
Parenté des Bouillons avec
Mme de Saint-Simon, XVI,
115. Mémoire de Saint-Simon
sur cette maison, XX, 54-61 ;
XXII, 61. Ses armoiries, XX,
47-48.

BOUILLON (Henri-Robert de la
Marck, duc de), † 1574, V,
*267. Prend le titre de prince
de Sedan ; sa femme, ses enfants,
XIV, 192-195. Sa femme Françoise de Bourbon-Montpensier,
*193, 194.

BOUILLON (Robert IV de la Marck,
duc de), II, *22.

BOUILLON (Henri de la Tour d'Auvergne, maréchal-duc de), †
1623, II, *126. Faveur de Henri
IV qui lui fait épouser l'héritière de Sedan, XIV, 180-181.
Se remarie avec la fille du prince
d'Orange, 182-183. Ses prétentions de princerie et ses intrigues, 200-202, 209-211. Ses
félonies et trahisons, 182, 210 ;
XV, 312 ; XX, 33, 52. Porte
un des honneurs au baptême
de Louis XIII, XIV, 210-211.
Détesté par Sully, V, 216. Vit
et meurt huguenot, 266. Son
testament trouvé à Turenne
par le duc d'Albret, 324. Ses
enfants, XIV, 211-212.

BOUILLON (Charlotte de la Marck,
maréchale de), V, *266. Héri-

[Bouillon *suite*]

tière de Sedan, épouse Henri de la Tour, 266-267 ; XIV, 181, 193-195 ; XV, 312. Passe sa vie à Sedan, XIV, 211. Y meurt en couche, 182.

Bouillon (Isabelle de Nassau, maréchale de), X, *250. Épouse Henri de la Tour, XIV, 182. Citée, 229 ; XV, 307 ; XX, 5.

Bouillon (Frédéric-Maurice de la Tour d'Auvergne, duc de), † 1652, I, *199. Sa conduite durant la Fronde, 199 ; XIV, 213 ; XV, 310. Fait peur à Mazarin, 310, 312. Renonce à ses prétentions sur Bouillon, XIV, 198. Échange Sedan contre Albret et Château-Thierry et les comtés d'Évreux et d'Auvergne, 212-213. Ses félonies, XX, 27, 33, 52. Ses prétentions de princerie, XIV, 197-198 ; XV, 312-313. Son titre de prince, XIII, 314 ; XIV, 216. Conserve le Monseigneur, VI, 124, 129. Sa mort, XIV, 215, 217. Est enterré à Cluny, XX, 46. Cité, V, 266 ; VI, 431 ; XII, 293 ; XIV, 202, 211 ; XV, 307 ; XXI, 201.

Bouillon (Éléonore-Catherine-Fébronie de Bergh, duchesse de), femme du précédent, XIV, *215, 229 ; XX, 5, 46, 70.

Bouillon (Godefroy-Maurice de la Tour d'Auvergne, duc de), † 1721, II, *18. Sa parenté avec le prince d'Orange, 250. Turenne lui fait donner la charge de grand chambellan, XIV, 220. Épouse une nièce de Mazarin, 218. Sa réception au Parlement, XXI, 201. Mort de son fils aîné le prince de Turenne, II, 126.

Remariage de sa belle fille, 128. Intercède auprès du Roi pour son frère le cardinal, 204. Rang d'ancienneté de sa pairie, 48. Il s'abstient dans le procès des pairs contre le maréchal de Luxembourg, 61, 63, 69, 91. Marie son fils le duc d'Albret, III, 24. Mariage de sa fille avec le prince de Montbazon, V, 292. Sa brouille et son procès avec son fils Albret, 324-327 ; VI, 231-232 ; XIII, 316-317, 332. Fait un voyage à Évreux, V, 326. Politesse que lui fait Saint-Simon au voyage de Compiègne, 354. Son absence affectée lors de l'hommage du duc de Lorraine, VI, 403-405, 409, 416.

Affaire de la disgrâce de son frère le cardinal, VII, 157, 198. Le Roi lui fait défendre de porter le deuil du roi Guillaume, X, 135. Affaire de la désertion du prince d'Auvergne, 248-254. Sa dureté pour lui, 250. Ses fils mal vus du Roi, XI, 59. Dissentiments et procès avec les Noailles, XII, 4-5 ; XVI, 244. Favorise Saint-Simon contre le duc de Brissac, XIII, 202. Ses prétentions au sujet de Bouillon, XIV, 198-199. Intercède auprès du Roi dans l'affaire du cartulaire de Brioude, 243. Gagne son procès contre son fils Albret, 361-362. Marie son fils le comte d'Évreux avec Mlle Crozat, 362. Le défend auprès du Roi d'avoir écrit une lettre contre le duc de Bourgogne, XVI, 245. Est obligé de faire excuse à Monsieur le Duc, XVII, 265. Remet

[Bouillon *suite*]

au Roi des billets injurieux, 395-396. N'intervient pas en faveur du cardinal, 414-415. Compétition de préséance avec la duchesse de Mantoue, XVIII, 125. Sa prétention de présenter la chemise au mariage du duc de Berry, XIX, 355. Est déshérité par sa sœur de Bavière, XX, 8. Affaire de la désertion du cardinal, 34, 49-52. Est obligé par le Parlement à se reconnaître sujet du Roi, 51-58. Le Roi lui interdit de porter le deuil du prince d'Auvergne, 68-69. S'abstient dans l'affaire du duché d'Épernon, 283. Hérite du prieuré de Saint-Martin de Pontoise, XVI, 125. Fait part de la mort de Monseigneur à la reine d'Angleterre, XXI, 92. Ses prétentions pour les duchés d'Albret et de Château-Thierry, XXI, 140. Est malade à Clichy ; perd sa femme, XXIV, 287-288. Obtient un brevet de retenue sur le gouvernement d'Auvergne, XXVI, 66.

Traits de caractère, XX, 49. Amitié du Roi pour lui, I, 111 ; VII, 157 ; XIV, 221, 243 ; XX, 49, 51, 53. Son service de grand chambellan, XIX, 355 ; XXVIII, 345-346. N'est point chevalier de l'Ordre, XVII, 83. Lié avec la Rochefoucauld, 342 ; avec Mme de Quintin, V, 33. Cité, IV, 41 ; VI, 392 ; XVII, 146 ; XIX, 234.

BOUILLON (Marie-Anne Mancini, duchesse de), I, *111. Son mariage, XIV, 218. Mêlée à l'affaire des poisons, II, 44. Reine de Paris ; relations avec Mme de Quintin, V, 33. Dispute d'étiquette avec la duchesse de Hanovre, I, 111. Elle est de la société de Monsieur, VIII, 321. Mariage du comte d'Évreux ; son bon mot, XIV, 363, 364. Son habile conduite lors de la lettre du comte d'Évreux après Audenarde, XVI, 237, 244-245. Blâme la rupture du duc d'Orléans et de Mme d'Argenton, XVIII, 397. Écrit au Roi lors du procès du cardinal de Bouillon, XX, 34, 52. Mal vue du Roi ; ses disgrâces, 34, 49. Sa mort, son caractère, sa famille, XXIV, 288-301. Ses relations avec sa sœur la duchesse Mazarin, VI, 236-237. Ses amis Langlée et Caderousse, VII, 74 ; XX, 91.

BOUILLON (Emmanuel-Théodose de la Tour d'Auvergne, cardinal de), I, *47. Abrégé de sa carrière, XXVI, 140-147. Son entrée dans l'Église ; comment devint cardinal, V, 279-284. Ses thèses en Sorbonne ; traitement qu'il y reçoit, 277-278, 287-291. Est fait grand aumônier, XIV, 229-230. Intermédiaire entre Turenne et le Roi, XXVI, 143 ; XXVIII, 48. Au siège de Namur, I, 47. Cherche à se faire élire évêque de Liège, XX, 29. Sa prétention de manger avec le Roi au mariage de Madame la Duchesse, I, 96 ; XXVI, 144. Célèbre les mariages du duc de Chartres et du duc du Maine, I, 93, 102. Cherche à acheter le Dauphiné d'Auvergne, II, 202-205. Vise à entrer

[Bouillon *suite*]

au Conseil et à devenir premier ministre, IV, 76. Est irrité de la nomination du cardinal de Noailles, 80 ; VII, 151. Nommé ambassadeur à Rome, IV, 73, 75, 107. Obtient pour son neveu la coadjutorerie de Cluny, 107-108. Prétend l'Altesse et fait obtenir l'Ordre à Vaïni, V, 38-41. Ses relations à Rome avec Mme des Ursins; se brouille avec elle, 107-109 ; XIII, 69-71. Est fait chanoine de Strasbourg, V, 110.

Sa conduite à Rome dans l'affaire de Fénelon et du quiétisme, IV, 81 ; V, 145-146 ; VI, 148-150. Tente de faire nommer l'abbé d'Auvergne cardinal, V, 110-116. Ouvre la porte sainte du grand jubilé et en fait faire des estampes et des médailles, VII, 3-6. Combat la candidature de l'abbé de Soubise à la coadjutorerie de Strasbourg et désobéit au Roi, 82-83, 86, 99-106. Il est rappelé de Rome ; ses intrigues pour y rester jusqu'à ce qu'il ait obtenu le décanat du sacré collège, 104-106, 154-158. L'abbé de Vaubrun, son espion, est chassé, 152-154. Il est dépouillé de sa charge de grand aumônier et ses revenus séquestrés, 196-198. Ses misérables subterfuges pour conserver le ruban du Saint-Esprit, 199. Son rôle au conclave de 1700, 245-246, 355. Quitte Rome ; est relégué à Cluny et recouvre ses revenus, VIII, 96-98. Désertion de son neveu le prince d'Auvergne, X, 248. Assiste à la thèse de son neveu l'abbé d'Auvergne, 278. Don au comte d'Évreux, XI, 60. Ses procès contre les moines de Cluny, XI, 77-78 ; XIII, 45-46 ; XV, 450-452 ; XX, 1-5 ; XXVI, 146.

Il prétend faire descendre sa famille des anciens comtes d'Auvergne ; affaire du faux cartulaire de Brioude, XIV, 233-243. Obtient la permission d'aller à Rouen ; séjour à la Ferté ; ses misères de vanité, XVI, 114-124. Cherche à gagner l'évêque de Chartres, 122-123. Vient à Pontoise, 124-126. S'établit auprès de Lyon, 126. Son exil adouci, XVII, 414. État de sa famille ; ses intrigues aux Pays-Bas, XX, 5-9. Il quitte le royaume et passe aux ennemis, 9-14. Sa lettre insolente au Roi ; analyse et commentaire, 14-32. Son temporel saisi, 33-34. Lettre du Roi au cardinal de la Trémoïlle à son sujet, 35-39. Procédure contre lui au Parlement, 39-41, 44. Sa qualité de prince rayée des registres, 45-48. Nouvelles félonies du cardinal à Tournay, 48. Infidélité de Pontchartrain en sa faveur, 66. Mort du prince d'Auvergne ; elle le laisse sans appui, 67. Il se fait élire abbé de Saint-Amand, 69. Favorise le mariage de sa nièce avec Mézy ; son infamie, XXII, 243-247 ; XXVI, 147. Quitte les Pays-Bas et va à Rome, XXIV, 67. Arrive à Rome et s'y installe, 268. Est méprisé et délaissé, XXVI, 147-148. Affaire du berettino, 149-150. Sa mort ;

[Bouillon — Boulduc]

son caractère, 139-154. Son portrait physique; son vêtement, 154.

Son orgueil, sa vanité, sa folie de princerie, II, 202, 204-205 ; IV, 76 ; V, 38-39 ; VII, 56, 199 ; XVI, 116, 120, 123 ; XX, 28-29. Tour que lui joue Wartigny, XXIV, 13-14. Fait faire un mausolée à Saint-Denis pour Turenne, XIV, 231. Craint la maladie et la mort, XVI, 119-120. Attire et consulte les savants, XIV, 237, 239-240. Ses mœurs, XX, 23. Son style extravagant, 14, 16, 17.

Ses liaisons avec les jésuites, VI, 148 ; VII, 155 ; XIV, 237 ; XVI, 122 ; XX, 12, 40. Déteste Bossuet et l'archevêque le Tellier, IV, 81. Ami du P. de la Chaise, XVII, 47 ; de M. de Saint-Louis, XVI, 120 ; de l'abbé de Choisy, 122. Ses relations avec Rancé, V, 404. Emploie le chevalier Bourk, XII, 445-446. L'abbé de Polignac s'attache à lui, XIII, 215.

Bouillon (Emmanuel-Théodose de la Tour d'Auvergne, duc d'Albret, puis de). Voyez Albret (le duc d').

Bouillon (Louise-Françoise-Angélique le Tellier de Barbezieux, duchesse de), XIV, *102.

Bouillon (Louise-Henriette-Françoise de Lorraine-Harcourt, duchesse de), XIV, *231.

Bouillon (Frédéric-Jules de la Tour d'Auvergne, chevalier de), puis prince d'Auvergne, † 1733, II, *128. Veut épouser la veuve de son frère Turenne, 128-129. Propos impertinents et disgrâce,

XI, 59, 61. Querelle avec Entragues, XIII, 309. Ses débauches, XIX, 250.

Bouillon (Charles-Godefroy de la Tour d'Auvergne, duc de), † 1771, X, *276. Vend au roi Louis xv la vicomté de Turenne, XIV, 226. Cité, 102, 230, 387.

Bouillon (Constantin-Ignace de la Tour d'Auvergne, chevalier de), † 1670, XIV, *218.

Bouillon (Henri-Maurice de la Tour d'Auvergne, chevalier de), † 1675, XIV, *218.

Bouillon (Louise-Charlotte de la Tour d'Auvergne, demoiselle de), † 1683, XIV, *218 ; XVII, 342.

Bouillon (Marie-Élisabeth de la Tour d'Auvergne, demoiselle de), XXI, *7. Ne quitte pas son père, 7.

Bouillon (les hôtels de), à Paris, XVIII, 125 ; XIX, *51 ; XXVI, 123.

Boulainvilliers (Henri de), XXVI, *245. Son caractère, sa famille, ses prédictions, 245-249.

Boulainvilliers (Henri-Étienne de), fils du précédent, XXVI, *248.

Boulaye (Maximilien Eschallart, marquis de la), et sa femme Louise de la Marck, XIV, *203.

Boulaye (le château de la), près Gaillon, II, *111.

Boulaye (la). Voyez Laboullaie.

Boulduc (Simon), apothicaire, XXII, *302.

Boulduc (Gilles-François), apothicaire du Roi, XXII, *302. Croit le Dauphin empoisonné, 302. A la même opinion pour le

duc de Berry, XXIV, 248. Est connu de Saint-Simon, XXII, 302; XXIV, 248.

Bouligneux (Louis de la Palu, marquis de), XII, *339. Sa mort, 339-340.

Boulogne (le village de), près Paris, XIV, 355.

Boulogne (le bois de), XIII, *130, 428; XV, 251, 351, 382; XXI, 87.

Boulogne-sur-mer (la ville de), II, 140 ; XIII, 209. Évêché, XXVI, *94. Gouvernement, XII, 38. Dispute des gouverneurs avec ceux de Picardie, 418-419. Est du département de la Vrillière, XIII, 206. Évêques: voyez Henriau (Jean-Marie), Langle (Pierre de).

Boulogne (Eustache, comte de), XIV, *196.

Boulonnais (le). Faux-sauniers, XV, 280. Milices garde-côte, XXI, 351.

Boultz (René, abbé le), XIII, *209.

Bourbon (la maison de), IV, *38. La Ligue veut l'exclure du trône, XV, 2. Ses droits sur la couronne, 24. Inimitié de la maison de Lorraine et des Guises, V, 209; XV, 17-18, 60 ; XVIII, 172. Mariages de filles de cette maison avec des seigneurs, XII, 230. Ses branches légitimes et bâtardes, IV, 42, 44, 46; XIV, 250; XV, 307; XVII, 368. Ses armes, IV, *46. Citée, VI, 205 ; VII, 245 ; XIV, 180; XV, 299. Voyez Busset, Condé, Conti, Malauze, Montpensier, Soissons.

Bourbon (Jean II, duc de), † 1488, IV, *42, 44.

Bourbon (Louis de), évêque de Liège, † 1482, IV, *44. Son assassinat, VII, 112-113; XIV, 187. Son bâtard, IV, 44.

Bourbon (Pierre II de Bourbon, seigneur de Beaujeu, puis duc de), † 1503, IV, *42. Voyez Beaujeu.

Bourbon (Anne de France, dame de Beaujeu, puis duchesse de), IV, *42. Voyez Beaujeu.

Bourbon (Charles III de Bourbon-Montpensier, duc et connétable de), † 1527, IV, *43. Sa femme Suzanne de Bourbon, *43.

Bourbon (Charles de), archevêque de Rouen, XI, *187-189.

Bourbon (Louis, cardinal de), † 1557, XI, *178.

Bourbon (Charles, cardinal de), roi de la Ligue, XI, *178.

Bourbon (Blanche de), reine de Castille, VIII, *197.

Bourbon (Louis III et Louis-Henri de Bourbon-Condé, ducs de). Voyez Duc (Monsieur le).

Bourbon (Louise-Françoise de Bourbon et Marie-Anne de Bourbon-Conti, duchesses de). Voyez Duchesse (Madame la).

Bourbon (Louise-Élisabeth de Bourbon-Condé, demoiselle de), XV, *388. Reçoit avec sa mère des visites de deuil, XVII, 262. Projet de mariage avec le duc de Berry, XVIII, 398 ; XIX, 189, 191-195, 198, 202, 205-212, 219-221, 244, 251, 262, 270, 277, 290, 314-316; XXI, 66, 81. Refuse de porter la queue de la duchesse de Berry, 348. Assiste au mariage, 353.

Aux obsèques de la Dauphine, XXIII, 49, 52, 53. Épouse le prince de Conti, XXIV, 38-42. Voyez Conti (la princesse de).

Bourbon (Julie de), fille naturelle du prince de Condé. Voyez Lassay (la marquise de).

Bourbon-cavalerie (le régiment de), XXIV, *142.

Bourbon-l'Archambault. Les eaux, I, 32, *551; IV, 252; V, 133; VII, *141, 143, 215, 219; VIII, 90, 100, 311; XV, 88, 92, 98, 100-105, 157; XVI, 143; XXVI, 208. La Sainte-Chapelle, XV, *104.

Bourbon-Busset (les seigneurs de), XXVIII, 195. Leurs armes, IV, *45. Voyez Busset.

Bourdon-Malauze (les armes de), IV, *38.

Bourbonnais (le pays de), IV, 42; V, 26-27. Le gouvernement, XVII, 347-348. La lieutenance générale, V, 25; XVI, 42.

Bourbonnais (le régiment de), X, 296; XI, *267.

Bourbonne (les eaux de), XIX, *8, 365, 410-411; XX, 223; XXI, 322; XXII, 421; XXVII, 199.

Bourdaisière (le château de la), VII, *98.

Bourdaloue (le P. Louis), II, *232. Assiste le maréchal de Luxembourg mourant, 231-234. Ses sermons, 232; IV, 86. Condamne le quiétisme, 87; XIX, 208. Ami du président de Lamoignon, XVIII, 107. Cité, XXVI, 80.

Bourdonnaye (Yves-Marie de la), XVIII, *112. Intendant à Bordeaux, puis à Orléans, 112.

Conseiller d'État, XXIII, 171-172.

Bourg (Léonor-Marie du Maine, comte et maréchal du), † 1739, II, *211. Directeur de la cavalerie, envoyé sur le Rhin, 211, 215. Campagne de 1695, 300. Campagne de 1697 en Alsace, IV, 158, 169, 174. Fait des revues de la cavalerie, 223. Campagne de 1702, X, 302. Blessé dans Versailles par un officier irrité, XIII, 348-349. Sert de mentor au fils de Chamillart, XIV, 248. Campagne de 1708 sur le Rhin, XVI, 135, 351, 453. Campagne de 1709 en Alsace; défaite de Mercy et prise de sa cassette, XVIII, 163-169. Fait chevalier du Saint-Esprit; sa réception, 168; XX, 235, 238. Commandant en second en Alsace, XIX, 9. Perd son fils, XXIII, 108-109. Apaise une sédition en Alsace, XXVI, 255-256. Son caractère, XXVII, 115.

Bourg (Éléonor du Maine, marquis du), fils, X, *302. Blessé à Friedlingue, 301-302. Campagne de 1706, XIII, 355. Sa mort, XXIII, 109.

Bourges (la ville de), VI, 379; XI, 133. L'archevêché, VI, *412; XXVI, 95. Archevêques: voyez Beaune (Renaud de), Frémyot (André), Gesvres (Léon Potier de).

Bourg-la-Reine (le), VIII, *58.

Bourgogne (Jean-sans-Peur, duc de), † 1419, V, *188.

Bourgogne (Philippe le Bon, duc de), † 1467, XI, *186.

Bourgogne (Charles le Téméraire,

duc de). † 1477, XIV, *187.
BOURGOGNE (Louis de France, duc
de), I, *75. Son éducation,
XXII, 309-312. Sa maison choisie par le duc de Beauvillier,
II, 341. Ses sous-gouverneurs,
XVII, 360. Il danse pour la
première fois, I, 75-76. Ne va
pas encore à Marly (1695), II,
345. Fait des visites de compliments, 257.

. Son mariage avec la princesse
de Savoie est une condition de
la paix, III, 132. Va recevoir sa
fiancée à Nemours, 273. N'est
autorisé à la voir qu'une fois
par quinzaine, 276. Le Roi
l'avertit de la disgrâce de Fénelon, IV, 105. Célébration de
son mariage, 214, 306-317,
322-323 ; V, 56. Ses gentilshommes de la manche changés,
159-160. Commande au camp
de Compiègne, 142, 359-372.
Fait ménage avec sa femme ;
ses menins, VI, 355-357, 368.
Entre au conseil des dépêches
et y a voix délibérative, 372 ;
VII, 230-231 ; XIV, 345. Ne
visite pas la duchesse de Lorraine, VI, 390. Assiste à l'hommage du duché de Bar, 392-
393. Le duc de Lorraine prend
congé de lui, 398. Va au bal
chez la Chancelière, VII, 60.
Le Roi lui augmente ses mois ;
don pécuniaire, 159.

1700. Affaire du testament du
roi d'Espagne, VII, 312, 318,
322, 327, 328. Étiquette avec son
frère, 330-331. Il l'accompagne
à la frontière d'Espagne, 325,
341-344, 373. Leur séparation,
VIII, 60-61. Voyage de retour
par le Languedoc et le Dauphiné, 64, 234-237, 269-270.

1701. Est destiné à commander
une armée, VIII, 264. Est forcé
par le Roi de jouer le lende-
main de la mort de Monsieur,
330. Assiste à ses obsèques,
367-369. Maladie de la duchesse
sa femme, IX, 60. Va à la
comédie chez Mme de Maintenon, X, 4.

1702. Fait campagne à l'armée
de Flandre ; voit Fénelon à Cambray, X, 119, 180-187, 193-
194 ; XXII, 314. Farces qu'il
fait à la princesse d'Harcourt,
X, 371-373. Est admis dans
tous les conseils, 384. Reçoit
l'ordre de Saint-Louis, XI, 68.
Prend part à la campagne de
1703 sur le Rhin ; est rappelé
avant la fin, 99, 152, 217-220,
304 ; XXII, 314. S'acquiert
l'affection des soldats, XI, 249.
Cérémonial avec le duc de Mantoue, XII, 102-103.

1704. Naissance de son fils
aîné ; fêtes, XII, 163, 203-204.
Mort du jeune prince ; son père
ne prend pas le deuil, 460-461.
Approuve le choix de Saint-
Simon pour l'ambassade de
Rome, XIII, 237, 244. Visite
à Paris, XIV, 34. Voit l'électeur de Cologne, 97-98. Cesse
d'aller à la musique et à la
comédie, 106. Son rôle dans le
procès Rohan et Soubise, 153,
158-165. Des partisans projettent de l'enlever, 359. Est
favorable à Saint-Simon dans
son procès contre les Lussan,
XV, 79. Porte le deuil de Mme
de Nemours, 145. Est destiné

[Bourgogne (le duc de) *suite*]

à aller à l'armée de Provence en 1707, 216, 225. Cavalcade au Bois de Boulogne, 251-252. Perd son valet de chambre Moreau et prend Du Chesne, 321-323.

1708. Est désigné secrètement pour commander l'armée de Flandre, XVI, 1-3. Conversation de Saint-Simon à ce sujet avec le duc de Beauvillier, 6-20. Est déclaré officiellement, 21. Son départ, 128-130. Passe à Cambray; entrevue avec Fénelon, 130-131. Force de son armée, 136-137. Début de la campagne ; combat d'Audenarde ; retraite, 172-196. Insolence du duc de Vendôme à son égard, 187-189. Lettres sur la bataille, 196-198. Cabales à la cour contre le prince, 202-205. Lettre d'Alberoni, 205-231. Lettres de Campistron et du comte d'Évreux, 232-240. Mesures prises en faveur du duc de Bourgogne, 240-244. Menées de la cabale, 246-248. Faiblesse du duc à l'égard de Vendôme ; il écrit à la duchesse en sa faveur, 248-252. Suite de la campagne ; siège de Lille, 280-300, 305-324. Mensonges répandus contre le prince, 309-314. Déchaînement incroyable contre lui, 328-337. La capitulation de Lille lui est soumise, 364-365. Saint-Simon défend le prince, 368-370. Le prince soutient Berwick contre Vendôme, 450-451. Fautes personnelles du duc de Bourgogne pendant la campagne, 456-458. Son retour à la cour ; réception du

Roi et de Monseigneur, 465-477. Reconnaissance du duc à l'égard du prince de Conti et de Saint-Simon, 490. Bruit qu'il recevra un nouveau commandement, 491.

1709. Va voir le prince de Conti mourant, XVII, 136. Triomphe du duc de Vendôme, 159. Est destiné à l'armée du Rhin, 173. Repousse les avances du comte d'Évreux, 174. Prépare la campagne avec Harcourt, 385-386. Assiste à un conseil de guerre devant le Roi, 391-394. Il ne va pas à l'armée, 400. Son rôle dans la chute de Chamillart, 426, 444-445, 448. Sa situation à la cour à ce moment, XVIII, 8-13. Approuve le rappel des troupes d'Espagne, 26. Résiste à l'entraînement contre le duc d'Orléans, 73, 75, 77.

1710. Naissance de son fils le duc d'Anjou (Louis xv), XIX, 29-30. Son opinion sur le rang des princesses du sang, 71. Le Roi lui parle à propos des enfants du duc du Maine, 94-96. Prend parti pour l'évêque de Metz dans l'affaire du duché de Coislin, 121-122. Causerie sur son compte de Saint-Simon avec Beauvillier, et discours écrit par Saint-Simon sur ce sujet, 139-188. Intrigues du mariage du duc de Berry, 243-244, 231, 277-280, 299. Mariage du duc de Berry, 351-353. Satisfait du choix de Mme de Saint-Simon comme dame d'honneur, 330. Est opposé à l'établissement du dixième, XX, 179-180. Sert de parrain au prince de Conti pour

[Bourgogne (le duc de) *suite*]

l'ordre du Saint-Esprit, 237.
1711. Soins qu'il donne à Monseigneur malade, XXI, 5-6. Tient la cour à Versailles pendant sa maladie, 13-14. Son attitude à la mort de Monseigneur, 24, 26, 30, 31, 33, 40-42, 98. Reçoit le titre de Dauphin, 90. Ses nouveaux menins, 93. Sa conduite amicale à l'égard du duc de Berry ; affaire du service, 99, 108-110. Sa pension augmentée ; son désintéressement, 114. Veut être appelé Monsieur, 114-115. Est traité de Monseigneur par le Parlement, 129. Dispute à propos de sa garderobe, 112. Sa situation à la cour, 310-314. Les ministres travaillent avec lui, 316-320. Est présenté au clergé par le Roi, 341-342. Assiste aux obsèques de Monseigneur, 343, 345. Saint-Simon introduit auprès de lui ; leurs entretiens, XXII, 9-29, 37-41, 60-64. Surpris avec Saint-Simon par la Dauphine, 38-41. Saint-Simon réussit à le lier avec le duc d'Orléans, 56-60. Est chargé d'examiner l'affaire du cardinal de Noailles ; son opinion, 64-68, 147-148, 215-217. Mémoire trouvé dans ses papiers sur cette affaire après sa mort, XXIII, 46-48. Présents qu'il fait à Du Mont et à La Croix, XXI, 97 ; XXII, 240.
1712. Reçoit des avis de poison, XXII, 242-243. La duchesse sa femme tombe malade, 275-279. Lui-même est atteint du mal, 277. Voit le Roi pour la dernière fois, 298-300. Sa dernière maladie ; se croit empoisonné ; sa mort, 296-304. Ses obsèques, son deuil, visites, 343-349, 352-355. Le Pape fait célébrer un service à Rome, 333-335. Autopsie de son corps, 343, 367-368. On accuse le duc d'Orléans de l'avoir empoisonné, 367-371. Le Roi visite ses cassettes et brûle ses papiers, 357-361. Service et bout-de-l'an à Saint-Denis, XXIII, 48-51, 290. Regrets de Saint-Simon à sa mort, XXVII, 1, 8. Projet des conseils trouvés dans ses papiers, 9, 109.
Éloge, portrait et caractère, XXII, 305-333. Portrait physique, XII, 272 ; XXII, 306-309. Son caractère emporté ; ses passions ; sa conversion, XI, 229 ; XIX, 143, 179-180 ; XXII, 305-306. Ses qualités ; sa maturité d'esprit, X, 384 ; XIX, 142, 179 ; XXI, 318. Sa piété austère et peu éclairée, XIV, 106 ; XV, 322 ; XVI, 241, 248, 296, 495, 496 ; XVII, 318 ; XIX, 165-167, 170-175, 179-185, 197-199. Consulte trop son confesseur, XV, 322 ; XVI, 332-333 ; XIX, 176, 185-186. Son austérité et sa dévotion exagérées ; il en importune le Roi et Monseigneur, XVI, 13, 16, 330-332, 477 ; XVI, 391-392, XIX, 180-181. Sa charité outrée à l'égard du prochain, XIX, 161-165, 180. Sa vie renfermée ; son goût pour les sciences, XVI, 8, 332 ; XIX, 145-148, 154-155, 180, 185-186. Déteste les fêtes, 170, 184. Sa timidité et

[Bourgogne (le duc de) *suite*]

sa gaucherie de séminariste, 151, 182-184. Sa continence, 155. Se laisse agacer par les jeunes dames de la duchesse, 152-154, 182, 184 ; XXII, 312. Ses qualités militaires, XI, 219 ; XVI, 7. Sa discrétion, XIX, 459. Ses distractions, ses enfantillages, XVI, 149-150, 153-154, 331-332, 365, 458, 477. Est parfois gai et railleur, XIX, 179, 283, 336. Son affabilité à l'égard du peuple, XXI, 345-346.

Aime la chasse, VI, 368 ; XIX, 282. Son jeu, VII, 159 ; XIX, 155. Ses menus plaisirs, VII, 159. Sa cassette, XVII, 158. Ses aumônes, XIV, 106. Sa garderobe, XXI, 112-113. Ses visites et messages de courtoisie, XII, 10, 13 ; XVIII, 319, 320 ; XX, 361. Son appartement à Versailles, II, 8 ; XVI, 474 ; à Marly, XXII, 38.

Ses relations avec le Roi ; leurs sentiments réciproques, VII, 159 ; XVI, 18, 335-336, 438 ; XIX, 130, 180-181. Ses rapports avec Mme de Maintenon ; est aimé et soutenu par elle, IV, 317 ; XVI, 468 ; XIX, 184 ; XXI, 310, 314-315. Éloignement de Monseigneur pour lui, XVI, 328-329, 335-336, 474 ; XVIII, 12, 63 ; XIX, 180, 198 ; XXI, 76-78 ; XXII, 312, 313. Hostilité pour lui de l'entourage de Monseigneur, XVI, 11-12. Est passionnément épris de sa femme, XII, 269, 272 ; XVI, 241, 475 ; XIX, 182-184 ; XXII, 312. Sa confiance aveugle à son égard, XII, 272, 277 ; XIII,

331. Sentiments de la duchesse pour lui, XXII, 287-288. Relations avec le duc et la duchesse de Berry, XVI, 318 ; XIX, 205, 324. Son union avec le roi d'Espagne, XXI, 267. Ses relations avec Monsieur, VIII, 331. Il est bien disposé pour le duc d'Orléans, XVIII, 73, 75, 77, 341 ; XIX, 70, 259 ; XXII, 378-380. N'aime pas les bâtards du Roi, XVI, 14 ; XIX, 91-92 ; XXI, 262 ; XXII, 20-29. Ses relations avec la cour de Saint-Germain, VIII, 220 ; XIX, 356. Manière peu convenable dont il traite le chevalier de Saint-Georges à l'armée, XVI, 132, 477-478.

Ses idées et ses projets sur le gouvernement, XIV, 160 ; XIX, 176 ; XXII, 323-330. Favorable à la dignité des ducs et pairs, XIX, 121, 122 ; XXII, 20-29. Désapprouve cependant la nouvelle érection de Chaulnes, 155, 302. Est hostile aux princes étrangers, XXI, 65-66, 275. Bien disposé pour la noblesse, XXII, 323-325. Charmont est son secrétaire de la plume, XII, 98-99.

Sa confiance et son amitié pour le duc de Beauvillier, V, 157 ; XVI, 476 ; XVIII, 13 ; XIX, 12-14, 140 ; XXII, 317-318. Relations avec Boufflers, XVIII, 154, 248 ; avec Chamillart, XV, 363 ; XVI, 320 ; XVII, 26. Sa confiance dans le duc de Chevreuse, XXI, 309-310 ; XXII, 317. Relations avec Cheverny, XVII, 355 ; XIX, 188, 323 ; avec Mlle Choin, XIV, 397-

[Bourgogne (la duchesse de)]

400 ; XVI, 11, 476 ; XVII,
419 ; XIX, 184, 259, 317.
Amitié pour le prince de Conti,
XVI, 271 ; XVII, 128-129,
136 ; pour Denonville, XI, 304.
Son affection persistante pour
Fénelon, IV, 105 ; X, 183-185 ;
XVI, 130-131. Sentiments des
disciples de Fénelon à son
égard, XXI, 302. Relations avec
Harcourt, XI, 56 ; XVII, 385,
386 ; avec Louville, IX, 307.
Amitié pour Maulévrier, XIII,
324-325, 327 ; pour le duc de
Montfort, XII, 208 ; pour Nangis, XII, 272. L'abbé de Polignac cherche à s'insinuer auprès
de lui, XIII, 217-220 , XV,
476-477 ; XIX, 12-14. Relations
avec Puységur, XVII, 312 ; avec
Saumery, 360 ; le comte de
Toulouse, XV, 22 ; les Vaudémont, 44, 48, 52.
Bourgogne (Marie-Adélaïde de
Savoie, duchesse de), III, *132.
Son mariage est une condition
de la paix, 132. Arrive en
France, 157. Constitution de sa
maison, 157 et suiv. Choix de
sa dame d'honneur, 161 et suiv.
Reçue au Pont-de-Beauvoisin,
268-269. Son rang à la cour
avant son mariage, 270-272. Le
Roi va au-devant d'elle à Montargis ; présentations de la cour,
272-275. Nom qui lui est donné,
276. Arrivée à Versailles, 276.
Ses grâces à l'égard du Roi et
de Mme de Maintenon, 276-277.
Sa cour et sa vie particulière
avant son mariage, IV , 301-304.
Préparatifs et célébration de
son mariage ; fêtes, 306-324.
Va avec Mme de Maintenon au

couvent de Moret, 354. Reçoit
les ambassadeurs de Savoie et
de Hollande, V, 6-10. Assiste
au mariage de Mlle d'Aubigné,
126-128. Va au camp de Compiègne, 359-361, 364, 369, 371-
373. Au mariage de la duchesse
de Lorraine, VI, 10. Audience
de lord Jersey ; dispute entre
les duchesses, 76 et suiv., 84-
90. Ne couche pas encore à
Marly, 87. Reçoit la princesse
de Montbéliard,314.Fait ménage
avec son mari, 355. Cérémonial
avec le duc et la duchesse de
Lorraine, 389, 390, 398, 400.
Le Roi lui fait cadeau des perles
de Mme de Montespan, VII,
50. Fêtes qui lui sont données,
52-53, 60-62. Fait une loterie,
140. Change de confesseur,
167-168. Assiste aux fiançailles
de Mlle de Mailly, 188. Apprend
le testament du roi d'Espagne,
328. Cérémonial qu'elle observe
avec le jeune roi, 330-331, 342-
344.
1701. Bal que lui donne la maréchale de Noailles, VIII, 49.
Vient voir Monseigneur malade,
240. Mariage de sa sœur avec le
roi d'Espagne, 298. Sa conduite
à la mort de Monsieur, 325, 329-
331. A ses obsèques, 367-369.
Grave maladie qu'elle fait, IX,
59-63.
1702. Bals et comédies, X, 1-3.
Fait nommer Tessé maréchal de
France, 41 42. Farces qu'elle
fait à la princesse d'Harcourt,
369, 371-373. Ravie de l'entrée
de son mari dans tous les
conseils, 384. Réception de
la duchesse d'Albe, XI, 330.

[Bourgogne (la duchesse de) *suite*]

Affaire de la quête, 355-358, 362. Réception du duc de Mantoue, XII, 102. Naissance de son fils aîné ; fêtes, 163-164, 203-204.

1705. Sa passion pour Nangis et Maulévrier, XII, 269-279, 388-394 ; XIII, 324-331. Liaison avec l'abbé de Polignac, 216-217, 325, 332. Tient des cercles sur le désir du Roi, XII, 332-333. Réception de la princesse des Ursins, 404-405, 440. S'amuse au mariage de Mlle d'Osmont, 424. Mort de son fils ; son chagrin ; ne prend pas le deuil, 460-461. Intercède pour Courtenvaux auprès du Roi, XIII, 155.

1706. Bals et mascarades, XIII, 224. Sa santé fait manquer le voyage de Fontainebleau, XIV, 32-35. Réception de l'électeur de Cologne, 97-98. Naissance de son second fils, 258-259. Bals et comédies pendant l'hiver de 1707, 298. S'aperçoit qu'elle est espionnée par la princesse d'Espinoy, XV, 8-10. Prend le deuil de Mme de Nemours, 445. Excuse Mme de Torcy auprès du Roi, 243-245, 249. Cavalcade au Bois de Boulogne et souper chez Armenonville, 251-252.

1708. Comédies chez la duchesse du Maine, XV, 350. Fait une fausse couche ; propos égoïste du Roi, 469-470. Va dîner à Meudon, XVI, 79. Affaire de l'enlèvement de Mlle de Roquelaure, 103. Sa conduite en faveur de son mari après l'affaire d'Audenarde, 196, 201, 241, 242, 246-267, 299, 326, 335-337. Sa colère contre Chamillart, 451-452. Assiste à la mort du maréchal de Noailles, 384. Prend le deuil de la comtesse de Soissons, 433. Retour et réception du duc de Bourgogne, 467-476. Vendôme ne va pas la visiter, 482.

1709. Prend le deuil de l'abbesse de Maubuisson, XVII, 97 ; du prince de Conti, 141 ; de Monsieur le Prince, 262. Fait disgracier Vendôme et le fait éloigner de Marly et de Meudon, 317-328. Contribue à la disgrâce de Chamillart, 416, 417, 422, 426, 434, 444-448. Ménagée par la cabale de Mme de Maintenon ; sa situation à la cour, XVIII, 7, 8, 10, 13. Conversation avec la duchesse de Saint-Simon à propos de Saint-Simon ; services qu'elle lui rend, 90-97. Obtient la Toison pour M. de Listenois, 110. Réception de la duchesse de Mantoue, 120-123 ; de l'électeur de Bavière, 223.

1710. Naissance de son fils le duc d'Anjou (Louis xv), XIX, 29. Est favorable au mariage du duc de Berry avec Mademoiselle, 81-82. Opposée au rang des enfants du duc du Maine, 101-104. Part qu'elle prend aux négociations et intrigues du mariage du duc de Berry, 197-202, 211-214, 220-222, 231-237, 263-265, 269, 270, 273, 275-277, 283, 290, 299. Audience qu'elle donne à Mme de Saint-Simon au sujet de la charge de dame d'honneur de

[Bourgogne (la duchesse de) *suite*]

la duchesse de Berry, 242-248, 296-297. Consultation avec le Roi à ce sujet, 300-303. Avertissement qu'elle donne à Saint-Simon, 306-311, 316 et suiv. Sa joie de leur acceptation, 331-332. Choix de la dame d'atour de la duchesse de Berry, 324-327. Mariage du duc de Berry, 353. Assiste à un souper scandaleux à Saint-Cloud, XX, 98. Froide réception à Vendôme partant en Espagne, 110-111. Elle détrompe Monseigneur sur une calomnie faite contre Saint-Simon, 191-193. Le Roi lui donne l'entier gouvernement de sa maison, 222-223. Assiste à des fêtes malgré les désastres, 235.

1711. Assiste à une messe de l'électeur de Cologne, XX, 240-243. Au mariage de Jeannette de Pinchrec'h, 310. Soins qu'elle donne à Monseigneur malade, XXI, 5-6. Son attitude à la mort de Monseigneur, 24-27, 30, 33, 40-42. Son entrevue avec le Roi dans l'avenue entre les deux écuries, 30. Conseil que lui donne Mme de Levis, 41. Elle est seule admise à Marly après la mort de Monseigneur, 92. Donnée comme chaperon à la duchesse de Berry, 100. En éprouve des désagréments, 102-103. Projets de la duchesse de Berry contre elle, 81-84, 105-106. Raccommodement, 107. Affaire du service, 108-110. Le Roi lui fait dire de se parer davantage, 111. Fait deviner à Saint-Simon qui est abbesse de Remiremont, 271-272. Assiste

à la vente des pierreries de Monseigneur, XXII, 33-34. Surprend Saint-Simon en conférence chez son mari ; sa situation vis-à-vis d'elle, 38-42. Le Roi envoie la musique à sa messe, 73. Met en disgrâce le duc de Noailles, 186-189.

1712. Reçoit un avis de poison, XXII, 242-243. A une fluxion au visage, 269-270. Tabatière que lui offre le duc de Noailles, 272-274. Tombe malade ; change de confesseur ; sa mort, 272-279. Morte empoisonnée, 362-364. Ses obsèques et son deuil, 338-347, 352-355. Service à Saint-Denis, XXIII, 48-51.

Éloge, portrait et caractère ; anecdotes, XXII, 279-296. Bonne, douce et timide, VII, 186 ; XVI, 241, 261, 263 ; XVII, 319 ; XVIII, 77 ; XIX, 200. Ses grâces et ses façons uniques, X, 41-42 ; XII, 269 ; XXII, 281-282. Sa liberté et son étourderie préméditée, XIX, 212. Sa vivacité, XV, 51 ; XVI, 264, 265, 473 ; XXII, 282. Son caractère léger, XVIII, 91-92. Son indifférence, VIII, 331.

Sa religion, ses communions ; n'aime pas les jésuites, XIII, 9-10. Sa messe quotidienne, XII, 277 ; XXII, 73. Ses confesseurs, VII, 167-168 ; XIII, 9-10 ; XVII, 57 ; XVIII, 267.

Adorée de tous, XII, 271, 273 ; XIII, 333 ; XIX, 152. Ses goûts de plaisir, XIII, 9. Ses galanteries, XII, 269-279, 388-391 ; XIII, 216-217, 324-332 ;

[Bourgogne (la duchesse de) *suite*]

XXII, 294-295. Son mépris de
la parure, 295. Aime la chasse,
XV, 45 ; XIX, 278. Son jeu,
IX, 61-63 ; X, 215, 216, 369 ;
XII, 44, 228, 417, 440 ; XVI,
471 ; VII, 318-319 ; XVIII,
31-32, 425-426 ; XIX, 352 ;
XXII, 283. Joue au jeu de l'oie,
XXI, 323. S'amuse à la roulette,
XV, 48.

Sa santé ; ses mauvaises dents,
IX, 59-61 ; XI, 298 ; XII, 102 ;
XXII, 270. Prend du tabac,
274.

Questions d'étiquette ; cérémonial du baiser, V, 9-10, 73,
314; VII, 371 ; IX, 111; XI, 330;
XII, 29 ; XIV, 97 ; XX, 111.
Personnes qui mangent avec
elle et entrent dans ses carrosses, VI, 243-244, 308 ; VII,
175, 186 ; VIII, 237-238 ; XIV,
104 ; XV, 251-252, 317 ; XX,
222. Ses visites et ses messages de courtoisie, VI, 427 ;
XII, 9, 13 ; XVII, 144, 262 ;
XX, 361.

Sa maison : sa dame d'honneur, III, 161 et suiv. ; XII, 437 ;
XVIII, 90 ; XIX, 244, 246. Sa
dame d'atour et son service,
III, 172 ; VII, 188 ; XI, 298 ;
XIII, 276 ; XV, 444. Ses dames
du palais, III, 159 ; XI, 48 ;
XIV, 260 ; XIX, 75, 344. Ses
aumôniers, XII, 54 ; XVIII,
117. Son premier maître d'hôtel,
XIV, 126. Sa première femme
de chambre, IV, 354. Ses carrosses, VIII, 367-368. Sa table
et son dîner, XII, 333, 438 ;
XIX, 121. Son appartement à
Versailles, IV, 324 ; XIX, 352 ;
XXII, 297. Sa chambre à Marly,

XIX, 307. Son appartement à
Meudon, XIV, 398.

Sa conduite avec le Roi et Mme
de Maintenon, XXII, 279, 284-
289. N'est occupé qu'à leur
plaire et fait leur conquête, III,
277 ; V, 156 ; IX, 59 ; X, 42 ;
XII, 269. Sa familiarité, ses
enfances et ses badinages à
l'égard du Roi, qu'elle amuse,
XII, 44, 270 ; XVI, 246, 470 ;
XIX, 198 ; XXI, 157 ; XXII,
289. Affection du Roi pour
elle, X, 373-374 ; XI, 48 ; XII,
269 ; XXII, 296. Le Roi ne
peut se passer d'elle ; elle fait
ses délices, XV, 470 ; XVI, 18 ;
XVII, 310 ; XXII, 288. Voyage
dans le carrosse du Roi, VII,
319 ; XI, 288. Sa déférence et
ses cajoleries pour Mme de
Maintenon ; affection de celle-
ci pour elle, III, 277 ; V, 309 ;
IX, 50 ; X, 384 ; XI, 48 ;
XVI, 17, 212, 250, 261, 337 ;
XVII, 319-320 ; XVIII, 13 ;
XIX, 200, 204 ; XXII, 284. Elle
l'appelle ma tante, III, 277 ; IX,
59 ; XIV, 398 ; XIX, 212 ;
XXII, 284; XXVIII, 278. Grondée par Mme de Maintenon, qui
la fait espionner, XIII, 329-
330 ; XV, 8-9.

Sa conduite et ses sentiments
à l'égard de son mari, XII, 272 ;
XVI, 241 ; XIX, 152-153 ;
XXII, 287-288. Blâme sa trop
grande piété, XIX, 181. Ses
relations guindées avec Monseigneur, XVI, 261 ; XVII, 322-
325 ; XVIII, 14, 77 ; XIX, 198-
199, 218, 221 ; XXI, 77-78.
Elle est toujours gênée à Meudon, 53. Relations avec Mlle

[Bourgogne (la duchesse de) *suite*]

Choin, XIV, 398-400 ; XVI, 11, 476 ; XVII, 449 ; XIX, 259 ; XXI, 53. Amitié pour le duc de Berry, XVI, 475 ; XIX, 277 ; XXI, 82, 99, 108; XXII, 291. Relations avec la duchesse de Berry, XXI, 81-83, 99-104, 107 et suiv.; XXII, 291, 296.

Son affection pour Monsieur, VIII, 368 ; XXII, 291, 379. Aime le duc d'Orléans, XVIII, 77, 341-342, 398 ; XIX, 259 ; XXII, 379-381. Relations avec la duchesse d'Orléans, XVI, 264-265 ; XVIII, 341 ; XIX, 81-82, 189, 197, 259. En mauvais termes avec les princesses filles du Roi, XVI, 265 ; XXII, 289-290 ; particulièrement avec la princesse de Conti et Madame la Duchesse, XVI, 12, 260-261, 265-266 ; XVIII, 14; XIX, 189, 198, 259, 316; XXII, 289-290. Son attachement pour sa propre famille, VI, 192 ; VIII, 334 ; XXII, 291, 379. Sa liaison et sa correspondance avec sa sœur la reine d'Espagne, XI, 227 ; XII, 388; XIX, 346; XXI, 268.

Relations et cérémonial avec la cour d'Angleterre, VIII, 320 ; IX, 297 ; XV, 432 ; XIX, 356; XXII, 12-13. Relations avec le duc d'Antin, XVI, 256-258, 267 ; XVIII, 14.

Son premier éloignement pour les Beauvillier, V, 156-157 ; XVIII, 13-14; XXI, 307-308. Estime Boufflers, XVIII, 13. N'aime Mme de Caylus, XIX, 322. Amitié pour les filles de Chamillart, XV, 79.

Son éloignement pour les Chevreuse, V, 156-157 ; XVIII, 13-14 ; XXI, 307-308. Anecdote de jeu avec le duc de Chevreuse, XVIII, 31-32. Relations avec Mlle d'Elbeuf, XII, 228. Amitié pour la maréchale d'Estrées, XV, 100; XXI, 268. Relations avec le petit duc de Fronsac, XX, 304 ; avec la comtesse de Gramont, XI, 113 ; avec Harcourt, 56 ; XVII, 385-386 ; XVIII, 13. Craint Jeannette, XX, 309. Amitié pour la duchesse de Lauzun, X, 215-216 ; XVIII, 426-427 ; pour Mme de Levis, 31 ; XIX, 204.

Mécontente des deux Lillebonne, XXI, 78. Aime la duchesse de Lorge, XV, 361. Antipathie pour Louville, X, 26 ; pour la duchesse du Maine, XVIII, 427. Relations avec Mme de Mailly, XII, 405; XIII, 276 ; XVIII, 110; avec Mme de Maulévrier, XII, 274-275. Amusée par le jargon de la Montauban, 285-286. Amitié pour Mme de Montgon, XIV, 260; XIX, 409. Relations avec la maréchale de Noailles, XVI, 382. Amitié pour les jeunes femmes Noailles, XV, 363 ; pour Mme de Nogaret, XII, 278 ; XV, 10. Relations avec Mme d'O, XVIII, 96 ; XIX, 202. Déteste Jérôme de Pontchartrain ; anecdote, XVIII, 84 ; XXI, 282-283 ; XXII, 285. Courtisée par le prince de Rohan, dont elle se moque, 274-275.

Relations avec Saint-Simon, XV, 75; XVI, 257, 337 ; XVIII,

[Bourgogne — Bourlie]

90-97 ; XIX, 102 ; XX, 193 ;
XXI, 271-272 ; XXII, 41-42.
Son amitié pour Mme de Saint-
Simon, VII, 61 ; X, 65 ; XVII,
446-447 ; XVIII, 297, 302, 392,
423 ; XIX, 244-247, 296, 297,
309, 310, 316, 317, 333 ; XX,
190, 191. Désire la faire succéder comme sa dame d'honneur
à la duchesse du Lude, XII,
437 ; XVIII, 299 ; XXII, 42.
Leur fait donner un logement
à Versailles, XVI, 93.

Aime et protège Tessé, X, 42 ;
XI, 48 ; XII, 274-275 ; XV, 5.
Relations avec le comte de
Toulouse, 22. Cérémonial aux
Carmélites avec Mlle de la Val-
lière, IX, 70. Amitié pour la
duchesse de la Vallière-Noailles,
XXI, 268. Relations avec les
Vaudémont, XV, 5, 44-45,
48, 51-52 ; avec le maréchal de
Villeroy, XVI, 255. Amitié
pour la duchesse de Villeroy,
XIII, 155 ; XVI, 255, 263-264 ;
XVIII, 8, 13. Hostilité pour
Mme de la Vrillière, XII, 273,
276-277.

Bourgogne (la). Les États, IV,
*247 ; VI, 131-132 ; XIII, 433,
454 ; XIV, 293 ; XIX, 57, 60-
61. Gentilshommes, XI, 10,
27. Gouvernement, VI, *134 ;
XVII, 235, 257, 258, 275 ;
XIX, 55, 225 ; XXVII, 80.
Administration de Monsieur le
Duc, XIX, 61. Intendance, III,
280. Lieutenant général, XI,
35 ; XVIII, 103. Citée, XII,
186 ; XIII, 5 ; XIV, 362 ; XVI,
119, 126 ; XVII, 204 ; XIX,
23 ; XX, 10, 83.

Bourgogne (le parlement de).

Procès du curé de Seurre, V,
327. Querelle avec Monsieur le
Prince, XIII, 433-434. Juge le
procès du duc de Bouillon et
de son fils Albret, XIV, 361-
362. Se mêle de la police des
blés ; réprimande du Roi, XVII,
200-203. Cité, VI, 184 ; IX,
320 ; XII, 335 ; XIII, 346 ;
XVIII, 195 ; XIX, 61 ; XX,
63.

Bourgogne (le vin de), XV, 398 ;
XXVII, *183.

Bourgogne (la comté de). Voyez
Franche-comté.

Bourgogne-infanterie (le régiment de), VI, *308.

Bourgogne-cavalerie (le régiment de), XIII, *319.

Bourke (Toby, chevalier puis
comte de), XII, *444. Envoyé
par le roi Jacques en Espagne ;
son caractère, sa famille, ses
aventures, 444-448.

Bourke (Marie-Anne Nagu de
Varennes, comtesse de), XII,
*446-447.

Bourke (Marie-Anne, demoiselle
de), XII, *447. Prise par un
corsaire barbaresque, puis délivrée, 447-448.

Bourlémont (Louis d'Anglure
de), archevêque de Bordeaux,
V, *36 ; XIII, 417.

Bourlémont (Nicolas d'Anglure,
comte de), † 1706, II, *213 ;
V, 36. Sa mort, XIII, 417.

Bourlie (Georges de Guiscard,
comte de la), † 1693, I, *54 ;
XII, *148. Sous-gouverneur du
Roi, 149 ; XIII, 321. Ami du
duc Claude de Saint-Simon,
XII, 148-149.

Bourlie (Jean-Georges de Guis-

card, comte de la), VII, *67. Colonel du régiment de Normandie; abus d'autorité; sort du royaume, 67-68; XII, 146-147.

BOURLIE (Antoine de Guiscard, abbé de la), XII, *145. Ses tentatives pour secourir les Camisards, 145-146; XVI, 154; XX, 353. Sa fortune en Angleterre, XIII, 439. Sa fin funeste et étrange, XX, 353-355. Portrait, XII, 147-148.

BOURNEL DE NAMPS (la famille de), XX, *216. Voyez Mouchy.

BOURNONVILLE (la maison de), XV, *248. Leur grandesse, IX, 283.

BOURNONVILLE (Alexandre Iᵉʳ, prince de), †1656, VIII, *291; XIII, 125.

BOURNONVILLE (Alexandre-Hippolyte-Balthazar, duc de), †1690, VIII, *290. Ses emplois et sa mort, 290-291. Cité, XIII, 125; XIX, 24.

BOURNONVILLE (Ambroise-François, duc de), †1693, VIII, *290. Est fait duc à brevet après son père, 290-291. Sa femme Lucrèce-Françoise de la Vieuville, XIX, *342.

BOURNONVILLE (Alexandre-Albert-François-Barthélemy, duc et prince de), †1705, I, *257. Blessé à Nerwinde, 257. N'a point droit au titre de duc, VIII, 291. Sa mort et sa famille, XIII, 125-126. Cité, 184; XXVII, 243.

BOURNONVILLE (Marie-Charlotte-Victoire d'Albert de Luynes, duchesse de), femme du précédent, VIII, *289. Sa mort, 289-

290. Citée, XIII, 125, 126, 184; XXVII, 243.

BOURNONVILLE (Philippe-Alexandre, prince de), †1727, VIII, *290; XIII, 125. Sa maladie et sa mort, XXVII, 243-246.

BOURNONVILLE (Catherine-Charlotte-Thérèse de Gramont, princesse de), puis duchesse de Ruffec, XIII, *125. Maladie et mort de son mari; elle épouse le duc de Ruffec, XXVII, 243-252.

BOURNONVILLE (Michel-Joseph, baron de Capres, puis duc de), †1752, IX, *146; XXII, 137. Voyez Capres (le baron de).

BOURNONVILLE (Angélique-Victoire de). Voyez Duras (la duchesse de).

BOURNONVILLE (Delphine-Victoire, demoiselle de), VIII, *290.

BOURNONVILLE (Marie-Françoise de). Voyez Noailles (la maréchale de).

BOURVALLAIS (Paul Poisson de), traitant, XVI, 398, *685. Soutient l'État comme la corde le pendu, 398.

BOUTEILLER DE SENLIS (la maison le), XVIII, *249.

BOUTEVILLE (François de Montmorency, seigneur de), †1627, II, *33. Ses duels et sa mort, 33-35; XIV, 263.

BOUTEVILLE (Élisabeth-Angélique de Vienne, dame de), II, *35. Mère du maréchal de Luxembourg; sa mort, III, 144-145.

BOUTEVILLE (la terre de), II, *24.

BOUTHILLIER (Denis), †1622, XXIII, *210. Ses services aux Richelieu, 210-212.

BOUTHILLIER DE CHAVIGNY (Claude), surintendant des finances, † 1652, IV, *115.

BOUTHILLIER DE CHAVIGNY (François), évêque de Troyes, IV, *115. Sa vie dissipée ; sa démission et sa retraite, 115-119 ; V, 95 ; XII, 335. Est proposé pour examiner l'affaire du cardinal de Noailles ; son caractère, XXII, 67. Cité, V, 299 ; VI, 184 ; X, 100.

BOUTHILLIER DE CHAVIGNY (Denis-François), évêque de Troyes, IV, *118. Succède à son oncle, 118. Affaire de dom Gervaise, V, 396. Apprend à Saint-Simon la mort de l'abbé de Rancé, VII, 240.

BOUTHILLIER DE CHAVIGNY (Anne-Julie et Marie), religieuses à Saint-Antoine, X, 103-104.

BOUTHILLIER DE CHAVIGNY (Marie), dame Brûlart. Voyez Choiseul (la duchesse de).

BOUTON (la famille), XI, *10 ; XII, 357 ; XXVI, 70. Voyez Chamilly.

BOUVARD (Charles), médecin, IX, *19.

BOUVARD DE FOURQUEUX. Voyez Fourqueux.

BOUVILLE (Michel-André Jubert de), intendant à Orléans, XIV, *342. Essaie le système de Boisguilbert, 342. Quitte Orléans, XVIII, 112. Commissaire pour l'établissement de l'impôt du dixième, XX, 164-168.

BOUVILLE (Françoise-Nicole Desmaretz, dame de), XIV, *342 ; XX, 164.

BOUZOLS (Louis-Joachim de Montaigu, marquis de), † 1746,

III, *35. Épouse Mlle de Croissy, 35 ; IX, 11. Donné en otage au duc de Savoie en 1696, III, 137. Chargé de complimenter le duc de Lorraine, V, 142.

BOUZOLS (Marie-Françoise Colbert de Croissy, marquise de), III, *35. Son mariage, 35. Sa liaison avec Madame la Duchesse, XIII, 234 ; XVIII, 18 ; XIX, 260 ; XXVII, 58. Affaire de Mme de Torcy, XV, 249-250. Sa laideur ; son esprit et sa méchanceté ; ses intrigues, III, 35 ; XVIII, 18 ; XXI, 365 ; XXVI, 351.

BOYER (Antoine), et sa femme Françoise de Wignacourt, IV, *110. Ses filles : voyez Noailles (la duchesse de), Tambonneau (Mme).

BOYNE (la bataille de la), X, *135.

BOYSSEULH (François de), XVII, *115. Écuyer du Roi ; ses fonctions ; sa mort, son caractère ; anecdote, 115-118.

BOYVIN. Voyez Bacqueville, Bonnetot.

BOZE (Claude Gros de), secrétaire de l'Académie des Inscriptions, XXVI, *132.

BRABANT (Jean II, duc de), XX, *6.

BRABANT (le), XIV, 195 ; XX, 6.

BRACCIANO (Ferdinand Orsini, duc de), V, *99.

BRACCIANO (Flavio Orsini, duc de), II, *260 ; V, *41. Prince du Soglio, V, 41 ; IX, 93. Fait chevalier du Saint-Esprit, V, 103. Renvoie son collier, 44. Ses mariages, 100, 104-105. Sa vie à Rome, II, 260 ; XIII, 69. Sa mort et sa succession, V, 99,

107; XIII, 69, 71. Sa première femme Hippolyte Ludovisio, V, *100.

BRACCIANO (Anne-Marie de la Trémoïlle-Noirmoutier, princesse de Chalais, duchesse de), et princesse des Ursins, II, *260. Voyez Chalais (la princesse de). Épouse le duc de Bracciano, V, 100, 104-105. Séjourne en France, 105-106. Obtient le *pour*, 358. Mariage de Mlle de Cosnac, IV, 59-60. Cherche à marier Saint-Simon, II, 261, 270-271; III, 37. Ses relations avec le cardinal de Bouillon, V, 108-109; XIII, 71. Brouillée avec son frère l'abbé de la Trémoïlle, XIII, 71-72. Prend le nom de princesse des Ursins, V, 108; XIII, 72. Voyez Ursins.

BRACCIANO (le duché de), V, *108; XIII, 72.

BRAGANCE (la maison de), VIII, *108, 110, 117, 130-131, 139-140.

BRAGANCE (Jean Iᵉʳ, duc de), VIII, *109, 114, 131.

BRAGANCE (Ferdinand Iᵉʳ, duc de), VIII, *118, 123.

BRAGANCE (Alphonse, duc de), † 1461, VIII, *114, 118, 131.

BRAGANCE (Ferdinand II, duc de), † 1483, VIII, *114, 118, 123, 131.

BRAGANCE (Jacques, duc de), † 1513, VIII, *114.

BRAGANCE (la ville et le duché de), VIII, *108, 191, 192.

BRAGELONGNE DE VERSIGNY (Étienne de), XXIV, *174. Sa mort, 174-175.

BRAÎNE-L'ALLEUD (le bourg de), XVI, *173.

BRAISNE-SUR-VESLE (la seigneurie de), XIV, *202. Ses seigneurs, 202-204.

BRAISNE (Henri-Robert de la Marck, comte de), † 1652, VII, *113. Prend le titre de duc de Bouillon, XIV, 202, 204.

BRANCAS (André-Baptiste de), amiral, † 1595, XI, *101.

BRANCAS (Georges de Brancas, duc de Villars-), † 1657, XI, *101. Créé duc, 101. Sa femme Julienne-Hippolyte d'Estrées, *102; XXV, 167.

BRANCAS (Charles, comte de), dit le Distrait, † 1681, VI, *74. Chevalier d'honneur d'Anne d'Autriche; ses distractions; sa retraite, XI, 102-104. Ses relations avec Mme Scarron, VI, 74; XI, 102; XXVIII, 194.

BRANCAS (Louis-François de Brancas, duc de Villars-), † 1679, XI, *102. Sa femme, Marie-Madeleine Girard de Villetaneuse, *102; XVII, 8.

BRANCAS (Henri-Ignace, abbé de), évêque de Lisieux, XXI, *87.

BRANCAS (Louis de Brancas, duc de Villars-), † 1739, XI, *101. Épouse sa cousine Marie de Brancas; son esprit; son désordre; se sépare d'elle, 101-104. Payé pour le mariage de son fils avec Mlle de Moras, XVIII, 430.

BRANCAS (Marie de Brancas, duchesse de Villars-), II, *339. Son mariage avec son cousin; se sépare de lui; devient dame d'honneur de Madame par nécessité, XI, 101-104; XIX, 239, 311. Liée avec les jansénistes, II, 338-339. Citée, XXII, 355,

BRANCAS (Louis-Antoine, duc de),
† 1760, XVII, *8. Hérite de
Mme de Villetaneuse, 8. Son
mariage avec Mlle de Moras,
XVIII, 430. Ses infamies, XX,
359.

BRANCAS (Marie-Angélique Fremin de Moras, duchesse de),
XVIII, *429. Son mariage, sa
famille, sa dot, 429-431.

BRANCAS (Louis de Brancas-Cé-
reste, marquis de), † 1750, IX,
*220. Fait brigadier, X, 198.
Sert en Espagne, XIII, 401-
402 ; XIV, 282. Va complimenter le roi d'Espagne sur la naissance du prince des Asturies,
XV, 229. Fait gouverneur de
Girone, XX, 296. Défend cette
ville, XXIII, 217. Est récompensé par la Toison d'or, IX,
281 ; XXIII, 265. Est nommé
ambassadeur à Madrid, 265. Sa
situation vis-à-vis de la princesse des Ursins ; il vient en
France, XXIV, 221-224. Ne retourne plus en Espagne, 226.
Raconte à Saint-Simon la disgrâce de Mme des Ursins,
XXVI, 114-115. Grand d'Espagne, IX, 281. Maréchal de
France, XIII, 404.

BRANCAS (Dorothée de Cheylus de
Saint-Jean, marquise de), mère
du précédent, XXIV, *222.
Nommée dame de la duchesse
de Berry ; se retire en Provence,
XXVI, 201-202.

BRANCAS D'OISE (Marie-Joseph,
marquis de), † 1783, XVII, *8.

BRANCAS (le duché de Villars-),
XXI, *148.

BRANDEBOURG (la maison de), VII,
360, 365.

BRANDEBOURG (Frédéric Ier de
Hohenzollern, électeur de),
† 1440, VII, *363. Sa femme
Sophie Jagellon, *364.

BRANDEBOURG (Albert de Hohenzollern, électeur de), † 1486,
VII, *363.

BRANDEBOURG (Jean de Hohenzollern, électeur de), † 1499,
VII, *363.

BRANDEBOURG (Albert, marquis
de), grand maître de l'ordre
teutonique et duc de Prusse,
† 1568, VII, *362. Sécularise
l'ordre, se fait souverain de la
Prusse et érige l'université
d'Heidelberg, 362-365.

BRANDEBOURG (Jean-Sigismond,
électeur de), † 1619, VII, *366.
Sa femme Anne de Brandebourg
de Prusse, *366.

BRANDEBOURG (Frédéric-Guillaume, électeur de), † 1688, VII,
*366. Sa femme Louise-Hen-
riette de Nassau, XXIII, *296.
Cité, XXIII, 295.

BRANDEBOURG (Élisabeth-Charlotte de Bavière, électrice de),
femme de Georges-Guillaume,
XIV, *183.

BRANDEBOURG (Frédéric III, électeur de). Prend part à la guerre
de 1688, VII, 367. Se déclare
roi de Prusse, 368-370. Voyez
Frédéric Ier, roi de Prusse.

BRANDEBOURG (Élisabeth-Hen-
riette de Hesse-Cassel, électrice
de), première femme de Frédéric III, XV, *310.

BRANDEBOURG (Sophie-Charlotte
de Brunswick-Hanovre, électrice de), deuxième femme de
Frédéric III, XII, *421. Sa mort,
421.

BRANDEBOURG-BAREITH(Christian-Ernest, margrave de), † 1712, IV, *188; XIV, *107. Commande l'armée impériale en 1707, XV, 177-178.

BRANLE (le), danse, I, *75.

BRANTES (Léon d'Albert, seigneur de). Voyez Luxembourg (le duc de Piney-).

BRANTÔME (Pierre de Bourdeille, seigneur de), XI, *289.

BRAQUE (la commanderie de la), XXIII, *243.

BRAQUEMONT (Guillaume de) et sa femme, XIV, *184. Marie sa fille à Évrard de la Marck, 184-185.

BRASSAC (Catherine de Sainte-Maure-Montausier, comtesse de), dame d'honneur d'Anne d'Autriche, I, *190. Est renvoyée, XI, 291.

BRASSAC (Guillaume-Alexandre de Galard de Béarn, marquis de), † 1768, XV, *279. Épouse Mlle de Tourville, 279; XXIII, 100; XXIV, 320.

BRASSAC(Lucie-Françoise de Tourville, marquise de), VIII, *292. Sa beauté; est dame de la duchesse de Berry, XV, 279-280; XXIII, 100; XXIV, 320.

BRAY-SUR-SEINE (le bourg de), XV, *394.

BRAZEUX (la terre de), XXIII, *284.

BREAUTÉ (la maison et la terre de), XVI, *422.

BREAUTÉ (Pierre Ier, sire de), XVI, *422. Son combat singulier contre des Espagnols, 422.

BREAUTÉ (Pierre II, sire de), † 1640, XVI, *423. Sa femme Marie de Fiesque, *417.

BREAUTÉ (Jean-Baptiste-Gaston, sire de), † 1654, XVI, *423.

BREAUTÉ (François, marquis de), † 1708, XVI, *424. Sa mort, son extraction, son caractère; fait réhabiliter Langlade, 421-424.

BREAUTÉ (Anne-Françoise-Élisabeth Arbaleste, marquise de), XVI, *423.

BREAUTÉ (Henri-François-Emmanuel de), † 1685, XVI, *423.

BREAUTÉ (Alexandre-Charles de), marquis de Hotot, † 1716, XXIII, *52. Aux obsèques du duc de Bourgogne, 52.

BREDA (la ville de), I, *213, 270; II, 333; XI, 131.

BREDA (le traité de), XI, 343.

BREFS (la secrétairerie des), à Rome, XXIII, *395.

BRÉGY (Nicolas de Flecelles, comte de), XIII, 305, *613.

BRÉGY (Charlotte de Saumaise de Chasans, comtesse de), XIII, 305, *615.

BRESCELLO (la ville de), XI, *73.

BRESCIA (la ville de), XII, *387.

BRÉSIL(la vice-royauté du), XXIV, 54.

BRESLAU (la ville de), XV, *187.

BRESSE (le pays de), XXIV, 185. La lieutenance générale, III, *30.

BRESSEY (Jean-Claude, baron de), I, *37. Au siège de Namur, 37. Sa mort, XII, 17.

BRESSUIRE (la ville de), XXIII, *61.

BREST (la ville de). La cure en est attribuée aux jésuites, XIII, 179-180. Citée, IV, 216; XII, 99, 425-426; XIV, 284-285; XV, 190. Gouvernement, XXIII, *202.

Bretagne (la maison de), V, 194.
Ses branches bâtardes, 230;
VII, 77, 80-84; XIV, 272.
Bretagne (Pierre de Dreux, duc
de), XIV, *172.
Bretagne (Jean II, duc de),
† 1300, V, *185.
Bretagne (Jean IV de Montfort,
duc de), † 1345, V, *194.
Bretagne (Charles de Blois, duc
de), † 1364, V, *194.
Bretagne (Jean V, duc de),
† 1399, V, *187, 194; VI, 379,
380. Sa femme Jeanne d'Évreux,
V, *188.
Bretagne (Jean VI, duc de),
† 1442, V, *189; XV, 296,
298, 299. Sa femme Jeanne de
France, *299.
Bretagne (François Ier, duc de),
† 1450, V, *192; XV, 299. Sa
femme Isabelle Stuart, V *192.
Bretagne (Pierre II, duc de),
† 1457, V, *189; VI, 402; XV,
299.
Bretagne (François II, duc de),
† 1488, V, *193. Son bâtard
Avaugour, 230. Sa première
femme Marguerite de Bretagne,
*192. Sa seconde, Marguerite
de Grailly-Foix, *193; XXIV,
185.
Bretagne (Anne de). Voyez Anne
de Bretagne, reine de France.
Bretagne (Louis de France, duc
de), † 1705, XII, *163. Sa naissance; fêtes, 163-164, 203-204.
Son baptême, XIII, 254-255.
Sa mort, XII, 460-462.
Bretagne (Louis de France, second duc de), † 1712, XIV,
*258. Sa naissance, 258. Mort
de sa gouvernante, la maréchale
de la Motte, XVII, 17. M. d'O

vise à être son gouverneur,
XVIII, 97. Mécontent de la naissance de son frère Anjou, XIX,
30. Beauvillier veut lui faire
donner Saint-Simon comme gouverneur, XXII, 120. Devient
dauphin, 344. Sa maladie, son
baptême, sa mort, 349-351. Ses
obsèques, 351-352.
Bretagne (le duché de), V, *187.
Ses armoiries, XIV, *171.
Bretagne (la). Descentes proje-
tées par les ennemis, I, 130;
II, 140. Inspection de Monsieur,
1, 266. Ses côtes bombardées,
II, 310. Compétitions de M. de
Chaulnes et de Pontchartrain,
III, 287-291. M. de Chaulnes
obligé d'en céder le gouvernement au comte de Toulouse, II,
254-255, 259; V, 342-343;
XXIV, 352.
Amirauté et amiral; ses droits;
procès contre l'amirauté de
France, II, *255; V, 345-346;
VII, 229-231; XV, 300, 303.
Baronnies, V, 184-185. Com-
mandant en chef, IX, 6; XI,
14, 99. Coutumes, V, 186;
XVI, 113, Gentilshommes, V,
185; XVI, 92; XIX, 342. Gou-
vernement, II, *254; V, 346;
VI, 92; VII, 45; VIII, 266;
XXIII, 202. Intendance, IV, 16.
Juveigneurs, V, 186. Langue
bretonne, V, 79. Les lieutenan-
ces générales, IX, 6; XI, 62,
64, *304; XII, 45; XV, 86;
XXIII, 267. Ses anciens rois,
XIV, 170.
Citée II, 119, 120, 200, 257;
III, 90; V, 31, 82, 193, 351; VI,
91, 92, 239, 376; VII, 229; X,
119; XII, 369; XIII, 52, 432;

XIV, 135, 165-169 ; XV, 197 ;
XVI, 91 ; XX, 307, 309 ; XXI,
202 ; XXIV, 228.

BRETAGNE (les États de), I, *301 ;
V, *189 ; XV, *341. Les présidents, I, 301 ; XV, 341, 344.
Alternance des Rohans et des
Laval, V, 189. Le trésorier des
États, VI, 375. Autorité de
M. de Chaulnes, VI, 279. Le
premier président du Parlement
est toujours second commissaire
du Roi, 276. Aventure de Lau-
jamet, XVI, 92.

BRETAGNE (le parlement de), VI,
*275. Pontchartrain en est fait
premier président, 275-278. Brilhac lui succède, X, 401. Privilège du premier président aux
États, VI, 276. Juge le procès
de Mme de Soubise contre M. de
Rohan-Poulduc, XIV, 169.

BRETESCHE (Esprit de Jousseaume,
marquis de la), † 1706, II, *172.
Lieutenant général ; campagne
de 1694, 172-174 ; de 1695, 172-
173, 303, 305. Campagne de
1697 sur le Rhin, IV, 162-165,
175. Sa jambe de bois, anecdote,
II, 306-307.

BRETESCHE (Hubert Jousseaume de
la), † 1708, XVI, *194. Blessé
à Audenarde, 194-195.

BRETEUIL (Louis le Tonnellier de),
† 1685, intendant à Montpellier, VI, *38.

BRETEUIL (François le Tonnellier
de), † 1705, VI, *40. Conseiller
d'État, intendant des finances,
40. Sa charge est supprimée,
IX, 23. Sa mort, XII, 462. Sa
femme Anne de Calonne de
Courtebonne, *422.

BRETEUIL (Louis-Nicolas le Ton-

nellier, baron de), † 1728, VI,
*37. Sa charge d'introducteur
des ambassadeurs ; son caractère, 37-40 ; VII, 153-154 ; VIII,
58. Vend sa charge de lecteur
du Roi, VII, 153. Ses relations
avec les Pontchartrain ; son
ignorance de l'auteur du Pater,
VI, 40-42. Pourquoi prend le
titre de baron de Breteuil, 38.
Aux obsèques du duc de Berry,
XXIV, 260-261. Relations avec
l'ambassadeur de Perse, XXVI,
128, 131.

BRETEUIL (François-Victor le Tonnellier, marquis de), † 1743,
XII, *422. Devenu par la suite
secrétaire d'État de la guerre,
422, 462.

BRETEUIL (l'abbaye de), XIX,
*43.

BRETONCELLES (Louis-François le
Conte de Nonant, marquis de),
II, *169.

BRETONNEAU, valet de chambre de
Saint-Simon, I, *249 ; XVII,
161-162.

BRETONNIÈRE (Gilles de Botterel,
comte de la), XIV, *76. Tué à
Turin en 1706, 76.

BREUNER (Ferdinand, comte),
XVIII, *166.

BRÉVAL (Anne-Philippe-Gene-
viève-Françoise de Harlay, demoiselle de), I, *126.

BREVETS D'AFFAIRES (les), XXII,
*110.

BREVETS DE RETENUE (les), II,
*105 ; XXVII, 118.

BREZÉ (Louis de), comte de Maulévrier, XIV, 191.

BREZÉ (Armand de Maillé, duc
de), † 1646, XVII, *274. Sa
charge de grand maître de la

navigation, XX, 314. Sa mort,
XVII, 274-275.
Brezé (Urbain de Maillé, maré-
chal de), † 1650, XIV, *205.
Capitaine des gardes du corps,
204-205.
Briançon (la ville de), XIV, 73;
XVII, 399; XVIII, 140; XXIV,
73-74.
Briarée (le géant), XXIV, *359.
Brie (la), VII, 2; XV, 299.
Brienne (la maison de), XXIII,
42.
Brienne (Antoine de Luxembourg,
comte de), † 1504, II, *21.
Brienne (Charles de Luxembourg,
comte de), † 1530, II, *21.
Brienne (Antoine II de Luxem-
bourg, comte de), † 1557, et sa
femme Marguerite de Savoie,
II, *21.
Brienne (Jean de Luxembourg,
comte de), † 1576, II, *22, 96.
Sa femme Guillemette de la
Marck, *22.
Brienne (Charles II de Luxem-
bourg, comte de), † 1608, II,
*22, 23, 96; XXV, *236. Sa
femme Anne de Nogaret de la
Valette, II, 22, *96.
Brienne (le duché de), XXV,
*236.
Brienne (Henri-Auguste de Lo-
ménie de), secrétaire d'État.
Voyez Loménie.
Brienne (Louis-Henri-Joseph de
Loménie, comte de), † 1698,
V, *93. Sa mort, sa carrière, ses
voyages, ses connaissances et
ses œuvres, sa folie, 93-97.
Lionne a sa charge de secrétaire
d'État, 99. Sa femme Henriette
Bouthillier de Chavigny, *95.
Brienne (Louis-Henri II de Lo-

ménie, comte de), † 1743, V,
*97, 98.
Brières (la maison des), XVI, *98,
100; XVII, 464, 469, 473, 474;
XVIII, 5.
Brigadier (le grade de), I, *44;
XI, 60; XVIII, 124-125. Pro-
motions de brigadiers, X, 54-
56; XII, 191-192.
Brigandage d'Embrun (le), XVII,
229.
Brihuega (la ville de), XX, *132.
Prise par Vendôme, 132-141,
143, 148, 299.
Brilhac (Pierre de), premier président du parlement de Bretagne, X, *401.
Brille (la ville de la), XV, *424.
Brimeux (la terre de), XXIV, *81.
Brinon (Marie-Madeleine de Senneterre, demoiselle de). Voyez
Villacerf (la marquise de).
Brinvilliers (Marie-Madeleine
Daubray, marquise de), XIV,
*176; XXII, 85.
Brionne (Henri de Lorraine-Armagnac, comte de), III, *156.
Chargé de recevoir la princesse
de Savoie à son arrivée, 156-
157. Ses prétentions à ce sujet,
269-271. Montre la grande écurie au duc de Lorraine, VI,
397. Survivance de la charge de
grand écuyer, XVII, 116. Comment il apprend la mort de Monseigneur, XXI, 43. Sa mort, son
caractère, XXIII, 20-21. Excel-
lent danseur, XIII, 221-222. Sa
conduite à l'égard de Mme Du
Mont, 322. Cité, VIII, 130;
XVII, 348; XVIII, 197.
Brionne (Madeleine d'Espinay-
Broon, comtesse de), VI, *78.
Sa mort, XXV, 162.

[Brionne — Brissac]

BRIONNE (Marie-Louise de Lorraine, demoiselle de), XXV, *162.

BRIORD (Gabriel, comte de), † 1703, IV, *34. Premier écuyer de Monsieur le Prince, XI, 344. Nommé ambassadeur à Turin, 34-35. Envoyé à la Haye, VI, 355. Tombe malade et est remplacé, VIII, 50, 51, 253. Est fait conseiller d'État, IX, 9. Sa mort; son caractère, XI, 344; XII, 131.

BRIOUDE (l'abbaye de), XIV, *236. Affaire du faux cartulaire de cette église, 236 et suiv.; XVI, 126-127; XX, 44, 45, 57.

BRISACH (la ville de), I, *200; X, 245; XVI, 247, 330; XVIII, 164. Gouvernement, XI, 217; XXIII, 203, *204; XXIV, 123; XXVI, 70. Sièges, XI, 217-219, 299, 304; XII, 29.

BRISACIER (Jacques-Charles, abbé de), II, *359.

BRISGAU (le), XXIV, *129.

BRISSAC (René de Cossé, seigneur de), † 1540, dit le gros Brissac, XIX, *132, 133, 343. Sa femme Charlotte Gouffier, *132.

BRISSAC (Charles Iᵉʳ de Cossé, maréchal de), † 1563, I, *208; XIII, 198-199; XIX, *131, 134.

BRISSAC (Timoléon de Cossé, comte de), † 1569, I, *208; XIX, *131.

BRISSAC (Charles II de Cossé, maréchal-duc de), † 1621, I, *208; VI, *69. Maréchal de France de la Ligue, confirmé par Henri IV, 69-70; XIII, 195, 198-199; XVI, 26; XIX, 131-132, 134; XXIII, 7.

BRISSAC (François de Cossé, duc de), † 1651, VI, *64; XIX, 134; XXIII, *215.

BRISSAC (Louis de Cossé, duc de), † 1661, III, *196; VI, 61, 64; XV, 129-130. Brouillé avec sa sœur Mme de Vezins, à cause du remariage de celle-ci, XVIII, 279.

BRISSAC (Marguerite-Françoise de Gondy, duchesse de), femme du précédent, III, *18; XV, *129, 130; XVI, 387; XIX, 134.

BRISSAC (Henri-Albert de Cossé, duc de), † 1699, I, *22. Marié à Mlle de Saint-Simon, 22, 206. Ses défauts et ses vices, 209; II, 70. Séparé de sa femme, I, 209. Ancienneté de sa pairie, II, 17. Prend part au procès des pairs contre le duc de Luxembourg, 70, 244; III, 89. Écarté de l'ordre du Saint-Esprit, XIV, 147. Se remarie avec une Verthamon, XIII, 196. Sa mort, son caractère, VI, 58-60. Sa succession; procès de Saint-Simon contre ses héritiers, 65-68; XIII, 193-196. Cité, VII, 47; XIII, 191; XV, 65, 130; XIX, 130.

BRISSAC (Marguerite-Gabrielle-Louise de Saint-Simon, duchesse de), I, *22. Son mariage, 22, 206; III, 334. Anecdote sur l'origine du bonnet des Brissac, I, 207-209. Est séparée judiciairement de son mari; teste en faveur de son frère, 209-210; II, 270; VI, 58, 59, 67; XIII, 192; XV, 65-67.

BRISSAC (Élisabeth de Verthamon, duchesse de), II, *73; VI, 59; XIII, 196.

BRISSAC (Artus-Timoléon-Louis,

comte de Cossé, puis duc de),
† 1709, I, *263. Fait prisonnier
à Nerwinde, 263. Marié à Mlle
Béchameil, VI, 61. Difficultés
pour succéder au duché de Brissac, 62-71. Il est reçu au Parlement, VII, 47 ; XIII, 195. Son
rôle dans le procès de Saint-Simon pour l'héritage de sa sœur,
191-209. Sa mort, XVII, 377-
378. Relations avec Saint-Simon,
VI, 66-68, 70.
Brissac (Marie-Louise Béchameil,
comtesse de Cossé, puis duchesse de), VI, *61 ; XI, 94 ;
XIII, 193, 199, 209 ; XVI, 94.
Brissac (Charles-Timoléon-Louis
de Cossé, duc de), † 1732, XX,
*272. Opposé aux prétentions
de M. d'Antin sur le duché
d'Épernon, 272, 278. N'assiste
pas à la séance des Renonciations, XXIII, 331.
Brissac (le duché de). Difficultés
pour sa succession, VI, 64-70 ;
XIII, 191-195.
Brissac (le château de), I, *207,
208 ; II, 70 ; VI, 58.
Brissac (Albert de Grillet de),
major des gardes du corps, VI,
*222. Chargé d'arrêter Purnon
après la mort de Madame Henriette, VIII, 376-377. Le maréchal de Salon s'adresse à lui,
VI, 222. Mot du maréchal de
Duras sur les majors et sur lui,
XII, 293 ; XV, 448. Bon tour
qu'il joue aux fausses dévotes
de la cour, 448-449 ; XXIII,
277-279. Sa retraite, son portrait, son caractère, XV, 446-
448. Sa mort ; autre portrait,
XXIII, 276-277. Se moque de
Fagon, XV, 448 ; XXIII, 277.

Brixen (la ville de), XI, *163.
Broglie (Victor-Maurice, comte
et maréchal de), † 1727, I,
*270. Mort de son fils aîné, 270.
Ses services militaires médio-
cres, XI, 80 ; XV, 277-278.
Beau-frère de Bàville, commande en Languedoc, combat
les Fanatiques, XI, 67, 80-84.
Rivalité amoureuse avec le
prince de Danemark, XVII, 23.
Devient maréchal de France
sous le ministère de Monsieur
le Duc, XV, 277.
Broglie (Marie de Lamoignon de
Bàville, comtesse de), XI, *67 ;
XIII, 132 ; XVII, 23.
Broglie (Joseph-Hyacinthe, marquis de), † 1693, I, *270. Tué
à Charleroy, 270-271.
Broglie (Charles-Guillaume, marquis de), XIX, *34. Épouse
Mlle Voysin, 34. Gouverneur
de Gravelines, XXIII, 176.
Apporte la nouvelle de la prise
de Barcelone, XXV, 108-
109.
Broglie (Marie-Madeleine Voysin, marquise de), XIX, *34.
Broglie (François-Marie, comte
et maréchal de), † 1745, XIII,
*132. Campagne du Rhin en
1707, XV, 178, 180. S'empare
de l'Écluse, XXIII, 18. Autre
succès, 93. A la bataille de
Denain, 98. Au siège de Mar-
chiennes, 100. Reçoit le gouvernement de Montdauphin,
176. Aux conférences de Rastadt, XXIV, 130. Devient maréchal de France, XIII, 132 ;
XV, 278.
Brou (l'abbé de). Voyez Feydeau
de Brou.

Brouage (la ville de), XX, *315 ;
XXIII, 72.

Brouay(Philippe-Hippolyte-Char-
les Spinola, comte de), † 1670,
XXIV, *73.

Brouchoven (la famille de), XIV,
*127.

Brouilly (la maison de), XIV,
*118 ; XXIV, 132. Voyez Her-
leville, Piennes.

Broussel (Pierre), conseiller au
Parlement, XXIII, *71.

Broutay (Barthélemy de Quélen,
comte du), I, *204, 293.

Broutay (Marie de Stuer de Caussade de Saint-Maigrin, comtesse
du), I, *204. Voyez Vauguyon
(la comtesse de la).

Bruchsal (la ville de), II, *292 ;
III, 120 ; IV, 159.

Brue (Étienne la), curé de Saint-
Germain - l'Auxerrois, XIX,
*318. Confesseur de Mme de
Saint-Simon ; janséniste, 318-
321.

Bruges (la ville de), XII, *144.
Bombardée, 144. Surprise par
les troupes du Roi (1708), XVI,
173, 176. Évacuée, XVII, 5.
Citée, XVI, 189, 223, 355, 358,
359.

Bruges (le canal de), XVI, *192,
207, 208, 223, 288, 291, 304,
329.

Brûlart (la famille), XI, 202.
Voyez Genlis, Puyzieulx, Sillery.

Brûlart (Nicolas II), premier président au parlement de Bourgogne, VI, *184. Sa veuve épouse
le duc de Choiseul, 184-185.
Cité, XII, 335 ; XVIII, 195.

Brûlart (Léonor-Adam, abbé),
XII, *319.

Brûlart (Nicolas-François, abbé),
XII, *319.

Brûlart (Marie-Éléonore), abbesse, XII, *319.

Brûlart de Sillery (Fabio), évêque de Soissons, IV, *37. Marie
Mlle de Roye et Jérôme de Pontchartrain, 57. Chargé d'examiner les Maximes des Saints, 91-
92. Échange son évêché d'Avranches contre celui de Soissons,
92 ; XXV, 137-138. Son attachement aux Jésuites et sa conduite
au sujet de la constitution Unigenitus, 138-139. Sa mort singulière, son caractère, 137-142.
Sa parenté avec les La Rochefoucauld, IV, 92-93.

Brûlart de Genlis (Charles), archevêque d'Embrun, XXVI,
*98.

Brun (Jean le), président au Grand
Conseil, XXIV, *140.

Brun (le sieur le), empirique,
XXVII,*281. Soigne le Roi dans
sa dernière maladie, 281, 283,
289 ; XXVIII, 327.

Brunet de Rancy (Paul-Étienne),
XXII, *182.

Brunet de Rancy (Marie), XXII,
*182. Épouse le comte de Crois-
sy, 182.

Brunette (le fort de la), à Suse,
XII, 126, 127.

Brünnau (la ville de), XII, *312.

Brunoy (la terre de), XVII, *72.

Brunswick (la maison de). Création pour elle d'un neuvième
électorat, VII, 360. Voyez Hanovre.

Brunswick - Hanovre (Sophie-
Charlotte de), électrice de Bran-
debourg et reine de Prusse,
XII, *421.

BRUNSWICK-WOLFENBÜTTEL (Antoine-Ulrich, duc de), † 1714, XXII, *169.

BRUNSWICK-WOLFENBÜTTEL (Élisabeth-Christine de), impératrice, XIV, *113. Son mariage avec l'Archiduc, 113; XVI, 154-155. Reste en Espagne, XXII, 171. Quitte Barcelone, XXIII, 348. Est couronnée reine de Hongrie, XXV, 146. Son union avec son mari, XXII, 171.

BRUNSWICK-WOLFENBÜTTEL (Charlotte-Louise-Christine-Sophie de), princesse héritière de Moscovie, XXII, *169.

BRUTUS (Marcus Junius), XVII, *395.

BRUXELLES (la ville de), I, 149, *554. Bombardée, II, 326. Mlle de Soissons y est arrêtée, V, 76-77. Reconnaît Philippe V, VII, 335, 336, 339. Antoine Arnauld y meurt, XI, 117. Séjour de l'électeur de Bavière, XII, 183, 267, 308, 310. Prise par les alliés, XIII, 376. Bombardée (1707), XV, 111. Tentative pour la reprendre, XVI, 171-172, 352-353. Citée, I, 149, 190, 191, 262; II, 33; IV, 332, 335; V, 181; VII, 310; VIII, 51, 223; IX, 229; X, 486, 259; XI, 64, 118, 288, 291; XII, 28, 32; XIII, 12, 118, 125, 370, 372; XIV, 67, 412, 413; XV, 29, 35, 123, 409; XVI, 280, 433; XVII, 427; XX, 7, 71, 253; XXII, 244; XXIV, 86, 92; XXVI, 84.

BRUYÈRE (Jean de la), III, *84. Sa mort, 84. Ses Caractères, 85. Cité, XI, 102; XIII, 233.

BRUYNINX (Hamel), envoyé de Hollande à Vienne, XII, *32.

BRYAS (Engelbert-Frédéric, comte de), XI, *131. Tué à Eckeren, 131.

BRYAS (Jean-Théodore de), archevêque de Cambray, II, *337-338; XI, 131.

BÛ (la branche de) de la maison de Dreux, XXI, *118.

BUADE (la famille de), VI, *167. Ses armes, XIV, *270. Voyez Cussy, Frontenac.

BUCHAN (Jean Stuart, comte de), VI, *379.

BUCKINGHAM (Jean Sheffield, duc de), XX, *354.

BUDE (la ville de), XI, *371; XIII, 31; XXIII, *231.

BUDOS (la maison de), I, *138, 195; XV, *64.

BUDOS (Diane de). Voyez Saint-Simon (la duchesse de).

BUEN-RETIRO (le palais du), à Madrid, VIII, *104; IX, 219; XIII, 57-58; XVII, 279; XX, 300; XXIV, 180, 215.

BUGEY (le régiment de), XIX, *414.

BÜHL (les lignes de), XII, *168, 172; XV, 178.

BUISSON (Nicolas Heudebert du), XXIV, *318.

BULKELEY (François, comte), XIV, *422. Apporte la nouvelle de la levée du siège de Girone, XXIII, 264-265.

BULKELEY (Sophie Stuart, lady), VII, *115. Sa fille épouse le duc de Berwick, 115.

BULLES DU PAPE (les), V, *403; VI, 155; VII, 99, 104; X, 154; XIX, 20; XX, 199, 201. Bulles conférant des bénéfices ecclé-

siastiques, II, 367; V, 388, 403, 404, 408; IX, 9; X, 17; XVIII, 236; XIX, 26, 69. Les bulles Unigenitus, Vineam Domini. Voyez ces mots.

Bullion (la famille de), XIII, 437; XX, 224. Voyez Montlouet, Fervacques, Bonnelles.

Bullion (Claude de), surintendant des finances, † 1640, I, *104; V, 136; XV, 317. Garde des sceaux de l'ordre du Saint-Esprit, XI, 203.

Bullion (Noël de), † 1670, V, *135. Greffier de l'ordre du Saint-Esprit; épouse Mlle de Prye, XV, 317.

Bullion (Charlotte de Prye, dame de), V, *133; XV, 317.

Bullion (Charles-Denis de), prévôt de Paris, † 1721, V, *133. Hérite de son frère Fervacques, reçoit son gouvernement du Maine et achète la charge de prévôt de Paris, 133-139. Marie ses filles au duc d'Uzès et au prince de Talmont, XIII, 312; XV, 315-317. Obtient un brevet de retenue sur son gouvernement, XIII, 436. Son peu de bravoure, V, 135. Retiré à la campagne, XXV, 116. Ses terres, XIV, 342.

Bullion (Marie-Anne Rouillé de Meslay, dame de), V, *137. Ses efforts pour être traitée en dame de qualité; paie la duchesse de Ventadour pour entrer dans les carrosses du Roi et souper à Saint-Cloud, V, 137-138; XV, 317; XX, 224. Sa mort, son caractère, XXV, 116-117.

Bully (Jean-Louis Lestandart,

marquis de), XIV, *29. Gouverneur de Menin, 29-30.

Bulonde (Vivien Labbé de), X, *92. Trahi par Feuquières à Coni, 92.

Bureaux des finances (les), I, *34.

Burgau (Charles d'Autriche, marquis de), † 1618, et sa femme Sybille de Clèves, VII, *365.

Burgisser (Léger), abbé de Saint-Gall, XXVI, *164.

Burgos (la ville de), XIII, *405. Citée, IX, 218, 226; XIII, 405-407, 448; XXVI, 104, 106.

Burnet (Gilbert), évêque de Salisbury, VII, *205. Son histoire de la révolution de 1688 en Angleterre, 205. Précepteur du duc de Glocester, 205, 209. Sa mort, XXVI, 196.

Bury (François de Rostaing, comte de), II, *183.

Bury (Anne-Marie d'Urre d'Aiguebonne, comtesse de), II, *183. Dame d'honneur de la princesse de Conti douairière, 183, 191.

Busset (Pierre, bâtard de Bourbon, seigneur de), IV, *44.

Bussy-d'Amboise (Louis de Clermont d'Amboise, sieur de Bussy, dit), XXV, *167.

Bussy-d'Amboise (Henri de Clermont-Gallerande, dit M. de), II, *33. Son duel contre Bouteville et sa mort, 33.

Bussy-Rabutin (Roger de Rabutin, comte de), † 1693, III, *73. Mestre-de-camp général de la cavalerie légère, X, 269. Enlève Mme de Miramion, III, 73-74. Sa disgrâce, X, 269; XIII, 6. Son Histoire amoureuse des

Ganles, III, 73; XIV, 372.
Ses fades et pédantes lettres,
XIII, 6.
Buys (Guillaume), ambassadeur de Hollande, XXIV, *175. Audience du Roi, 173.
Buzay-sur-Loire (l'abbaye de), II, *200.

C

CABRERA (la maison de), VIII, 202.

CADART (la famille), XX, *89-90; XXVI, 123. Voyez Ancezune, Caderousse.

CADAVAL (la maison de), VIII, 131, 133.

CADAVAL (Louis-Ambroise de Portugal, duc de), † 1700, VIII, *127.

CADAVAL (Nuño II Alvarez de Portugal Mello, marquis de Ferreira et duc de), † 1727, VIII, *124. Ses emplois, sa famille, 124-128; XI, 220; XV, 332. Ses deux femmes Marguerite-Angélique-Henriette de Lorraine-Harcourt et Marguerite de Lorraine-Armagnac, VIII, *128, 130; XV, 331.

CADAVAL Nuño III Alvarez de Portugal, duc de), † 1750, VIII, *129-130. Sa première femme, Louise de Bragance, *127, 129. Sa seconde femme, Henriette-Julie-Gabrielle de Lorraine-Lambesc, *130.

CADAVAL (le duché de), VIII, *124.

CADEAU (Alexandre et Christophe), bourgeois de Paris, XVIII, *430.

CADENAS (le), I, *98; VII, 329; IX, 230; XIV, 413; XIX, 353; XX, 240; XXV, 176.

CADENET (Honoré d'Albert, seigneur de). Voyez Chaulnes (le duc de).

CADEROUSSE (Just-Joseph-François

de Tournon de Cadart d'Ancezune, duc de), † 1730, V, *178. Guéri par Caretti, 178-179. Son nom de Cadart; sa fortune, son caractère, XX, 89-91. Cité, XXVI, 123.

CADEROUSSE (Marie-Renée de Rambures, duchesse de), XIII, *431. Sa mort, XX, 89.

CADEROUSSE (Jacques-Louis de Tournon de Cadart d'Ancezune, duc de), XXVI, *122. Son caractère, 123.

CADEROUSSE (Madeleine d'Oraison, duchesse de), XXVI, *122. Grande joueuse, 123.

CADEROUSSE (la terre de), XX, *90.

CADIX (la ville de), VIII, 56. Menacée par les ennemis, X, 231; XII, 213, 214. Citée, IX, 304; X, 240, 241; XII, 159; XIII, 27, 59. L'île de Léon, près Cadix, X, *234.

CADOGAN (Guillaume), XIV, *31. Fait prisonnier, 31. Bat le comte de la Motte à Wynendal, XVI, 357. A la bataille de Malplaquet, XVIII, 178.

CADRIEU (Jean, comte de), † 1712, III, *235.

CAEN (la ville de), VIII, 291; XVII, 216. Abbaye de la Trinité, XXIII, *105. Abbaye de Saint-Etienne, XIX, *42; XX, 89. Bailliage et gouvernement, XI, 284. Intendance, IX, 36; XIII, 437.

CÆSAR (Caius Julius), XVII, *124.

[Café — Cambout]

Café (l'usage du), VI, *44 ; XV,
242 ; XIX, 79.

Cafés (les), XVI, *235, 237 ; XX,
147.

Caffaro (le P. François), théatin,
II, *179.

Cagliari (la ville de), XVI, 170.

Cahors (la ville de). Sédition en
1707, XIV, 317, 415. L'évêché,
XVI, *397 ; XXVIII, 283. Évêque : voyez Luzerne (H. de la).

Caillemotte (Pierre de Massué
de Ruvigny, sieur de la), IV,
*23-24.

Caisse des emprunts (la), XVII,
*205.

Calais (la ville de), III, 56 ; V,
59 ; VII, 290 ; IX, 299 ; X, 134 ;
XIX, 408, 409. Gouvernement,
XII, 316 ; XV, 146 ; XXII,
*106, 111.

Calatrava (l'ordre de), XIII,
*175, 176.

Calcinato (la ville de), XIII, *348-
Le combat de 1706, 348-351,
365, 390.

Calderon (Marie), maîtresse de
Philippe iv, IX, *141.

Caléches (les), II, *102 ; VIII,
*335.

Callières (Jacques de), père, III,
*293.

Callières (François de), III, *279.
Mission en Pologne et dans le
Nord ; il y connaît Morstein,
294-298. Sa liaison avec le duc
de Chevreuse, 298. Mission secrète en Hollande ; plénipotentiaire pour la paix de Ryswyk,
298-299 ; IV, 142, 234-235. Mission en Lorraine (1700), VII,
120. Il succède au président
Rose comme secrétaire de la
main, VIII, 26. Ses relations

avec Saint-Simon, XIII, 170-
171. Il l'engage à accepter l'ambassade de Rome, 234, 236,
244. Partisan de l'expédition
d'Écosse, XV, 406-407. Intermédiaire entre Saint-Simon et
Torcy, XVI, 272. Son caractère,
III, 293-294, 300-301.

Callières (le chevalier de), VI,
*167. Sert au Canada, 167.

Calvaire (l'ordre du), I, 57, *352 ;
XV, *128.

Calvin (Jean), XII, *255.

Calvisson (Jean-Louis de Louet,
marquis de), † 1700, VII, 147 ;
XVIII, *248. Sa mort, VII, 147-
148 ; XIV, 246-247.

Calvisson (Anne-Madeleine de
l'Isle de Marivault, marquise
de), VII, *147 ; XVIII, 248.

Calvisson (François-Annibal de
Louet, chevalier, puis marquis
de), † 1706, VII, *148. Épouse
sa nièce et obtient la charge de
son frère, 148-149.

Calvisson (Gabrielle-Thérèse de
Louet, marquise de), VII, *147,
148.

Calvo (François de), † 1690, XI,
*303.

Calvo (Benoît de), † 1703, XI,
*303.

Camaldules (l'ordre des), XI,
*351. Voyez Grosbois.

Camarera mayor (la charge de),
en Espagne, VIII, 173-174.

Cambout (la maison du). Les Coislin tous extraordinaires, XIX,
115, 121. Voyez Coislin.

Cambout (Jacques, marquis du),
II, *216. Tué au combat de
Carpi, IX, 54.

Cambout (Anne-Madeleine, demoiselle du), fille d'honneur de la

grande Mademoiselle, I, *126.
CAMBRAY (la ville de), I, 98, *554. Prise par Louis xiv, II, 337; XXVIII,15. Fénelon y est exilé, IV, 105. Ses amis l'y visitent, XV, 367. Entrevues qu'il y a avec le duc de Bourgogne, X, 183-184; XVI, 130-131. Chamillart y séjourne en 1708, 445-446. Passage des officiers se rendant à l'armée, XXVI, 75-76. Érigé en duché, XXIV, 83. Souveraineté qu'y exerce le maréchal de Balagny, XXV, 167. Citée, XV, 458; XVIII, 194; XIX,369,397; XXVIII,98. Archevêché, II, *337. Son érection en métropole, XIX, 42. Considéré comme un diocèse de campagne, II, 346. Les jansénistes y sont en paix, XXI, 298. Archevêques: voyez Bryas (Jean-Théodore de), Croÿ (Jacques de), Fénelon (Fr. de Salignac de la Mothe-), Saint-Albin (Ch., abbé de). Gouvernement, II, 145; XV, *395, 397.

CAMBRAY (le congrès de), VII, *259.

CAMBRAY (le traité de), en 1508, XIV, *189.

CAMBRÉSIS (le). Les pairs de ce pays, XXV, 199.

CAMÉRIERS DU PAPE (les), IV, *247. Les camériers d'honneur, VII, *181.

CAMILLE (Camille de Lorraine-Armagnac, dit le prince), † 1715, IV, *30. Au mariage de la duchesse de Lorraine, VI, 17, 20. S'établit en Lorraine, X, 109-110; XV, 56, 59.

CAMILLY (François Blouet, abbé de), VII, *79. Grand vicaire de

Strasbourg, il fait entrer l'abbé de Soubise dans le chapitre, 79-80, 103.

CAMINHA (Pierre Portocarrero, duc de), VIII, *196.

CAMISARDS (les). Voyez Cévennes (les).

CAMOU (la terre de), XXIV, *137.

CAMPISTRON (Jean Galbert de), XVI, *232. Sa lettre sur Audenarde et ses relations avec Vendôme, 232-236, 243.

CAMPREDON (Jacques de), XV, *206.

CAMUS (Jean le), lieutenant civil, † 1710, XV, *272; XX, 92.

CAMUS (Nicolas le), premier président de la cour des aides, † 1715, XV, *272; XX, 92; XXII, 348.

CAMUS (Nicolas v le), XXVI, *194. Fait premier président de la cour des aides, 193-194.

CAMUS (Étienne, cardinal le), VII, *15. Sa disgrâce, 15-16. Va à Rome à la mort d'Innocent xii pour le conclave, 245. Reçoit les princes à Grenoble; ses prétentions de cérémonial, VIII, 235-236. Brouillé avec la Feuillade, XIV, 95. Sa mort, sa carrière, son portrait, anecdotes, XV, 266-274. Cité, XX, 92; XXIII, 272.

CANA (les noces de), XXVI, 223.

CANADA (le gouvernement du), VI, *166, 167; XIV, 270; XX, 94; XXIII, 222.

CANAL BLANC (le), en Milanais, XIV, *13.

CANALÈS (Gaspard ou Manuel Coloma, marquis de), VII, *122, 248; XI, 251.

CANAPLES (Alphonse de Créquy,

comte de), puis duc de Créquy,
† 1711, X, *263. Son mariage
avec Mlle de Vivonne; succède
à ses frères; son caractère;
anecdotes, 263-267. Ses droits
sur le duché de Lesdiguières,
XI, 258. Voyez Lesdiguières
(le duc de).

CANAPLES (Gabrielle-Victoire de
Rochechouart-Vivonne, marquise de), puis duchesse de
Créquy, X, *266. Voyez Lesdiguières (la duchesse de).

CANAPLES (la terre de), XXII, *87.

CANDALLE (Henri de Nogaret de
la Valette, comte de), † 1639,
II, *93. Épouse Anne d'Halluin, 93.

CANDALLE (Louis-Charles-Gaston
de Nogaret de Foix, duc de),
† 1658, II, *93. Sa mort, 93;
VI, 424; XV, 265. Anecdote
avec Bartet, 264. Cité, IX, 69.

CANDIE (l'île de), XI, 11.

CANILLAC (Philippe de Montbois-
sier-Beaufort, marquis de), †
1725, V, *370. Au camp de
Compiègne, 370-371. Portrait
et caractère, XXVI, 362-365.
Intimité avec le duc d'Orléans,
XII, 428; XXVII, 116, 161.
Se lie avec le duc de Noailles,
XXVI, 365-367. Sert d'intermédiaire entre le président de Maisons et le duc d'Orléans, XXIV,
330-334. Ami de la Feuillade,
XXVII, 234. Samère, XIII, 307.

CANILLAC (Jean de Montboissier,
comte de), † 1729, XXI, 325,
*306. Est fait capitaine des mous-
quetaires, 325.

CANILLAC (Claire-Julie Hurault de
Bélébat, marquise de), XIII,
*307.

CANISH (la ville de), XII, 31.

CANNELLE (la), XXVII, *186.

CANOUVILLE (la famille de), XX,
*155, 156. Voyez Raffetot.

CANTECROIX (Eugène-Léopold Per-
renot de Granvelle, prince de),
IV, *335-336; XV, 29.

CANTECROIX (Béatrix de Cusance,
princesse de), IV, *335. Son
mariage avec le duc Charles de
Lorraine, 335-336. Ses enfants,
XV, 29-30.

CANTELMI (la maison), VIII, *301.

CANTELMI (Jacques, cardinal),
VIII, *301. Reçoit Philippe V à
Naples, 301-302; X, 156. Sa
mort, 400-401.

CANY (Michel II Chamillart, marquis de), VI, *302. Secrétaire
d'État en survivance, visite les
places frontières, XIV, 247-248.
Doit accompagner les princes à
la défense de Toulon, XV, 225.
Affaire de son mariage; il
épouse Mlle de Mortemart, 361-
371. Son pari contre Saint-Simon au sujet de la prise de
Lille, XVI, 302-303. Remplace
momentanément son père, 317.
Dispute avec le marquis d'Antin, XVII, 390. Disgrâce de son
père; il reçoit une pension et
la charge de grand maréchal des
logis, 439-443. Bonté du Roi
pour lui; il achète le régiment
de la Vieille-Marine, 464-466.
Il hérite de Mme de Saint-Nec-
taire, XXV, 121. Caractère,
XIV, 248-249; XVII, 387, 463,
466.

CANY (Marie-Françoise de Rochechouart, marquise de), XV,
*363. Son mariage, 363-371.
Son rôle dans l'affaire de Saint-

Simon et du duc de Mortemart, XVII, 82, 86. Sa conduite à la chute de son beau-père, 443.

CANY-BARVILLE (la seigneurie de), XIII, *208.

CAPELLE (la ville de la), I, *178. Prise par les Espagnols, 178-179. Gouverneur, XVIII, 246.

CAPITAINE GÉNÉRAL (le titre de), en Espagne, XX, *127.

CAPITAINE GÉNÉRAL (le titre de), en France, VII, *27.

CAPITAINE DES GUIDES (la charge de), II, *174; XVI, 180.

CAPITAINES DES GARDES. Voyez Gardes du corps, Gardes françaises, etc.

CAPITAINES DES CHASSES (les), I, *137.

CAPITAINERIES DES CHASSES (les), XX, *218. Tour de Monsieur le Prince au marquis de Saint-Simon, I, 140-141; XVII, 233-234.

CAPITATION (la). Établissement, II, 223; XX, 172. Inventée par Bâville, VIII, 246; XI, 81. Elle devient perpétuelle, VIII, 246-247. Doublée et triplée arbitrairement par les intendants, XX, 162.

CAPITULAIRES des anciens rois (les), XXV, *204.

CAPÓCCIA (Vincent), XXIV, *291.

CAPRARA (Eneas-Sylvius, comte de), I, *275.

CAPRAROLA (le bourg de), VII, *155, 156.

CAPRÉE (l'île de), VIII, *76.

CAPRERA (l'île de), XXVI, *237.

CAPRES (Michel-Joseph de Bournonville, baron de), puis duc de Bournonville, † 1752, IX, *146. Gouverneur de Gand, XVII, 3.

Envoyé à Utrecht pour le compte de Mme des Ursins, XXIII, 349-350. Récompensé, 350.

CAPUCINS (l'ordre des), III, *78.

CAPUCINS (la plaine des), près Philipsbourg, II, 300.

CAPUCINS (la colline des), près Turin, XIV, 44, 45, 52, 63.

CAP-VERT (les îles du), XXIII, *106.

CARABINS (la charge de général des), III, *129. Le régiment des carabins, XI, 46; XII, 207.

CARABINIERS (le corps des), I, *226, 228, 255; XI, 59; XIV, 31; XVI, 136. Le colonel général, XXIV, *355.

CARACCIOLI (la famille), XXVI, *229. Voyez Santo-Buono.

CARACCIOLI (Inigo, cardinal), XXVI, *229.

CARACÈNE (Louis de Benavidès, marquis de), † 1668, IX, *134.

CARAMAN (Pierre-Paul Riquet, comte de), XIII, *80. Ses campagnes en Flandre, 80; XIV, 28.

CARAVAS (Louis-Armand Gouffier, comte de), XXI, *135. Sa mort, 135-136. Sa femme Élisabeth de Ripperda, *136.

CARDINAL-INFANT (Ferdinand d'Espagne, dit le), IX, *228; XIV, 403; XXIII, 26.

CARDINAUX (les). Promotion de 1604, XI, 188; de 1611, 136; de 1669, VII, 256; de 1686, XV, 268-269; de 1690, VII, 354; de 1695, VII, 8; de 1699, VI, 426; de 1706, XIII, 244, 243, 247; de 1712, XXIII, 79. Remontrances qu'ils font au Pape à l'occasion de la constitution Unigenitus, XXIV, 103-

[Cardinaux *suite*]

105. Affaire du berettino, XXVI, 149-150.

Charges menant au chapeau : les nonciatures, VIII, 170 ; XIII, 109. Nomination par la France, II, 354-355 ; V, 280, 284 ; VII, 149-150, 200, 203 ; VIII, 287 ; XI, 136 ; XIV, 229 ; par l'Espagne, XI, 247 ; par le roi de Pologne, III, 307 ; IV, 180 ; XI, 137 ; XV, 154, 157, 159, 169, 171, 204 ; XXIV, 322 ; par le Portugal, XV, 332-333 ; par le roi d'Angleterre, XIII, 107 ; XV, 169-170. Promotions des couronnes, IV, 246, V 113, 284 ; VII, 150-151 ; XIII, 63, 74, 243, 248-249 ; XV, 209, 268 ; XVI, 410-413.

Réflexions sur l'inutilité et le danger des cardinaux français, VII, 200-204 ; XX, 40-41. Le Roi n'en veut pas dans son conseil, IV, 276. La politique des papes est de les élever, IX, 227. Développement de leur grandeur, XXII, 22. Leur hauteur orgueilleuse, VII, 14-15 ; VIII, 235. Leur titre d'Éminence, XVII, 308.

Leurs rang, privilèges et distinctions, III, 1 ; IV, 123 ; VI, 424-425 ; VII, 9-10, 14, 199 ; VIII, 235-236 ; IX, 101, 126, 227, 256, 269, 274 ; XI, 78 ; XIV, 402, 406, 445 ; XV, 170-171, 450 ; XVII, 269-270 ; XX, 24 ; XXIII, 109 ; XXVIII, 340, 346. Leur rang dans l'ordre du Saint-Esprit, X, 204 ; XI, 1, 177, 185, 192, 211 ; XII, 73 ; XX, 20. Leur place au lit de justice, XXV, 302. Règlement pour leur place à la chapelle, XXIII, 271-

272. Mangent avec le Roi à l'armée, XXVIII, 332. Jouissent du *pour*, V, 358. Portent le deuil en violet, XIII, 69-70. Étiquette et rang en Espagne, VIII, 149-150 ; IX, 172-173, 196, 204, 209, 224, 242, 265-266, 268. Leur traitement en Savoie, IX, 227.

Privilèges de leur vie mondaine, XXIII, 401, 402. Leur immunité juridique, VII, 197 ; XX, 38-39. Leurs évêchés, abbayes et bénéfices, VII, 105, 202 ; XIII, 254-255 ; XX, 2, 41, 302. Ne doivent porter aucun ordre étranger, VII, 246.

Cardinaux rendant le chapeau pour se marier, IV, 333-334 ; VI, 186 ; X, 164 ; XIII, 353 ; XVIII, 104 ; XIX, 18 ; XX, 302. Cardinaux privés de la pourpre, XVI, 406. Cardinaux n'ayant pas reçu les ordres sacrés, VII, 355 ; X, 164 ; XIII, 352 ; XV, 159. Cardinaux arborant les armes de France sur leur palais, XX, 88-89. Bàtards admis au cardinalat, XI, 188.

Leurs habits, barrette, bonnet et bas rouges, IV, 247 ; IX, 274 ; X, 163 ; XI, 188 ; XIV, 99. Leur chapeau et leur calotte, IV, 246-247 ; VI, 427 ; X, 163 ; XI, 188 ; XV, 269-270 ; XVII, 78. Chapeau mis à leurs armes, XIX, 48. Leurs livrées, XIII, 71.

Cardinaux-évêques, X, 355 ; XVI, 120 ; XX, 15. Cardinaux protecteurs des couronnes, XIX, 18-20. Le cardinal camerlingue, VII, *352. Les chefs d'ordre, XXIV, *104. Le cardinal doyen

[Cardone — Carmélites]

du sacré collège, VII, 3-4, 104-105, 196 ; XX, 29-32, 36-38 ; XXVI, 146, 149.

CARDONE (Joseph Folc, comte de), XXII, *170.

CARDONE (Louis-Ramon Folc de Cordoue d'Aragon, duc de), XVII, *13,

CARDONE (la ville de), XXII,*234 ; XXV, *104. Rendue (1714), 104, 109.

CARDONE (le duché de), XVII, *13.

CARETTI (la maison), V, *180.

CARETTI (l'empirique), II, *231. Ses guérisons, ses prétentions nobiliaires, V, 178-181 ; XX, 91.

CARIGNAN (Thomas-François de Savoie, prince de), † 1656, X, *257-258 ; XV, 118 ; XVII, 284, 368.

CARIGNAN (Marie de Bourbon-Soissons, princesse de), femme du précédent, II, *124, 225, 227 ; VI, 73 ; X, 258, 260-261 ; XIV, 251 ; XV, 118-119, 126 ; XVI, 434 ; XVII, 283-284, 368.

CARIGNAN (Emmanuel-Philibert-Amédée de Savoie, prince de), dit le Muet, † 1709, VII, *228. Épouse par procuration la future reine d'Espagne, IX, 89. Il est fait prisonnier à Mondovi, XIV, 6. Sa mort, son caractère, sa famille ; remèdes employés pour guérir son infirmité, XVII, 368 370. Cité, X, 257 ; XV, 118 ; XVII, 184.

CARIGNAN (Angélique - Catherine d'Este-Modène, princesse de), femme du précédent, XVII, *370.

CARIGNAN (Victor-Amédée de Sa-

voie, prince de), † 1741, VII, *228. Son mariage avec Mlle de Suse, bâtarde du duc de Savoie, 228 ; !XVII, 371 ; XXIV, 120. Ses biens de France confisqués, XXII, 149. Vient à Paris chez sa belle-mère Mme de Verue, VII, 229. Ses intrigues à Paris ; afferme l'Opéra ; sa mort, XVII, 371-372.

CARIGNAN (Victoire-Françoise de Savoie, demoiselle de Suse, princesse de), VII, *228. Son mariage ; sa venue à Paris, ses intrigues, 228, 229 ; XVII, 371-372 ; XXII, 149 ; XXIV, 120. Confidente du prince de Piémont, XXVI, 160.

CARIGNAN (Louis-Victor-Amédée-Joseph de Savoie, prince de), † 1778, XVII, *372, 373 ; XXIII, 257. Sa femme Christine-Henriette de Hesse-Rhinfels, XVII, *373 ; XXIII, 257.

CARIGNAN (Louise-Philiberte de Savoie-Soissons, Mlle de), III, *277. Sa mauvaise conduite, 277-278. Elle est arrêtée par ordre du Roi et mise aux Filles de Sainte-Marie pour ses débauches, V, 75-77. Citée, X, 261 ; XV, 72.

CARLINFORD (Francis, comte Taaffe et comte de), VI, *388.

CARLOS (Don), fils de Philippe II, XIV, *403.;

CARLOWITZ (la paix de), VI, *108.

CARLSBAD (la ville de), XXII,*169.

CARLSTADT (la ville de), XXIII, *246.

CARMÉLITES DU FAUBOURG SAINT-JACQUES (le couvent des), à Paris, II, *94, 181 ; VII, 234 ; IX, 68, 70 ; XI, 103 ; XII, 7, 8 ;

XVII, 348 ; XIX, 387, 389-390; XX, 156.

CARMÉLITES DE LA RUE DU BOULOY (le couvent des), à Paris, XII, *7; XXII, *164.

CARMES DÉCHAUSSÉS (l'ordre des), V, *386. Indépendance de chacune de leurs provinces, I, 48-49. Cité, V, 407 ; X, 230; XI, 212.

CARMES DÉCHAUSSÉS DE LA RUE DE VAUGIRARD (le couvent des), à Paris, XI, *212.

CARPENTER (Georges, lord), XX, *109. On le croit tué en Catalogne, 109. Est fait prisonnier à Brihuega, 135. Est échangé contre Cellamare, XXIII, 107.

CARPI (lo village et le combat de), IX, *53-54, 78.

CARPIO (Gaspard de Haro et Guzman, marquis del), XXI, *332. Sa femme Thérèse Enriquez de Cabrera, *333.

CARPIO (François de Tolède et Silva, marquis del), XXI, *332. Sa femme Catherine de Haro, *332.

CARPIO (le marquisat del), XXI, *332.

CARRETTO (Octave, ou plutôt Nicolas Cevoli del), empirique, II, *231 ; V, 180, *602. Ses guérisons, 177-184 ; XX, 91.

CARROSSES (les). Droit d'entrer dans les carrosses du Roi et des princes, II, 213; III, 204, 206-208 ; IV, 39-40 ; VI, 243, 308 ; XII, 274 ; XIII, 451 ; XIV, 104-105; XV, 464; XVII, 263-264 ; XX, 313. Mme de Bullion paye à la duchesse de Ventadour pour obtenir cette faveur, V, 138; XV, 317; XX, 224. Étiquette des places dans les carrosses, VI, 386; VII, 235-236; VIII, 367-368; XVI, 479. Entrée des carrosses dans la cour du logis du Roi, II, 197; XI, 101, 191; dans la cour du chancelier, II, 347-348. Carrosses aux entrées des ambassadeurs, V, 311-312; VII, 6-8. Carrosses attelés à six chevaux, V, 331 ; VII, 235 ; XV, 344; XIX, 267. Armoiries et attributs sur les carrosses, I, 209; XV, 342; XVI, 118; XIX, 122. Étiquette des carrosses en Espagne, VIII, 150, 153; 166-168; IX, 173, 182, 200. Carrosses de remise, XVII, 249.

CARTE (François-Gabriel Thibault, marquis de la), V, *300. Son mariage avec Mlle de Mennetou, 300-304. Goût de Monsieur pour lui, XXVI, 346.

CARTE (Françoise-Charlotte de Senneterre, demoiselle de Mennetou, marquise de la), II, *80. Voyez Mennetou (Mlle de). Son mariage, V, 302-304. Citée, XI, 149.

CARTHAGÈNE (la ville de), en Espagne. Prise par Berwick, XIV, 114.

CARTHAGÈNE-DES-INDES (la ville de), IV, *212. Prise et brûlée par Pointis, 212-215; XI, 335; XIV, 349; XXIII, 20.

CARVALHO PATALIN (Gonzalès-Joseph), XXIV, *138, 139.

CARVOISIN (la famille de), I, *226.

CAS DE CONSCIENCE (le livre du), VI, *98.

CASAL (la ville de), II, *159. Sièges et blocus, 34, 93, 309 ; X, 27; XII, 120; XIII, 168; XIV,

89, 90. Château, XIV, 85.

Casal-Maggiore (le bourg de), X, *247.

Casanata (Jérôme, cardinal), VII, *48. Sa mort, sa science, 48; XII, 39.

Casaque de livrée (la), XXIII, *303.

Casaus (Henri de), écuyer de Monseigneur, XXI, *44. Son chagrin à la mort du prince, 44. Monseigneur demande une faveur pour lui, 59. Premier maréchal des logis du duc de Berry, 96.

Cascaës (Louis Alvarez de Castro, marquis de), ambassadeur de Portugal, V, *354.

Casimir iv Jagellon, roi de Pologne, VII, *364; XV, 158.

Casini (François-Marie, cardinal), XXIII, *117.

Casoni (Laurent, cardinal), XIII, *247; XXIV, 104.

Cassado (Isidore). Voyez Monteleon (le marquis de).

Cassano (le bourg de), XIII, *93. Victoire du duc de Vendôme, 93-101, 116, 157; XX, 143-144.

Cassart (Jacques), XXIII, *105. Prend le Cap-Vert, 105-106.

Cassel (la bataille de), gagnée par Monsieur, VIII, *338; XVI, 375; XXVIII, 15.

Cassini (Dominique-Jean), †1712, XXIII, *115. Sa mort, sa famille, 115-117.

Cassini (Jacques), †1756, XXIII, *117. Vient montrer au Roi et aux dames une éclipse de soleil, XXVI, 200.

Cassovie (la ville de), XII, *309; XXIII, *252.

Castagneto (la ville de), XIII, *90, 115.

Castel de Saint-Pierre (la famille), XIII, *450.

Castelbranco (la ville de), XII, *134.

Castel-dos-Rios (Manuel de Semmenat, marquis de), VI, *372. Ambassadeur d'Espagne en France; sa première audience, 372-374. Affaire du testament de Charles ii et de l'acceptation du duc d'Anjou, VII, 212, 285, 312, 318-323, 328, 330, 339. Est admis à Marly, 338. Fait grand de la première classe, 339, 375. Prend congé de Philippe v, 343. Accepte un présent du Roi, 374. Présente le duc de Popoli, VIII, 304. Honoré du bougeoir, X, 63. Fait vice-roi du Pérou, X, 152, 237; XII, 159. Sa mort, 159; XXII, 143.

Castel-Follit (le château de), II, *157.

Castellane (la maison de), XII, *430.

Castellar (Balthazar Patiño, marquis de), VIII, *156. Son ambassade en France, 156-157.

Castelli (le régiment de), XXIII, 254.

Castelmelhor (Louis Vasconcellos Sousa, comte de), VIII, *124.

Castelmore (Bertrand de Batz, seigneur de), et sa femme Françoise de Montesquiou, XVIII, *206.

Castelmore (Paul de Batz, seigneur de), † 1703, XVIII, *206.

Castelmoron (Charles-Gabriel de Belsunce, marquis de), XXVI,

*197. Épouse Mlle Fontanieu, 197-198.

CASTELMORON (Cécile-Geneviève Fontanieu, marquise de), XXVI, *197,

CASTELMORON (la terre de), XXVIII, *195.

CASTELNAU-CLERMONT-LODÈVE (la maison de), V, *122.

CASTELNAU-MAUVISSIÈRE (Michel de), XXIII, *34. Ses Mémoires, 34.

CASTELNAU (Jacques II de Castelnau-Mauvissière, maréchal de), † 1658, V, *122; XII, 83.

CASTELNAU (Michel, marquis de), fils du précédent, XII, *83.

CASTELNAUDARY (le combat de), II, 88; IV, *97.

CASTEL-RODRIGO (Christophe de Moura, marquis de), IX, *91.

CASTEL-RODRIGO (Emmanuel de Moura, marquis de), IX, *91.

CASTEL-RODRIGO (François III de Moura, marquis de), † 1675, IX, *91.

CASTEL-RODRIGO (Charles Homodeï, marquis d'Almonacid, puis de), † 1725, IX, *90. Envoyé à Turin comme ambassadeur pour le mariage de Philippe V; son mariage, son caractère, 89-91.

CASTEL-RODRIGO (Éléonore de Moura, marquise de), femme du précédent, IX, *91.

CASTIGLIONE (François de Gonzague, abbé de), puis duc de Solferino, XXIII, *162. Cherche fortune en France, épouse la duchesse d'Albe, se remarie à une Caraccioli, 162-163.

CASTIGLIONE-DELLE-STIVIERE (la ville de), XIII, *348; XIV, 84, 444.

CASTILLANS (les), XIV, 283; XX, 183.

CASTILLE (Pierre de), † 1629, XIII, *3. Sa femme Charlotte Jeannin, *3.

CASTILLE (Nicolas de), dit Jeannin de Castille. Voyez Jeannin.

CASTILLE DE MONTJEU (Gaspard Jeannin de), † 1688, XIII, *3. Sa femme Louise-Diane Dauvet des Marets, *6. Il est greffier de l'Ordre; est forcé de s'en démettre, 4-6; XX, 20.

CASTILLE (M. de). Voyez Villadarias (le marquis de).

CASTILLE (la). La vieille et la nouvelle Castille, XVII, 380. Ce royaume est uni à l'Aragon sous Isabelle, IX, 118, 119. Gouvernement du cardinal Ximénez, 122. Elle est dévolue à Philippe-le-Beau, 120-121. Son attachement pour Philippe V, XIII, 410, 412; XIV, 282.

Ses lois et privilèges particuliers, VIII, 142; IX, 118-119. Son gouvernement comparé à celui d'Aragon, XIV, 436-442, 444. La couronne de Castille tient le premier rang en Espagne, IX, 114.

Amirante de Castille: voyez Amirante. Commandeur de Castille de l'ordre de Malte, VII, 252. Connétable de Castille: voyez Connétable.

Conseil de Castille: composition, attributions, cérémonial, VIII, 142-152. Étendue de sa juridiction, son autorité, XIV, 438-442. Arrêt rendu contre le duc de Monteleon, VIII, 224, 226. Les lettres d'érection de grandesse y sont enregistrées, IX,

284-285. Le président; son pouvoir considérable; le gouverneur, VII, 252-253; VIII, 142-152; XXIV, 145.

Cortès de Castille, XIV, 438. Noblesse et titres de Castille, IV, 156; X, 385-386; XI, 226.

Rois de Castille: leur généalogie, XV, 290-292. Voyez Alphonse XI, Jean Ier, Jean II, Henri II, Henri III, Henri IV.

Reines: voyez Aragon (Éléonore d'), Bourbon (Blanche de), Isabelle la Catholique.

CASTRIES (René-Gaspard de la Croix, marquis de), † 1674, III, *327. Ses deux mariages, 327-328.

CASTRIES (Isabelle Brachet de Pérusse, comtesse de la Feuillade, puis marquise de), III, *328.

CASTRIES (Élisabeth de Bonsy, marquise de), III, *327.

CASTRIES (Joseph-François de la Croix, marquis de), † 1728, III, *328. Son mariage avec Mlle de Vivonne, 330; XI, 145. Chevalier d'honneur de la duchesse d'Orléans, V, 93. Anecdote avec l'évêque de Metz Coislin, XIX, 124-127. Sa promotion à l'ordre du Saint-Esprit, XXIII, 17. Portrait et caractère, III, 328-329. Ami de Monsieur le Duc, XIX, 60; de Torcy, VIII, 250; XXIV, 281; XXVI, 352; de l'abbé Fleury, VI, 50; de Ricous, VIII, 250.

CASTRIES (Marie-Élisabeth de Rochechouart, demoiselle de Vivonne, marquise de), III, *325. Son mariage, 330. Dame d'atour de la duchesse de Chartres, 325, 331. Portrait et caractère, 332-

333. Peur que lui fait un suisse lors de la mort de Monseigneur, XXI, 36-37. Amie de la duchesse d'Orléans, XXVI, 352. Jalousie de la duchesse Sforza, 310. Citée, VI, 50; VIII, 250; X, 267; XI, 145; XIX, 295.

CASTRIES (Armand-Pierre de la Croix, abbé de), IV, *350. Fait aumônier de la duchesse de Bourgogne, 350-351. Devient premier aumônier de la duchesse de Berry, XX, 221; XXIII, 294. Plus tard archevêque d'Alby et de Tours, III, 328; XIX, 124, 126; XX, 221.

CATALOGNE (la). Campagne de 1694, II, 153-158; de 1695, 287-290; de 1696, III, 124-126; de 1697, IV, 145-156. Voyage que Philippe V fait dans cette province, IX, 102. Elle lui accorde les subsides qu'il demande, X, 149. Se révolte en faveur de l'Archiduc, XII, 394; XIII, 116-117, 123, 163, 171, 223-224. Campagne des armées françaises en 1705, XIII, 116-117; en 1706, 304-202; en 1708, XVI, 402-403; en 1711, XX, 295-298; en 1712, XXIII, 217; en 1713, 264; de 1714; prise de Barcelone; soumission de la province et perte de ses privilèges, XXIV, 282-283, 325, 378; XXV, 103-109.

États, privilèges, gouvernement, IX, 103; X, 149-150; XIV, 44. Vice-rois, II, 157, 217; IV, 148, 153, 156, 331; VII, 125, 254; XII, 245; XIII, 117; XX, 301. Gouverneur des armes, IV, 290.

CATEAU-CAMBRÉSIS (le traité de), XIV, 193.

CATELAN (Théophile), XIII, 130, *602. Cède à Armentières la capitainerie de la Muette, 130, 428.

CATHERINE DE MÉDICIS, reine de France, IX, *308. Son mariage avec Henri II, XI, 135; XII, 358. Fait déclarer la majorité de Charles IX au parlement de Rouen, XXV, 251; XXVII, 106-107. Sa mort, XVI, 151. Sa prédilection pour sa fille la duchesse de Lorraine et sa haine pour Henri IV, XVII, 306; XXVII, 84. Son goût pour les sciences occultes, XIII, 459. Son chevalier d'honneur, XIV, 348. Ses filles d'honneur, 179, 202. Son château de Saint-Maur, IX, 308-309.

CATHERINE Iʳᵉ, impératrice de Moscovie, XXII, *134. Son histoire; sauve Pierre-le-Grand des mains des Turcs, 134-136.

CATINAT (Pierre Iᵉʳ et Pierre II), XII, *360.

CATINAT (Nicolas), † 1584, XII, *360. Sa femme Catherine-Françoise Poillé, *360.

CATINAT (René), † 1704, commissaire au procès des pairs contre M. de Luxembourg, II, *73; XII, 361.

CATINAT (Nicolas, maréchal), I, *115. Ses négociations et sa campagne en Savoie en 1690, XXVIII, 60-61. Est fait maréchal de France, 115. Commande l'armée d'Italie (1693), I, 130. Victoire de la Marsaille, 272-275. Campagne de 1694, II, 134, 159, 185; de 1695, 287; de 1696; se prépare à assiéger Turin; conclut la paix, III, 127-128, 132, 136. Est reçu à Turin par le duc de Savoie, 223. Ramène son armée en France, 267. Va commander en Flandre (1697); prise d'Ath, IV, 144, 226. Choisi pour commander en Italie en 1704, VIII, 260, 262-263. Est trahi par Vaudémont, IX, 48-52. La défaite de Carpi lui est imputée, 54-55. Il est remplacé par Villeroy, 56, 78-80. Cherche à se faire tuer au combat de Chiari, 83. Revient à Paris; médiocrement reçu du Roi, 86; X, 46. Envoyé sur le Rhin (1702); son éclaircissement avec Chamillart devant le Roi, 119-124. Campagne de 1702, 247, 255-256, 293-295, 302. Revient à Paris; sa disgrâce; sa retraite, 305-306. Quitte le service, 383. Refuse l'ordre du Saint-Esprit, XII, 356, 360-363. Le Roi le consulte secrètement et le réconcilie avec Chamillart, XV, 284-286. Convoqué à Fontainebleau après Audenarde, XVI, 253. Sa mort, son portrait, son éloge, XXII, 267-268. Peu agréable dans le commandement; sa modestie, IX, 48, 50; X, 46, 293. Familier de Monseigneur, XXI, 74. Peu aimé de Mme de Maintenon, X, 293, 306. Ses bontés pour Tessé, qui le trahit, XI, 46; XV, 283-284; XVIII, 15. Sa maison de Saint-Gratien, X, 119-120, 306; XV, 284.

CATINAT DE SAINT-MARS (Pierre), † 1745, XII, *361.

CATINAT (Abdias Morel, dit), camisard, XII, *118.

CAUDELET (l'abbé de). Voyez Coëtelez.

CAUDINES (les Fourches), ou Claudiennes, XVI, 293.

CAULET (François-Étienne de), évêque de Pamiers, XII, *412. Affaires du jansénisme et de la régale, 412.

CAUMARTIN (Louis Lefèvre de), † 1623, XXII, *254.

CAUMARTIN (Catherine-Madeleine de Verthamon, dame de), XXIII, *66. Soutient sa petite-fille la marquise de Gesvres contre son mari, 66; XXV, 150.

CAUMARTIN (Louis-Urbain Lefèvre de), conseiller d'État, † 1720, II, *194. Intendant des finances; ses attributions, 194. Entre au conseil des parties, IV, 5. Gagne la préséance au Conseil, 8-10. Est candidat à la place de chancelier, VI, 255, 262. Est accusé d'accaparements, 263. Vise le contrôle général après Pontchartrain, IX, 24. Sa parenté avec celui-ci, VI, 262. Tour qu'il joue à Breteuil à propos du Pater, VI, 40-42. Sa distraction au festin de réception du duc de Berwick, XIX, 383-384. Portrait et caractère, IV, 5-7; VI, 262-263; IX, 24; XIX, 383. Ami de Montgivrault, XVI, 62. Ami du duc de Gesvres, XVII, 350. Son château de Saint-Ange, VI, 263; XIX, 84,

CAUMARTIN (Jean-François-Paul Lefèvre, abbé de), II, *193. Directeur de l'Académie française; son discours moqueur à la réception de l'évêque de Noyon, 193-202. Aventure avec l'abbé de Polignac, XIII, 332. Ami de Maulévrier et de Tessé, 327; de dom Lobineau, XIV, 174; des Daguesseau, 382. Liaison avec Jérôme de Pontchartrain, XVI, 145. Ses récits à Saint-Simon, XIII, 327; XIV, 174.

CAUMONT (la maison de). Voyez Force (la), Lauzun.

CAUNELAYS (François-Hyacinthe Thomas de la), XVI, *354.

CAUSSADE (la famille de), I, *203. Voyez Saint-Maigrin.

CAUVISSON. Voyez Calvisson.

CAUX (le pays de), XXVI, 247.

CAVALERIE (la). Composition des escadrons et régiments en 1693, I, 227. Son rôle à Nerwinde, 244-248. Augmentée en 1711, VIII, 245-246. Création des directeurs et inspecteurs, II, 210, 216; XXVIII, 120-124. École d'apprentissage pour ceux qui entrent dans le service, I, 29; XXVIII, 107. Régiments royaux, I, 113. Colonel général, Commissaire général, Mestre-de-camp général. Voyez ces mots.

CAVALIER (Jean), chef des Camisards, XII, *117. Ses négociations avec Villars; quitte les Camisards et vient à Paris, 116-117, 119. Est employé dans l'armée anglaise; sa mort, XII, 120; XIII, 439.

CAVALLERINI (Jean-Jacques), nonce du Pape en France, V, *355; VII, *8.

CAVOYE (Louis d'Oger, marquis de), II, *60. Son nom d'Oger; sa famille; sa fortune et sa carrière; comment obtient sa char-

ge ; aventure singulière de son mariage avec Mlle de Coëtlogon, III, 48-55. Ses duels; est surnommé le brave Cavoye, 51-53. Ne peut obtenir l'ordre du Saint-Esprit ; son chagrin, 48-50 ; XXIV, 378. Proteste contre le *pour* donné aux ambassadeurs, V, 355. Son mot sur Chamillart, XVII, 429. Vend sa charge à Cany, 439, 447. Prend soin du vieux duc de Richelieu, XXIV, 153. Fait le mariage de Mlle de Richelieu avec M. de Clefmont, 241-243. Le Roi mourant lui envoie le plan de Vincennes, XXVII, 278-279. Regrette le Roi, XXVIII, 377. Très bien avec le Roi et très considéré à la cour; sa société brillante, II, 82; III, 48, 50, 54; XI, 24-25. Lié avec le Charmel, XIII, 267-269. Aventure avec Châteaurenault, XI, 24-26. Lié avec le maréchal de Luxembourg, II, 60, 81, 83; avec Racine, II, 60; VI, 175; avec Seignelay, III, 10, 14, 17. Son logement à Versailles, VI, 175; XIX, 218. Sa maison de Luciennes, XI, 24; XXVIII, 170.

Cavoye (Marie de Lort de Sérignan, dame de), mère du précédent, II, *81. Maîtresse intrigante, 81 ; III, 50-51.

Cavoye (Louise-Philippe de Coëtlogon, marquise de), III, *52. Histoire de son mariage ; sa passion pour son mari ; sa vertu, 51-55. Citée, XI, 24, 25.

Cavoye (l'hôtel de), à Paris, III, *14; XXIV, *153.

Cayeux (Claude-Jean-Baptiste-Joseph-Hyacinthe Rouault, comte de), puis marquis de Gamaches, † 1736, I, *105. Voyez Gamaches.

Cayeux (Jean-Joachim Rouault de Gamaches, marquis de), XXVI, *198. Épouse Mlle de Pomponne, 198-199.

Cayeux (Catherine-Constance-Émilie Arnauld de Pomponne, marquise de), XXVI, *199.

Cayla (Jean-Louis de Baschi de Pignan du), XIV, *82. Tué en Italie, 82.

Caylar de Saint-Bonnet (la maison du), XXVI, *241.

Caylus (Charles-Henri de Thubières de Pestels de Levis, marquis de), † 1679, XII, *261. Sa femme Claude Fabert, fille du maréchal, *260 ; XIV, 278.

Caylus (Jean-Anne de Thubières de Pestels de Levis, comte de), † 1704, XII, 327, *614. Son mariage, sa mort, son ivrognerie, 327-329; XIV, 278.

Caylus (Marthe-Marguerite le Valois de Villette de Mursay, marquise de), VI, *172. Nièce de Mme de Maintenon, joue les tragédies de Racine, 172; XII, 330. Portrait et caractère, 328-331 ; XIV, 78. Son malheureux mariage, 330-331. Sa conduite légère, qui la fait chasser de la cour, 328-329, 331. Convertie par le P. de la Tour, XII, 407-408. Obtient une pension du Roi à condition de quitter ce confesseur, et retombe dans ses désordres, 409-410. Revient à la cour; sa conduite, XIV, 277, 279. Chargée de surveiller la jeune duchesse de Noailles, 278.

Proposée pour dame d'atour de la duchesse de Berry; Mme de Maintenon s'y oppose, XIX, 309, 321-323. A Marly avec le Roi après la mort de Monseigneur, XXI, 45. Admise dans la familiarité du Roi, XXII, 241; XXV, 15. Entre chez le Roi dans ses derniers jours, XXVII, 199, 200. Accompagne Mme de Maintenon se retirant à Saint-Cyr, 282.

Liaison avec le duc de Villeroy, XII, 410-411; XIV, 279, 310; XV, 351; XVII, 461; XIX, 322. Affection de Mme de Maintenon pour elle, XII, 328, 331; XIV, 277; XVII, 461; XIX, 204; XXVIII, 244. Peu aimée du Roi, XII, 331; XIV, 278. Mal avec la duchesse de Bourgogne, XIX, 322. Bien avec Monseigneur, 204, 321. Dans l'intimité de Madame la Duchesse, XII, 330; XIV, 279; XIX, 204, 321. Liaison avec Harcourt, son cousin, XIV, 278-279; XVI, 253; XVII, 461; XIX, 321. Amie des Noailles, XIV, 278; de Mme Voysin, XVII, 461. Mal avec la duchesse de Villeroy, XIX, 322.

Caylus (Daniel-Charles-Gabriel de Thubières de), évêque d'Auxerre, XII, *158. Nommé à l'évêché d'Auxerre, 158-159, 261,

Caylus (Claude-Abraham de Thubières de Grimoard de Pestels de Levis, chevalier de), † 1759, IV, *17. Son duel avec le bailli d'Auvergne; il quitte le royaume, 17-18; X, 114; XII, 327. Sa fortune en Espagne, IV, 19.

Maréchal de camp; campagne de 1709, XVII, 382.

Ceberet (Claude, marquis de), XIV, *81. Sa bonne conduite en Italie, est fait brigadier, 81, 84.

Célestins (le couvent des), à Paris, I, *128.

Cellamare (André - Joseph - Michel-Nicolas del Giudice, prince de), † 1733, XXIII, *106. Échangé contre Carpenter, 106, 107. Accompagne en France le cardinal del Giudice, XXIV, 225. Autorisé à venir à Marly, 305. Fait grand écuyer de la nouvelle reine, XXVI, 116. Nommé ambassadeur en France, 167. Arrive à Paris; est invité à Marly, 242.

Celle-Saint-Cloud (le village de la), XVII, 344.

Cély (Louis-Auguste-Achille de Harlay-Bonneuil, comte de), IV, *143. Accompagne son père à Ryswyk, 143. Apporte la nouvelle de la paix; anecdote, 237, 240-241. Maître des requêtes, travaille à l'établissement du dixième, XX, 164-168. Intendant à Pau, reçoit une pension, XXVI, 66.

Cély (la terre de), IV, *237.

Cendres (la cérémonie des), à la cour d'Espagne, IX, 212, 266.

Cène (la cérémonie de la), II, 250; XXVIII, *309.

Cent-suisses (les), VII, 97, *624; XIII, 151-155; XVII, 143, 145. La charge de capitaine, XIII, *152. Les cent-suisses de Monsieur, XV, *148; du duc de Berry, XX, 213-214.

CERCLES DE L'EMPIRE (les), IX, 88.

CERCLES DE LA REINE (les), à la cour, I, *218; IV, *315; VI, 76. Rétablis un moment pour la duchesse de Bourgogne, XII, 332-334. Audiences au cercle, VI, 72, 78-79, 315, 318; VII, 56; VIII, 367.

CÉRÉMONIES (les). Voyez Grand maître des cérémonies.

CÉRÈS (la déesse), I, 73.

CÉRESTE (Louis-Bufile-Toussaint-Hyacinthe de Brancas, comte de), † 1754, IX, *220. Accompagne Saint-Simon en Espagne, 220.

CÉRISOLES (la bataille de), XXVI, *368.

CÉSAR (Caius-Julius), XVII, *124.

CETTE (la ville de), XX, *99. Attaquée par les ennemis, puis délivrée, 99-101.

CEVA (François-Marie-Adalbert Pallavicino, marquis de), XII, *33. Sa femme Christine Cagnoli-Centoris, *33.

CÉVENNES (les), VII, 67. Révolte des Camisards ou Fanatiques, XI, 83-84, 371; XII, 267; XIII, 51; XX, 100, 353; XXVIII, 104.

CHABANAIS (François-Gilbert Colbert de Saint-Pouenge, marquis de), X, *110. Son mariage avec Mlle de Sourdis, 110-112. Cité, XI, 43; XV, 262.

CHABANAIS (Angélique d'Escoubleau de Sourdis, marquise de), X, *112. Son mariage, 110-112. Citée, XI, 43; XV, 262.

CHABANNES. Voyez Curton, Dammartin.

CHABOT (la maison), XIV, *137, *144, 153, 160, 165; XVII, 350. Son nom et ses armes, XIV, 145-146.

CHABOT (Henri), sieur de Sainte-Aulaye. Voyez Rohan (le duc de).

CHABOT (Charles-Annibal, chevalier de Léon, puis comte de), XXVI, *199. Épouse Mme de Jarnac, 199.

CHABOT (la comtesse de). Voyez Jarnac (la comtesse de).

CHABOT (Guy-Auguste, chevalier de Rohan, puis comte de), † 1760, XIV, *142.

CHAILLOT (le village de), XIX, 54; XXVI, 196, 197. Les Augustines, XXI, *73. Les Filles de Sainte-Marie, IX, *293-294; XII, 343; XVII, 100; XVIII, 241; XIX, 388; XXIII, 32. Séjour de la reine d'Angleterre, XIX, 356.

CHAISE (la famille d'Aix de la), XVII, *42-43. Voyez Aix.

CHAISE (François d'Aix, dit le Père de la), confesseur du Roi, I, *47. Sa carrière; comment nommé confesseur, XVII, 42-44. Bénit le mariage du Roi et de Mme de Maintenon, VIII, 42; XXVIII, 241. Vient au siège de Namur, I, 47. Intervient dans l'aventure de l'évêque de Noyon à l'Académie, II, 200. Le Roi lui conte qu'il a battu un valet, 322. N'est pas consulté pour la nomination de M. de Noailles à l'archevêché de Paris, II, 359-360; XXVIII, 283. Fait nommer le P. le Comte confesseur de la duchesse de Bourgogne, III, 160. Son rôle dans l'affaire de Fénelon et du quiétisme, IV,

[Chaise *suite*]

83-84, 89; XIX, 208. Anecdote
avec l'abbé de Brou, évêque
d'Amiens, IV, 94-95. Le Roi
lui donne pour son neveu la
charge de son frère, IV, 253.
Affaire de l'abbé de Coëtelez,
V, 80-82. Affaire de la démission de dom Gervaise, abbé de
la Trappe, V, 393-396, 399,
401-403. Refuse de s'entre-
mettre pour le cardinal de Bouillon, VII, 155. Confesse par intérim les enfants de France, 189.
Dénonce au Roi la conduite du
cardinal de Noailles à l'assemblée du clergé, XIII, 272. Obtient que sa nièce soit invitée
pour une fois à Marly, XIV,
103-105. Défend le duc de Bourgogne après la défaite d'Audenarde, XVI, 333. Tombe malade, 463.

Sa mort, sa carrière, son caractère, sa conduite, XVII, 41-52.
Avis énorme qu'il donne au Roi
sur le choix de son confesseur,
53. Sa bonté et sa droiture ;
Louis xiv la reconnaît, V, 82;
XVII, 51-52. Son pouvoir entier sur la distribution des bénéfices ; en évince l'archevêque
Harlay ; Mme de Maintenon parvient à l'entamer par Godet des
Marais et le cardinal de Noailles,
II, 348; V, 125, 144; VII, 85,
179; XVII, 48-49; XVIII, 233;
XX, 336; XXVIII, 282-283,
285. Sa conduite loyale sur les
affaires ecclésiastiques ; ses bons
choix d'évêques, XVII, 47-49.
Ses audiences du vendredi ; conseil de conscience, XXVIII,
344. Ses relations avec les évêques, IV, 117; XI, 143. Sa conduite avec Port-Royal, XVII,
47; XVIII, 271. Se sert du P. le
Vassor pour surveiller les Oratoriens, VII, 207-208. Estime le
P. Quesnel et ses ouvrages, XVII,
47-48; XX, 338. Ses maladies
feintes pour ne pas confesser le
Roi pendant sa liaison avec Mme
de Montespan, XVII, 44. Mot
sur lui de M. de Duras, XII, 293.
Mme de Maintenon ne l'aime
pas, V, 144; XVII, 48, 49. Est
aussi confesseur de Monseigneur, 57. Son goût pour les
médailles, XIII, 438. Son valet
de chambre, V, 402.

Protège Fleury, évêque de
Fréjus, VI, 46. Ami de l'abbé
de Maulévrier; ne peut le faire
évêque, XV, 367; XX, 84, 86.
Hostile au chancelier de Pontchartrain, X, 395. Protège l'abbé
de Soubise, VII, 86. Ami du P.
Verjus et de Crécy, II, 243;
III, 300 ; XVIII, 242. Sa dépendance des Villeroy, IV, 252;
XVII, 46.

Chaise (Francois d'Aix, comte de
la), capitaine des gardes de la
porte, † 1697, I, *48. Au siège
de Namur, 48. Sa charge, VI,
233. Sa petite origine, XIV,
103. Sa mort; son caractère,
IV, 251-252. Ses relations
avec les Villeroy, XVII, 43,
46.

Chaise (Antoine-Dreux d'Aix,
comte de la), † 1723, IV, *253.
Succède à son père comme capitaine des gardes de la porte,
253; XIII, 323 ; XIV, 104.

Chaise (Françoise-Nicole du Gué
de Bagnols, marquise de la),
XIV, *104. Le P. de la Chaise

lui obtient la faveur d'aller à Marly, 104-105.

CHAISE (Antonie de la), abbesse de Saint-Menoux, XV, *104.

CHAISES A PORTEURS (les), V, *367 ; IX, *174 ; XV, *44 ; XXII, *297. Dans la cour et les jardins de Versailles, III, 165 ; VII, 193, 194 ; XV, 44, 244. Chaise à porteurs du Roi, XIX, 29 ; de Mme de Maintenon, V, 367-371 ; XXVIII, 279. Chaises à porteurs en Espagne, VIII, 153 ; IX, 174, 204, 242.

CHAISES DE POSTE (les), X, 171 ; XIII, 293 ; XIV, 3, 46, 58, 59, 87, 355 ; XVII, 250 ; XXI, 9.

CHAISES A ROUES (les), XII, *341.

CHAISES PERCÉES (les), XIII, *284. Celle du Roi, VIII, 318 ; XX, 265 ; XXVIII, 64.

CHAISES A DOS (les). Voyez Sièges.

CHALAIS (Adrien-Blaise de Talleyrand, prince de), † 1670, V, *101. Son mariage ; son duel ; est obligé de s'exiler ; sa mort, 101-103. Cité, IX, 94, 96, 278 ; XVIII, 101 ; XXII, 137.

CHALAIS (Anne-Marie de la Trémoïlle-Noirmoutier, princesse de), puis duchesse de Bracciano et princesse des Ursins, II, *260. Son mariage ; rejoint son mari exilé ; devient veuve, V, 101-102. Ses relations avec les cardinaux de Bouillon et d'Estrées à Rome, 103-104. Épouse le duc de Bracciano, 100, 104-105. Voyez Bracciano (la duchesse de), Ursins (la princesse des).

CHALAIS (Jean de Talleyrand, prince de), † 1731, XVIII, *101. Sa femme Julie de Pompadour-Laurière, XXIII, *220. Cité, XXII, 107 ; XXIII, 61.

CHALAIS (Louis-Jean-Charles de Talleyrand-Périgord, prince de), † 1757, IX, *199. Projet de mariage avec Mlle Amelot, XVIII, 100-101. Va trouver Mme des Ursins en Espagne, XXII, 137. Vient en France pour arrêter un cordelier suspect, XXIII, 60-64, 282. Recreador du roi d'Espagne, XXIV, 217-218. Est mandé à Madrid pour une mission secrète, 246. Envoyé à Paris ; audience du Roi, 280, 282, 284. Lui donne part du mariage du roi d'Espagne avec la princesse de Parme, 303-304. Est fait grand d'Espagne malgré Louis XIV, qui refuse de le reconnaître en France, IX, 278-279 ; XVIII, 104 ; XXV, 123-124. Accompagne Mme des Ursins dans sa disgrâce, XXVI, 109, 112. Défense de revenir en Espagne, 168. Assiste au repas de couverture du marquis de Ruffec, IX, 198-199.

CHALAIS (la principauté de), XXIII, *60.

CHALMAZEL (Hubert-François de Talaru, marquis de), II, *301. Colonel du régiment de Picardie ; à l'armée du Rhin en 1695, 301-302, 304.

CHALMETTE (Philippe, abbé), XX, *340.

CHALON (la maison de), princes d'Orange, XV, *135.

CHALON-SUR-SAÓNE (la ville de), XIII, 104. Gouvernement, XI, 35. Évêques : voyez Thiard

(Pontus de), Thiard de Bissy (Cyrus de).

CHALONS-SUR-MARNE (la ville de), II, 26, 156 ; VII, 183. Gouvernement, XIII, 43. Évêché, II, 358, 360 ; XXVIII, *283. Cet évêché est comté-pairie, XXV, 210, 231. Évêques : voyez Noailles (Antoine, cardinal de), Noailles (J.-B.-L.-Gaston de), Tavannes (Nicolas de Saulx-), Vialart de Herse (Félix).

CHAMARANDE (Clair-Gilbert d'Ornaison, comte de), † 1699, I, *193. Premier valet de chambre du Roi, 193. Sa considération à la cour, II, 211-213. Sa mort, son caractère, VI, 92-93.

CHAMARANDE (Louis d'Ornaison, comte de), † 1737, I, *193. Premier valet de chambre du Roi après son père, 193. Colonel du régiment de la Reine, inspecteur d'infanterie, épouse Mlle d'Anglure, II, 211-213. Commande l'arrière-garde de l'armée en 1697, IV, 166. Amène des renforts sur le Rhin (1702), X, 294. Blessé à Friedlingue, 302. Sa conduite à Hochstedt, XII, 181. Au siège de Turin, XIV, 5, 8. Campagne de 1707 en Provence, XV, 215. Commande à Toulon, demandé par les habitants, XVII, 382-383. Ses entrées chez le Roi, XIX, 74 ; XXVIII, 361.

CHAMARANDE (Geneviève-Scholastique d'Anglure de Bourlémont, comtesse de), II, *213 ; VII, 187 ; XIII, 417.

CHAMARANDE (Louis-Nicolas d'Ornaison de), † 1706, XIV, *8. Est tué à Turin, 8.

CHAMBAUDON (Jean-Jacques Thibault, sieur de), V, *354.

CHAMBÉRY (la ville de). Occupée par Tessé, XI, 306. Mme des Ursins s'y réfugie, XXVI, 261. Citée, VII, 225 ; XI, 275 ; XIV, 94. Le Sénat, XII, *223. Les Carmélites, II, 19.

CHAMBONAS (Henri-Joseph de la Garde, comte de), † 1729, X, *99. Capitaine des gardes du duc du Maine, 99 ; XI, 321.

CHAMBONAS (Marie-Charlotte de Fontanges d'Auberoque, comtesse de), X, *99. Dame d'honneur de la duchesse du Maine, 99 ; XVIII, 427.

CHAMBONAS (Antoine de la Garde de), évêque de Viviers, XXIII, *280. Sa mort, sa singularité, 280.

CHAMBORD (le château de), VI, *361, XVI, *150. Séjours de la cour, VII, 65 ; XIII, 63. Gouvernement, VI, *364 ; XVII, *353, 355, 356. Capitaine-concierge et jardinier, VI, 361, 364 ; XVII, 365.

CHAMBRE DES COMPTES DE PARIS (la), IV, *112, 113 ; VI, 242 ; VII, 336 ; VIII, 143 ; IX, 284, 285 ; XIV, 122 ; XIX, 359 ; XXI, 128 ; XXII, 348 ; XXIII, 54. Premier président, VI, 242. Les présidents, VII, *62 ; VIII, 22 ; XIII, 66. Le procureur général, IX, *19. Les auditeurs et les correcteurs, VI, *250. Le greffe, XIX, 359.

CHAMBRE IMPÉRIALE DE SPIRE (la), II, *151.

CHAMBRE DE RÉUNION DE METZ (la), XV, *41.

CHAMBRES ARDENTES (les), XIV,
*176: voyez Arsenal.
CHAMBRET (le marquis de), XXIII,
*72.
CHAMILLART (la famille), VI, *293;
XII, 42; XV, 361-364. Voyez
Cany.
CHAMILLART (Guy), intendant à
Caen, † 1675, VI, *292, 293;
IX, 36; XI, 280. Sa femme
Catherine Compuing, VI, *301.
CHAMILLART (Michel), secrétaire
d'État, VI, *291. Sa famille,
VI, 304-306. Ses débuts comme
conseiller au Parlement, 293,
295. Sa belle action comme
rapporteur d'un procès, 340-
342. Intendant à Rouen, 296-
297; IX, 36; XI, 280. Intendant des finances, VI, 297. Fait
chercher un trésor à l'hôtel le
Tellier, 119. Maître des requêtes, 295. Est nommé contrôleur
général; son habileté au billard
origine de sa fortune, 291-300,
310-311; IX, 35, 37; XVII,
179, 404. Fait administrateur
de Saint-Cyr, VI, 297-299. Se
sert de Desmaretz pour la
recherche des gains illicites des
financiers, VII, 128, 137. Fait
ministre d'État, 358; VIII, 2,
4. Est nommé secrétaire d'État
de la guerre en conservant les
finances, 15-17. Écrasé sous ce
double travail, 16; IX, 17;
XI, 253; XIII, 340; XIV, 313;
XV, 360, 365; XVII, 179-180,
388-389. Banqueroute des tré-
soriers de l'extraordinaire des
guerres, VIII, 303-304. Fait
créer deux directeurs des finances, IX, 17.
1701-1702. Sa situation à la

cour, IX, 35 et suiv. Fait gagner
un procès à Matignon, 77. Est
opposé au voyage de Philippe v
en Italie, X, 39-40, 43. Empêche Harcourt d'entrer au Conseil, 41. Reçoit la démission de
Saint-Simon, 62. Ses louanges
à Praslin pour son rôle dans
l'affaire de Crémone, 84-85.
Pourparlers avec Harcourt et
Vendôme pour aller commander
en Italie, 87-89. Fait donner
un commandement à Chamilly,
119. Éclaircissement avec Catinat en présence du Roi, 120-
125. Lettre du prince d'Auvergne l'avisant de sa désertion,
249. Fait envoyer Orry en
Espagne, 389-391.
1703-1704. Augmentation de
son brevet de retenue, XI, 132.
Trompé sur le compte du duc
de Savoie, 222-223. Est autorisé à se servir de Desmaretz,
252-256. Crée deux nouveaux
intendants des finances, XII,
117. Nouvelles de la défaite
d'Hochstedt, 189. Sa méprise
au sujet de Silly, 191-192.
Affaire du mariage du duc de
Mantoue, 237-238. Lui offre à
dîner, 243.
1705-1706. Opposé à tout abandon des possessions espagnoles,
XIII, 172. S'entremet pour M.
de Coislin évêque de Metz, 188.
Conseille à Saint-Simon d'accepter l'ambassade de Rome, 236
et suiv. Sa colère d'une indis-
crétion commise à propos de
M. du Charmel, 277-278. Donne
une fête à Vendôme à l'Étang,
293. Cause la désertion de
Bonneval, 337. Écrit le billet

[Chamillart *suite*]

du Roi donnant à Vendôme le commandement sur les maréchaux de France, 346. Est inquiet de voir son gendre La Feuillade chargé du siège de Turin, 365-366. Est envoyé en Flandre après la défaite de Ramillies, 380-381. Fait choisir le duc d'Orléans pour commander en Italie, 391-392, 454-455. Réprimande La Feuillade, XIV, 8. L'encourage après la défaite de Turin, 72-73. Écrit au duc d'Orléans à propos de Mme d'Argenton, 88. Ne peut éviter la disgrâce de la Feuillade, 92-95. Est fait grand trésorier de l'ordre du Saint-Esprit, 101. Affaire du procès de Mme de Soubise contre le duc de Rohan, 156-158.

1707. Obtient la survivance de sa charge pour son fils, XIV, 247-248. Prétendues mines d'or cherchées dans les Pyrénées, 276. Mécontent du maréchal de Villeroy, il se venge en écartant son fils du service, 303-313. Accablé de travail, il demande à être déchargé de ses emplois ; réponse du Roi, 313-315. Son opposition aux projets de Vauban, 334. Il essaye le système de Boisguilbert, 328, 334, 339-343. Donne une collation à la duchesse de Bourgogne et lui apprend la victoire d'Almanza, 420-421. Annonce au Roi la prise de Lérida, 431. Affaire de la succession de Neuchâtel, XV, 137-138. Scandaleux éclat entre lui et Jérôme de Pontchartrain, 221-224. Raccommodé par le Roi avec Catinat, 283-286.

1708. Échange de provinces avec Torcy, XV, 352. Affaiblissement de sa santé ; obtient d'être déchargé du Trésor royal, 360. Affaire du mariage de son fils avec Mlle de Mortemart, 361-371. Institue les officiers gardecôtes, XXI, 347. Cède à Desmaretz le contrôle général des finances, XV, 371 et suiv. Fait donner à Poulletier une charge d'intendant des finances, 386. Est exploité par les faiseurs d'affaires de la cour, 381. Favorise l'expédition d'Écosse, 406-409, 415, 419. Obtient le bâton de maréchal pour Gacé, 429. Va en Flandre pour voir l'électeur de Bavière, XVI, 1-4, 20. Travaille avec Bergeyck, 31. On pense à lui pour la surintendance des bâtiments, 51. Éclat avec Bagnols intendant en Flandre, 76-80. Affaire de l'enlèvement de Mlle de Roquelaure, 105-106. Il s'aliène Mlle Choin par le refus d'un régiment à son frère, 79-80 ; XVII, 418-421. Affaire des lettres contre le duc de Bourgogne après Audenarde, 243. Il conseille mal le jeune prince, 247-249. Il mécontente Mme de Maintenon et s'attire la haine de la duchesse de Bourgogne, 249-250. Le maréchal de Villeroy le dessert auprès de Mme de Maintenon, 254. Intrigues de M. d'Antin contre lui, 257-258. Approuve la conduite du duc de Bourgogne, 282. Prépare avec Boufflers la défense de Lille, 285. Alberoni descend chez lui à Fontainebleau, 290.

[Chamillart *suite*]

Se rend à l'armée de Flandre pour remettre la concorde entre les généraux, 314-324. Va conférer à Compiègne avec l'électeur de Bavière, 351. Nouveau voyage en Flandre avec Chamlay, 445-446, 449. Arbitre entre Vendôme et Berwick, 450-451. Cache au Roi le passage de l'Escaut, 462. Prépare un projet pour reprendre Lille, 491-496. Mme de Maintenon fait avorter ce projet, XVII, 25-28.

1709. Il fait choisir le prince de Conti pour commander l'armée de Flandre, XVII, 134. Mme de Maintenon décidée à le perdre, 159 et suiv. Il se mêle de négociations pour la paix; empiète sur les fonctions des autres ministres; Torcy le force à se désister, 179-186. Affaire désagréable entre Chamillart et Desmaretz au Conseil, 186-190. Mauvais bruits dans le public sur la gestion financière de Chamillart, 190-194. Il travaille avec Villars, 384-385. Sa situation ébranlée, puis apparemment raffermie ; sarcasme d'Harcourt, 387-390. Affaire de son fils avec M. d'Antin, 390. Conseil de guerre devant le Roi ; Chamillart malmène Desmaretz, 391-394. Le Roi donne des audiences dangereuses pour lui, 397-398. Il blâme le voyage de Torcy en Hollande, 399-400. Partisan de l'envoi des vaisselles d'argent à la Monnaie, 404. Ses fautes à l'égard de Monseigneur et de Mlle Choin, qu'il mécontente tous deux, 416-421. Manèges de d'Antin contre lui, 421-422. Cabale formée par Mme de Maintenon, 422 et suiv. Saint-Simon lui parle des menées contre lui ; sa magnanimité, 430. Durs reproches de Monseigneur, 430-431. Calomnie du nonce Cusani ; mauvais procédés de Boufflers et de Tessé, 434-436. Sa disgrâce est consommée, 437 et suiv. Pension que le Roi lui accorde, 439. Sa magnanimité dans sa disgrâce, 441-444 ; 286-288. Il remet à Voysin les affaires de Saint-Cyr, XVII, 456. Il se retire au château des Brières, puis à Mont-l'Évêque, 469, 472-474. Il achète la terre de Courcelles au Maine ; séjour à la Ferté, XVIII, 5, 286-287. Calomnie atroce contre lui, 148-149. Voyage à la Flèche avec Saint-Simon ; anecdote ; sermon indiscret d'un jésuite, 288-291. Il revoit le Roi qui l'accueille avec bonté, XXIII, 217-218. Vend sa charge de trésorier de l'ordre du Saint-Esprit, XXIV, 124. Saint-Simon lui fait conserver sa pension par le Régent, XXVII, 192. Sa mort, X, 407.

Portrait et caractère, VI, 300-304, 306 ; VIII, 17-19 ; XVI, 445-446 ; XVII, 428-430, 447-450 ; XVIII, 287-288 ; XXI, 372. Aimé de tout le monde, VI, 300-304. Sa probité, sa droiture, son amour pour l'État, VIII, 17 ; XIV, 342 ; XVI, 492-493 ; XVII, 193, 194. Son désintéressement, VI, 306 ; XVII, 472. Sa lenteur et son jugement borné, VIII, 17-18 ;

[Chamillart *suite*]

IX, 36 ; XII, 140 ; XV, 314 ; XVII, 134, 448. Sa démarche dandinante, VI, 292 ; XVII, 464. Malheureux en famille et mal entouré, VI, 302, 305-306 ; IX, 36 ; X, 140 ; XIII, 239 ; XVI, 79, 204 ; XVII, 449-450. Ses affaires domestiques confiées à l'abbé de la Proustière, VI, 306 ; XVI, 399. Son médecin Helvétius, XVII, 183.

Sa familiarité et sa manière d'être avec le Roi, VI, 296 ; XVI, 495-496 ; XVII, 467-468. Goût et amitié du Roi pour lui, VI, 306 ; VII, 175, 358, 359 ; VIII, 48 ; IX, 35 ; XI, 310 ; XII, 372 ; XIII, 157 ; XV, 419 ; XVI, 82 ; XVII, 26, 180, 188, 387, 416, 422, 426-427, 430, 439 ; XVIII, 286-287 ; XXIII, 217-218. Aime le Roi comme une maîtresse, VIII, 17 ; XVI, 493 ; XVII, 447. Sa manière d'écrire au Roi, XIV, 314-315. Sa faveur auprès de Mme de Maintenon, VI, 297, 306 ; VIII, 17 ; IX, 35, 36 ; X, 28, 125 ; XI, 48, 253, 254, 310 ; XIII, 245, 392 ; XIV, 448 ; XV, 362, 367-368 ; XVI, 78, 250. En froid, puis brouillé avec elle, XVI, 254, 257, 452 ; XVII, 28, 159, 160, 386, 417, 422, 448, 464 ; XVIII, 12, 72-73, 286. Ses relations avec Monseigneur, XVI, 360 ; XVII, 384-385, 416-417, 422 ; XVIII, 74 ; XIX, 191.

Ses relations avec Saint-Simon et sa femme, X, 62, 64, 85, 406-412 ; XI, 285, 359, 366 ; XII, 189, 237 ; XIII, 110, 188, 210, 236-240, 245, 269, 277, 330 ; XIV, 305, 310-311, 341 ; XV, 221, 362, 373, 381 ; XVI, 80, 82, 204, 250, 302-304 ; XVII, 186, 195, 421, 436-437, 465 ; XVIII, 2, 4-5, 42, 95, 149 ; XX, 280. Raccommode Saint-Simon avec le Roi, X, 408 ; XI, 359-360 ; XII, 51, 401 ; XVIII, 95-96. Dévoile à Saint-Simon la haine de Mme de Maintenon, X, 215. Rôle dans le procès Saint-Simon et Brissac, XIII, 206. Arbitre entre Saint-Simon et le maréchal de Montrevel, XVIII, 3-4, 89-90. N'approuve pas les plans de paix de Saint-Simon, XIII, 171-172. Récits qu'il lui fait, XVI, 492 ; XIX, 287. Lui montre des dépêches et des papiers, XIII, 369, 387 ; XIV, 306, 308, 315.

Relations avec Barbezieux et Louvois, VII, 359 ; VIII, 3-4. Ami de Beauvillier, VI, 298-299 ; X, 41, 413 ; XI, 253 ; XII, 57 ; XV, 363, 404 ; XVI, 82, 203-204 ; XVII, 184-188, 440, 457 ; de Bergeyck, XV, 409-410 ; XVII, 470-471. Hostilité de Boufflers, XVII, 388, 404, 471-472. Relations avec Chamilly, X, 119 ; XI, 14 ; avec Chamlay, XVI, 492 ; avec Mlle de Chausserais, XVIII, 381. Ami du duc de Chevreuse, VI, 297 ; X, 41 ; XI, 253 ; XII, 57 ; XV, 363, 404 ; XVI, 82, 203-204 ; XVII, 187-188, 441. Protège Coigny, XI, 286, 290 ; XII, 314. Son aveuglement sur son gendre la Feuillade, X, 98, 402 ; XI, 310-311 ; XII, 26, 125-126, 269, 419 ; XIII, 157, 239, 366, 390, 402 ; XIV, 8, 10, 39, 45,

64, 69, 71-72, 92-95; XV,
192, 370; XVII, 433, 474;
XX, 281. Lié avec Harcourt,
qui le renverse, X, 28, 43;
XI, 55; XII, 396; XVI, 253;
XVII, 397. Ami de Lamoi-
gnon, XIV, 382; XVII, 457.
Relations avec Mlle de Lillebonne et les Lorrains, IX,
39, 43; XVI, 304, 319; XVII,
418-421, 448, 461. Livré à M.
du Maine, XVI, 12, 203, 247;
XVII, 426, 449. Dévoué aux
Matignons, IX, 37, 77; XI,
280, 285; XV, 137, 419; XVI,
23; XVII, 77. Protège le comte
de la Motte, XVII, 4. Ami des
Noailles; affaires de finances
qu'il fait faire à la maréchale,
XV, 362, 381; XXVII, 49. Relations avec Orry, X, 389. Relations avec le chancelier de
Pontchartrain, X, 28, 407;
XV, 221-224; XVII, 180; avec
Jérôme de Pontchartrain, X,
140; XV, 414; XVII, 180;
XXI, 351-352; avec Tessé, IX,
47-48. Engoué de Vaudémont,
IX, 46; XIV, 447; XV, 5,
159; XVI, 203, 247, 304, 319.
Dévoué à Vendôme, XIII, 14,
115, 291; XVI, 203, 247, 304,
320, 450-451; XVII, 26, 139,
386, 422, 448, 472. Ami de la
duchesse de Ventadour, IX,
39; XVI, 356. Relations avec
Villars, X, 320; XII, 47, 372-
373; XVII, 425. Bien, puis
mal avec le maréchal de Villeroy et avec son fils, IX, 38, 80;
XIII, 369; 381; XIV, 17-18,
248, 303-313; XV, 137, 352;
XVI, 79; XVIII, 16.
  Son logement à Versailles, VI,

296, 310; XI, 123; XVII,
460-461; XVIII, 4. Son logement à Marly, XVI, 31, 34.
Son hôtel bâti par la Cour des
Chiens, XVII, 431. Son château de l'Étang, X, 64; XIII,
276, 293; XV, 224; XVI, 406;
XVII, 443. Sa terre de Courcelles, XVI, 62-63; XVIII, 5,
286-287. Sa maison de Mont-
fermeil, VI, 292; VIII, 16.
CHAMILLART (Jérôme, comte de),
VI, *304. Son mariage avec la
fille de Guyet; sa carrière;
prend le titre de comte de Chamillart, 304, 309; X, 139-141.
Sa bêtise, VI, 302; X, 140;
XVI, 204; XVII, 387, 449,
463. Sa femme Philiberte Guyet,
VI, *304; XII, 60.
CHAMILLART (Jean-François), évêque de Dol, puis de Senlis, VI,
*303. Bénit le mariage de sa
nièce avec le fils du maréchal
de Lorge, X, 405. Est fait premier aumônier de la duchesse
de Bourgogne, XII, 54. Reçoit
à Senlis les ducs de Bourgogne
et de Berry, XVI, 130-131.
Membre de l'Académie française, XXIV, 235. Sa conduite
à la chute de son frère, XVII,
443. Aux obsèques du duc et
de la duchesse de Bourgogne,
XXII, 343. Sa mort, son caractère; anecdote avec Monsieur
le Prince, XXIV, 233-235. Sa
bêtise, VI, 302-304; X, 140;
XVI, 204; XVII, 387, 449,
463.
CHAMILLART (Élisabeth-Thérèse
le Rebours, dame), VI, *301.
Est admise dans les carrosses
du Roi, VII, 175. Négociations

pour le mariage de sa fille avec
le duc de Lorge, X, 409-411.
Affaire de la quête, XII, 44,
50. Reçoit les visites des princes
du sang, XIV, 248. Empêche
son mari de démissionner, XV,
372. Le nonce l'accuse de vénalité, XVII, 432-435. Sa conduite
lors de la disgrâce de son mari,
XVII, 442-443. Son caractère ;
son incapacité, VI, 301-302,
306 ; XV, 362 ; XVI, 204 ;
XVII, 387, 430 ; XXIV, 275.
Ses relations avec Saint-Simon
et sa femme, X, 406, 408-411 ;
XI, 359, 366 ; XIII, 381 ; XVII,
81, 87. Son amitié pour Mme
de Chamilly, IX, 7 ; X, 119 ;
XI, 13. Craint les Noailles,
XV, 362.

CHAMILLART (Michel II), marquis
de Cany. Voyez Cany.

CHAMILLART (Catherine-Angélique), VI, *306. Son mariage,
306-307. Voyez Dreux (Mme).

CHAMILLART (Marie-Thérèse), IX,
*313. Son mariage avec le duc
de la Feuillade, 313-315. Voyez
Feuillade (la duchesse de la).

CHAMILLART (Élisabeth-Gene-
viève-Thérèse), X, *402. Son
mariage avec M. de Quintin-
Lorge, 402-409. Voyez Lorge
(la duchesse de).

CHAMILLY (Nicolas Bouton, comte
de), † 1662, XI, *10.

CHAMILLY (Érard II Bouton, comte
de), † 1672, X, *308. Détesté
par Louvois, XI, 10, 12.

CHAMILLY (Noël Bouton, maréchal
de), † 1715, II, *152. Sa belle
défense de Grave, IX, 8 ; XI,
12 ; XXV, 70. Gouverneur de
Strasbourg ; campagne de 1694,
II, 152. Campagne à l'armée du
Rhin, 1695-1697, 307 ; III,
245 ; IV, 157, 162, 167. Chargé
de commander à la Rochelle,
en Poitou et Aunis,. IX, 7-8 ;
X, 119, 409 ; XIII, 428 ; XVI,
124-125. En disgrâce sous Louvois et Barbezieux, est remis à
flot par Chamillart, IX, 9 ; X,
119 ; XI, 12, 13, 40. Réconcilie Asfeld et Mélac, X, 289.
Est nommé maréchal de France ;
sa carrière, sa famille, son portrait, XI, 8-14. Est fait chevalier du Saint-Esprit ; anecdote,
XI, 215-216 ; XII, 357, 378.
Se démet du commandement
de la Rochelle en faveur de son
neveu, XXIV, 204. Sa mort,
son caractère, sa dépouille,
XXVI, 69-70. Il est le héros
des Lettres portugaises, XI, 11 ;
XXVI, 70. Sa maison d'Osny,
XVI, 124.

CHAMILLY (Élisabeth du Bouchet
de Villeflix, maréchale de), IX,
*7. Fait donner à son mari le
commandement de la Rochelle,
7. Elle le remet à flot grâce à
ses relations avec Mme Chamillart, X, 119, 409 ; XI, 13-
14. Fait le mariage du duc de
Lorge et de Mlle Chamillart,
X, 409. Secourt la duchesse de
Brancas, XI, 104. Elle protège
MM. de Conflans et d'Armentières, XVI, 442 ; XXIII, 37-38.
Son portrait, XI, 13-14.

CHAMILLY (François Bouton, comte
de), † 1722, II, *216. Inspecteur de cavalerie, 216. Son
ambassade en Danemark ; en
est rappelé ; méprise qui le
perd, IV, 276 ; X, 398-400 ;

XV, 328. Est fait commandant à la Rochelle, XXIV, 204. Portrait, X, 399.

CHAMLAY (Jules-Louis Bolé, marquis de), I, *266. Sage conseil qu'il donne à Louvois, XXVIII, 74. Refuse sa succession, 78-79. A l'armée en 1693, I, 266. Va conférer avec Catinat après la Marsaille ; reçoit la grand-croix de Saint-Louis, 277-278. Conversation avec Saint-Simon, V, 16. Va trouver l'électeur de Bavière avec Chamillart, XVI, 1. Confère avec Vendôme, 31-33. Retourne en Flandre avec Chamillart, 445-446. Sa prédiction à Chamillart au sujet de la reprise de Lille, XVI, 492 ; XVII, 28. Il prend soin de Mme de la Taste, XXIV, 267. Ses apoplexies, XXVI, 208. Son portrait ; ses capacités topographiques, XXVIII, 79-81.

CHAMLIN (le brigadier), XIII, 80, *81. Tué en Flandre, 79-81.

CHAMOY (Louis Rousseau de), X, *382. Envoyé du Roi à Ratisbonne ; en est chassé, 382.

CHAMPAGNE (la). Comté-pairie, XXV, 210. Province, V, 384 ; VII, 297 ; XI, 119 ; XV, 207. Course que les ennemis y font en 1712, XXIII, 91-92. Gouvernement, XV, 299. Lieutenance générale, XIII, 43.

CHAMPAGNE (le vin de), I, 48 ; IV, 250 ; VII, *164-165 ; XIV, 319 ; XXVII, 183.

CHAMPAGNE (le régiment de), X, *296 ; XXIII, 102.

CHAMPCENETZ (Louis Quentin de), premier valet de chambre du Roi, XI, *257. Succède à son père, 257 ; XX, 94. Cité, XIX, 74.

CHAMPFLOUR (Étienne de), évêque de la Rochelle, X, *401. Sa nomination, 401. Affaire de la Constitution ; ses attaques contre le cardinal de Noailles, XX, 339-349 ; XXII, 145-148.

CHAMPIGNELLES (Louis-Charles de Rogres, marquis de), † 1756, XX, *246. Premier maître d'hôtel du duc de Berry, 246. Aux obsèques du prince, XXIV, 260.

CHAMPIGNELLES(Catherine-Louise-Marie de Brisay de Denonville, marquise de), XX, *95.

CHAMPIGNY : voyez Bochart.

CHAMPLAIS (la famille de), XIII, *415.

CHAMPLÂTREUX : voyez Molé.

CHAMPLIVAULT (René Viau, seigneur de), XXIII, *9.

CHAMP DE MARS OU DE MAI (les), XXV, 195-198.

CHAMPVALLON (François de Harlay, marquis de), † 1693, I, *255. Tué à Nerwinde ; sa femme l'Aubespine, 255.

CHAMPVALLON (M. de Harlay de), archevêque de Paris : voyez Harlay.

CHANCELIER DE FRANCE (la charge de), VI, *290. Son rang parmi les officiers de la couronne, XVIII, 87, 249. Seul d'entre eux, n'est pas traité de cousin par le roi, XXV, 244, 334. Sa place aux lits de justice ; parle au roi à genoux, mais opine assis et couvert, 244, 265-266, 300, 333-334. Précède les ducs au Conseil, IX, 263. Préside le conseil des parties, II, 348 ;

VIII, 143 ; XXVI, 64 ; et la grande direction des finances, VI, 219. Comparaison de sa charge avec celle de premier président du Parlement, XXVI, 63-64. Ne peut être destitué ; mais on lui retire les sceaux, VIII, 150 ; XI, 180 ; XVIII, 87. Peut démissionner, IV, 267 ; XVIII, 87-88. Obligé de sceller les édits bursaux, XX, 172. Jouit des honneurs du Louvre, XI, 187. Cérémonial des carrosses dans sa cour, II, 347-348. Chargé de la police de la librairie, même pour les ouvrages doctrinaux des évêques, X, 392-398. Ses attributions comme chancelier de l'ordre du Saint-Esprit, XI, 183-184. Rang de sa femme à la cour, VI, 315-320. Son costume, XXIV, *315. Marques héraldiques à ses armes, XI, *212.

CHANCELIER DE LA REINE (la charge de), XI, *350 ; du duc de Berry, XX, *222 ; de Monsieur et du duc d'Orléans, VIII, 358 ; de l'ordre du Saint-Esprit : voyez Saint-Esprit.

CHANDENIER (François de Rochechouart, marquis de), † 1696, II, *365. Capitaine des gardes du corps, perd sa charge, est exilé, sa mort, III, 145-153.

CHANDENIER (Claude le Loup de Bellenave, marquise de), III, *153.

CHANDENIER (Charles-François de Rochechouart-), marquis de Bellenave, III, *153.

CHANTELOUP (le château de), XXII, *139. Sa construction par Aubi-

gny pour Mme des Ursins, 139-141 ; XXIII, 41 ; XXIV, 211-212.

CHANTILLY (la terre de), I, *136. Agrandissements du domaine, 136-137 ; VIII, 26 ; XVII, 233. Embellissements faits par M. le Prince, 240-241, 254, 275-276. Réceptions et fêtes qu'il y donne, V, 74 ; XVII, 240. Séjour de la cour, V, 359. Cité, I, 139, 196 ; V, 373 ; XII, 235 ; XIV, 355 ; XVII, 148, 239, 250, 255, 276, 277 ; XX, 356 ; XXIV, 234, 346 ; XXVIII, 267.

CHANVIER (le frère Jean), donné de la Trappe, V, *402-405.

CHAPELLE (Henri Bessé de la), premier commis de la marine, XXIII, *306. Intervient dans un conflit entre Saint-Simon et Pontchartrain, 306-308. Renvoyé par Pontchartrain, XXVI, 136-137. Sa femme Élisabeth Chardon, *137.

CHAPELLE DU ROI (la), VII, *12. Dispute avec le diocésain, VIII, 174 ; XIX, 385-386. Charge et serment du maître de la chapelle, XXIII, 407-408. La chapelle-musique, XV, 264 ; XIX, 43. Cérémonie de la chapelle en Espagne, IX, 205-215.

CHAPELLES (François de Rosmadec, comte des), II, *33. Son duel et sa mort, 33, 35.

CHAPPELLIER (la famille), XXII, *257.

CHARDON (Daniel), avocat, III, *95. Intervient dans le procès des pairs contre M. de Luxembourg, 95,103. Sa femme Marie Caillard, XII, *254. Leur conversion, 254-256.

CHARDON (l'ordre du). Voyez Saint-André d'Écosse.

CHARENTE (la), rivière, XIII, 29 ; XVII, 351.

CHARENTON (le village de), XXVI, 126. Le temple protestant, IV, *266 ; X, 327. Le pont et le combat de 1649, II, *39. L'hôpital de la charité ou des fous, XII, *252.

CHARITÉ (l'hôpital de la), à Paris, XI, *105, 106.

CHARITÉS (les), confréries, III, *167.

CHARLEMAGNE (l'empereur), I, 202 ; XXV, 197, 203.

CHARLEMONT (la ville de), XXIII, *118.

CHARLEROY (la ville de), I, *269. Sièges, I, 269-271 ; II, 47 ; IV, 146-147 ; VIII, 251 ; XX, 205. Gouvernement, I, 272.

CHARLES-QUINT, empereur, IV, *43. Élevé en Flandre, devient roi d'Espagne, puis succède à Maximilien comme empereur, IX, 123-124. Guerres contre Louis XII et François Ier, VII, 305, 347 ; XIV, 189 ; XV, 207. Donne Malte à l'ordre de Saint-Jean, IX, 162. Reçoit l'investiture du duché de Milan, VIII, 49. Le comte de la Marck lui déclare la guerre, XIV, 195. Création de la grandesse en Espagne, IX, 124 et suiv., 140 et suiv., 223 et suiv., 235, 262. Règle l'usage de la couverture des grands d'Espagne, 270-271. Traitement qu'il accorde aux cardinaux, XIV, 402. Relation avec le cardinal Wolsey, XV, 205. Bâtit l'alcazar de Tolède, XIII, 447 ; XX, 229. Son abdication, IX, 126. Sa succession, VII, 273. Cité, VII, 362, 364 ; VIII, 115, 199, 202 ; X, 35, 235 ; XI, 325 ; XXII, 24 ; XXVII, 404.

CHARLES VI, empereur, ci-devant l'Archiduc : voyez Archiduc (l'). Est élu empereur ; quitte l'Espagne, XXII, 169-171. Débarque à Gênes ; entrevue avec le duc de Savoie ; réception à Milan, 175-178. Passe à Inspruck ; est couronné à Francfort, 178-180. Inimitié avec le prince Eugène, XV, 436 ; XXI, 133 ; XXII, 122-123. Le met en disgrâce, 178-180. Se rend à Vienne ; est opposé à la paix, 234. Est couronné roi de Hongrie, XXIII, 80. Fait nommer Sala cardinal, 269-270 ; XXVI, 226-228. Paix avec la France signée à Rastadt et à Baden, XXIV, 244, 271 ; XXV, 99. Fait couronner l'impératrice reine de Hongrie, 146. Fait la paix avec l'Espagne, VIII, 112. Prend le deuil de Louis XIV, XXVIII, 379-380. Dupe le cardinal de Fleury, XV, 198, 204-210. Sa mort, 209, 436. Peu estimé de l'empereur Joseph, XXI, 133. Son union avec sa femme, XXII, 171. Ses médailles, XV, 210.

CHARLES VII, empereur, ci-devant électeur de Bavière, XIV, *24 ; XV, 437-438 ; XVII, 368.

CHARLES Ier, roi d'Angleterre, II, *252 ; IV, 244 ; V, 47 ; VIII, 258 ; IX, 243, 270 ; XIV, 405 ; XV, 162 ; XVI, 70 ; XVII, 91, 95.

CHARLES II, roi d'Angleterre, XI,

*344. Son exil aux Pays-Bas; honneurs que lui rend Condé, IX, 229-230 ; XIV, 413-414. Rétabli sur le trône, XVI, 71. Donne la Jarretière à Marcin, IX, 30. Ses maîtresses et ses bâtards, V, 56, 58 ; X, 347 ; XIX, 380. Relations avec la duchesse de Portsmouth, XI, 344. Aventure avec le Grand prieur, XXVI, 272. Sa mort, XIII, 304. Cité, VIII, 275 ; X, 346 ; XV, 245 ; XVII, 95.

CHARLES II, roi d'Espagne, III, *86. Sa minorité; gouvernement de sa mère, 86, 88 ; IX, 141, 232. Ses deux mariages ; est gouverné par sa seconde femme, IV, 287-289 ; VI, 110, 114 ; VII, 277 ; X, 362 ; XVI, 432-433. Traité de partage de ses états, VII, 116-126. S'engage à ne pas employer les troupes de l'Empereur, 211. Mesures prises par son conseil en prévision de sa mort, 248-249, 267 et suiv. Sa préférence pour la maison d'Autriche, 273-274. Changement de son confesseur; affaiblissement de sa santé ; il consulte le pape, 278-283. Son testament en faveur du duc d'Anjou, 283-285. Son extrémité et sa mort, 285-288. Son deuil, 294.

CHARLES III, roi d'Espagne, VII, *259.

CHARLES IV, roi de France, XXV, *332.

CHARLES V, roi de France, XVIII, 228. Fixe la majorité des rois, XXV, 254, 256 ; XXVII, 106-107. Son testament instituant une régence, XXV, 256 ; XXVII, 93.

CHARLES VI, roi de France, V, *188 ; VI, 379 ; XV, 299 ; XVIII, 228 ; XXVII, 85.

CHARLES VII, roi de France, V, 203 ; XIV, *185, 186, 190 ; XV, 299 ; XX, 55.

CHARLES VIII, roi de France, IV, *43 ; VI, 380-381 ; XIV, 188-189. Régence pendant sa minorité, XXVII, 95-96.

CHARLES IX, roi de France, III, *64 ; IV, 311 ; XI, 191 ; XIV, 199, 349 ; XV, 305 ; XVI, 416, 437, 439 ; XVII, 289 ; XX, 19. Son précepteur Amyot, XI, 172. Sa majorité proclamée au parlement de Rouen, XXV, 251-252 ; XXVII, 106-107. Son bâtard le duc d'Angoulême, III, 61 ; XX, 210.

CHARLES LE MAUVAIS, roi de Navarre, V, *188, 195, 196.

CHARLES IX, Wasa, duc de Sudermanie, puis roi de Suède, IV, *127.

CHARLES X ou Charles-Gustave, roi de Suède, IV, *127-129.

CHARLES XI, roi de Suède, IV, *127. Son règne, sa mort; incendie de son palais, 128-130 ; XIV, 109.

CHARLES XII, roi de Suède, IV, *131. Son avènement et ses beaux débuts, 131 ; XIII, 318. Paix avec le Danemark, VII, 214. Victoire de Narva contre les Russes, 376-377. Reconnaît Philippe V, VIII, 270. Victorieux des Polonais (1702), X, 244-245. Autre victoire sur les Moscovites, XIII, 317-318. Paix qu'il impose à la Pologne ; sa

vengeance contre Patkul, XIV, 407-410. Son ministre Piper le trompe, 410-412. Entrevue avec le roi Auguste, 257. Conditions humiliantes qu'il impose à l'Empereur ; expédition en Russie, XV, 185-188. Victoire sur le czar, 401-402. Battu à Poltawa ; il se réfugie à Bender chez les Turcs, XVIII, 219-220. Il pousse ceux-ci à la guerre contre les Moscovites, XX, 245. Son séjour à Bender, XXII, 134-135, 137. Il reçoit des subsides des Turcs, XXIII, 239. Quitte la Turquie et arrive à Stralsund, XXV, 156. Mariage de sa sœur, XXVI, 67. Donne asile aux Deux-Ponts au roi Stanislas, XXIV, 317-318. Sa mort, XIV, 208.

CHARLES (Charles-François-Joseph d'Autriche, dit l'archiduc), puis empereur Charles VI, VI, *68. Voyez Archiduc et Charles VI, empereur.

CHARLES (Charles de Lorraine-Armagnac, dit le prince), XVII, *267. Aux obsèques de Monsieur le Prince, 267. Ami de Villars, XIX, 407. Reçoit une gratification du Roi, XXIV, 201.

CHARLES-EMMANUEL III, d'abord duc d'Aoste, puis roi de Sardaigne et duc de Savoie, XXIV, *121. Son mariage, XXIII, 256. Emprisonne son père, XV, 197.

CHARLEVILLE (la ville de), XII, *100. Prétentions du duc de Lorraine et de Monsieur le Prince, XVI, 158-159. Gouvernement, IX, 95.

CHARLUS (Charles II de Levis, comte de), † 1662, XXII, *106.

CHARLUS (Charles-Antoine de Levis, comte de), † 1719, V, *25. Lieutenant général de Bourbonnais ; son caractère, anecdotes, 25-27. Anecdote sur le pont de Moulins, XVI, 42. Sa femme Marie-Françoise de Paule de Béthisy de Mézières, V, *25 ; XIV, 322.

CHARMEL (Louis de Ligny, comte du), V, *380. Sa carrière ; sa conversion et sa retraite à la Trappe ; sa famille, 380-386 ; XIII, 263. Mêlé à l'affaire de dom Gervaise, V, 393, 396-397, 405, 407. Dupé par la béate Rose, VIII, 82-83, 86. Se brouille avec le cardinal de Noailles ; mécontentement du Roi à son égard ; est exilé pour jansénisme, XIII, 263-279. Sa mort, dureté du Roi pour lui, XXIV, 197-198. Son amitié avec Saint-Simon, V, 280; XIII, 263, 275-276. Ses nombreux amis à la cour, 267-269. Son caractère, V, 381, 383-384 ; XIII, 263-267.

CHARMEL (la terre du), XIII, *275.

CHARMONT (Joseph-Antoine Hennequin, seigneur de), VIII, *20. Secrétaire du cabinet, puis ambassadeur à Venise, 20-21, 260 ; XII, 97, 315.

CHARNACÉ (Philippe de Girard, seigneur de), V, *308.

CHARNACÉ (Jacques-Philippe de Girard, marquis de), † 1720, V, *305. Arrêté pour fausse monnaie ; anecdote sur la maison du tailleur, 305-310.

CHARNY (Léonor Chabot, comte de), XI, *180.

CHAROLAIS (Charles de Bourbon-Condé, comte de), XVII, *277. Sa naissance, XXII, 374. Aux mariages des ducs de Vendôme et de Berry, XIX, 113, 353. Procès de la succession de son grand-père, XX, 317. Aux obsèques des ducs de Bourgogne et de Berry, XXIII, 48, 51-52 ; XXIV, 264, 324. Sa beauté, XX, 317.

CHAROLAIS (Louise-Anne de Bourbon-Condé, demoiselle de), XVII, *277. Au deuil de son grand-père, 262. Au mariage du duc de Berry, XIX, 353. Admise à Marly, 218. Son rang, 347. Aux obsèques de la duchesse de Bourgogne, XXIII, 52-53. Au mariage de son frère, XXIV, 40. Elle obtient de se faire appeler Mademoiselle, XVII, 294-296.

CHAROLAIS (le comté de), XVII, *295.

CHAROLAIS (le régiment de), XVIII, *166, 167.

CHAROST (Louis de Béthune, comte puis duc de), † 1681, I, *242. Sauve le marquis d'Hauterive, 212-213. Capitaine des gardes du corps ; aventure des Feuillants, XV, 455. Sa carrière ; promesse écrite du Roi de le faire duc ; il déjoue les ruses de l'archevêque Harlay, XXII, 105-118. Sa femme Marie Lescalopier, *106.

CHAROST (Armand Ier de Béthune, duc de), puis de Béthune, † 1717, III, *93. Voyez Béthune (le duc de).

CHAROST (Nicolas de Béthune, abbé de), † 1699, VI, *324.

CHAROST (Louis-Joseph de Béthune, marquis de), † 1709, XII, *335. Son mariage avec Mlle Brûlart, 335. Campagne de 1709 ; il est tué à Malplaquet, XVIII, 177-178, 184, 195.

CHAROST (Marie Brûlart, marquise de), puis duchesse de Luynes, XII, *335 ; XV, 364 ; XVIII, 195. Voyez Luynes (la duchesse de).

CHAROST (Armand II de Béthune, duc de), † 1747, V, *174. Sa fortune, XXII, 121. Ses mariages, 119. Sa première femme Espinoy, XXIII, 246. Se joint aux pairs dans le procès intenté au maréchal de Luxembourg, I, 93. Son amitié pour Fénelon, V, 175. Discussion avec Saint-Simon à propos de Fénelon et de Rancé, 175-177. Rôle dans les affaires de Saint-Simon avec le duc de Gesvres, VI, 405 ; avec le duc de Mortemart, XVII, 86. Mariage de son second fils Ancenis, 170. Mort de son fils aîné, XVIII, 195. Au mariage du duc de Berry, XIX, 351. Son rôle dans l'affaire des prétentions de M. d'Antin sur le duché d'Épernon, XX, 272-273, 279, 284, 287. Dispute avec lui, XXI, 142. Est fait capitaine des gardes du corps, XXII, 102-105. Admis dans la discussion chez le duc de Beauvillier sur les Renonciations, XXIII, 129, 139, 140, 144. Mort de sa seconde femme Lameth, 215-216. Reçoit une pension, 354.

Affaire du bonnet, XXVI, 4,
11. Proposé pour gouverneur
du jeune roi, XXVII, 53-54.
Prend part à une assemblée
chez Saint-Simon, 219. Fait
dire la messe auprès du Roi
mourant, 283.

Son portrait, son caractère,
sa liaison avec Fénelon, XXI,
303-304. Son éloge, XXVII,
54. Son bavardage, XXI, 303-
304. N'est pas dans la confiance
des ducs de Chevreuse et de
Beauvillier, 304-305. Ses sentiments pour le duc d'Orléans,
XXVI, 348. Liaison avec d'Antin, XXI, 252 ; avec Marcin,
IX, 28, 32. Intimité avec Saint-
Simon, V, 174-176 ; IX, 32 ;
XII, 335 ; XVII, 86 ; XIX,
306 ; XXI, 173, 304 ; XXII,
104. Son gouvernement de
Doullens, XVII, 171.

Charost (Louise-Marie-Thérèse
de Melun-Espinoy, duchesse
de), V, *334 ; XXII, 119 ;
XXIII, 216.

Charost (Catherine de Lameth,
duchesse de), XVII, *172. Sa
mort, son étrange maladie,
XXIII, 215-216. Citée, XXII,
119.

Charost (Michel-François de Béthune, comte de), † 1711,
XVII, *172 ; XXIII, 216.

Charost (le duché de), XX, *273.

Charron de Menars (Jean-Jacques), VI, *363. Intendant de
Paris, beau-frère de Colbert,
363-364 ; XVII, 354.

Chartoigne (Philippe-François
de), II, *216. Inspecteur de cavalerie, 216 ; XII, 382-383.

Chartres (Philippe d'Orléans,
duc de), puis d'Orléans et régent
de France, I, *28. Voyez Orléans (le duc d').

Chartres (Françoise-Marie de
Bourbon, légitimée de France,
Mlle de Blois, duchesse de),
puis d'Orléans, I, *59. Voyez
Orléans (la duchesse d').

Chartres (Louis Ier, duc de),
puis d'Orléans, †1752, VI, *73.
Sa naissance, 167 ; XXII, 374.
Sa pension, XI, 168. Son gouverneur, XVIII, 408, 413-414.
Son rang, XIX, 230. Au mariage du duc de Berry, 350,
352. A ses obsèques, XXIV,
324-325. Ne prend pas de nom
particulier, XVII, 286-288.
Cité, XIV, 410 ; XIX, 63.

Chartres (Auguste-Marie-Jeanne
de Bade, duchesse de), puis
d'Orléans, VI, *73 ; XIII, *352 ;
XIV, 256 ; XVIII, 405.

Chartres (Louis-Philippe d'Orléans, duc de), puis d'Orléans,
†1785, XIV, *256 ; XVII, 288 ;
XVIII, 405.

Chartres (Louise-Adélaïde d'Orléans, demoiselle de), plus tard
abbesse de Chelles, XIV, *410.
Mariage projeté avec le prince
de Dombes, XIX, 203 ; XXVI,
334-336 ; puis avec Monsieur le
Duc, XIX, 227, 284. Sa jeunesse passée au couvent, XIX,
264-265, 347-349, 357. Au
mariage du duc de Berry, 352-
353. Sa beauté et son bégaie-
ment, XXIV, 33.

Chartres (Louise-Diane d'Orléans, demoiselle de), XIV,
*410. Voyez Conti (la princesse
de).

Chartres (la ville de), V, 401 ;

VI, 155; XIV, 342; XVI, 122,
445; XXII, 255. Gouvernement,
XVI, *57. Chapitre de la cathé-
drale; procès avec l'évêque,
VII, 175-178. Diocèse, III, 41;
XVIII, 232, 235, 238-239. Ab-
baye de Saint-Père-en-Vallée,
X, 379; XV, 16. Les évêques,
XXII, 256; voyez Cheverny
(Phil. Hurault de), Godet des
Marais (Paul), Mérinville (Ch.
des Monstiers de), Villeroy
(Ferdinand de).

CHARTRES (le titre de vidame de),
I, *23. Porté par Saint-Simon,
puis par son fils le duc de
Ruffec, V, 318, 321-323. Ses
différents titulaires : Jean de
Ferrières, Jean de la Fin, Fran-
çois de Vendôme, 322-323.
Voyez Ruffec (le duc de).

CHARTRES (le régiment d'infanterie de), XX, 255.

CHARTREUX (l'ordre des), XIV,
*366. Cité, I, 49; V, 82; X,
12, 15-16, 18; XIX, 168. Le
couvent de la Grande-Chartreuse, VIII, *235.

CHARTREUX (le couvent des), à
Paris, XIII, *326; XVIII, 245.

CHASSE (la). Sous Louis XIII, I,
143; XXVIII, 129-130. Chasses
du Roi, VI, 225-226; VII,
293; VIII, 363; X, 205; XIII,
135; XIV, 100; XV, 54;
XVII, 40; XXVIII, 153-154,
354. Goût de Monseigneur,
XIII, 291, 295; XV, 241, 244;
XIX, 250, XXI, 47. Aimée
par le duc de Bourgogne, VI,
368. Chasses du duc de Berry,
XX, 214; XXIV, 250. La
chasse du petit parc de Versailles est réservée au Roi,

XXV, 186; XXVI, 66. Arche
vêque ayant un équipage de
chasse, IV, 251-252; XIV,
103. Abbés chasseurs, V, 131;
XVI, 425-426. La chasse au
loup, III, 205; V, 65; VII,
216; VIII, 331; XIX, 278;
XXI, *50, 92. La chasse aux
toiles, XVII, *333. La chasse à
tir, VI, *81; XXVIII, 351.

CHASSIGNET (François, baron de),
IX, *300. Chef de la révolte de
Naples, 300; X, 157.

CHASTEL (Jean), XVII, *54.

CHASTRE (Claude, maréchal de
la), † 1614, XI, *190; XV,
145; XVI, 126. Sa femme Élisabeth d'Estampes, XII, 316,
*317.

CHASTRE (Louis, marquis de la),
† 1664, XIII, *142. Son aventure avec Ninon, 142-143;
XVII, 31.

CHASTRE (Louis-Claude, abbé de
la), † 1699, V, *83. Ses mauvaises mœurs; calomnie l'abbé
de Coëtelez; sa mort, 83-84;
VI, 203-204.

CHASTRE (Louis-Charles-Edme,
marquis de la), † 1730, II,
*132; V, *83. Épouse Mlle de
Lavardin, II, 132-133. Campagne de 1694, 151. Son caractère; ses accès de folie, XVII,
31-33.

CHASTRE (Anne-Charlotte de Beaumanoir-Lavardin, marquise de
la), II, *133; IX, 71; XI, 61;
XVII, 33.

CHATAIGNERAIE (Charles de Vivonne, seigneur de la), † 1536.
XXIV, *155.

CHÂTAIGNERAIE (François de Vivonne, seigneur de la), † 1547,

XXIV, *155. Son duel avec
Jarnac, XIV, 137 ; XXIV, 155.

CHÂTAIGNERAIE (André de Vivonne, seigneur de la), † 1616,
et sa femme Marie-Antoinette
de Loménie, XXIV, *155.

CHÂTEAUBRIAND (Jean de Laval,
seigneur de), XV, *300. Sa
femme Françoise de Foix, maîtresse de François Iᵉʳ, 300.

CHÂTEAUFORT (Pierre, marquis
de), XXV, *105.

CHÂTEAU-LANDON (l'abbaye de),
V, *97.

CHÂTEAUNEUF (Claude de l'Aubespine, baron de), † 1629, XI,
*189.

CHÂTEAUNEUF (Claude II de l'Aubespine, baron de), secrétaire
d'État, † 1567, XI, *190.

CHÂTEAUNEUF (Claude IV de
l'Aubespine, baron de), XI,
*190. Sa femme Gasparde de
Saint-Chamond, 190.

CHÂTEAUNEUF (Guillaume de l'Aubespine, baron de), † 1629, XI,
*189. Chancelier de l'Ordre,
189, 193. Sa femme Marie de
la Chastre, XI, *190.

CHÂTEAUNEUF (Charles de l'Aubespine, marquis de), garde
des sceaux, † 1653, I, *167. Sa
disgrâce ; vend sa charge de
l'Ordre, 167, 212-213 ; XI, 203-
204.

CHÂTEAUNEUF-SUR-CHER (Charles
II de l'Aubespine, marquis
de), † 1709, I, *25 ; XI, 189.
Ami de Rancé, V, 294.

CHÂTEAUNEUF (Balthazar Phélypeaux, marquis de), secrétaire
d'État, † 1700, I, *52. Anecdote
de la nouvelle du désastre de
la Hougue, 52-54. Sa mort,

son portrait, son caractère ; sa
charge passe à son fils, VII,
141-143. Fait faire à Rome le
tombeau de son père, XI, 214.
Son gendre la Feuillade mal
avec lui, III, 118. Peu d'importance de son département minis-
tériel ; mot de la Feuillade,
IV, 254. Provinces de son département, XI, 143. Greffier de
l'Ordre ; falsifie les registres,
V, 264 ; XIII, 5-6 ; XX, 20.
Parenté avec le marquis d'Huxelles, XI, 36. Ami de Claude
de Saint-Simon, XIII, 211 ;
XXVII, 60.

CHÂTEAUNEUF (Marie-Marguerite
de Fourcy, marquise de), IV,
*271. Sa grosseur ; sa mort,
VII, 142-143 ; XX, 361-362 ;
XXVIII, 75.

CHÂTEAUNEUF-SUR-LOIRE (la terre
de), VII, *143. Le château,
XI, 214. La terrasse, XVI,
150 ; XXVII, 130-131.

CHÂTEAUNEUF (Pierre-Antoine de
Castagner, marquis de), † 1728,
IV, *136. Ambassadeur à Constantinople ; en revient, VI,
213 ; XII, 223 ; XVI, 426. Sa
carrière, XII, 223-224. Envoyé
en Portugal, XI, 315. Ses relations avec Mme des Ursins,
XII, 224. Ambassadeur en
Hollande, XXIII, 383. Plus
tard conseiller d'État et prévôt
des marchands, XVI, 426. Caractère, IV, 136 ; XII, 224.

CHÂTEAUNEUF (François de Castagner, abbé de), † 1708, IV,
*135. Sa mission en Pologne,
135-137, 176, 186, 204-207.
Rappelé et exilé, 214-242. Sa
mort, son caractère, XVI, 426.

CHÂTEAUNEUF-RANDON (la maison de), XV, *446.

CHÂTEAUNEUF-EN-THIMERAIS (la terre de), VII, *133.

CHÂTEAURENAULT (François II Rousselet, marquis de), † 1677, XII, *359.

CHÂTEAURENAULT (François III Rousselet, marquis de), † 1681, XII, *359.

CHÂTEAURENAULT (Louis-François Rousselet, maréchal de), VIII, *293. Sa carrière, XI, 16. Est fait vice-amiral, VIII, 293. Amène à Vigo les galions du Mexique ; ils y sont brûlés, X, 239-243. Est fait maréchal de France, XI, 8-9, 16, 22. Sa grand croix de Saint-Louis, 33. Mariage de son fils avec une Noailles, 64, 304 ; XXIII, 266-267. Achète la lieutenance générale de Bretagne, XI, 304 ; XII, 45. Perd un fils et un neveu à Malaga, XII, 219-220. Fait chevalier de l'ordre du Saint-Esprit ; son rang, 357, 378. Sa fille épouse Gacé, XIX, 35. Portrait et caractère, XI, 22-24 ; XII, 359. Sa parenté avec Cavoye ; farce que lui fait Lauzun, XI, 24-26. Ami de Pontchartrain, 23.

CHÂTEAURENAULT (Dreux Rousselet, marquis de), XII, *219. Tué à Malaga, 219-220.

CHÂTEAURENAULT (François-Louis-Ignace Rousselet de), † 1704, XII, *219. Tué à Malaga, 219.

CHÂTEAURENAULT (Emmanuel Rousselet, marquis de), † 1739, XI, *64. Son mariage avec Mlle de Noailles, 64, 304 ; XXIII, 266-267. Aux obsèques du duc de Bourgogne, 53.

CHÂTEAURENAULT (Marie-Émilie de Noailles, marquise de), XI, *64, 304. Il est question d'elle pour le marquis de Cany, XV, 361-362. Son mariage avec M. de Châteaurenault, XXIII, 266-267.

CHÂTEAURENAULT (la terre de), XII, *359.

CHÂTEAUROUX (Marie-Anne de Mailly, marquise de la Tournelle et duchesse de), XVII, *169.

CHÂTEAUROUX (la ville de), XIII, 32.

CHÂTEAU-THIERRY (la ville de), XIII, 275 ; XXIII, 35.

CHÂTEAU-THIERRY (le duché de), II, *64, 91 ; XIV, 214 ; XX, 62-63, 283 ; XXI, 140, 201.

CHÂTEAUTIERS (Anne de Foudras, demoiselle de), I, *72. Dame d'atour de Madame et sa favorite, 72 ; XIV, 120. Monsieur le Grand veut l'épouser ; son caractère, XV, 336-338.

CHÂTEAUVILLAIN (le duché de), XXIV, *353.

CHÂTELET (la maison du), III, *209-211. Ses armes, *210. Voyez Clefmont.

CHÂTELET (Antoine-Charles, marquis du), † 1720, II, *149. Campagne de 1694 en Allemagne, 149. Sa bonne noblesse, III, 209-210. Nommé gouverneur de Bruxelles, XX, 97. Mariage de son fils Clefmont avec Mlle de Richelieu, XXIV, 240-244. Portrait et caractère, III, 211-212 ; XX, 97 ; XXIV, 241.

CHÂTELET (Suzanne Gigault de

Bellefonds, marquise du), III,
*209. Est faite dame du palais
de la duchesse de Bourgogne,
209-213. Ne va pas au-devant
d'elle par économie, 222-223.
Familière de la duchesse de
Bourgogne, XXII, 287. Mariage
de son fils avec Mlle de Richelieu, XXIV, 240-244. Portrait
et éloge, III, 211 ; XX, 97 ;
XXIV, 240-241. Son confesseur
M. Bailly, XXII, 276. Amie de
Saint-Simon, V, 175-176; XIII,
330.

CHÂTELET (le), à Paris, VIII, 274 ;
X, 233; XI, 243.

CHÂTELLERAULD (Anne-Charles-
Frédéric de la Trémoïlle, duc
de), puis prince de Talmond,
et sa femme Marie-Louise Jablonowska, XV, *319-321.

CHÂTELLERAULD (le duché de), XV,
*320 ; XVI, *67.

CHÂTELLIERS (René de Daillon,
abbé des), XII, *70. Commandeur de l'Ordre et évêque de
Bayeux, 70-73.

CHÂTELLIERS (l'abbaye des), XII,
*72.

CHÂTILLON (Louis de Laval, seigneur de), † 1489, XV, *299.

CHÂTILLON (Alix et Isabelle de
Dreux, dames de), XXI, *118.

CHÂTILLON (Gaspard III de Coligny, maréchal de), † 1646, II,
*38.

CHÂTILLON (Gaspard IV de Coligny, duc de), † 1649, II, *38.

CHÂTILLON (Élisabeth-Angélique
de Montmorency-Bouteville,
duchesse de), puis de Mecklembourg, I, *218. Assiste au duel
de Vardes et de Claude de
Saint-Simon, 218. Son caractère,

II, 36. Sa liaison avec Monsieur
le Prince, 38-40. Voyez Mecklembourg (la duchesse de).

CHÂTILLON (Paul - Sigismond de
Montmorency-Luxembourg,
comte de Luxe, puis duc de),
I, *256. Blessé à Nerwinde, 256.
Épouse Mlle de Royan et est
fait duc, III, 36-38. Hérite de
sa tante Mme de Mecklembourg,
II, 234. S'abstient dans l'affaire
du duché d'Épernon, XX, 284.
Se démet de son duché en
faveur de son fils, XXIV, 48.
Cité, VII, 35 ; XXIII, 44.

CHÂTILLON (Marie-Anne de la
Trémoïlle, demoiselle de Royan,
duchesse de), II, *260. Épouse
le comte de Luxe et devient
duchesse de Châtillon, III, 37.
Aux obsèques de Mlle de Condé ;
dispute de préséance avec la
duchesse de Saint-Simon, VII,
235-237. Sa mort, XVI, 152.
Citée, VII, 65 ; XII, 401.

CHÂTILLON-SUR-LOING (le bourg
de), II, 39. Érigé en duché
pour le comte de Luxe; III,
37 ; VII, 235.

CHÂTILLON-SUR-MARNE (la maison
de), XXI, *146-118.

CHÂTILLON (François de), seigneur
du Bois-Rogue, † 1662, XXI,
*118. Sa femme, née Honoré,
*117.

CHÂTILLON (Claude-Elzéar, comte
de), † 1724, II, *206. Achète
de son frère la moitié de la
charge de premier gentilhomme
de la chambre de Monsieur,
206. A la mort de Monsieur,
VIII, 327, 342. Va en Espagne lors de l'affaire Regnault,
XVIII, 51-52. Cité, XX, 239 ;

XXI, 118. Sa femme Anne-Thérèse Moret de Bournouville, *117.

Châtillon (Alexis-Henri, chevalier puis marquis de), † 1737, II, *206. Vend à son frère la moitié de sa charge de premier gentilhomme de la chambre de Monsieur, 206. Son mariage avec Mlle de Piennes et sa séparation, 206-207 ; XIV, 121. Nommé chevalier du Saint-Esprit, XXIII, 15. Marie ses filles à M. de Bacqueville et au marquis de Goësbriant, XXIV, 302 ; XXV, 185. Portrait physique, XIV, 119-120. Cité, III, 166 ; XX, 239.

Châtillon (Marie-Rosalie de Brouilly-Piennes, marquise de), II, *207. Son mariage et sa séparation, 207 ; XIV, 121. Dame d'atour de Madame ; se retire, sa beauté, 118-121. Conduit à Saint-Denis une fille de la duchesse de Berry, XXII, 72. Citée, II, 370 ; IV, 318 ; XV, 461 ; XVIII, 231 ; XIX, 294.

Châtillon (Alexis-Madeleine-Rosalie, comte puis duc de), † 1754, XVIII, *52. Sa haute fortune, 52. Épouse Mlle Voysin, XX, 238-240. Drape au deuil de Monseigneur, XXI, 116-120. Apporte la nouvelle de la prise du Quesnoy, XXIII, 173. Gratifié du bailliage d'Haguenau, 353-354. Nommé commissaire général de la cavalerie, XXIV, 197. Se remarie avec Mme Bouchu, XXIII, 43-44 ; XXV, 116.

Châtillon (Charlotte-Vautrude

Voysin, comtesse, puis duchesse de), XX, *238. Son mariage, 238-240.

Châtillon (Élisabeth Rouillé de Meslay, dame Bouchu, puis duchesse de), XII, *465 ; XXIII, 43-44 ; XXV, 116.

Châtres-Arpajon (le village de), VII, *344.

Chaulieu (Guillaume Anffrie, abbé de), II, *101. Attaché au duc de Vendôme, 101. Est renvoyé et remplacé, VI, 196-197. Protège Campistron, XVI, 232. Cité, XIII, 101.

Chaulnes (Honoré d'Albert, seigneur de Cadenet, puis duc de), † 1649, II, *30 ; XXI, 164. Sa femme Charlotte-Eugénie ou Claire-Charlotte d'Ailly-Picquigny, VI, *313 ; XXI, *164 ; XXII, 149.

Chaulnes (Henri-Louis d'Albert, duc de), † 1653, VII, *45 ; XXI, *165. Sa femme Françoise de Neufville-Villeroy, plus tard marquise d'Hauterive, *165.

Chaulnes (Charles d'Albert d'Ailly, duc de), † 1698, I, *130. Ses ambassades à Rome, XIII, 232-233 ; XVI, 58. Contribue à l'élection d'Alexandre VIII, XIX, 20 ; XXIII, 368. Gouverneur de Bretagne, I, 130 ; II, 140. Il y reçoit Monsieur, I, 266. Défense de Saint-Malo, 301. Est adoré en Bretagne, II, 254, 257 ; V, 342, 343, 345 ; VI, 91-92, 278-279. Il y fait beaucoup de bien et s'y enrichit par les prises, VII, 229. Ses relations avec Pontchartrain en Bretagne, III, 287-290 ; VI, 278-279. Aventure

avec Harlay-Bonneuil, III, 289-292. Sa participation au procès des pairs contre M. de Luxembourg, II, 62-63, 70-74, 75, 84, 92, 101-102, 114-121. Il s'oppose à la réception du duc de Luxembourg, 237-240. Continuation du procès, III, 100-101, 103, 109. Il est obligé de céder la Bretagne au comte de Toulouse, II, 255-258 ; V, 342-344. Assiste à l'audience du légat Chigi, V, 16. Achète la charge de capitaine-lieutenant des chevau-légers, VII, 32-33. Sa mort ; son testament et son héritage ; laisse son duché au second fils de M. de Chevreuse, V, 340-346 ; VI, 91-92 ; XXII, 150-151 ; XXIII, 188.

Portrait et traits de caractère, II, 63, 114-115, 255 ; III, 293 ; V, 344-345 ; XIV, 289. Considération unanime pour lui, II, 240. Ami du chancelier Boucherat, V, 346. Relations avec le duc de Chevreuse, V, 344, 345. Sa liaison avec Courtin ; anecdote, III, 283-286 ; XI, 342. Relations avec les Saint-Simon, II, 71, 240. Ses terres de Picardie, III, 283-285 ; XI, 342. Cité, I, 204 ; IV, 117 ; VI, 91 ; VII, 45 ; XIV, 20 ; XXI, 165.

Chaulnes (Élisabeth le Féron, marquise de Saint-Maigrin, puis duchesse de), I, *204. Sa situation en Bretagne, II, 256-257 ; VI, 91-92. Désolée de la cession au comte de Toulouse, 92. Sa mort et son portrait, II, 257 ; VI, 91-92. Sa magnificence, V, 345. Citée, XVI, 58.

Chaulnes (Louis-Auguste d'Albert de Chevreuse, vidame d'Amiens, puis duc de), V, *345. Voyez Amiens (le vidame d').

Chaulnes (Marie-Anne-Romaine de Beaumanoir-Lavardin, duchesse de), IX, *71.

Chaulnes (Charlotte d'Albert de), prieure de Poissy, XIV, *289. Son caractère ; sa conduite dans son monastère, 288-292.

Chaulnes (la terre de), III, *284. Son érection primitive, II, 17 ; XX, 282 ; XXI, 164. Éteint ; prétentions du duc de Chevreuse, 139, 165-166, 184. Ses chimères à cet égard, XXII, 149-154. Affaire de sa nouvelle érection, XXI, 194, 246, 250. Il est érigé à nouveau en faveur du vidame d'Amiens, XXII, 82, 154.

Chaulnes (l'hôtel de), à Paris, II, *257.

Chaumont (Charles d'Amboise, seigneur de), † 1511, XV, *302.

Chaumont (Charles d'Ambly, marquis de), † 1705, III, *336. Tué à Cassano, XIII, 97 ; XVI, 442 ; XXIII, 39.

Chaumont (Louise-Françoise de Jussac, marquise de), puis de Conflans, III, *336 ; XIII, 97 ; XVI, 442 ; XXIII, 39. Se remarie à M. de Conflans, 40.

Chaumont-en-Bassigny (la ville de). Le lieutenant général, XIV, 79.

Chaussée d'Eu (la famille de la), XIX, *339.

Chausserais (Henri-Marc-Antoine le Petit de Verno, marquis de), XVIII, *378. Épouse la mar-

quise de la Porte-Vezins, 379-
380.

CHAUSSERAIS (Anne-Ursule de
Cossé-Brissac, marquise de la
Porte-Vezins, puis de), XVIII,
*379.

CHAUSSERAIS (Marie-Thérèse le
Petit de Verno, demoiselle de),
XVIII, *377. Sa famille, son
caractère, sa fortune, 377-381.
Est chargé d'annoncer à Mme
d'Argenton la rupture avec le
duc d'Orléans, 377-378, 384,
392-393, 396. Bien vue du Roi,
de Mme de Maintenon, de Madame, 381-382. Liée avec Mme
de Ventadour, 378, 380-381.
Amie de Saint-Simon, 382. Sa
pension lui est rendue par le
Roi, XXIII, 263.

CHAUSSERAIS (la terre de), XVIII,
*379.

CHAUVELIN (Louis III), conseiller
d'État, XXIII, *68. Mort de
son fils ; vend sa charge ; son
caractère, XXVI, 255.

CHAUVELIN (Louis IV), † 1715,
XI, *207. Avocat général, est
fait trésorier de l'Ordre, XXIV,
124. Son dévouement aux Jésuites, XXVI, 234. Sa conduite
dans l'affaire de la Constitution,
250. Sa mort, son caractère,
254-255. Confiance du Roi en
lui, XXIV, 124.

CHAUVELIN (Louis V), † 1754,
XXVI, *255.

CHAUVELIN DE CRISENOY (Germain-
Louis), garde des sceaux, †
1762, VI, *321. Porte d'abord
le nom de Crisenoy, XXVI,
234. Rapporteur dans le procès
pour les héritages des jésuites,
234-235. Succède à son frère

comme avocat général, XXVI,
255. Sa fortune ; devient garde
des sceaux, VI, 321 ; IX, 281 ;
XI, 205 ; XII, 195 ; XVII, 371 ;
XVIII, 288 ; XXIII, 68. Grand
trésorier de l'Ordre, XI, 207.
Négocie le mariage du fils aîné
de Saint-Simon, et réconcilie
celui-ci avec le duc de Noailles,
XXVII, 244, 246, 249.

CHAUVELIN (Anne Cahouet de
Beauvais, dame), femme du
garde des sceaux, VI, *321 ;
XVII, 371.

CHAUVELIN (Bernard), intendant
à Tours, † 1755, XVIII, *288.
Reçoit Chamillart à la Flèche,
288.

CHAUVELIN (Angélique-Henriette-
Thérèse), XXIII, *68. Épouse
le marquis de Bissy, 68. Voyez
Bissy.

CHAVAGNAC (Henri-Louis de),
XIII, *361. Campagne de mer
en 1706, 361.

CHAVANNES (Philippe Galand de
Venières de), X, *304. Tué à
Friedlingue, 304.

CHAVIGNY (Léon Bouthillier,
comte de), secrétaire d'État,
† 1652, I, *176. Son rôle politique, sa disgrâce et sa mort,
176-178, 182-183. En mauvais
termes avec Claude de Saint-
Simon, 178-179. Il le frustre de
la charge de grand écuyer, 187.
Cité, IV, 115 ; V, 95, 299 ;
VI, 184 ; X, 100.

CHAVIGNY, évêque de Troyes.
Voyez Bouthillier de Chavigny.

CHAVIGNY (l'hôtel de), à Paris, I,
*177.

CHAVIGNY (Anne-Théodore Chevignard de), XIX, *23. Sa for-

tune, sa carrière, sa chute,
23-28.

CHAVIGNY (Philibert Chevignard,
abbé de), XIX, *23. Sa carrière
et ses aventures, 23, 25, 27.

CHAVIGNY-LE-ROY (la maison de),
XIX, *24, 28.

CHAVILLE (le château et la terre
de), XXI, *10. Cité, VI, 164 ;
XIX, 54 ; XXII, 32.

CHAZERON (François de Monestay,
marquis de), II, *154.

CHEF D'ESCADRE (la charge de),
VII, *174.

CHELLES (le village et l'abbaye de),
VI, 292 ; XIX, *347, 357.

CHELLES (l'abbesse de). Voyez
Chartres (Louise-Adélaïde d'Orléans, demoiselle de).

CHEMERAULT (Jean-Noël de Barbezières, comte de), †1709, IV,
*153. Apporte la nouvelle de la
prise de Barcelone et est fait
maréchal de camp, 153-155.
Prend part au combat de
Cassano, XIII, 95. Gouverneur
de Gravelines, XV, 397. En
Flandre en 1708 ; s'empare de
Gand, XVI, 173-174, 195. Tué
à Malplaquet, XVIII, 185, 195.
Relations avec Vendôme, VI,
197.

CHEMERAULT (Marie de Moreuil,
marquise de), I, *98 ; XVIII,
*195.

CHEMERAULT (Françoise de Barbezières, demoiselle de), XXII,
*226. Voyez Bazinière (Mme de
la).

CHESNE (Pierre du), médecin,
XIV, *318. Sa mort, son régime, son caractère, 318-319.

CHESNE (Michel Colin, sieur du),
XV, *323. Premier valet de

chambre du duc de Berry, passe
au duc de Bourgogne, 321, 323 ;
XIX, 74, XXII, 13, 19, 20, 44,
304, 357. Reçoit une pension
du Roi, 402.

CHESNEDÉ (René-Joachim de), premier valet de chambre du duc
de Berry, XIX, 74.

CHESNELAYE (Élisabeth-Gabrielle
de Belleforière, marquise de la),
XXII, *223.

CHESNELAYE (Mlle de la). Voyez
Gesvres (la duchesse de).

CHÉTARDYE (Joachim Trotti de la),
curé de Saint-Sulpice, XV,
*440. Devient directeur de Mme
de Maintenon à la mort de Godet des Marais, 440 ; XVIII,
240 ; XX, 334 ; XXI, 298 ;
XXVIII, 287. Consulté pour le
choix d'un confesseur pour le
Roi, XVII, 55-56. S'entremet
entre le cardinal de Noailles et
les évêques de Luçon et de la
Rochelle, XX, 342-343. Son
caractère ; son ineptie, son in-
discrétion à propos de Mme de
Maintenon, XVII, 56 ; XVIII,
195, 240-241 ; XX, 334 ; XXII,
65, 191 ; XXVIII, 292.

CHÉTARDYE (Joachim Trotti de la),
† 1705, gouverneur de Thion-
ville, XV, *439 ; XXIII, 355.

CHÉTARDYE (Marie-Claire-Colette
de Bérard de Villebreuil, dame
de la), XV, *439. Elle épouse
M. de Monasterol, 439 ; XXIII,
355. Voyez Monasterol (Mme
de).

CHÉTARDYE (Joachim-Jacques
Trotti, marquis de la), †1758,
XV, *440. Ses ambassades en
Prusse et en Russie, 440 ;
XXIII, 355.

CHEVALIER (le titre de), X, *141.

CHEVALIER D'HONNEUR (la charge de) : des reines, XI, 191 ; XII, 348 ; XIV, 348 ; XVI, 416, 437 ; XIX, 286, 342, 345 ; de la duchesse de Bourgogne, XII, 277 ; de la duchesse de Berry, XX, 219 ; de Madame, XI, 340 ; XV, 167 ; XXIV, 61-62 ; de la duchesse d'Orléans, XX, 221 ; des princesses, I, 76 ; III, 186.

CHEVAU-LÉGERS DE LA GARDE (la compagnie des), I, *148. Le capitaine, VII, *33.

CHEVAU-LÉGERS DU DAUPHIN (la compagnie des), XXIII, *4.

CHEVERNY (Raoul Hurault de) et sa femme Marie de Beaune, XI, *180.

CHEVERNY (Philippe Hurault de), chancelier de France, VI, *359. Sa fortune, sa mort ; il est chancelier de l'ordre du Saint-Esprit, XI, 178-183, 187, 189 ; XVII, 355.

CHEVERNY (Henri Hurault, comte de), VI, *359-360. Sa femme Françoise Chabot de Charny, XI, *180.

CHEVERNY (Philippe Hurault de), évêque de Chartres, XI, *181.

CHEVERNY (Louis de Clermont-Monglat, comte de), † 1722, VI, *358. Menin du duc de Bourgogne ; sa famille, ses ambassades, son aventure à Vienne, 358-360, 368-370. Sa mauvaise santé, ruinée en Danemark, X, 180 ; XVII, 360 ; XIX, 326. Son mariage avec Mlle de Saumery, VI, 360. Ne peut accompagner le duc de Bourgogne en 1702, X, 180. Avertit Saint-Simon de la bonne opinion du prince sur son compte, XVI, 490. Assiste le duc de Bourgogne malade, XXII, 297-298, 300, 301. Propos au Roi sur des paris relatifs à sa mort, XXVI, 216. Raisons qui le font écarter de l'ordre du Saint-Esprit, XXVIII, 28. Portrait et caractère, VI, 360. Relations d'amitié avec Saint-Simon, XVI, 150, 490 ; XIX, 323 ; XXI, 248. Celui-ci le consulte à propos du duc de Bourgogne, XIX, 188-189. Son opinion sur ce prince, XXI, 313.

CHEVERNY (Marie de Johanne de la Carre de Saumery, comtesse de), VI, *360. Son mariage, 360 ; XVII, 355. Saint-Simon la propose comme dame d'atour de la duchesse de Berry, XIX, 323-327. Portrait et caractère, 323, 326. Citée, VII, 346 ; XVI, 150.

CHEVERNY (la terre et le château de), XVI, *150-151 ; XVII, 355 ; XXVIII, *28.

CHÉVIGNY (le P. Nicolas Guyet de), V, *21. Sa mort, son caractère, 21-24.

CHEVILLY (Claude Hatte de), XIX, *398. Chargé de défendre Ypres, 398, 411.

CHEVREUSE (Claude de Lorraine, duc de), † 1657, V, *231. Son mariage avec la veuve du connétable de Luynes, 231 ; XXIII, 184. Son amitié pour le fils de sa femme, 184-185. Ses deux filles, XXI, 167. Cité, XXV, 236.

CHEVREUSE (Marie de Rohan-Montbazon, connétable de Luynes, puis duchesse de), I, *167 ; V,

[Chevreuse *suite*]

*231. Ses deux mariages, 231,
235. Sa fuite du royaume, I,
167, 190. Sa faveur auprès
d'Anne d'Autriche, V, 241-242,
244-245, 253-254, 296 ; XI,
293 ; XXVII, 146. Ses intrigues ; fait obtenir aux Rohans
le tabouret et le titre de prince,
V, 240-247, 293-294. Ses deux
filles de son second mariage,
XXI, 167. Sa préférence pour
son fils le duc de Luynes, XXIII,
184-185. Citée, VII, 217 ; XIII,
429 ; XIV, 204, 273 ; XXIII,
412.

CHEVREUSE (Charlotte-Marie de
Lorraine, demoiselle de), XXI,
*167.

CHEVREUSE (Anne-Marie et Henriette de Lorraine-), abbesses,
XXI, *167.

CHEVREUSE (Charles-Honoré d'Albert, duc de), II, *17. Ses voyages avec Monconys pendant sa
jeunesse, IX, 252-253 ; XIV,
22, 24. S'abstient dans le procès
des pairs contre M. de Luxembourg, II, 58, 61, 63, 69, 92.
S'efforce de réconcilier celui-ci
avec le duc de Richelieu, 89-90.
Assiste à la réception du duc
du Maine au Parlement, 111.
Mariage de son fils Montfort
avec la fille de Dangeau, 130.
Demande au Roi la charge de
M. de Luxembourg pour le fils
de celui-ci, 233. Reçoit la survivance du gouvernement de
Guyenne et se brouille avec le
duc de Chaulnes, 255-256. Négocie sans succès le mariage de
M. de Luxembourg avec Mme
de Seignelay, III, 9-10. Affaire
du Quiétisme ; corrige l'impression des Maximes des saints,
IV, 68-71, 76 ; V, 145, 161,
164-165.

Marie ses filles sans leur donner de dot, II, 325 ; IV, 224-225.
Assiste à l'audience du légat
Chigi, V, 16. Est menacé d'être
disgracié, 145, 148, 153, 156.
Recueille le duc de Béthune,
173. Hérite du duc de Chaulnes,
344-346. Favorable à Cossé pour
la succession de Brissac, VI, 66.
Intervient dans l'affaire du duc
de Gesvres, 405. Perd son fils
le duc de Montfort, IX, 54. Manque de perdre sa charge de capitaine des chevau-légers de la
garde, XI, 50. Contribue à faire
nommer Desmaretz directeur
des finances, 252-256. Affaire
de la quête, 367-368. Est parrain du maréchal de Cœuvres
pour sa réception comme grand
d'Espagne, XII, 376. Favorable
aux idées de Saint-Simon pour
la paix, XIII, 172. Opposé aux
projets économiques de Vauban, XIV, 333. Contribue à la
nomination de Peletier comme
premier président, 383. Est opposé au mariage de Mlle de
Mortemart avec Cany, XV, 364,
366, 373. Contribue au choix
de Desmaretz comme contrôleur
général, 373-375. Favorise l'entreprise d'Écosse et y fait com-
prendre son gendre Levis, 406-
407, 419.

Mesures prises en faveur du
duc de Bourgogne pendant la
campagne de 1708, XVI, 240,
249, 336-337. Consulté pour le
choix d'un nouveau confesseur
pour le Roi, XVII, 55-57. Prend

[Chevreuse *suite*]

parti dans l'affaire entre Saint-Simon et le duc de Mortemart, 87-88. Son projet concordant avec celui de Saint-Simon pour l'organisation du gouvernement, 156-158. Intervient entre Chamillart et Desmaretz, 187-188. Réception du duc de Boufflers au Parlement, 225. Affaire de la disgrâce de Chamillart; il la lui annonce, 436, 441-442. Approuve le projet de retraite de Saint-Simon, XVIII, 2. Sa situation à la cour (1709), 9. Est favorable au rappel des troupes d'Espagne; scène avec Boufflers, 28-31. Apprend le jeu de hoca à la duchesse de Bourgogne, 31-32. Conversation avec Saint-Simon sur les cabales de la cour, 41-42. Il l'empêche de se retirer, 298. Arbitre entre lui et le duc de Beauvillier, XIX, 187-188. Affaire du mariage du duc de Berry, 201-210· Choix d'une dame d'atour pour la duchesse, 324, 351. Prend en main les affaires de son gendre le duc de Mortemart, XX, 74.

S'abstient dans l'affaire des prétentions de M. d'Antin sur le duché d'Épernon, 282. Il ressuscite un vieux règlement sur les duchés-pairies et en prépare un nouveau, XXI, 143 et suiv. Ses prétentions d'ancienneté à propos des duchés de Chevreuse et de Chaulnes, II, 57-58 ; XXI, 139, 166, 168-171, 184, 186-187 ; XXII, 149-154. Nouvelle érection de Chaulnes pour son fils, XXI, 246-250 ; XXII, 154-155. Cède à Matignon la terre d'Estoute-ville, XXI, 253-255. Sa conduite après la mort de Monseigneur, 307. Il est initié auprès du duc de Bourgogne, 309-310. Arbitre entre les Bouillons et les Noailles, XXII, 206. Examine le mémoire de Saint-Simon sur les ducs et pairs, 61. Visite le Chancelier avec Beauvillier, 81. Assiste le duc de Bourgogne dans sa dernière maladie, 300-301. Discussion avec Saint-Simon et Beauvillier sur la forme des Renonciations, XXIII, 128-145. Sa mort, 182.

Son caractère, son portrait, sa famille, XXIII, 182-199. Ses qualités, XV, 403-404. Genre de son esprit, XXIII, 189-191. Sa dialectique; ses faux raisonnements; ses précisions, III, 298; XV, 407; XVIII, 27, 31, 41; XXII, 152-153. Son esprit métaphysique et géomètre, XIX, 30; XXIII, 138. Son indécision et sa lenteur, IV, 225; XV, 407. Sa distraction; anecdotes, XXIII, 194-196. Sa vertu, ses mœurs, sa piété, II, 58 ; IV, 64; V, 26, 163; XVI, 20; XVII, 386; XVIII, 15. Ses goûts de solitude; son isolement au milieu de la cour, XIII, 248 ; XVIII, 26; XXI, 300. S'abstient souvent d'aller à Marly, XVIII, 26. Son caractère équanime, XXII, 303. Son goût pour les sciences, VI, 418; XIII, 217, 219; XV, 474-475; XVIII, 74; XIX, 210. Son opinion sur les dettes de jeu, XX, 74. Ses sentiments à l'égard des jésuites et des jansénistes, XVIII, 18, 269 ; XX, 334 ; XXI, 368-369.

[Chevreuse *suite*]

Son curieux régime alimentaire, XXIII, 192-198.

Familiarité et confiance du Roi pour lui, II, 47, 342; III, 110; IV, 74-75; V, 144, 157; IX, 326; X, 27; XVIII, 26. Il est ministre d'État secrètement, XV, 402-404; XVII, 451; XVIII, 25, 27, 41. Son travail continu chez lui, XV, 403. Relations avec Mme de Maintenon, qui ne l'aime pas, II, 342; III, 158; IV, 71; V, 144-145; IX, 326; X, 26-27; XIV, 383; XV, 368; XVIII, 26. Aversion de Monseigneur pour lui, XXI, 76. Relations avec le duc de Bourgogne, XVII, 158; XVIII, 13, 31, 42; XIX, 12, 14. La duchesse de Bourgogne le redoute auprès de son mari, XVIII, 13-14. Sa liaison avec le duc d'Orléans, 74; XIX, 210; XXII, 57, 378; XXIII, 56.

Sa famille, XXIII, 183-188. Il n'a pas de secret pour sa femme, XVI, 20. Son union intime avec son beau-frère Beauvillier, II, 58, 272, 342; III, 299; VI, 350; VIII, 92; XIII, 218; XV, 364, 404; XVI, 20; XVII, 258; XVIII, 9, 33, 42; XXI, 171, 291, 300, 301; XXIII, 196; XXV, 45. Comparaison entre lui et Beauvillier, 64-66. Ses sœurs du second lit, V, 118; VIII, 289. Relations avec son beau-frère et son neveu Mortemart, XVII, 113; XIX, 36, 82.

Relations avec M. d'Antin, XIX, 205; avec Berwick, XVIII, 15; Boufflers, 28, 30-33. Protège Callières, III, 298. Son amitié pour Chamillart, VI, 297; X, 41; XI, 253; XII, 57; XV, 363, 404; XVI, 82, 203-204; XVII, 187-188, 195, 391, 441-442. Ami de Charost, V, 175; du prince de Conti, XVII, 123. N'aime pas Croissy, XXVII, 58. Estime Daguesseau, XIV, 381. Son amitié pour Fénelon, II, 106, 342; IV, 71, 74; XVIII, 75; XIX, 209; XX, 85, 331-332. Mesures pour obtenir son retour, et l'unir avec le duc d'Orléans, XXV, 56-57; XXVI, 84. Relations avec Mme Guyon, II, 343; IV, 64; avec Harcourt, XI, 56. Emploie Helvétius, VIII, 91, 94. Ami de Louville, X, 26, 30; du duc de Luxembourg, II, 242; XV, 430; XIX, 32; de Malebranche, XIII, 31; de Marcin, IX, 29; de l'abbé de Maulévrier, XX, 85. Relations avec le cardinal et les Noailles, V, 330; XII, 4, 6; XV, 407; XXII, 207; avec M. d'O, XIX, 202; avec l'abbé de Polignac, XIII, 217-220; XV, 474,476; avec Pomponne, V, 147; avec les Pontchartrain, XV, 404. Irrité contre l'abbé de Rancé, V, 172, 174. En mauvais termes avec la Rochefoucauld, IV, 93; X, 28. Protège Rouillé, XII, 309. Sa liaison avec Saint-Simon, IX, 32-33; X, 407; XI, 367-368; XII, 209; XV, 407; XVI, 20; XVII, 64, 154-156, 167, 386; XVIII, 2, 33, 41-42, 44; XX, 188; XXII, 1-2, 61. Mal avec Saissac, XII, 458. Ami de Saumery, XVII, 361. Relations avec le chevalier

[Chevreuse *suite*]

Temple, VI, 118. N'aime pas Torcy, XV, 404; XVIII, 9, 18; XXVII, 58. Relations avec Mme de Verue, VII, 226.

Son château de Dampierre, XVII, 358; XVIII, 26; XIX, 30; XXIII, 183, 191, 192, 194, 199, 201. Ses travaux coûteux et inutiles, XIX, 30-31. Ses échanges de terres avec Saint-Cyr, VI, 298; XV, 404; XXIII, 192. Ses affaires dérangées; sa mauvaise gestion, II, 355; III, 297; XII, 5; XIX, 30; XXIII, 191-192. Son appartement à Versailles, XIII, 217. Son logement à Marly, XXII, 303. Sa charge de capitaine des chevau-légers, IX, 326; XI, 50; XV, 403.

CHEVREUSE (Jeanne-Marie Colbert, duchesse de), II, 47, *500. Son mariage, faveur du Roi, XXIII, 188-189. Dame du palais de la Reine, VI, 72. Admise auprès de la duchesse de Bourgogne, IV, 302. Compromise dans l'affaire de Mme Guyon, IV, 64; V, 161-165. Rôle dans le mariage de Cany et de Mlle de Mortemart, XV, 364. Affligée de la mort de son frère l'archevêque de Rouen, 323. Aventure de Saint-Simon et du duc de Mortemart, XVII, 87. Mariage du duc de Berry et de Mademoiselle, XIX, 201, 205-206. Choix d'une dame d'atour, 323-324. Apprend prématurément la nouvelle érection de Chaulnes pour son fils, XXI, 246. Pension que lui donne le Roi à la mort de son mari, XXIII, 138, 200. Intercède auprès de Saint-Simon en faveur de Desmaretz, XXVII, 209. Sa mort, XXIII, 201.

Son caractère, sa faveur auprès du Roi et de Mme de Maintenon, XXIII, 199-201. Sa vertu, IV, 64; V, 26, 163. Estime et amitié du Roi pour elle, II, 47-48; V, 144, 148, 157, 163, 183; IX, 326; X, 27, 64. Il lui permet d'être à Marly en déshabillé, XVIII, 25-26. Aventure qui lui arrive à un voyage de Fontainebleau, XXVIII, 270-271. Participe aux secrets de son mari, XVI, 20.

Relations avec la duchesse de Bourgogne, IV, 302; V, 157; avec les Beauvillier, II, 272; XI, 332; XVIII, 41. Unie au duc et à la duchesse de Béthune, V, 173-174. Amie de Chamillart, XVII, 394, 446. Brouillée avec les Chaulnes, II, 256; V, 344. Amie de Mme de Cheverny, XIX, 323. Relations avec son gendre Luxembourg, II, 242; XIX, 32; avec Mme de Maintenon, II, 342; III, 158; IX, 326; XVIII, 35; avec Mortemart, XVII, 82; avec Mme de Saint-Simon, XII, 210. En froid avec Torcy, XXI, 285. Relations avec Mme de Verue, VII, 226.

CHEVREUSE (Marie-Françoise d'Albert, demoiselle de), IV, *224. Projet de la marier à M. de Rochechouart-Faudoas, 224. Admise auprès de la duchesse de Bourgogne, 303. Épouse le marquis de Levis, V, 25-27. Voyez Levis (la marquise de).

CHEVREUSE (les hôtels de), à Paris, II, *342; V, *242, 243; XV, 375.

CHEVREUSE (le duché de), II, *57;
V, *232; XXI, *167. Ses diverses érections; prétentions du
duc de Chevreuse pour son ancienneté, XXI, 139, 166-168;
XXII, 151. Cité, II, 92; VI,
298; XX, 282; XXIII, 191,
192.

CHEVRIÈRES (Jacques Mitte de Mio-
lans, marquis de), XVIII, *408,
409; XXIII, 7-8.

CHEYLADET (François de Dienne,
comte de), XI, *266. A la bataille d'Hochstedt, 266. En Flandre en 1708; combat d'Audenarde, XVI, 188, 271, 309, 450.

CHIARI (le bourg de), IX, *82.
Combat de Chiari, 81-83.

CHICORÉE (l'eau de), XXIII, *193.

CHIENS DU ROI (les). Chiens de
meute; chiennes couchantes de
ses cabinets, V, 69; XIII, 444;
XXII, 289; XXIII, 69; XXVI,
361,372; XXVII,186; XXVIII,
153, 349, 361.

CHIÈVRES (Guillaume de Croÿ, seigneur de), XXIV, *78.

CHIGI (Fabio, cardinal), V, *13.
Sa légation en France pour l'affaire des Corses, 13-17; VI,
425; IX, 274; XIV, 401.

CHIMAY (Jean de Croÿ, comte de),
† 1472, XXIV, *83.

CHIMAY (Philippe de Croÿ, comte
de), † 1482, XXIV, *83-84.

CHIMAY (Charles de Croÿ, prince
de), † 1527, et sa femme Louise
d'Albert, XXIV, *84.

CHIMAY (Charles-Louis-Antoine de
Hennin d'Alsace, prince de),
† 1740, VII, *338. Salue Philippe v à Marly, 338. Ses mariages, XIV, 393. Fait grand
d'Espagne, XV, 453.

CHIMAY (Diane-Gabrielle-Victoire
Mazzarini - Mancini, princesse
de), XIV, *393.

CHIMAY (Charlotte de Saint-Simon,
princesse de), III, *250; XIV,
393.

CHIMAY (la terre de), XXIV, *83.

CHIN (le ruisseau de), XIV, *30,
31.

CHINE (la). Missions, VII, 167-
168; XI, 286; XII, 41. Affaire
des cérémonies de Confucius et
des ancêtres, VII, 165-168;
XVII, 47, 58; XVIII, 267;
XX, 199-200, 332-333; XXIV,
59; XXVIII, 288, 293.

CHIRAC (Pierre), médecin, XXIV,
*249; XXVI, 71.

CHIVASSO (la ville de), XIII, *90,
115, 157; XIV, 89.

CHOCOLAT (le), VIII, *55-57, 320;
IX, 42, 155, 199; X, 132;
XXVII, *184.

CHOIN (Jean-Melchior de Joly, baron de), XVI, *79-80; XVII,
420-421.

CHOIN (Marie-Émilie Joly, demoiselle de), II, *183. Fille d'honneur de la princesse de Conti;
ses intrigues et ses amours avec
Monseigneur et avec Clermont;
elle est chassée, 183-191; XIV,
396; XIX, 234, 256, 260-261.
Sa liaison avec Monseigneur;
sa situation à Meudon; les parvulos; relations avec les enfants
de Monseigneur, XIV, 395-
400; XXI, 51-54; 93-94. Elle
protège le marquis d'Huxelles;
conduite infâme de celui-ci, XI,
43-44; XIX, 9-10; XXI, 75.
Cabale contre le duc de Bourgogne, XVI, 203, 260. Visite
qu'elle en reçoit à son retour

[Choin *suite* — Choiseul]

de Flandre, 476. Participe à la disgrâce de Chamillart, XVI, 79-80; XVII, 418-427, 431; XIX, 254-255. Elle refuse une pension du Roi et d'être admise à Versailles et à Marly, XVII, 423-424. Son rôle dans la cabale de Meudon, XVIII, 8-12. Son hostilité contre le duc d'Orléans, 72, 81. Affaire du mariage du duc de Berry; elle refuse de se rapprocher des Orléans, XIX, 252-262, 266-270. Ses préférences dans cette circonstance, XXI, 66-67. Sa conduite pendant la maladie de Monseigneur, 7, 12-13. Quitte Meudon, 43. Reçoit une pension du Roi, 93, 95.

Son portrait, son caractère, II, 184; XIX, 254; XXI, 52-53, 95. Son désintéressement, XVII, 422; XXI, 52, 67-68. Sa modestie, XIX, 206. Incapable de mensonge, XXI, 66. Ses mesures avec la cour de Monseigneur, 2. Sa vie avec lui, 93-94. Discrétion de Monseigneur avec elle; peu qu'il lui donne, 49, 51. Question de savoir si elle était mariée avec lui, 52-54.

Sa bonne influence entre le Roi et Monseigneur, XIX, 254. Relations et manière d'être avec Mme de Maintenon, XV, 362; XVI, 79-80, 476; XVII, 323, 422; XIX, 204, 254-255, 259; XXI, 13, 54. Son union avec Madame la Duchesse, IV, 139; XV, 12; XIX, 255-258, 261, 266-267. Sa conduite avec la princesse de Conti, XXI, 96, 264-265. Son ami la Croix et sa maison à Paris, XI, 43; XIV,

396, 399; XIX, 10, 254; XXI, 95.

Ses amis : Albergotti, XVI, 360; les Beringhen, XI, 43; les Bignon, XVIII, 116; la Feuillade, XVII, 418-419; le maréchal d'Harcourt, XI, 56; les Lillebonne et les Espinoy, II, 184; IX, 42; XV, 10-12; XVIII, 11-12; XIX, 255-256; le duc de Luxembourg, XXI, 261; les Noailles, XV, 99, 362. Prévenue contre Saint-Simon, XIII, 246; XIX, 253. Favorable à Vaudémont, XV, 5.

CHOISEUL (la maison de), XX, *323. Voyez Lanques, Meuse, Plessis, Praslin.

CHOISEUL (Auguste, chevalier du Plessis, puis duc de), † 1705, I, *117. Devient duc et pair par la mort de son neveu, III, 13; XXIII, 362. Est exclu du bâton de maréchal à cause de la conduite de sa femme; sa faiblesse à son égard; finit par la renvoyer, I, 117-119; XV, 393. Est donné comme otage pour le traité de Turin, III, 155-156. Est renvoyé, 267. Mort de sa femme, V, 347. Il épouse Mme Brûlart, VI, 184. Sa mort, XII, 456.

CHOISEUL (Louise-Gabrielle de la Vallière, duchesse de), I, *118. Sa mauvaise conduite; sa liaison avec la princesse de Conti, I, 117-118. Est chassée par son mari, 119. Sa mort, son portrait, V, 346-347.

CHOISEUL (Marie Bouthillier, dame Brûlart, puis duchesse de), VI, *184; XII, 335.

CHOISEUL (Claude, comte de Choi_

seul-Francières, maréchal de),
† 1711, I, *114. Commande en
Normandie en 1694 et surveille
les côtes, II, 134, 159. Ses campagnes, X, 314-315. Le Roi
exige qu'on lui donne le titre
de Monseigneur, II, 134-135.
Va remplacer le maréchal de
Lorge malade à l'armée du
Rhin (1696), III, 112. Ses pré-
venances pour Saint-Simon qui
sert sous ses ordres, 119-121,
250. Sa campagne contre le
prince de Bade, 223-237, 242-
249. Campagne de 1697 au delà
du Rhin, IV, 157-159. Sa belle
retraite, 163-168. Projette de
forcer l'entrée de la Franconie,
170-173, 176. Suite de la campagne, 217-223. Conseille à
Saint-Simon de quitter le service, X, 57-61. Reçoit l'ordre
du Saint-Esprit, XIII, 147. Aux
obsèques du prince de Conti,
XVII, 147. Témoin de Boufflers
à sa réception comme duc, 220.
Sa mort, XX, 323-325.
  Son caractère, XIII, 147-148;
XX, 323-325. Familier de Monseigneur, XXI, 74. Ses relations
avec Ninon de Lenclos ; bon
mot de celle-ci, XI, 147-148.
Relations avec Louvois et Barbezieux, XIII, *147; XX, 324.
Amitié pour Saint-Simon, III,
250; IV, 150, 164; X, 314.
Saint-Simon intercède près de
lui en faveur de Mélac, X, 288-
289. Ses mauvais yeux, III,
112.
Choiseul (Catherine-Alphonsine
de Renty, maréchale de), III,
*236; XIX, 396; XX, 325.
Choiseul (François-Éléonor de

Choiseul-Traves, comte de), †
1718, X, *302. Apporte la nouvelle de la victoire de Friedlin-
gue, 302-305 ; de la prise de Bou-
chain, XXIII, 174. Reçoit une
pension, XXIV, 203. Sa femme
Marie-Louise de Villars, X,
*302.
Choiseul (Hubert de Choiseul-la
Rivière, marquis de), † 1727,
XXI, *137. Sa femme Henriette-
Louise de Beauvau, *137.
Choiseul (le duché de), XII, 456.
Choisy (Jacques de l'Hospital,
marquis de), XXIII, *8.
Choisy (René de l'Hospital, mar-
quis de), XIV, *203. Sa femme
Marie-Charlotte de la Marck,
*203.
Choisy (Jeanne-Olympe Hurault
de Belesbat, dame de), V, *94 ;
XIII, 306.
Choisy (François-Timoléon, abbé
de), XIII, *306. Son voyage à
Siam, XVI, 121. Ses relations
avec le cardinal de Bouillon,
122-123.
Choisy (Thomas de), ingénieur,
XIX, *401.
Choisy-le-Roi (le château de), I,
*126; II, 249, 283-284; XIII,
320.
Christian ii, roi de Danemark,
XXVI, *308.
Christiern v, roi de Danemark,
IV, *53. Aventure du comte de
Roye à sa cour, 53 et suiv. Sa
conduite dans l'élection du
prince de Conti en Pologne,
196-197, 208. Sa mort, VI, 246.
Cité, XV, 309; XVII, 21.
Christiern-Frédéric v, roi de
Danemark, XV, *310; XVII,
20-21.

CHRISTINE, reine de Suède, IV, *127. Son abdication, 127. Son gouvernement, 129. Son traitement à Rome, XV, 161.

CHURCHILL (Charles), XII, *312.

CHURCHILL (Arabella), maîtresse du roi Jacques, VII, *174; X, *190; XIX, 377. Son fils le duc d'Albemarle, VII, 173-174.

CHYPRE (le royaume de), VI, 22, 23, 28; XIV, 343; XVII, 305. Le titre de roi de Chypre, VI, *22.

CIENFUEGOS (Alvar, cardinal), X, *239.

CIFUENTÈS (Ferdinand de Silva, comte de), VIII, *204. Son affaire avec l'Amirante, 204-205. Campagne de 1706 en Espagne, XIII, 360.

CILLY (Claude du Fay d'Athies, marquis de), XII, *191. Colonel de dragons; est fait brigadier, 191-192. Apporte la nouvelle de la victoire d'Almanza, XIV, 420-421, 423. Lieutenant général, 433. Au siège de Barcelone, XXV, 104.

CINQ-MARS (Henri Coiffier d'Effiat, marquis de), I, *182; VI, 33; XXVI, 370.

CINTRA (la ville et le château de), VI, *240; VIII, 126.

CISNEROS (François, cardinal de). Voyez Ximénès (le cardinal de).

CISTERNE (Thérèse Litta, princesse de la), III, *268.

CITEAUX (l'abbaye de), VI, *132. Fauteuil de l'abbé aux États de Bourgogne, 132-134.

CITRON (le chien), XIII, *3.

CIUDAD-RODRIGO (la ville de), XIV, *428.

CIVITA-VECCHIA (la ville de), X, 195.

CIVRAC (Henriette-Françoise de Durfort, demoiselle de), XXI, *324. Épouse le comte de Belle-Isle, 324-325. Voyez Belle-Isle (la comtesse de).

CLAGNY (le château de), VI, *6; XIII, 186; XV, 350; XXVIII, 168.

CLAIRAC (la ville de), XXIII, *11.

CLAIRAMBAULT (Pierre), généalogiste, XV, *465.

CLAMECY (la ville de), XXIV, 150.

CLARE (Charles O'Brien, comte de), XIII, *379. Tué à Ramillies, 379. Sa veuve, Charlotte Bulkeley, épouse Mahony, XXIV, 177.

CLARE (Charles II O'Brien, comte de), † 1761, XXIV, *177.

CLAUDE (Jean), ministre protestant, IV, *266; X, 327-328.

CLEFMONT (François-Bernardin du Châtelet, comte de), † 1754, XXIV, *241. Son mariage avec Mlle de Richelieu; survivance du gouvernement de Vincennes, 240-244.

CLEFMONT (Marie-Catherine-Armande du Plessis de Richelieu, comtesse de), XXIV, *242. Son mariage, 240-244.

CLÉMENT V (Bertrand de Got), pape, V, *186.

CLÉMENT VIII (Hippolyte Aldobrandini), pape, XI, *188; XVIII, 257.

CLÉMENT IX (Jules Rospigliosi), pape, VII, *256; XV, 124; XVI, 59. Affaires du Jansénisme; paix de Clément IX, XVIII, 263-265, 274-276, 280; XXII, 6; XXV, 173.

[Clément X — Clérambault]

CLÉMENT X (Émile Altieri), pape, VII, *192, 245; X, 159; XI, 138; XIV, 289; XVI, 59.

CLÉMENT XI (Jean-François Albani), pape, VII, *353. Sa jeunesse, XXVI, 230. Sa famille, son élection; son sacre, VII, 353-357. Pourquoi prend ce nom, 356. Reconnaît Philippe v comme roi de Naples, 379-380. Intercède pour le cardinal de Bouillon, VIII, 96, 98. Fait complimenter la reine d'Espagne, IX, 401. Reconnaît le prince de Galles pour roi d'Angleterre, 292. Rend un jugement entre Madame et l'électeur palatin, X, 125. Envoie un légat à Philippe v, 160-461. Échange des compliments avec le comte de Toulouse, 495. Refuse de reconnaître l'Archiduc comme roi d'Espagne, XI, 298. Élève le prieuré de Poissy au rang d'abbaye, XIV, 291. Décret de l'Empereur contre lui, XVI, 268. Adhère au projet de ligue italienne, 269-270, 277; XVII, 216-247. Les Impériaux pillent ses États; le marquis de Prié à Rome; son insolence et celle du cardinal Grimani à l'égard du Pape, XVI, 404-407; XVII, 34-38, 215. Reconnaît par force l'Archiduc; difficultés avec Philippe v, 213-216. Relations diplomatiques rompues avec l'Espagne; il chasse Molinès auditeur de rote, XXII, 171-172. Fait faire des obsèques à Rome pour le duc de Bourgogne, 333-335. Refuse les bulles de l'évêque de Beauvais, XXIII, 374. Sa confiance dans le cardinal Fabroni, 395-396. Promet au cardinal de la Trémoïlle de ne pas publier la constitution Unigenitus sans la lui soumettre, 396. Fabroni le force à accepter la Constitution, XXIV, 102-103. Remontrances des cardinaux, 105-107. Mécontent du clergé français à propos de la Constitution, XXV, 132-133. Reçoit le cardinal de Bouillon à Rome ; affaire du berettino, XXVI, 147-150. Sa manière d'être avec le cardinal Marescoti, XXV, 155-156. Représentations à Philippe v à propos du cardinal Sala, XXVI, 227-228. Conduite à tenir par le Régent à son égard, XXVII, 27-28.

Caractère, VII, 354; XVI, 440. Promotion de cardinaux sous son pontificat, XIII, 73-74, 237, 241, 248; XVI, 408-413; XXIII, 79, 268-270. Ses neveux, XVII, 215. Aime peu le cardinal de Janson, XIII, 232. Ses relations avec Mailly archevêque d'Arles, 112-113.

CLÉMENT XII (Laurent Corsini), pape, XIII, *247.

CLÉMENT (le moine Jacques), XXIII, *89.

CLÉMENT (Julien), accoucheur, XIV, *34, 35.

CLÉRAMBAULT (Louise-Françoise Bouthillier de Chavigny, maréchale de), V, *95. Dame de Madame, chassée du Palais-Royal par Monsieur, revient auprès d'elle, VIII, 364-365; X, 100; XIV, 118; XVI, 394. Perd son dernier fils, XXIV, 377. Portrait et caractère, X, 100-104.

[Clérambault *suite* — Clermont]

Son jeu; anecdote, 102. Son habitude d'être toujours masquée, 102-103. Sa prétention de connaître l'avenir, 103. Relations avec Saint-Simon, 101. Citée, V, 299; VI, 184; XII, 335.

CLÉRAMBAULT (Philippe de Clérambault de Pallnau, marquis de), † 1704, I, *273. Apporte la nouvelle de la victoire de la Marsaille, 273. Campagne d'Allemagne en 1703, XI, 90. A Hochstedt; sa mort, XII, 174, 175-176. Relations avec sa mère, X, 104.

CLÉRAMBAULT (Jules, abbé de), X, *104. Sa mort, son caractère, XXIV, 377. Relations avec sa mère, X, 104.

CLÉREMBAULT (René Gilier, marquis de), III, *11. Épouse la comtesse du Plessis, 11-13; XXIII, 362-363. Marie sa fille au duc de Luxembourg, III, 11. Soutient son gendre dans le procès contre les pairs, 96. Sa mort, son caractère, son avarice, XXIII, 361-363. Son surnom de La Perruque, III, 96.

CLÉREMBAULT (Marie - Louise le Loup de Bellenave, comtesse du Plessis-Praslin, puis marquise de), III, *11. Son remariage avec M. de Clérembault, 11-13; XXIII, 362-363. Sa mort, son caractère, 363.

CLÉRAN (François de), gentilhomme attaché à Saint-Simon, puis à Mme de Louvois, XXVIII, *84-85.

CLÈRES (la maison de), I, *91.

CLÈRES (Charles Martel, comte de), † 1659, XXIII, *13.

CLÈRES (François Martel, comte de), † 1726, XV, *328. Sa femme Madeleine-Marie Bouton de Chamilly, plus tard comtesse de Graville, *328.

CLERGÉ (le). Premier ordre du royaume; comment il le devient, II, 348; XXV, 195. Règles pour son commerce avec Rome et le nonce, XXVII, 29-31. Favorable aux projets de Vauban, XIV, 334. Assemblée et propositions de 1682, II, 349; XX, 339; XXII, 115. Assemblée de 1695, II, 347. Assemblées par provinces de 1699, VI, 156-157. Assemblée de 1700, VII, 160-164, 179-183; de 1705, XIII, 270-723; de 1710, XIX, 106; de 1711, XXI, 339. Députés du premier et du second ordre, XIII, 272. Discipline intérieure, X, 266; XIII, 270-272; XVIII, 235. Pensions sur le clergé, XX, 333-334. Relations avec le secrétaire d'État, XIV, 228. Ses représentants aux États provinciaux, VI, 132. Taxes et impositions du clergé, VII, 169. Agents, VI, 43; XX, 83. Promoteur, XX, 86. Caissier, XIV, 363. Privilèges du clergé en Espagne, XXIII, 24.

CLERMONT (Louis de Bourbon-Condé, comte de), † 1771, XVII, *274. Sa naissance, 274; XXII, 374. Sa fortune, XVII, 277. Cité, 285; XIX, 91.

CLERMONT (Marie-Anne de Bourbon-Condé, demoiselle de), XVII, *277. Faite surintendante de la maison de la Reine, 294. Citée, XIX, 89, 91.

CLERMONT (la ville de), en Auver-

gne. Évêques : voyez Bochart de Saron (François), Massillon (J.-B.).

CLERMONT (le collège de), ou Louis-le-Grand, à Paris, XIV, 388; XVII, *250.

CLERMONT D'AMBOISE. Voyez Clermont-Gallerande.

CLERMONT-EN-BEAUVAISIS (la ville et le domaine de), XIX, 379; XXVI, *195.

CLERMONT-CHASTE (Louis-Anne de), évêque de Laon, IX, *10. Sacre l'abbé de Soubise, 10. Sonde Monseigneur sur ses sentiments à l'égard des ducs et des princes étrangers, XI, 368-369; XXI, 65-66. Arbitre entre Saint-Simon et la Rochefoucauld, 204-205. A la séance des Renonciations, XXIII, 331. Au dîner chez le duc d'Orléans, 344. Ami de Mlle Choin, XIX, 256; XXI, 65-66.

CLERMONT-CHASTE (François-Alphonse, chevalier, puis comte de), † 1740, II, *186. Favori de Monseigneur, 186 ; XXI, 74. Ses amours avec la princesse de Conti et avec Mlle Choin; il est exilé en Dauphiné, II, 186-190, 370 ; XI, 368-369; XIX, 256; XXI, 65, 261.

CLERMONT-GALLERANDE ou D'AMBOISE (la maison de), VI, *358; IX, 11; XXVIII, 28.

CLERMONT-GALLERANDE ou D'AMBOISE (Pierre-Gaspard de Clermont, comte de), capitaine des gardes du duc de Berry, XX, *243. Premier écuyer du duc d'Orléans, fait chevalier de l'Ordre, XXIII, 17.

CLERMONT-GALLERANDE ou D'AM-

boise (Gabrielle-Françoise de Villers d'O, comtesse de), XX, *213. Dame de la duchesse de Berry, XXVI, 201.

CLERMONT-LODÈVE (la maison de), V, 122; XII, *458.

CLERMONT-TONNERRE (Charles-Henri de), † 1674, II, *31. Il épouse l'héritière de Piney, 30-31, 40.

CLERMONT-TONNERRE (François de Clermont, comte de), † 1679, II, *31. Sa femme Marie Vignier, *31.

CLERMONT-TONNERRE (François de), évêque-comte de Noyon, † 1701, I, *279. Sa vanité sur sa maison, 279-280. Sa réception à l'Académie française ; plaisanterie de l'abbé de Caumartin, II, 191-201. Il pardonne à celui-ci, 201-202. Est fait commandeur de l'ordre du Saint-Esprit, III, 1. Conseiller d'État d'église, VIII, 73-74. Obtient comme pair la préséance sur les cardinaux, XXV, 302. Anecdotes sur ses relations avec l'archevêque de Paris, II, 197-200. Son mot sur les évêques du second ordre, IV, 173-174. Ses paroles au Roi sur la déclaration de son mariage avec Mme de Maintenon, XXVIII, 236. Trait qu'il fait chez le cardinal d'Estrées, XXV, 176-177. Sa mort, son caractère, VIII, 70-72.

CLERMONT-TONNERRE (François-Louis de), évêque-duc de Langres, II, *366. Sa nomination, sa modestie, 366. Prononce l'oraison funèbre de Monsieur, VIII, 370. Sacre l'abbé de Sou-

bise, IX, 10. A la séance des
Renonciations, XXIII, 334.

CLERMONT-TONNERRE (les armes
de), I, *280.

CLERMONT-TONNERRE. Voyez Tonnerre.

CLÉRY (le chapitre de Notre-Dame
de), XXV, *41.

CLEVELAND (Charles Fitzroy, duc
de), XIX, *380.

CLEVELAND (Barbe Villiers, duchesse de), V, *38.

CLÈVES (Adolphe II de la Marck,
comte de), XIV, *184.

CLÈVES (Guillaume, duc de), †
1592, VII, *365-366.

CLÈVES (Jean-Guillaume, duc de),
† 1609, VII, *365-366.

CLÈVES (le duché de), VII, 109,
113, 366; XIV, 184; XV, 154;
XXVII, 97.

CLICHY (le village de), XIII, 102,
298; XXIV, 288. Maison de
Crozat, VI, *199. Séjours qu'y
fait Vendôme, 199; XIII, 345;
XIV, 16; XVI, 30-34; XVII,
321.

CLISSON (le connétable Olivier de),
V, *187.

CLOVIS Ier, roi des Francs, XXV,
*192.

CLUNY (la congrégation de), XV,
*450.

CLUNY (l'abbaye de), IV, *75. Réforme, XX, 1-3. Procès relatif
à la coadjutorerie de l'abbé
d'Auvergne, XI, 78-79; XIII,
45-46, 202; XX, 70. Procès
des moines réformés contre le
cardinal de Bouillon, XV, 450-
451; XVI, 114-115, 119, 122,
124; XX, 1-3; XXVI, 146. Séjour qu'y fait le cardinal, IV,
107; VIII, 97, 104; XVI, 114.

Suppression des marques de
princerie qu'il y avait mises,
XX, 45-48. Citée, IV, 75; VII,
82; XII, 466; XIV, 234;
XXVI, 141.

COARRAZE (la terre de), XXIV,
*191.

COBLENZ (la ville de), XII, *137;
XVI, 171.

COCHEFILLET (la maison de), XIII,
53. Voyez Vaucellas.

COCHEFILLET (Anne d'Albret, dame de), XXIV, *191.

COEHORN (Menno, baron de), XI,
*129. Campagne de Flandre en
1703, 129-131. Sa mort, XII,
46.

COËTANFAO (François-Toussaint de
Kerhoent-Kergounadech, marquis de), XVIII, *188. A Malplaquet, 188. Chevalier d'honneur de la duchesse de Berry,
XX, 219-220. Aux obsèques du
duc de Bourgogne, XXIII, 48,
53. Ami de Saint-Simon, XXVI,
202. Testament de sa femme en
faveur de Saint-Simon par fidéi-
commis, 202-207. Présent d'ar-
genterie qu'il fait à Saint-Simon, 206-207.

COËTANFAO (Marie-Françoise Bertaut de Fréauville, marquise
de), XXVI, *201. Dame de la
duchesse de Berry, 201. Sa mort,
son testament en faveur de
Saint-Simon, 202-207.

COËTANFAO (Roland-François de
Kerhoent de), évêque d'Avranches, XXVI, *203, 205, 206.

COËTELEZ (la maison de), V, *80.

COËTELEZ (Charles le Ny de), V,
*80. Capitaine aux gardes, 80,
82.

COËTELEZ (Mathurin le Ny, abbé

de), V, *79. Nommé à l'évêché
de Poitiers, calomnie qui le lui
fait perdre, 78-84; VI, 203;
XVII, 47.

Coëtlogon (Alain - Emmanuel,
comte de), † 1730, I, *268. Victoire navale à Gibraltar, 268.
Lieutenant général, campagne
de 1703, XI, 132.

Coëtlogon (Louise-Philippe, demoiselle de). Voyez Cavoye (la
marquise de).

Coëtquen (Guillemette Bélin, comtesse de Combourg-), I, *56.

Coëtquen (Henri, comte de), †
1693, I, *55. Amitié avec Saint-
Simon ; manque de le tuer ; sa
triste mort, 55-57.

Coëtquen (Marguerite - Gabrielle
de Rohan-Chabot, marquise de),
III, *312. Aimée de Turenne,
qui lui livre le secret du siège
de Gand, 312 ; V, 335. Citée,
220 ; XIV, 140.

Coëtquen (Malo-Auguste, marquis de), † 1727, III, *311. Son
mariage avec Mlle de Noailles,
III, 311-314. Blessé à Friedlingue, X, 301. Apporte la capitulation de Lille, XVI, 365.
Fait maréchal de camp, 447.
Blessé à Malplaquet, XVII,
176-177. Soutient le duc de
Noailles contre Saint-Simon,
XXVII, 225, 227.

Coëtquen (Marie - Charlotte de
Noailles, marquise de), III, *312.
Son mariage, sa laideur, 311-
313. S'entend mal avec son mari,
XXVII, 225.

Cœuvres (Victor - Marie, comte
d'Estrées, maréchal de), puis
maréchal-duc d'Estrées, † 1737,
II, *99. Voyez Estrées.

Cœuvres (Lucie-Félicité de
Noailles, comtesse d'Estrées,
maréchale de), puis maréchale-
duchesse d'Estrées, III, *343.
Voyez Estrées.

Cognac (la ville de). Gouvernement, IV, *293.

Coiffier (la famille), XXVI, *368.
Voyez Ruzé.

Coiffures des dames (les), chan-
gées par la duchesse de Bourgogne, XXIII, *285-286.

Coignet (Denis), curé de Saint-
Roch, II, *273, 274.

Coigny (la famille Guillotte de
Franquetot de), XI, *282-284.

Coigny (Robert-Jean-Antoine de
Franquetot, comte de), † 1704,
II, *215. Son origine, son mariage avec une Matignon, XI,
282-284. Directeur de la cavalerie en Catalogne, II, 215.
Commande à Barcelone, IV,
156. Refuse de passer en Bavière et manque le bâton, XI,
285-286. A l'armée de la Moselle (1704), XII, 35. Sa mort,
290, 314. Caractère ; protégé de
Chamillart, XI, 285.

Coigny (Marie - Françoise - Uranie
de Goyon-Matignon, comtesse
de), II, *215 ; XI, *282.

Coigny (Jean-Antoine-François de
Franquetot, comte de), † 1748,
XII, *291.

Coigny (François de Franquetot,
marquis de), † 1759, VI, *429.
Épouse Mlle du Bordage, 429.
Est fait colonel général des dragons, XII, 314; XIV, 259 ;
XVI, 236. Poursuit un parti
impérial en Champagne, XXIII,
92. Sa fortune, XII, 315. Cité,
XI, 282, 291.

Coigny (Henriette de Montbourcher du Bordage, marquise de), VI, *429. Mariage et caractère, 429.

Coïmbre (la ville de), VIII, *131.

Coïmbre (Georges, bâtard de Portugal, duc de), VIII, *131-133, 136.

Coislin (Pierre-César du Cambout, marquis de), † 1641, I, *82. Colonel général des Suisses; épouse Mlle Séguier, VI, 316. Cité, III, 82.

Coislin (Marie Séguier, marquise de), puis de Laval, I, *82; II, 356; X, 282; XX, 94.

Coislin (Armand du Cambout, duc de), † 1702, I, *304; X, *267. Défend Saint-Malo, I, 304. Assiste à l'audience du légat Chigi, V, 16. Secourt Rose tombé dans un bourbier, VIII, 31. Achète la charge de Bussy-Rabutin, X, 269. Juge dans la contestation entre Saint-Simon et la Rochefoucauld, XXI, 204. Sa mort; caractère, portrait, anecdotes, X, 268-281. Sa politesse outrée, VI, 121-122; VIII, 31; X, 269-274. Considéré par le Roi, X, 269, 282, Mange avec lui à l'armée, XXVIII, 333. Ami du duc Claude de Saint-Simon, X, 281. Cité, II, 356; IV, 122; VI, 120, 316; IX, 54; XII, 111; XIX, 14; XX, 94.

Coislin (Madeleine de Halegoët de Kergrec'h, duchesse de), X, *282; XII, *250; XIII, 52.

Coislin (Pierre du Cambout, cardinal de), évêque d'Orléans, II, *354. Premier aumônier du Roi, I, 82. Nommé cardinal, II, 354-

355. Discussion avec le duc de la Rochefoucauld pour sa place à la chapelle; est condamné, III, 82-83; IV, 119-123; XVII, 342. Fait donner la survivance de sa charge de premier aumônier à son neveu, IV, 122. Reçoit la calotte et la barrette; son mot au Roi, 246-247. Bénit le mariage du duc de Bourgogne, 312; et celui de Mademoiselle, VI, 10, 12. Se rend à Rome, VII, 13-14, 243. Fait grand aumônier de France et de l'ordre du Saint-Esprit, VII, 198-199; X, 281-282. Remplacé comme commandeur de l'Ordre, VIII, 271. Le cardinal de Bouillon le regarde comme son vicaire, XVI, 117. Au conclave, IV, 243. Baptise le premier enfant de la duchesse de Bourgogne, XIII, 254-255. Affligé de la mort de son frère le duc, X, 268. Obsèques du petit duc de Bretagne, XII, 461. Affaire de son neveu l'évêque de Metz, XIII, 189-191, 250. Sa mort, 250, 256.

Portrait et caractère; ses charités dans son diocèse, II, 355-357; XIII, 251-255. Affection du Roi pour lui, IV, 121-122; VIII, 286; XIII, 254-255; XIX, 123. Ne mange pas avec le Roi ni avec Monseigneur avant d'être cardinal, II, 357; XXVIII, 332-333. Aimé et honoré de tous, III, 82; IV, 247. Ses mœurs pures; son mot à Canaples sur son mariage, X, 267. Tendances jansénistes, XIX, 123. Son ami l'abbé de Langeron, XX, 88. Ses bénéfices, II, 356. Son apparte-

[Coislin *suite* — Colbert]

ment à Versailles, VI, 121. Son tombeau enlevé de la cathédrale d'Orléans, XIX, 124. Cité, VI, 122, 316; VII, 158; X, 273, 281; XII, 111 ; XX, 94.

Coislin (Charles-César du Cambout, chevalier de), I, *82. Sa mort, son portrait, anecdotes, VI, 120-122; X, 273-274. Se fait enterrer à Port-Royal-des-Champs, VI, 177. Mange avec le Roi à l'armée, XXVIII, 333. Cité, I, 82; III, 82; XI, 111 ; XX, 94.

Coislin (Pierre du Cambout, duc de), † 1710, IV, *122; X, *282. Sa mort, portrait et caractère, anecdotes, XIX, 115-120. Farce à une séance du Parlement, 116-119. Ami de Monsieur le Duc, XV, 76; XIX, 51, 115. Impuissant, XIII, 189-190; XIX, 119. Cité, XIII, 52.

Coislin (Louise-Marie d'Alègre, duchesse de), XIX, *119.

Coislin (Henri-Charles du Cambout, duc de), évêque de Metz, IV, *121. A la survivance de la charge de premier aumônier, 122; X, 281-282. Nommé à l'évêché de Metz; son portrait, IV, 121-123. Tient le poêle au mariage du duc de Bourgogne, IV, 310. Devient premier aumônier du Roi, VII, 198; XIX, 121. Commandeur de l'ordre du Saint-Esprit, VIII, 286. Fâcheuse aventure à Metz, XIII, 188-191, 250. Hérite de la dignité de son père; contestation, partialité du Roi, XIX, 120-124. Est enfin reçu au Parlement; habit qu'il y porte; sa façon de signer comme duc, 127-129. Hérite de sa grand'-mère, XX, 94. Son rôle dans l'affaire des prétentions de M. d'Antin, XX, 281. Assiste aux obsèques de Monseigneur, XXI, 87. Officie à celles du duc de Bourgogne; aventure, XXIII, 50-51. Séance des Renonciations; autre aventure, 332, 341-342. Sa place comme duc au Parlement, XXV, 306. Hostile au duc d'Orléans, XXVI, 352. Laisse son héritage à Mme de Blanzac, XIX, 286. Portrait physique, XIII, 190. Sa vie et ses mœurs excellentes, 190-191. Enrage de la politesse de son père, X, 271-272. Son mot sur la chapelle de Versailles, XIX, 124-127. Relations avec Monsieur le Duc, 60.

Coislin (l'hôtel de), à Paris, XIX, *51, 52.

Colbert (la famille), III, *28. Ses prospérités, XII, 42. Prétentions extravagantes de généalogie; leur prétendue descendance d'Écosse, II, 132; III, 27; XV, 244-245. Rivalité avec les Tellier, III, 28; VI, 346. Son union singulière, IV, 14; XXI, 365. Humeur et brutalité naturelles des Colbert, III, 140. Voyez Blainville, Creuilly, Croissy, Maulévrier, Ormoy, Saint-Pouenge, Seignelay, Torcy.

Colbert (Marie Pussort, dame), mère du ministre, IV, *14.

Colbert (Jean-Baptiste), ministre. I, *223. Ses débuts; intendant de Mazarin, VII, 30; XVI, 50. Sa reconnaissance pour Mazarin, XI, 261; XVII, 364. Son

mariage, VI, 363. Renverse Foucquet et lui fait faire son procès, VI, 271 ; XVI, 50; XVII, 415; XX, 171 ; XXII, 108. Devient contrôleur général et se rend maître des finances, XVI, 50-51 ; XXV, 46-47. Sa rivalité avec Louvois, IV, 40, 264; VIII, 16; X, 46; XI, 50 ; XIV, 314; XV, 85; XVII, 416; XXVIII, 11,54-56,111. Son habileté à l'égard du Roi, XVII, 180; XXVIII, 8-9. Renverse Pomponne, VI, 338-346; XVII, 416. Sa mort, VII, 134-135; X, 267; XI, 252.

Son ministère florissant, XXVIII, 10. Il rétablit la marine, XI, 14-15; XV, 83-85. Sa probité, XVI, 51. Protège et pousse sa famille, VI, 276-277, 346, 363; XVII, 354-355. Emploie et dirige Desmaretz, puis le chasse, VII, 130-136; XI, 252, 254; XIV, 334; XV, 365. Protège les lettres et les sciences; attire les savants étrangers, XIV, 238; XXIII, 116. Mot du maréchal de Villeroy sur lui, IV, 263. Malgré son aversion pour les Phélypeaux, il fait nommer Pontchartrain premier président à Rennes, VI, 276-277. Ami de Turenne, XIV, 225 ; du vieux la Feuillade, XV, 192; du duc Claude de Saint-Simon, I, 223; VII, 136. Lettres qu'il écrit à celui-ci et où il le traite de Monseigneur, VI, 126-128; XIV, 226 ; XXII, 15-16, 20; XXVIII, 40-41. Protège Boucherat, VI, 254. Son château de Sceaux, VII, 28, 231. Sa bibliothèque, XIV, 238.

Son monument à Saint-Eustache, XI, 215.

COLBERT (Marie Charron de Ménars, dame), IV, *40; VI, 363-364; XVII, 354.

COLBERT (Jacques-Nicolas), archevêque de Rouen, X, *198. Soustrait sa métropole à la primatie de Lyon, 198-200. Sa mort, son caractère, sa dépouille, XV, 321-325.

COLBERT (Nicolas), évêque d'Auxerre, V, *26-27.

COLBERT (Marguerite). Voyez Hotman (Mme).

COLBERT DE CROISSY (Charles-Joachim), évêque de Montpellier, XXIII, *388.

COLBERT DE CROISSY (Marguerite-Thérèse). Voyez Renel (la marquise de).

COLBERT DE SAINT-POUENGE (Jean-Baptiste-Michel), archevêque de Toulouse, XXIV, *63.

COLBERT DE TERRON (Charles), † 1684, XIII, *28. Intendant de la marine, fait choisir le port de Rochefort, 28. Pousse le petit Renau, 29.

COLIGNY (la maison de), I, *89 ; VI, *162; XX, *358.

COLIGNY (Gaspard de Châtillon, amiral de), † 1572, XVII, *279, 280.

COLIGNY-SALIGNY (Gaspard-Alexandre, comte de), † 1694, III, *31 ; XX, 358. Sa femme Adélaïde-Marie-Constance de Madaillan, III, *31.

COLLANDE (Thomas le Gendre, seigneur de), X, *96. Fait colonel, 96-97.

COLLÈGE ROYAL (le), à Paris, XX, *44.

COLLIOURE (la ville de), XIV, *350.

COLLOREDO (Léandre, cardinal), VII, *351.

COLMENERO (François de), VII, *370. Gouverneur de Milan; mission en France, 370-371. Campagne de 1706, XIV, 84-85. Sa trahison, XV, 33-34.

COLOGNE (la ville et l'électorat de), IV, 277; VI, 355; XI, 51. Affaire de la double élection pour l'électorat, XVII, 100; XXVIII, 58. Le chapitre, XX, *150, 244. L'envoyé de Cologne en France: voyez Simeoni.

COLOGNE (les électeurs de). Voyez Bavière (Joseph-Clément de), Bavière (Maximilien-Henri de).

COLOMA (Gaspard). Voyez Canalès (le marquis de).

COLOMB (Christophe), VIII, *119, 120.

COLONEL GÉNÉRAL DE L'ARTILLERIE (la charge de), XVI, 28-29.

COLONEL GÉNÉRAL DES CARABINS (la charge de), XI, 46.

COLONEL GÉNÉRAL DE LA CAVALE-RIE LÉGÈRE (la charge de), I, *131, 282, 283; II, 209; XI, 58-61; XII, 443; XIV, 219-220, 229, 362; XV, 288, 358; XVI, 335; XX, 27-28; XXVIII, 124.

COLONEL GÉNÉRAL DE LA CAVALE-RIE (le régiment), IV, *165; X, 355.

COLONEL GÉNÉRAL DES DRAGONS (la charge de), III, *130; V, 361-364; XI, 74; XII, 314; XVI, 236.

COLONEL GÉNÉRAL DE L'INFANTERIE (la charge de), IX, 69; XVI, *28; XX, 22.

COLONEL GÉNÉRAL DES SUISSES ET

GRISONS (la charge de), VI, *316, X, 260; XVI, 204; XIX, 105, 225.

COLONELS (les). Leur autorité anéantie par Louvois, II, 209; XXVIII, 120-124.

COLONNA (la maison), V, *42, 43.

COLONNA (Marc-Antoine, connétable), † 1659, XXIII, *23.

COLONNA (Laurent-Onuphre, connétable), † 1689, V, *41, 43; IX, 93; XIV, 219.

COLONNA (Marie Mancini, connétable), XIII, *104. Son voyage en France (1705); sa vie, son caractère, 104-106. Citée, XIV, 387; XXIV, 294.

COLONNA (Pierre-Philippe-Alexandre, connétable), † 1714, IX, *57. Apporte l'hommage du royaume de Naples, 57-59. Cité, XIV, 387.

COLONNA (Jules-César), prince de Carbognano, XXVI, *306.

COMBALET (Antoine de Beauvoir du Roure, sieur de), XII, *345, 346.

COMBALET (Marie-Madeleine de Vignerot, dame de), XII, *345. Voyez Aiguillon (la duchesse d').

COMBE (le P. François de la), IV, *63. Ses relations avec Mme Guyon; son emprisonnement, 63-64; V, 143, 160, 165.

COMBLIZY (Claude II Pinart, vicomte de), XIV, *201; XXIII, 35. Sa femme, Françoise de la Marck, XIV, *201.

COMÉDIE FRANÇAISE (la), VI, *175; XIV, 358.

COMÉDIENS ITALIENS (les), IV, *124. Chassés de France, 124-127.

COMINGES (la maison et les anciens

comtes de), XII, *263-264 ;
XXIII, *73. Voyez Guitaut,
Saubole, Vervins.

COMINGES (Marie du Guip, dame
de), XXIII, *73.

COMINGES (Gaston-Jean-Baptiste,
comte de), † 1670, XXIII, *71.
Sa carrière, 71-73. Sa femme
Sybille-Angélique-Émilie d'A-
malby, *73.

COMINGES (Louis, comte de), †
1712, XXIII, *70. Sa mort, sa
famille, son caractère, 70-76.

COMINGES (Françoise-Thérèse de
Voyer, demoiselle de Dorée,
comtesse de), XXIII, *74.

COMINGES (François, chevalier de),
† 1732, XXIII, *74, 75.

COMINGES (Anne, demoiselle de).
Voyez Tresne (Mme de la).

COMINGES (le pays de), XII, *263.

COMINGES (les bombes dites),
XXIII, 73, *74.

COMMERCY (la seigneurie de), XV,
*39. Son histoire, 39-42. Les
damoiseaux, 40. La forêt, 54.
Séjour qu'y font le prince et la
princesse de Vaudémont, 49,
52, 54, 59 ; XVIII, 170.

COMMERCY (Charles-François de
Lorraine-Lillebonne, prince de),
† 1702, IV, *337. Passe aux
Impériaux, 337. Commande en
Italie sous le prince Eugène,
IX, 49, 59. Surprise de Cré-
mone, X, 76. Tué à Luzzara,
226-227.

COMMERCY (Élisabeth de Lorraine-
Lillebonne, demoiselle de), V,
337. Voyez Espinoy (la princesse de).

COMMISSAIRE GÉNÉRAL DE LA CA-
VALERIE (la charge de), XI, *31,
74 ; XII, 214 ; XXVIII, 123.

COMMISSAIRES (les petits), au Parlement, II, *72.

COMMITTIMUS (le privilège de),
XV, 450.

COMMUNION DU ROI (la). Cérémonial et jours, XV, 236-244 ;
XXVIII, 368-369. Le Roi fait
ce jour-là la distribution des bénéfices, XX, 74 ; XXVIII, 369.

COMPIÈGNE (la ville et le château
de), I, 159 ; V, 354, *366 ; XVII,
3 ; XX, 244 ; XXI, 134. Revues
passées par le Roi, I, 33 ; II,
135. Chasses, XVI, 351 ;
XXVIII, 172. Capitaine-gou-
verneur, II, 176 ; VI, 361. Camp
de Compiègne en 1698, V, 142,
348-375 ; XXVIII, 87. Séjours
de l'électeur de Bavière, XVI,
351 ; XVIII, 158, 221, 226 ;
XX, 240 ; XXI, 326-327 ; XXV,
115, 147 ; XXVI, 138-139.

COMPOSTELLE. Voyez Saint-Jacques de Compostelle.

COMTAT-VENAISSIN (le), VII, *18 ;
XVI, *270.

COMTE (Monsieur le). Origine de
ce nom, XVII, 278. Voyez Soissons (le comte de), Toulouse
(le comte de).

COMTE (le titre et la dignité de),
V, *320 ; VI, 309 ; VII, 112 ; X,
141, 142 ; XIV, 127 ; XVII,
110, 282. Sous les deux premières races, XXV, 196, 198.
En Espagne, IX, 150-152, 168.
En Allemagne, III, 189.

COMTE (le P. Daniel-Louis le), III,
*160. Confesseur de la duchesse
de Bourgogne, 159-160 ; XIII,
8-9. Son livre sur les cérémonies chinoises condamné par la
Sorbonne ; il est révoqué, VII,
166-167 ; XVII, 57-58.

Conan-Mériadec, duc de Bretagne, XIV, *170.

Conception (le couvent de la), à Paris, XXIII, *364.

Conche (Denis Calvin de), XIII, *349. Aide-de-camp de Vendôme, apporte la nouvelle de la victoire de Calcinato, 349-350.

Conciergerie du Palais (la), à Paris, VI, 437 ; VII, *185 ; X, 384 ; XII, 147 ; XIII, 138.

Conciles (les). OEcuméniques ou généraux, XVIII, *261. Provinciaux, VI, *156.

Concini (Concino). Voyez Ancre (le maréchal d').

Condé (la maison de Bourbon-). Prétentions, XVII, 288-290. Ses richesses, XII, 229-230. Petite taille de tous les Condés, I, 101 ; VII, 233. Leur goût exquis en matière de fêtes, V, 74. Citée, I, 106 ; III, 60 ; IV, 250 ; XI, 124 ; XII, 193 ; XV, 127 ; XVII, 97, 282 ; XVIII, 211, 244 ; XX, 256, 317 ; XXI, 328 ; XXIV, 139, 167.

Condé (les princes de). Leur nom de Monsieur le Prince, XVII, 278-281, 286. Leur sépulture à Vallery, 268. Voyez Prince (Monsieur le).

Condé (les princesses de). Voyez Princesse (Madame la).

Condé (Louis-Joseph de Bourbon, prince de), †1818, XVII, *288 ; XXIII, 256.

Condé (Anne-Marie-Victoire de Bourbon, Mademoiselle de), I, *101. Sa mort et ses obsèques, VII, 233-235 ; XVII, 148, 236, 248. Son rang, XIX, 66.

Condé (l'hôtel de), à Paris, I, *177 ; XVII, *242. Cité, II, 110 ; III, 28 ; VII, 235, 238 ; X, 262 ; XI, 123, 125-126 ; XV, 70, 97 ; XVII, 249, 264, 266-267, 275, 289 ; XVIII, 417 ; XIX, 51-53, 56, 83, 110, 231 ; XXIII, 54.

Condé-sur-Escaut (la ville de), XIV, 221 ; XVIII, 158 ; XXI, 321 ; XXIV, 87 ; XXVIII, 12. Le gouvernement, X, *86 ; XV, 278.

Condom (l'évêché de), X, *140. Évêques : voyez Bossuet (Jacq.-Bénigne), Matignon (Jacq. Goyon de).

Condrieu (la ville de), I, *77 ; XII, 364, 367, 368 ; XV, 387.

Condroz (le pays de), II, *312.

Conférence (la porte de la), à Paris, I, *297 ; XXIII, 328.

Conflans (Charles-Emmanuel de Watteville, marquis de), †1710, III, *239. Franc-comtois, viceroi de Navarre, 239-240.

Conflans (Jean-Chrétien de Watteville, chevalier de), †1723, III, *239. A l'armée du Rhin en 1696, 239.

Conflans (la maison de), III, *337 ; XVI, 437. Issue de la maison de Brienne, XXIII, 42-43. Voyez Armentières, Oulchy, Saint-Remy.

Conflans (Eustache Ier de), †1574, XVI, *437, 439 ; XXIII, 34-35.

Conflans (Eustache II de), †1628, XVI, *437, 438 ; XXIII, 34. Sa femme Charlotte Jouvenel des Ursins, XVI, *438 ; XXIII, 34.

Conflans (Alexandre-Philippe, marquis de), †1749, III, *336. Son mariage avec Mme de

[Conflans *suite* — Conseil d'État]

Chaumont-Jussac, 336-337 ;
XXIII, 40. Sa carrière ; son
duel contre Pertuis ; sa prison,
X, 384 ; XVI, 442-443 ; XXIII,
36-37. Premier gentilhomme
de la chambre du duc d'Orléans,
XVI, 443 ; XXIII, 40.

CONFLANS (Louise-Françoise de
Jussac, marquise de Chaumont,
puis de), III, *336. Son mariage,
336-337 ; XXIII, 40. Gouvernante des filles du duc d'Orléans,
40. Ramène en France Mlle de
Beaujolais, XIV, 409-410.

CONFLANS (Philippe-Alexandre,
chevalier puis bailli de), † 1744,
III, *337. Sa carrière, ses duels ;
premier gentilhomme de la
chambre du duc d'Orléans, 337 ;
XVI, 441 ; XXIII, 36-37, 40,
41. Dispute avec le grand prieur
d'Orléans, 41-42.

CONFLANS (Eustache IV de Conflans, dit le marquis de), †
1770, XXIII, *40, 42.

CONFLANS (Louis-Charles de), †
1761, XXII, *142.

CONFLANS (Louis-Henri-Gabriel,
marquis de), † 1789, XXII,
*142.

CONFLANS-SAINT-RÉMY(Godefroy-
Maurice de), évêque du Puy,
XVI, *440.

CONFLANS-L'ARCHEVÊQUE (le châ-
teau de), II, *351, 352, 354.
Les Bénédictines de Conflans,
II, *267.

CONFUCIUS, VII, *165 ; XVII, 58 ;
XX, 199.

CONGIS (Louis-Henri le Boulanger
de Montigny, marquis de),
XIII, *427. Sa mort, sa carrière,
427-428 ; XIV, 103.

CONGIS (Henri le Boulanger de

Montigny, marquis de), fils,
XIII, *428 ; XIV, 103.

CONI (la ville de), II, *241 ; III,
135 ; X, 92 ; XII, 129 ; XIV,
3 ; XV, 219.

CONNÉTABLE DE FRANCE (la charge
de), XIV, *221. Turenne ne
peut l'obtenir, 221-223. Boufflers la demande sans succès,
XVIII, 216-217. Marques de
cette dignité dans les armoiries,
XIV,* 223.

CONNÉTABLE DE CASTILLE (la
charge de), VIII, 200 ; IX,
150, 170 ; XII, 97 ; XIII, 123 ;
XVIII, 109.

CONNÉTABLE DE CASTILLE (Joseph
de Velasco, duc de Frias, dit
le), VIII, *58. Son ambassade
extraordinaire en France, 57-
59, 218-219. Capitaine des
gardes du corps, XI, 323. Prétend faire à l'armée les mêmes
fonctions que le connétable en
France, XII, 96. Il est nommé
majordome-major, XIII, 122-
123. Comment obtient la Toison
d'or, 175. Accompagne le roi
d'Espagne en 1706, 404. Sa
mort, XXIII, 28. Son caractère,
VIII, 59 ; XIII, 122-123.

CONNÉTABLE DE CASTILLE (Bernardin de Velasco, duc de
Frias, dit le), † 1727, VIII,
*112.

CONNÉTABLE DE NAVARRE (le).
Voyez Navarre.

CONNÉTABLIE (la juridiction de la),
VI, *367 ; XII, *300.

CONSARBRÜCK (la ville de), XI,
*80 ; XV, 278.

CONSEIL D'ÉTAT (le). Jours et
heures des divers conseils,
XXVIII, 343-344. Parallèle du

conseil d'État et du Parlement, XXV, 339. La charge de doyen, IV, *13 ; XI, 353-354.

CONSEIL DES DÉPÊCHES (le), II, *77 ; XXVIII, 343.

CONSEIL DES FINANCES (le), II, *3. Création de la place de chef pour le maréchal de Villeroy, XXV, 46-48. Beauvillier y est nommé, 48-49. Les deux conseillers, IV, *13. Explication du mécanisme de ce conseil, XX, 170-172.

CONSEIL PRIVÉ OU DES PARTIES (le), II, *348 ; IV, 4.

CONSEIL DE CONSCIENCE (le). Se tient le vendredi, XXVIII, 344.

CONSEIL DES PRISES (le), XX, 174.

CONSEIL DE RÉGENCE (le). Membres que le duc d'Orléans devrait y faire entrer ; sa mécanique, XXVII, 55-63.

CONSEILS DE LA RÉGENCE (les). Leur projet par Saint-Simon, XXVII, 10 et suiv. Les divers conseils, 17-31. Précautions suggérées, 31-53.

CONSEIL AULIQUE (le), à Vienne, XIII, *386. Les divers conseils en Autriche, XVI, 433 ; XXVII, 16.

CONSEIL D'ÉTAT (le), en Espagne, VII, *248 ; VIII, 152-154. Sa composition au moment de l'avènement de Philippe V, VII, 249-262.

CONSEIL DES INDES (le), en Espagne, VIII, *487.

CONSEILLERS D'ÉTAT (les). Ils perdent un procès de préséance contre Caumartin intendant des finances, IV, 8-10. Ordre de leur séance aux conseils, XXVIII, 343-344. Leur prétention de ne céder qu'aux gens titrés, XXIV, 202-203. Disputent la préséance aux présidents à mortier, XXV, 339. La charge de conseiller d'État d'épée, I, *80 ; d'église, IV, *96. Costume des conseillers d'État, IV, 9 ; XI, 347 ; XVII, 110-111.

CONSERANS (le pays de), et ses vicomtes, XII, *264.

CONSTANCE (le lac de), XI, 72.

CONSTANTIN, empereur, XX, *344 ; XXII, 212.

CONSTANTINOPLE (la ville de), III, 198, 199 ; XII, 223 ; XIII, 166 ; XVI, 413.

CONSTITUTION (la). Voyez Unigenitus (la constitution).

CONTADES (la famille de), XIII, *413.

CONTADES (Érasme de), † 1713, XIII, *414. Donne au Roi des chiennes couchantes, 414 ; XXVI, 361.

CONTADES (Georges-Gaspard de), † 1735, XIII, *413. Major du régiment des gardes, 413. Envoyé de l'armée de Flandre à la cour (1711), XXII, 127-128. Apporte la nouvelle de la prise de Fribourg, XXIV, 128. Aux conférences de Rastadt, 129-130, 182-184. Grand croix de Saint-Louis, 244. Gouverne le duc de Guiche, XXVI, 350 ; XXVII, 114. Sa famille, sa fortune, son caractère, XIII, 413 ; XV, 414 ; XXVI, 360-361. Amant de Mme de Maisons, XXII, 128.

CONTANCIN (le P. Guy), XXV, *183. Son mot sur l'Inquisition, 184.

CONTI (François de Bourbon,

[Conti *suite*]

prince de), † 1614, XXV, *254.

Conti (Armand de Bourbon, prince de), † 1666, I, *78. Sa jeunesse ; manque de se battre en duel avec le duc d'York ; épouse la nièce de Mazarin, 78-80. Son emprisonnement en 1650, II, 39 ; III, 215 ; XVII, 92 ; XXIV, 194. Sa conversion, I, 79. Reçu chevalier de l'Ordre, XVIII, 231. Relations avec sa femme, XI, 294. Sa mort, XVII, 147-148. Cité, I, 197 ; II, 124 ; X, 259 ; XIV, 294, 386 ; XV, 65, 124 ; XVIII, 244.

Conti (Anne-Marie Martinozzi princesse de), I, *79. Surintendante de la maison d'Anne d'Autriche, X, 259 ; XI, 294 ; XVI, 427. Ses relations avec Mme de Gamaches et avec la première duchesse de Saint-Simon, XII, 337. Elle est enterrée à Saint-André-des-Arts, XVII, 141. Ses fils, XXIV, 294. Citée, VI, 248 ; IX, 292 ; XIV, 386.

Conti (Louis-Armand de Bourbon, prince de), † 1685, II, *125. Son voyage en Hongrie ; est disgracié par le Roi, III, 32 ; VI, 382 ; IX, 254-255 ; XV, 140, 327. Sa mort, XVII, 147 ; XX, 356. Cité, X, 277, 279.

Conti (Marie-Anne de Bourbon, légitimée de France, princesse de), I, *58. Sa légitimation, XIX, 387. Élevée par Mme Colbert, IV, 40. Projet de mariage avec le prince d'Orange, IV, 243-244 ; XXVIII, 53, 314. Épouse le prince de Conti, I, 58, 69 ; XXVIII, 310. Malade de la petite vérole (1685), XVII, 147. Saint-Simon danse avec elle au bal, II, 133. Cause la mort de la Dauphine Bavière, XXVIII, 235. Tire des pétards sous les fenêtres de Monsieur, II, 182. Ses amours avec M. de Clermont découverts par le Roi ; elle chasse Mlle Choin, 183-191 ; XIV, 395-396 ; XIX, 260-261. Dispute avec ses sœurs, II, 370-373. Conserve dans sa signature les mots légitimée de France, III, 139. Se fait faire une opération à l'œil, III, 275. Voit la princesse de Savoie, 275.

Visite de deuil du Roi à l'occasion de la mort de son neveu, V, 132. Marie son cousin la Vallière à une fille du duc de Noailles, 300. Au camp de Compiègne, 361, 367. Distinction que lui accorde le Roi, VI, 243. Va à la comédie chez Mme de Maintenon, X, 4. Fait jouer Électre chez elle, 6. Dîne chez Monseigneur avec le duc de Mantoue, XII, 103. Porte le deuil de sa tante La Vallière, XV, 107. Assiste à la mort du maréchal de Noailles, XVI, 384. Reçoit des visites à la mort de son beau-frère Conti, XVII, 144. Parle à Monseigneur en faveur de Vendôme, 324. Mort de Monsieur le Duc ; emmène Madame la Duchesse à Versailles, XIX, 53-54. Mariage du duc de Berry, 353.

Mort de sa mère ; ses relations avec elle ; elle en prend le deuil, XIX, 386-392. Saint-Simon est accusé de vouloir la faire

[Conti *suite*]

renvoyer de la cour, XX, 184-186, 193. A Meudon pendant la maladie de Monseigneur, XXI, 6, 12, 21-23. Suit le Roi à Marly, 45. Marie une fille bâtarde de Monseigneur, 73. Cherche à se raccommoder avec Mlle Choin, 96. Regrette Monseigneur; sa situation à la cour, 264-266. Achète l'hôtel de Lorge, XXIII, 380-381.

Son caractère, son peu d'esprit; son humeur maussade, II, 372; XVI, 259, 260; XIX, 249. Sa gravité, II, 370. Sa propreté recherchée, XIII, 275. N'a aucune influence, XV, 363. Sa conduite légère, II, 370. Rang et distinctions, VI, 243; XIV, 405; XIX, 62, 76. Mange quelquefois au grand couvert avec le Roi, XV, 254. A Marly mange toujours à la table de Monseigneur, 241. Réprimandée par le Roi, VI, 7.

Ses relations intimes avec Monseigneur, son frère, qu'elle gouverne longtemps, II, 184, 369; VII, 188; VIII, 320; IX, 44; XIII, 86; XV, 11, 99; XVI, 255, 259, 327, 328, 482; XVII, 137; XVIII, 321, 324, 356; XIX, 54, 218, 249, 306, 356; XX, 184; XXI, 63; XXVIII, 234-235. Souvent mal avec sa sœur Madame la Duchesse; anecdote, II, 369-372; XV, 117; XIX, 260. Relations avec la duchesse de Bourgogne, XXII, 289-290; avec le roi et la reine d'Angleterre, VIII, 320. Parenté avec les Beauvau, XXI, 119-120. Amie de Mme de Châtillon,

XIV, 121; de la duchesse de Choiseul, I, 118. Fort bien avec son beau-frère Conti, XVII, 132; XIX, 254. Relations avec les Lillebonne, II, 191; IX, 44; XIV, 396; XV, 11, 17. Amitié pour Mme de Rouvroy, XV, 461, 463. Liaison avec Tracy, XII, 251.

Sa dame d'honneur, II, 183; III, 195. Ses filles d'honneur, III, 138; VI, 243; VIII, 238; XII, 251. Son logement à Marly, XIX, 223; XXI, 265-266. Sa maison à Versailles, X, 6-7. Son hôtel à Paris, XVII, 192. Portrait d'elle à Dampierre, 358.

Conti (François-Louis de Bourbon, prince de), † 1709, I. *131, *232. Seul prince du sang exempt de bâtardise, XVII, 127. Son éducation, 135. Son voyage en Hongrie; sa disgrâce et son exil, IV, 191; VI, 382; IX, 254, 255; XIII, 391; XV, 137, 140, 327; XVII, 123, 126; XX, 356. Sert à l'armée de M. de Luxembourg (1693), I, 131, 232-234, 236, 239-248. Est blessé à Nerwinde, 256, 261. Le Roi ne lui témoigne aucune satisfaction, 279, 304. Assiste à la réception du duc du Maine au Parlement, II, 108, 110. Hérite du dernier Longueville, 125. Campagne de 1695, 285, 315. Revient à la cour, 333. Assiste à une audience du procès des pairs contre M. de Luxembourg, III, 99.

Sa candidature au trône de Pologne, 302, 306, 308; IV,

[Conti *suite*]

133-139. Son élection, 176-
187. Son voyage sur l'escadre
de Jean Bart, 189-198. Perd
son argent en route, 194-195.
Séjour à la rade de Dantzick,
201-205. Son retour ; voit incognito le roi de Danemark, 206-
212. Aux fêtes du mariage du
duc de Bourgogne, 323. Perd
son fils aîné, V, 131-132. A une
dispute à Meudon avec le grand
prieur, 313-316. Ses prétentions
sur Neuchâtel ; gagne son procès
contre Mme de Nemours, VI,
53, 105-106, 205-207. Son
embarras avec M. de Luxembourg à propos du duel Albert-
Uzès, VII, 186. Sa pension
augmentée, 187. Ne sert pas
en 1701, VIII, 269. Mort et
obsèques de Monsieur, 323,
369. A la mort du roi d'Angleterre, IX, 292.

Le Roi ne veut pas l'envoyer
commander l'armée d'Italie,
X, 87. Sa créance sur la succession de Guillaume d'Orange,
138 ; XV, 141. Perd son second
fils, XII, 12, 13. Fait bâtonner
Termes, 22. Réception du duc
de Mantoue, 102. Chamillart le
propose pour commander l'armée de Flandre, XIII, 391.
Hérite de Mlle de Portes, XV,
66. Prétentions nouvelles sur
Neuchâtel, 127, 132-139. Favorable à Saint-Simon dans le
procès contre les Lussan, 81.
Projet de lui donner le commandement de l'armée de Flandre
ou de celle d'Italie, XVI, 271-
275. Soutient le duc de Bourgogne dans les affaires de Flandre, 271, 336, 490. Danger

qu'il court dans un accès de
folie de la Châtre, XVII, 32-
33. Sa maladie et sa mort, 120-
121, 136-138. Ses obsèques,
141-153.

Portrait et caractère, III,
302 ; XIV, 433 ; XVII, 122-
139. Ses qualités ; ses talents
militaires ; élève du grand
Condé, III, 306-307 ; XVII,
122, 125-128. Ses galanteries
et ses débauches, II, 185, 230 ;
X, 208 ; XII, 22 ; XVII, 124,
134. Son amour pour Madame
la Duchesse, IV, 138-139,
193 ; XV, 18 ; XVII, 129-132 ;
XIX, 53, 60 ; XXI, 273. Sa
popularité, II, 288 ; IV, 137,
191-194 ; XIII, 391 ; XVII,
122, 130, 139. Son mot plaisant sur l'usurpation du manteau ducal, III, 210-211.

Relations avec le Roi, qui ne
l'aime pas et qui l'écarte de
toute fonction et du commandement des armées, II, 184,
285, 288 ; IV, 137, 191, 194,
207, 209 ; V, 314 ; XIII, 391 ;
XVII, 126, 132-135 ; XIX,
254 ; XXVIII, 103. Relations
avec Mme de Maintenon, XVI,
274 ; avec sa femme, XVII,
130-131 ; avec Monseigneur
qu'il cherche à conquérir, II,
184, 187, 190, 246 ; IV, 137-
139, 193 ; VI, 75 ; XIV, 101 ;
XV, 17, 464 ; XVII, 123, 128,
137, 140. Rivalité entre lui et
Vendôme auprès de Monsei-
gneur, II, 288 ; V, 315 ; VI,
463 ; XIII, 291 ; XV, 17, 142 ;
XVI, 336 ; XVII, 123, 128,
130 ; XXI, 64, 74, 280. Relations avec le duc d'Orléans,

[Conti *suite*]

dont il est jaloux, XIV, 421, 431-433 ; XVI, 467 ; XVII, 129. Relations avec la duchesse de Bourgogne, XVI, 265 ; XVII, 137. Très bien avec sa belle-sœur Conti, XVII, 132 ; XIX, 254. Aimé de Monsieur le Prince et de Madame la Princesse, XVII, 123, 130, 137. Relations avec Monsieur le Duc, XVII, 131-132; XIX, 51 ; avec le duc du Maine et les bâtards, V, 315 ; XVII, 127, 132, 137.

Son rang vis-à-vis des électeurs, XV, 139-140. Profite de l'élévation des princes du sang, VIII, 346. Se fait appeler Monseigneur, XVII, 299. Sa signature aux contrats de mariage, XIX, 67. Sa place aux bals de Marly, XII, 439.

Relations avec Albergotti, XII, 455-456. Se moque de la poltronnerie d'Antin, XV, 112. Relations avec Beauvillier, XVII, 123 ; Berwick, XII, 61. Son amitié pour Bossuet, XVII, 123 ; pour Boudin, XX, 231. Relations avec le duc de Chevreuse, XVII, 123 ; Mlle Choin, XIV, 397; XVII, 132, 254 ; le cardinal d'Estrées et Fénelon, 123 ; Harcourt, XI, 56 ; le cardinal de Janson, XVII, 123. Sa liaison avec le duc de Luxembourg, II, 47, 184, 185 ; VII, 57, 186 ; XII, 208, 455 ; XVII, 123-124, 149. Son amitié pour Montausier, 123. Liaison avec le duc de Montfort, XII, 208 ; le duc de la Rochefoucauld, XVII, 343 ; le duc de la Rocheguyon, 149. Relations avec Saint-Simon ; récits qu'il lui fait, I, 233 ; VII, 486 ; IX, 254 ; XI, 30 ; XV, 81. Protège Silly, XII, 192.

Son appartement à Versailles, XVIII, 219. Son premier écuyer, IV, 195 ; XII, 1. Ses gentilshommes, III, 206 ; IV, 203. Son écuyer, I, 256 ; V, 86.

Conti (Marie-Thérèse de Bourbon-Condé, princesse de), I, *101. Plus grande que ses sœurs, VII, 234. Élection de son mari au trône de Pologne, IV, 189, 192, 207. Admise au grand couvert, XV, 254. Obsèques de Monsieur le Prince son père, XVII, 272. Maladie et mort de son mari, 136, 149, 259. Pension du Roi, 140. Forcée de chasser Mlle de Tours, 256. Brouillée avec son frère Monsieur le Duc pour la succession de leur père ; procès, XVII, 272-273 ; XVIII, 415-416, 418 ; XX, 235, 271, 316-318, 320-321. Villars logé dans son appartement, XVIII, 219 ; XIX, 2. Mort et deuil de Monsieur le Duc, 53, 103. Au mariage de Vendôme, 113. Mariage de Mademoiselle avec le duc de Berry, 289, 353. Obtient l'Ordre pour son fils, XX, 235. Le Roi lui impose les deux mariages de son fils et de sa fille, XXIV, 38-42.

Son humeur bizarre, XVII, 131 ; XXIV, 32. N'a aucune influence, XVI, 260 ; XXII, 374-375. Relations avec son mari, XVII, 130-131. Son rang, XIX, 67. Mal avec la duchesse du Maine, XVIII, 427. Son aumônier, XIV, 298. Sa dame

d'honneur, III, 138 ; XVII,
263. Son appartement à Versailles, XVIII, 212 ; XIX, 2 ;
à Marly, XX, 184.

Conti (Louis-Armand II de Bourbon, comte de la Marche, puis
prince de), † 1727, XII, *306.
Pension que lui donne le Roi,
306. Augmentée à la mort de
son père, XVII, 140. Aux
obsèques de son père, 144-145,
149-152. Deuil de Monsieur le
Prince, 259, 262-265. Enterrement de Monsieur le Duc, XIX,
84. Admis aux après-soupers
du Roi, 75. Assiste au mariage
de Vendôme, 113 ; à celui du
duc de Berry, 353. Est présenté
à l'ordre du Saint-Esprit ; sa
réception, XX, 235-236. Assiste
à la séance des Renonciations,
XXIII, 331. Projet de le marier
à une fille du duc d'Orléans ; le
Roi l'oblige à épouser Mlle de
Bourbon, XXIV, 33-41. Au service funèbre du duc de Berry,
324. Conteste au duc du Maine
la qualité de prince du sang,
XXVI, 218. Dernières paroles
du Roi, XXVII, 273. Ni aimé
ni estimé par son père, XVII,
131. Son appartement à Versailles, XIX, 2.

Conti (Louise-Élisabeth de Bourbon-Condé, princesse de), XIII,
*50. Appelée Mlle de Bourbon :
voyez Bourbon. Son mariage
avec le prince de Conti, XXIV,
38-42. Fait gagner au comte
d'Agenois son procès pour le
duché d'Aiguillon, XIII, 49-
50 ; XX, 286 ; XXV, 121.

Conti (Louis-François de Bourbon, comte de la Marche, puis

prince de), † 1776, XIV, *386.

Conti (Louise-Diane d'Orléans,
demoiselle de Chartres, princesse de), XIV, *410.

Conti (Marie-Anne de Bourbon,
demoiselle de), puis duchesse
de Bourbon, XVII, *131. Affection de son père pour elle, 131.
Au mariage de Vendôme, XIX,
113 ; à celui du duc de Berry,
289, 348, 353. Aux obsèques
de la Dauphine, XXII, 343,
346. Son amitié d'enfance pour
la duchesse de Berry, XXIV,
31-33. Sa situation dans sa
famille ; elle fait manquer le
mariage de son frère avec une
fille du duc d'Orléans, et épouse
Monsieur le Duc, XXIV, 31-42.
Voyez Duchesse (Madame la).

Conti (les hôtels de), à Paris,
IV, *195 ; V, 300 ; XVII, 142,
144, 146, 192, *256-257, 264 ;
XX, 322-323.

Conti (Michel-Ange, cardinal),
plus tard Innocent XIII, pape,
XIII, *249.

Contrôleur général des finances (la charge de), IV, *260.
Attributions, IX, 23-24 ; XX,
171-172. Nomination de Chamillart, VIII, 16 ; de Desmaretz,
XV, 387. Saint-Simon veut la
supprimer, XXVII, 12.

Contrôleur général de la maison du Roi (la charge de), XII,
*86.

Copenhague (la ville de), IV, 197,
208 ; VII, 214 ; XIX, 323.

Corbeil (la ville de), XVIII, 246.

Corbie (la ville de), I, *159. Prise
en 1636, 159-160, 178 ; XXVII,
98. L'abbaye de Saint-Pierre,
XXIII, *373.

CORDEBEUF DE BEAUVERGER (la famille), III, *222. Voyez Montgon.

CORDELIERS (le grand couvent des), à Paris, XIII, *141.

CORDOUE (la maison de), en Espagne, XX, 300.

CORELLA (la ville de), XXII, *143, 183, 185.

CORIANDRE (la), plante, VI, *258.

CORMAILLON (Louis de Damas, comte de), I, *38.

CORNARO (Louis), XXIII, *197. Son régime alimentaire, 197-198.

CORNOUAILLE (l'évêché de), XIV, 141. Voyez Quimper.

CORNUEL (Anne Bigot, dame), II, *129. Ses bons mots, sa mort, 129-130.

CORNUEL. Voyez Villepion.

COROGNE (la ville de la), XXIII, *18.

CORSES (l'affaire des), à Rome, V, 11-12; IX, 274; XVIII, 106; XXVIII, 9.

CORSINI (Laurent, cardinal), plus tard Clément XII, pape, XIII, *247.

CORTÈS ESPAGNOLES (les), IX, *219, 243; XIV, 438; XVII, 379; XXIII, 146, 180.

CORZANA (Diego Hurtado de Mendoza, comte de la), IV, *147; XXII, *170. Défend Barcelone et est fait vice-roi de Catalogne, IV, 147, 153.

COSKAER DE LA VIEUVILLE (la famille), XIX, *342-343, 346.

COSNAC (la famille de), VIII, *271.

COSNAC (Daniel de), évêque de Valence, puis archevêque d'Aix, IV, *59. Premier aumônier de Madame Henriette; son dévouement à son égard, anecdotes, VIII, 271-278. Relations avec la princesse des Ursins, XII, 93, 394, 401; XIII, 18-20, 67. Sa mort, XV, 326-327. Caractère, VIII, 271-272, 276-277; XII, 93, 395. Cité, XII, 423; XV, 273; XXII, 249.

COSNAC (Marie-Angélique de), II, *260. Voyez Egmont (la comtesse d').

COSSÉ (la maison de), I, *207; VII, 40; XIII, 195, 198, 199; XV, 446. Leur prétention de descendre de Cocceius Nerva, XVI, 391-392; XIX, 130-132. Origine du bonnet à leurs armes, I, 207-209. Les premiers Cossé et leurs femmes, 133-134. Voyez Brissac, Gonnor.

COSSÉ (Louis-Timoléon, comte de), † 1677, VI, *61, 64; VII, 47.

COSSÉ (Artus-Timoléon-Louis, comte de), puis duc de Brissac, † 1709, I, *263. Pris à Nerwinde, 263. Devient duc de Brissac, VI, 61-71. Voyez Brissac (le duc de).

COSSÉ-LE-VIVIEN (la terre de), XIX, *133.

COTON (le P. Pierre), XVII, *42. Confesseur de Henri IV et de Louis XIII, 41-42.

COTTE (Robert de), premier architecte du Roi, XVI, *39.

COTTIGNOLO (le bourg de), XXVI, *306.

COTTON (le sieur), religionnaire converti, X, 327, 330.

COUCY (la maison de), XII, 264.

COUDUN (le village de), V, *359.

COULANGES (Philippe-Emmanuel

de), XX, *11. Ami du cardinal de Bouillon, 11.

Coulanges (Marie-Angélique Dugué de Bagnols, dame de), XXVIII, *207.

Coulommiers (la ville de), VII, *2, 14; XII, 2.

Coupevray (le château de), XII, *13.

Cour (la). Tableau des diverses cabales, IX, 39-43 ; XV, 1-23; XVI, 11-14. Sa peinture pendant la campagne de 1708, XVI, 202-205. Son inquiétude dans les moments critiques, XVI, 298-300, 326-327. Les trois cabales de la cour en 1709, XVIII, 5-18. Tableau de la cour après la mort de Monseigneur, XXI, 261-314. Sentiments lors de la déclaration de l'habileté des bâtards à la couronne, XXIV, 337-339. Consternation à la nouvelle du testament du Roi, XXV, 26-31.

Cour (dom Jacques de la), abbé de la Trappe, V, *403 ; VII, 243; XVI, 120.

Cour (Pierre de la), capitaine des gardes du maréchal de Lorge, II, *295 ; XIII, 201.

Cour des Chiens (François Moricet de la Cour, dit la), VIII, *21. Sa fortune, son hôtel, XVII, 191-194.

Cour des Aides (la), à Paris, XII, 308 ; XVI, 63 ; XVII, 178 ; XXI, 128; XXII, 348.

Cour des monnaies (la), XXI, 128 ; XXII, 348.

Courances (le château de), XXIII, *197.

Courcelles (Louis de Champlais,

baron de), † 1659, XI, *53 ; XIII, 415-416. Sa femme Marie de Villeroy, d'abord comtesse de Tallard, XI, *53.

Courcelles (Charles de Champlais, marquis de), † 1678, XIII, *416. Sa femme Marie-Sidonie de Lenoncourt, *416.

Courcelles (Camille de Champlais, chevalier de), † 1706, XIII, *415.

Courcelles (la terre de), au Maine, achetée par Chamillart, XVI, *62, 63 ; XVIII, 5, 287, 289, 291.

Courcillon (Philippe-Égon, marquis de), XIII, *380 ; XIV, *131. Blessé à Ramillies, XIII, 380. Malade d'une fistule ; Mme de Maintenon dupe de sa prétendue dévotion, XIV, 131-133. Épouse Mlle de Pompadour, XVI, 83-89; XVIII, 118. Blessé à Malplaquet, 197. Subit l'amputation de la jambe ; ses bouffonneries, XIX, 37-40. Devient gouverneur de Touraine, XXIII, 176. Son portrait, XIV, 131-132; XIX, 37-38.

Courcillon (Françoise de Pompadour, marquise de), VII, *37. Son mariage, XVI, 83, 87-89. Citée, XVIII, 118; XX, 158.

Courcillon (Marie-Sophie de), duchesse de Picquigny, puis princesse de Rohan, XX, *158.

Courlande (la), VII, *363 ; XX, 286.

Courlande (Ferdinand, duc de), VII, *363.

Couronne (le régiment de la), XIV, *36, 449 ; XXIV, 378.

Cours-la-Reine (le), à Paris, II, *279 ; XVIII, 133. Promenades

nocturnes mises à la mode,
XXIV, 374. Interdites, XXVI,
239.

Courson (Guillaume-Urbain de
Lamoignon, comte de), XIV,
384, *646. Maître des requêtes,
XIV, 432. Son rôle dans le
procès Rohan et Guémené, 156-
162. Nommé avocat général,
383-384. Intendant de Rouen,
passe à Bordeaux; manque d'y
être assommé, XVIII, 413. Est
cause de la sédition pour les
blés, XXI, 257-258.

Courson (le château de), XIII,
*136, 139.

Courtebonne (Jacques-Louis de
Calonne, marquis de), XII,
*422, 423.

Courtenay (la maison de), branche de la maison royale,
XXIV, 139, 141.

Courtenay (Louis-Charles, prince
de), † 1723, I, *294. Son duel
avec La Vauguyon, 294-296,
298. Sa mère Lucrèce-Chré-
tienne de Harlay et sa première
femme Marie de Lameth-Bussy,
XXIV, *140. Perd sa seconde
femme; visite du Roi, 138-144.

Courtenay (Hélène du Plessis-
Besançon, princesse de), XXIV,
*138. Son premier mari, 140.
Sa mort, 138.

Courtenay (Louis-Gaston de),
† 1691, XXIV, *139.

Courtenay (Charles-Roger, prince
de), XXIV, *138. Son mariage,
139. Dernier de sa maison, 141.
Sa femme Marie-Claire-Gene-
viève de Bretagne-Avaugour,
*138, 139.

Courtenvaux (Jean de Souvré,
marquis de), I, *83.

Courtenvaux (Charles de Souvré,
marquis de), † 1646, I, *83 ;
XVII, 15.

Courtenvaux (Jean II de Souvré,
marquis de), † 1656, XII, *18.

Courtenvaux (Michel-François
le Tellier, marquis de), † 1721,
XIII, *150. Est privé de la
survivance de la charge de
secrétaire d'État, XXVIII, 78.
Capitaine des cent-suisses; dure
réprimande du Roi, XIII, 150-
156. Est privé de son logement
de Marly, XXVI, 244-245.
Portrait et caractère, XIII, 152-
153, 156.

Courtenvaux (Marie-Anne-Ca-
therine d'Estrées, marquise de),
XI, *18. Hérite de sa mère,
XXIV, 270.

Courtin (Honoré), conseiller
d'État, III, *279. Ses ambassades
en Angleterre et à Ryswyk; ses
relations avec le duc de Chaulnes; sa retraite, 279-286; XI,
342-343. Refuse une place de
conseiller au conseil des finances, IV, 15-16; VI, 259; XI,
349. Candidat aux sceaux, VI,
255, 258-259. Estime du Roi
pour lui, X, 22; XI, 347-349.
Ses enfants, X, 22-23. Aventure avec Fieubet, XI, 349-
351. Ses relations avec Louvois,
III, 281; XI, 345-346. Sa liaison avec Saint-Romain, XXIII,
33. Sa mort, XI, 341, 353.
Portrait et caractère, III, 280-
284; VI, 258-259; XI, 341-
343. Sa manière de se vêtir,
346-347. Sa maison de Meudon,
346.

Courtin (Marie-Élisabeth le Gras,
dame), IX, *64.

COURTIN (François, abbé), † 1739, X, *22.

COURTRAY (la ville de), IV, *142 ; XIII, 381. Gouvernement, XI, *248.

COURTRAY (la bataille de), en 1302, XXV, *332.

COUSIN (le titre de), donné par les rois, VII, 373 ; IX, 125, 220, 241 ; XVII, 332.

COUTANCES (la ville de). Gouvernement, XXIV, *98.

COUTURE (l'abbaye de la), au Mans, II, *227.

COUVONGES (Charles-François de Stainville, comte de), IV, *348. Grand maître de la maison du duc de Lorraine, vient demander pour son maître la main de Mademoiselle, 348 ; V, 384-385 ; VI, 2, 21. Négociations après la paix, 9-10. Sa femme Catherine-Diane de Beauvau, *15.

COYE (la terre de), VIII, *26, 28.

COYPEL (Antoine), peintre, XXVI, *132.

CRACOVIE (la ville de), IV, 183, 189, 199, 200 ; X, 245. Évêque, IV, 183.

CRAON (le prince et la princesse de). Voyez Beauvau-Craon.

CRÉCY (Louis Verjus, comte de), II, *242. Envoyé en Suisse, 242. Plénipotentiaire pour la paix de Ryswyk, III, 280, 300. Se brouille avec Harlay, IV, 139-143, 234. Refuse d'aller à Ratisbonne, V, 48. Sa mort, XVIII, 241. Son portrait, II, 243 ; XVIII, 242.

CREIL DE SOISY (Jean de), maître des requêtes, † 1697, II, *86.

CREIL (Mme de), XII, *237.

CRÉMONE (la ville de), X, *68. Surprise par le prince Eugène, 67-88, 90 ; XIII, 279 ; XV, 277. Philippe V y vient, X, 217. Citée, XIV, 13, 452 ; XV, 70.

CRENAN (Pierre de Perrien, marquis de), II, *309. Rend Casal par ordre du Roi, 309. Au camp de Compiègne, V, 365, 370. Blessé et pris à Crémone, X, 68-73, 79, 83, 87.

CRÉQUY (la maison de Blanchefort-), X, *264-265. Voyez Canaples, Lesdiguières.

CRÉQUY (Charles Ier, maréchal de). Gendre du connétable de Lesdiguières, forcé de marier sa fille à Alincourt, XI, 199.

CRÉQUY (Charles II, sire de), comte de Canaples, † 1630 ; I, *151, 152 ; X, 264.

CRÉQUY (François de Bonne, maréchal de), † 1687, I, *132. Fait maréchal de France, XI, 260. Refuse d'obéir à Turenne, I, 132. Campagne de 1676, X, 337. Est battu à Consarbrück, XI, 80 ; XV, 278. Dispute avec M. de Coislin, X, 274-275. Mené par sa femme, XV, 162-163. Ami de Saint-Évremond et de Foucquet, XI, 259-260. Mort de son fils, III, 67. Cité, VIII, 83 ; X, 224, 263, 265 ; XI, 37 ; XII, 253 ; XIII, 258 ; XIX, 393.

CRÉQUY (Catherine de Rougé du Plessis-Bellière, maréchale de), V, *80. Son caractère, XV, 162-163. Ses relations avec l'abbé de Coëtelez, V, 80. Citée, XII, 253, 452.

CRÉQUY (Charles III, marquis puis duc de), † 1687, I, *151. Achète la charge de premier gentilhomme de la chambre, 154 ;

XIV, 148; XXVII, 89. Son ambassade à Rome; affaire des Corses, I, 152; V, 11-12; IX, 274; XVIII, 106; XXVII, 9. Gouverneur de Paris, II, 27; XII, 413. Brigue la place de chef du conseil des finances, XXV, 48. Meurt sans héritier, X, 264. Ses biens passent aux Villeroy, XI, 200. Estime du Roi pour lui, V, 382; XIV, 148. Ses relations avec sa femme, XVIII, 106. Aventure à Nancy avec le duc de Coislin, X, 274-275. Protège M. du Charmel, V, 381-382. Son caractère, X, 274. Cité, III, 18; VII, 64; X, 263, 265; XV, 163.

Créquy (Armande de Lusignan de Saint-Gelais de Lansac, duchesse de), III, *109. Obtient la charge de premier gentilhomme de la chambre pour son gendre le duc de la Trémoïlle, XVII, 375. Menée par sa fille, XV, 161. Brouillée avec la maréchale de Créquy, 163. Sa mort, son caractère, XVIII, 105-106. Citée, XVII, 100; XXII, 224.

Créquy (François-Joseph, marquis de), † 1702, I, *271. Campagne de 1693, 271. Enlève à Monseigneur Mme du Roure et est chassé du royaume. II, 136-137. Épouse Mlle d'Aumont, XI, 37; XV, 163. Est nommé directeur de l'infanterie, X, 86-87. Ses intrigues avec Mme de Polignac, XIII, 431. Est tué à Luzzara, X, 224, 264-266; XV, 162. Caractère, X, 225-226.

Créquy (Anne-Charlotte-Fare d'Aumont, marquise de), X, *224. Sa liaison avec l'archevêque de Reims le Tellier dont elle hérite, XIX, 45-49. Amie du premier président de Mesmes, XXVI, 19, 26. Citée, XI, 37; XV, 163.

Créquy (Alphonse de Créquy, comte de Canaples, puis duc de), † 1711, X, *263. Voyez Canaples.

Créquy (Gabrielle-Victoire de Rochechouart-Vivonne, comtesse de Canaples et duchesse de), X, *266.

Créquy (le duché de), X, *264.

Créquy (les hôtels de), à Paris, XII, *452; XV, 348; XXIV, *60.

Crescentin (le bourg de), XII, *382. Siège par Vendôme, XIII, 13-15.

Cresnay (Armand-Jean-Baptiste Fortin de), brigadier des mousquetaires. I, *43.

Creuilly (Paul-Édouard Colbert, comte de), XV, *452. Son mariage avec Mlle Spinola, XXIV, 302-303.

Creuilly (Anne-Françoise-Thérèse Spinola, comtesse de), XV, *452. Son mariage, XXIV, 302.

Crèvecœur (Victor-Amé-Louis de Ferrero de Fiesque, marquis de), puis prince de Masseran, XXIV, *217. Voyez Masseran.

Crèvecœur (Louis-Sébastien de Castel de Saint-Pierre, marquis de). Voyez Saint-Pierre.

Crisenoy (la terre de), XXVI, *234. Voyez Chauvelin de Crisenoy.

Croatie (la), VIII, 306.

Croisille (Guillaume Catinat,

sieur de), VIII, *261. Sa mort, son caractère, 261-262.

CROISSY (Charles-François Colbert, marquis de), secrétaire d'État, † 1696, I, *120. Plénipotentiaire à Nimègue, XVII, 100. Comment nommé secrétaire d'État, III, 140; VI, 346; XVII, 100. Mécontent de l'omission de son frère Maulévrier dans la promotion des maréchaux, I, 120. Crée le dépôt des papiers d'État, XIX, 362. Sa mort, sa carrière, ses charges, III, 140-144. Peu estimé dans sa famille, XXVII, 58. Protège Avaux; anecdote, XVII, 107-108; Bonrepaus, IV, 279; Callières, III, 299. Relations avec Fleury, VI, 49; avec Gesvres archevêque de Bourges, XXVI, 95. Son commis Iberville, IV, 284. Haine de Louvois pour lui, XVII, 108. Relations avec Pomponne, III, 142; VI, 349-350; avec Ricous, VIII, 250; avec Seignelay, IV, 279.

CROISSY (Françoise Béraud, marquise de), XII, 404, *622.

CROISSY (Louis-François-Henri Colbert, chevalier puis comte de), † 1747, XI, 304. Annonce la victoire de Spire, 304-305. Assiste à la bataille d'Hochstedt, 186. Fait prisonnier en Flandre, XVI, 362-363. Épouse Mlle Brunet de Rancy, XXII, 182. Ambassadeur en Suède, XXV, 156.

CROISSY (Marie Brunet de Rancy, comtesse de), XXII, *182.

CROISSY (Marguerite-Thérèse Colbert, demoiselle de), VII, *358. Pension du Roi, 358. Épouse le marquis de Renel, IX, 11. Voyez Renel (la marquise de).

CROISSY (Marie-Françoise Colbert de). Voyez Bouzols (la marquise de).

CROISSY (la terre de), III, *144.

CROIX (le couvent de la), à Paris, XVI, *96-99, 111.

CROIX (Claude-François de la), † 1729, XIV, *396. Receveur général des finances, ami de Mlle Choin, 396; XX, 164; XXI, 95, 97. Don que lui fait le duc de Bourgogne, XXII, 240.

CROIX-BLANCHE (le régiment savoyard de la), XIV, *58.

CROMWELL (Olivier), IX, *229; XXVII, 202.

CRONENBOURG (le château de), IV, *197.

CRONSTRÖM (Daniel, baron de), XIV, *112. Envoyé de Suède en France, 112.

CROPTE-BEAUVAIS (M. de la). Voyez Beauvais.

CROSTOLO (le), rivière, X, *217.

CROUY (Pierre Doublet de), XIV, *375. Aventure avec le premier président Harlay, 375-376; XX, 312.

CROUY (la terre de), XIV, *375.

CROŸ (la maison de), XXIV, *76. Ses diverses branches, 76-96. Ses armoiries, *77; XXVI, *245.

CROŸ (Antoine, sire de), † 1475, XXV, *78.

CROŸ (Antoine de), seigneur de Sempy, XXIV, *83.

CROŸ (Jacques de), évêque de Cambray, XXIV, *83.

CROŸ (Philippe-Eugène de), évêque de Gand, XXIV, *92.

CROŸ (Philippe-Alexandre-Emma-

nuel, comte de Croÿ-Solre, puis
prince de), † 1723, XVI, *194.
Blessé à Audenarde, 194. Sa
chimère de princerie, XXIV,
88-91. Épouse Marie-Margue-
rite-Louise de Millendonck, 90-
91.
Croÿ (Emmanuel de Croÿ-Solre,
prince de), † 1784, XXIV, *91.
Sa femme Angélique-Adélaïde
d'Harcourt, *91.
Croÿ (la seigneurie de), XXIV,
*79.
Crozat (Antoine), VI, *198.
D'abord caissier de Pennautier,
XXII, 86. Est chargé des affaires de Vendôme, VI, 198; XVI,
236. Grand trésorier de l'ordre
du Saint-Esprit, XI, 206-207.
Marie sa fille au comte d'Évreux,
XIV, 362-364. Lettre que lui
écrit celui-ci après Audenarde,
XVI, 236-243. Sa maison de
Clichy; y reçoit Vendôme, VI,
199; XIII, 345; XVI, 32; XVII,
321.
Crozat (Marguerite le Gendre
d'Armény, dame), XIV, *363.
Crozat (Marie-Anne). Voyez
Évreux (la comtesse d').
Crussol (la maison de), XIV,
200. Ses armoiries, XV, *166.
Voyez Florensac, Uzès.
Crussol (Charles-Emmanuel,
comte puis duc de). Voyez
Uzès (le duc d').
Crussol (Émilie de la Rochefou-
cauld, duchesse de). Voyez Uzès
(la duchesse d').
Crussol de Salles (François-Em-
manuel, marquis de), † 1761,
XXIII, *365.
Cuenca (la ville de), XIII, *411.

L'évêché, VIII, *139; XIX,
129.
Cueva (la maison de la), X, *188.
Cueva et Mendoza (Jean de la),
XXIV, *53.
Cujavie (la province de), IV, *178,
183. Évêque : voyez Dombski
(Stanislas).
Culmbach (la branche de Brande-
bourg·), VII, 364-365.
Culmbach (Casimir, margrave de),
† 1527, VII, *364.
Culmbach (Frédéric, margrave de),
† 1536, VII, *363. Sa femme
Sophie Jagellon, *364.
Culmbach (le margraviat de), IV,
*188; VII, *364.
Cumberland (le duché de), XVII,
*21.
Cuprogli, grand vizir, XIV, *252.
Curton (Henri de Chabannes,
marquis de), † 1714, IV, *225.
Cusance (Béatrix de). Voyez Can-
tecroix (la princesse de).
Cusani (Augustin), nonce du Pape,
XVI, 274, *675. Audience du
Roi sur la ligue d'Italie, XVI,
274. Calomnie Mme Chamillart,
XVII, 432-436.
Cusani (Jacques-Joseph, marquis),
XVII, *432.
Cussy (Roger de Buade, sieur de),
XIV, *270, 271.
Cybo (Alderan, cardinal), VII,
*4. Doyen du sacré collège, 104-
106. Sa mort, 155-157. Cité,
XXVI, 142.
Cyrus (le roman du Grand), V,
*92.
Czar (le). Voyez Pierre-le-Grand.
Czarine (la). Voyez Catherine,
Élisabeth.
Czarewitch (le). Voyez Alexis.

D

DACIER (André), † 1722, X, 115, *603. Chargé de l'explication des médailles du Roi, 115-117.

DAGUESSEAU (François), maître des comptes, XVI, *440; XXIII, 36.

DAGUESSEAU (Henri), † 1716, VI, *259. Candidat aux sceaux, VI, 255, 259. Conseiller au conseil des finances, VII, 231; XX, 171. Son rôle au procès Guémené-Rohan, XIV, 152, 157-161. Saint-Simon veut le faire nommer premier président du Parlement, 381-382. Son avis sur le dixième, XX, 174-175. Saint-Simon propose de lui donner les sceaux, XXVII, 57-58. Le duc d'Orléans y consent, 159-160. Caractère, VI, 259-261; XIV, 157, 382; XVI, 441; XXVII, 57. Estimé du Roi, XIV, 381. Suspect de jansénisme, VI, 261; XIV, 381.

DAGUESSEAU (Claire-Eugénie le Picart de Périgny, dame), VI, *261.

DAGUESSEAU (Henri - François), chancelier de France, † 1751, III, *92. Avocat général; ses conclusions favorables aux ducs dans le procès contre M. de Luxembourg, III, 98, 103, 106, 108, 111. Fait réprimander les juges de Bar-le-Duc, VI, 26. Devient procureur général, VII, 195-196. Refuse le présent de Saint-Simon lors de sa récep-

tion au Parlement, X, 51. Candidat à la première présidence, XIV, 380-382. Sa conduite dans le procès du cardinal de Bouillon, XX, 10, 33, 55, 58-66. Sa liaison avec le duc d'Albret, 63, 66. Rôle dans le procès des prétentions de d'Antin, 273. Participe à l'édit sur les duchés-pairies, XXI, 147, 186, 256. Le Roi lui remet son testament, XXV, 18; XXVII, 150-153. Résiste au Roi sur l'enregistrement de la Constitution Unigenitus, XXVI, 249-251; XXVII, 176-177. Il approuve le projet d'expulsion des jésuites, 193-199.

Caractère, qualités, III, 98, 103; XIV, 381-382; XX, 63. L'aigle du Parlement, III, 92. Soupçonné de jansénisme, XIV, 381. Relations avec le P. de la Tour, XII, 411.

DAGUESSEAU (Anne-Françoise le Fèvre d'Ormesson, dame), XXVI, *250, 251.

DAGUESSEAU (Thérèse-Claire-Claude), religieuse, VI, *260.

DAILLON (la maison de), XII, 70-72. Voyez Lude.

DAILLON (René, abbé de). Voyez Châtelliers (l'abbé des).

DALON (Raymond), premier président du parlement de Pau, XXIV, *125.

DALON (Romain), premier président du parlement de Bordeaux, XXIII, *298. Chassé

de sa place, XXIV, 125-126.
DAMAS (la maison), X, *146 ; XV,
353 ; XVIII, 166 ; XXVIII,
314. Voyez Anlezy, Ruffey,
Thiange.
DAME D'ATOUR (la charge de), I,
*76, *86. Leurs prétentions
pour la place dans les carrosses,
XI, 296-297.
DAME D'HONNEUR (la charge de),
près de la reine et des princesses, V, *6 ; VIII, *173. Leur
rôle aux réceptions, V, 6. Sont
toujours de grandes dames, XI,
288-289. Privilèges de la chemise, de la salve et du carrosse, XI, 292-293. Leur obli-
gation de présence continuelle,
XX, 190. Aux après-soupers
du Roi, XIX, 75-76 ; XXVIII,
361.
DAME DU LIT DE LA REINE (la
charge de), I, *169.
DAMES DU PALAIS (les), V, *6.
DAMES DU PALAIS ET D'HONNEUR
(les), en Espagne, VIII, 174-
176.
DAMMARTIN (Antoine de Chabannes, comte de), † 1488, XV,
*301.
DAMOND (Michel), trésorier des
parties casuelles, II, *267, 268.
Sa femme Anne Aubourg, *268.
DAMOND (Claude), prieure des
Bénédictines de Conflans, II,
*267.
DAMPIERRE (la terre et le château
de), XVII, *357, 358 ; XVIII,
26 ; XIX, 30 ; XXI, 305 ;
204. XXII, 61 ; XXIII, 191,
192.
DAMVILLE (le duché de), II, *223.
DANEMARK (le). Ses guerres contre la Suède, IV, 128, 131 ;
VII, 214, 376 ; XXIII, 237-
239, 382-383. Reconnaît Philippe v, VIII, 57. Entre dans
la quadruple alliance contre la
France, XV, 211.
Ambassadeurs de France en
Danemark : voyez Bonrepaus,
Chamilly, Cheverny, Vauguyon
(la), Villars (le marquis de).
Ambassadeurs en France : voyez
Mayercron. Bâtards des rois :
voyez Guldenlew. Étiquette de
la cour, IV, 50. Rois : ils sont
de la maison d'Oldenbourg, VI,
36. Voyez Christian II, Christiern v, Christiern-Frédéric v,
Frédéric III, Frédéric IV. Reines : voyez Autriche (Isabelle
d'), Hesse-Cassel (Charlotte-
Amélie de), Mecklembourg-
Gustraw (Louise de). Ordre de
l'Éléphant, IV, 50.
DANEMARK (Frédéric, prince royal
de). Son voyage en France,
XVII, 22, 23, 25. Voyez Frédéric IV, roi de Danemark.
DANEMARK (Georges de Holstein,
prince de), X, *132, 133. Sa
mort, son caractère, ses enfants, XVII, 20-22.
DANEMARK (Anne Stuart, princesse de), puis reine d'Angleterre, II, *251. Voyez Anne,
reine d'Angleterre.
DANGEAU (Philippe de Courcillon, marquis de), I, *301. Son
origine, III, 182. Cause de sa
faveur ; portrait et caractère ;
ses charges et emplois, 182-
187, 194-192. Est fait grand
maître de l'ordre de Saint-Lazare, I, 301, 302. Achète du
duc de Richelieu la charge de
chevalier d'honneur de la Dau-

[Dangeau *suite*]

phine, III, 186 ; XXVIII, 194.
Sa première femme Anne Morin, II, 130; III, 189. Épouse
Mlle de Levenstein, 190-191.
Menin de Monseigneur, III,
187 ; XXI, 58. Marie sa fille au
duc de Montfort, II, 130. Est
fait chevalier d'honneur de la
duchesse de Bourgogne, III,
158. A son mariage, IV, 313.
A la réception du duc de Mantoue, XII, 105. Son gouvernement de Touraine, XIII, 259-
260. Vise l'ambassade de Rome,
233-234, 244. Marie son fils à
Mlle de Pompadour et lui cède
une partie de ses charges, XVI,
83, 87-89. Maladie de son fils,
qui se moque de lui, XIX, 37-
39. Aux obsèques de la duchesse de Bourgogne, XXII,
346. Le Roi lui donne une pension, 404. Cède son gouvernement à son fils, XXIII, 176.
Chargé de patronner le prince
Ragotzi, 257-258. Regrette le
Roi, XXVIII, 377.

Portrait et caractère, III, 182-
183, 191-192. Sa sottise et sa
fatuité, XIII, 259-260. Aime à
faire les honneurs de la cour
et à poser pour le grand seigneur, XII, 105 ; XIII, 259.
Son habileté à faire les vers,
III, 183-185. Mot de la Bruyère sur lui, XIII, 233. Enivré
de la haute parenté de sa femme, XXIII, 257. Sa familiarité
avec le Roi, III, 183 ; XIII,
233 ; XVI, 87. Relations avec
les Pompadour, 89 ; avec Saint-
Simon, XIII, 259 ; avec Torcy,
234 ; avec le maréchal de Villeroy, 380. Son hôtel à Ver-

sailles, XIV, 131. Son château
de la Bourdaisière, VII, 99.
DANGEAU (Anne-Françoise Morin, marquise de), II, *130 ;
III, 189.
DANGEAU (Sophie-Marie de Ba-
vière-Levenstein, marquise de),
III, *187. Fille d'honneur de
la Dauphine ; sa famille, sa
parenté avec les Fürstenberg,
VII, 92-94. Sa parenté avec les
Hesse-Rheinfelds et Ragotzi,
XXIII, 256-257. Son mariage
avec le marquis de Dangeau,
III, 187-191. Dame du palais
de la duchesse de Bourgogne,
159. Assiste à son mariage, IV,
313. Au bal, 319. Affaire de la
quête, XI, 358-359. Soigne son
fils malade, XIV, 132. Mariage
de celui-ci ; elle cède sa place
de dame du palais à sa belle-
fille, XVI, 83-89. Engage son
fils à se confesser, XIX, 38.
Fait visiter Saint-Cyr à l'électeur de Cologne, XX, 243-244.
A Meudon lors de la maladie
de Monseigneur, XXI, 8. Va à
Marly avec le Roi, 45. Estime
du Roi pour elle ; il l'admet
dans son intime familiarité,
XVI, 89 ; XIX, 38 ; XXII,
244 ; XXV, 15 ; XXVIII, 357.
Elle est auprès de lui dans sa
dernière maladie, XXVII, 199-
200.

Son portrait, son caractère,
III, 187, 192 ; XVII, 69. Sa
piété, XV, 440. Son intimité
avec Mme de Maintenon, XIII,
233 ; XIV, 132 ; XV, 87-88 ;
XVIII, 118 ; XIX, 38 ; XXI,
58 ; XXV, 15. Bon ange de
celle-ci, XVII, 69. Elle rit des

sottises de son mari, XIII, 260.
Ses frères, VII, 94; XXIII,
29, 272, 384-385. Courtisée
par Harcourt, XVI, 254. Relations avec Saint-Simon, XI,
358-359. Amie de la duchesse
d'Elbeuf, XVI, 87; de Fleury
évêque de Fréjus, XXVI, 86-
87; de Torcy, XIII, 234.

DANGEAU (Louis de Courcillon,
abbé de), XIX, *38. Ses ridi-
cules, 38.

DANIEL (le P. Gabriel), XVII,
*51. Ses relations avec le P. de
la Chaise, 51-52. Son Histoire
de France, XXIV, 4-5.

DANTZICK (la ville de), IV, *196,
201, 202, 208; VII, 357; XIV,
112; XXIII, 240, 255.

DANUBE (le), XI, 155, 158, 160-
162, 279; XII, 30, 140, 141,
143, 172, 175, 200, 311; XIII,
32; XV, 180.

DARMSTADT (le prince de). Voyez
Hesse-Darmstadt.

DAUBENTON (le P. Guillaume),
VIII, *228. Confesseur du roi
d'Espagne; son portrait, 228-
233. Participe à la confection
de la bulle Unigenitus, XXIII,
393, 396; XXIV, 101-103. Re-
devient confesseur du roi d'Espagne, XXVI, 169.

DAUBENTON ou D'AUBENTON (Fran-
çois-Ambroise), XXI, *356.
Commis de la marine, négocie
avec Saint-Simon à propos des
garde-côtes de Blaye, 356-
360.

DAUGNON (Louis Foucault de
Saint-Germain-Beaupré, maré-
chal du), XX, *314, 315;
XXIII, 72.

DAUPHIN DE FRANCE (le). On le
nomme Monseigneur et on lui
dit Monsieur, XVII, 296-299.
Rang et honneurs, IV, 36; IX,
255; XVI, 13. Comment il
porte le deuil, XIII, 70. Sa
couronne, VI, *21. Voyez Monseigneur (Louis de France,
dit), Bourgogne (le duc de).

DAUPHIN (les régiments du). Dau-
phin-infanterie, I, 99. Dau-
phin-étranger, XIV, *77. Dragons du Dauphin, II, *314.

DAUPHINE (Marie-Anne-Christi-
ne-Victoire de Bavière, dauphine de France, dite Madame la),
I, *294. Son mariage, III, 486;
VI, 341-344. Visite Mlle de la
Vallière et la duchesse d'Épernon aux Carmélites, IX, 70;
XIX, 391. Marie Mlle de Levenstein à Dangeau, III, 190.
Va à l'hôtel-de-ville de Paris,
XV, 252. Laisse tomber les
cercles de dames, IV, 316. S'abstient de faire des visites, XII,
9. Sa mort, II, 142; III, 187;
VI, 73, 76; XV, 253; XXVIII,
235.

Son antipathie pour Mme de
Maintenon; elle mécontente le
Roi et Monseigneur, I, 87;
VIII, 353; XXVIII, 234-235.
Appelle son mari Monseigneur,
XVII, 298. Sa mauvaise santé,
VI, 75; XII, 9, 332. Relations
avec l'abbesse de Maubuisson,
XVII, 96. Charges de sa mai-
son, II, 211-212; III, 221. Elle
n'en eut jamais l'entier gouver-
nement, XX, 222. Son premier
aumônier, III, 159. Ses aumô-
niers, XX, 84. Son confesseur,
II, 141-142. Son chevalier
d'honneur, III, 186, 221. Sa

[Dauphine *suite* — Denonville]

dame d'honneur, III, 178, 221 ;
V, 6 ; VII, 289. Ses dames
d'atour, I, 86 ; III, 172 ;
XXVIII, 233. Ses filles d'honneur, I, 109 ; II, 136; III, 187,
195, 209; XI, 355 ; XIII, 182,
424, 431 ; XVI, 73. Ses messa-
gers et envoyés, XII, 13. Sa
toilette, I, 291. Son dîner, IV,
52. Rang et place à ses audiences, VI, 90 ; XIX, 72. Qui
mange avec elle, III, 207. Droit
d'entrer dans ses carrosses, II,
213 ; V, 138. Ses pierreries,
XIV, 106. Son appartement à
Versailles, III, 276.

DAUPHINE (la). Voyez Bourgogne
(la duchesse de).

DAUPHINÉ (le). Puissance du connétable de Lesdiguières, XI,
198. Invasion du duc de Savoie
en 1692, I, 276. Réception des
princes en 1701, VIII, 234-
236. Campagne de 1703, XI,
311. Commandement de la
Feuillade, 310; XII, 23, 26,
125-126. Campagne de 1704,
XII, 464 ; de 1706, XIV, 92 ;
de 1707, 453 ; de 1708, XVI,
5, 7, 491 ; de 1709, XVII, 173 ;
XVIII, 139 ; de 1710, XIX,
374, 381 ; XX, 126, 223 ; de
1712, XXIII, 68.

Gouvernement, I, 152 ; XI,
198, *310 ; XII, 6 ; XIV, 72,
299 ; XV, 352. Tessé, qui y
commande, réclame du Parlement les mêmes honneurs que
le gouverneur, XIV, 299. Parlement : voyez Grenoble. Cité,
II, 190 ; VI, 233 ; XI, 278 ;
XII, 93, 357 ; XIV, 94,
444 ; XV, 71, 122, 211, 217,
299.

DAUPHINÉ D'AUVERGNE (le), II,
202-203.

DAUPHINS DE VIENNOIS (les), XII,
369.

DAVIA (Jean-Antoine, cardinal),
IV, *180. Nonce en Pologne,
soutient l'élection d'Auguste de
Saxe, 180, 183. Nonce à Vienne, V, 46 ; XVI, 405. Proteste
contre la bulle Unigenitus,
XXIV, 104.

DAVIGNON. Voyez AVIGNON (d').

DAX ET SAINT-SEVER (le gouvernement de), XXIV, *138.

DECHAMPS (Le P. Étienne Agard-),
XVII, *44. Confesseur de Monsieur le Prince, son caractère,
44-45.

DÉCIMES ECCLÉSIASTIQUES (les),
VI, *46 ; XI, 140.

DELFINI (Marc-Daniel), nonce du
pape, V, *167. Son rôle dans
l'affaire de Fénelon, 167 ; VI,
151. Prétend avoir le pour, V,
355. Est fait cardinal ; compliment inusité du Roi, VI, 426-
427. Refuse de visiter les bâtards ; part sans présent et sans
prendre congé, VII, 8-11. Est
remplacé par Gualterio, 17. Son
caractère et ses mœurs, VI, 427-
428.

DELFT (la ville de), VI, *142 ;
XIV, 193.

DEMER (le), rivière, XI, *130.

DENAIN (la ville de), XXIII,
*98. La bataille de Denain, 96-
100 ; XXVIII, 98, 99.

DENDRE (la), rivière, XVI, *175,
206, 210, 464.

DENIA (la ville de), XVI, *403.

DÉNOMBREMENT FÉODAL (le), II,
*119.

DENONVILLE (Jacques-René de

Brisay, marquis de), † 1710,
XI, *218. Sous-gouverneur des
princes, 218, 304 ; XV, 225 ;
XVII, 360 ; XX, 216. Intercède
en faveur de son fils, XII, 349.
Sa mort, son caractère, sa famille, XX, 94-95.

DENONVILLE (Catherine Courtin
de Tanqueux, marquise de),
XX, *95.

DENONVILLE (Pierre-René de Brisay, comte de), † 1746, XI,
*218. Apporte la nouvelle de la
prise de Brisach, 218. Obtient
un régiment, XI, 304. Sa conduite à Hochstedt, XII, 178,
188. Est cassé, 202-203. Obtient
de venir se justifier, 349. Cité,
XX, 95.

DENONVILLE (Jeanne-Catherine
Quentin de la Vienne, marquise
de), XII, *349.

DENYS, tyran de Syracuse, XXV,
*190.

DÉSERT (le), maison de la duchesse de Bourbon dans le parc
de Versailles, III, *320, 321.

DESGRANGES (Michel Ancel), †
1731, III, *157. Maître des cérémonies, ses registres, V, 17 ;
XV, 239. Obsèques de Mlle de
Condé, VII, 236. Accompagne
le roi d'Espagne et les princes
ses frères, 344. Aux obsèques
de Monsieur, VIII, 326. Va recevoir Philippe v revenant d'I-
talie, X, 391-392. Obsèques du
prince de Conti, XVII, 142-
143, 146. Accompagne la nouvelle reine d'Espagne, XXV,
122. Cité, VI, 16.

DESMARETZ (Jean), † 1682, VII,
*129. Sa femme Marie Colbert,
*130 ; XI, 252.

DESMARETZ (Nicolas), contrôleur
général des finances, VI, *61.
Son origine et ses débuts, VII,
130-131 ; XV, 382. Formé par
Colbert, XIV, 334. Intendant
des finances, VII, 131. Épouse
Mlle Béchameil, 132. Compromis dans l'affaire des pièces de
quatre sols, 134-135. Chassé et
exilé, 135-137 ; XV, 365, 379-
380 ; XXI, 286. Il est chargé de
la recherche des gains illicites
des financiers, VII, 128. Chamillart, Beauvillier et Chevreuse
obtiennent du Roi qu'il le re-
voie, et le font nommer directeur des finances, XI, 252-256.
Marie ses filles à M. de Bercy
et aux marquis de Goesbriand
et de Béthune, XIII, 124 ;
XVI, 435-437. Son rôle supposé
dans l'affaire de Maulévrier et
de la duchesse de Bourgogne,
XIII, 329-334. Procès Guémené-Rohan, XIV, 152, 165. Opposé aux projets de Vauban et
de Boisguilbert, 333-334. Il est
chargé du détail du Trésor
royal, XV, 360-361.

Mesures de Chamillart pour
lui faire donner les finances ;
il est nommé contrôleur général, XV, 365-376. Conversation
avec Saint-Simon, 376-382.
Vend à Armenonville sa charge de directeur, 382. Participation de Mme de Maintenon à
sa rentrée en grâce, XI, 253-
254 ; XV, 378 ; XVII, 26, 187.
Il n'intervient pas dans les
changements qu'amène sa
promotion, XV, 385-386. Favorable aux projets de Jacques
III, 406. Fait emprunter de l'ar-

[Desmarets *suite*]

gent par le Roi à Samuel Bernard, XVI, 34-37, 324. Refuse des fonds à Mansart, 47. Vise la direction des bâtiments, 51. Est fait ministre d'État, 435. Refuse le présent que le Roi veut faire à sa fille, 437. Son fils gardé comme otage à Lille, 480.

Démêlé fâcheux entre lui et Chamillart, XVII, 186-195. Achète le château de la Marche, 192. Police des grains, 199. Aide Samuel Bernard dans sa banqueroute, 212. Travaille avec Villars, 384-385. Au conseil de guerre devant le Roi, 392-394. Mesures prises avec Harcourt, 397. Opposé à l'envoi de la vaisselle d'argent à la Monnaie, 408. Disgrâce de Chamillart, 440, 446. Son rôle dans les cabales de la cour, XVIII, 9, 16, 17. Opposé au rappel des troupes d'Espagne, 26. Opposé au duc d'Orléans dans l'affaire de Flotte, 74. Menacé dans sa charge, 83, 86. Peu attentionné pour la duchesse de Mantoue, 128. Va travailler chez Villars, XIX, 4. Reçoit ses plaintes, 366. Fait établir l'impôt du dixième, XX, 159-168. Discussion à ce sujet au conseil des finances, 171-177. Fait refondre la monnaie, 203. Son fils s'échappe de Lille, 351-352.

Sa situation à la mort de Monseigneur; il se refroidit pour Saint-Simon, XXI, 286-289. Se brouille avec Torcy, 289. Travaille avec le duc de Bourgogne, 319. Discussion à son sujet entre Beauvillier et Saint-Simon, 370-371. Protégé par Mme de Maintenon et par la duchesse de Bourgogne, 384. Beauvillier pense à lui pour la marine, 384. Chargé des dépenses de la garde-robe de la Dauphine, XXII, 235-236. Noailles se lie avec lui, 191. Don que lui fait le Roi, XXIII, 2. Obtient le râpé de grand trésorier de l'ordre du Saint-Esprit, XXIV, 124. Sa conduite brutale à l'égard de Saint-Simon, XXV, 77-79. Se brouille avec Mme de Croissy, 79. S'oppose à l'érection d'une statue du Roi à Bordeaux, XXVI, 126. Hostile au duc d'Orléans, 351. Saint-Simon veut l'exclure du gouvernement, XXVII, 59; et lui refuse sa protection, 209-210.

Portrait et caractère, VII, 129, 131; XI, 254; XIV, 333-334; XXII, 286. Son humeur difficile; sa brutalité, XVII, 31; XXI, 289; XXII, 191; XXV, 77-79. Sa capacité en matière de finances, VII, 132. Aux conseils, XIV, 152; XVII, 440; XX, 171-172. Son travail avec le Roi, XXIII, 90; XXVIII, 344. Affaires de finances qu'il procure à la maréchale de Noailles et à Mme de Mailly, XVII, 31; XXVII, 49. Ses beaux-frères Bouville et Nointel, XIV, 342; XVI, 94. Son costume, XI, 347. Son pavillon à Marly, XVI, 34.

Relations avec les ducs de Beauvillier et de Chevreuse, XI, 252; XV, 366, 387, 404

406 ; XVI, 435 ; XVII, 187-
188 ; XXI, 287-283, 384 ; XXV,
79 ; avec Chamillart, XI, 254-
255 ; XV, 373, 379, 382 ; XVI,
435. Ami de Mlle de Chausserais, XVIII, 384. Relations
avec Harcourt, XI, 55-56 ;
XVII, 397. Ami du maréchal
d'Huxelles, XVIII, 9 ; XIX,
16 ; de l'abbé de Maulévrier,
XX, 85. Relations avec Monseigneur, XVII, 384-385 ; avec
le chancelier de Pontchartrain,
XV, 376, 379. Protège Mme de
Rupelmonde, XX, 299. Ancien
ami de Saint-Simon et de son
père, XIII, 330 ; XXI, 287.
Mal avec Torcy, 289. Ami du
maréchal de Villeroy, XVI,
254 ; XVIII, 16.
DESMARETZ (Madeleine Béchameil, dame), VI, *61. Son mariage, VIII, 132, 134. Ses relations avec le père et la mère de
Saint-Simon, 137. Tient une table à Marly, XIX, 215. Gagne
la faveur de Mme de Maintenon et supplante Mme Voy-
sin ; son portrait, XXIV, 237.
Son avarice, XXVII, 59. Citée,
XI, 94 ; XVI, 94 ; XX, 164.
DESMARETZ (Jacques), archevêque
d'Auch, XXIII, *280. Sa singularité, 281.
DESMARETZ (Pierre, abbé), XXVI,
*96.
DESPACHO (le), en Espagne, VIII,
154-155. Supprimé, XI, 242-
243, 246, 251. Remplacé par
une nouvelle junte, 320.
DESPORTES (Philippe), poëte, IX,
*321.
DESTOUCHES (André Cardinal-),
musicien, IV, *324.

DEUILS (les). Étiquette des deuils,
IV, 335 ; V, 109, 131 ; VI, 7,
247 ; VII, 238, 335 ; VIII,
362 ; X, 4 ; XI, 114 ; XII, 111 ;
XIII, 69-70 ; XV, 107, 144,
336 ; XVII, 167 ; XXI, 115-
116. Deuils portés par le Roi,
III, 88 ; V, *131 ; XII, 42, 111,
458 ; XIII, 305 ; XVI, 158,
434 ; XVII, 141, 371 ; XX,
153, 228, 302 ; XXIV, 181.
Deuils de souverains étrangers,
VI, 247 ; XII, 421 ; XIV, 249.
Deuil de Monseigneur, XXI,
115-129 ; du duc et de la duchesse de Bourgogne, XXII,
355 ; du duc de Berry, XXIV,
260-261 ; de la reine d'Espagne, XXIV, 181. Deuil interdit à la mort de la princesse
d'Orange et du roi Guillaume,
II, 250 ; X, 135. Antipathie du
Roi pour les deuils, XI, 114.
Exactitude de la grande Mademoiselle à les porter, I, 123.
    Deuils d'enfants, VI, 7 ; XII,
11-12 ; 461-462 ; XVI, 339 ;
XVII, 167-168. Durée des
deuils, II, 274 ; VIII, 362 ; X,
292. Costumes de deuil, manteaux, etc., VI, 313 ; XVII,
258-260, 262 ; XIX, 87 ; XXI,
120-123. Couleur des deuils ;
deuil en violet, V, 109, 131 ;
IX, 296 ; X, 128-129 ; XVII,
371 ; XXIV, 181. Tenture des
appartements, II, 274 ; V, 109 ;
XVII, 144 ; XXIV, 265. Visites de deuil, XII, 6 ; XV, 333-
335 ; XXI, 120-129 ; XXIV,
260-261.
    Deuil et costume des veuves,
VI, 313 ; VII, *35 ; VIII, 362 ;
XII, 233 ; XX, 346 ; XXI, 123,

127. Deuil des princesses et duchesses veuves, XIX, *87. Deuil des cardinaux, XIII, 69-70.

DEULE (la), rivière, XVI, *319.

DEUX-PONTS (Jean Iᵉʳ de Bavière, duc des), † 1604, VII, *365. Sa femme Madeleine de Clèves, *365.

DEUX-PONTS (Jean II de Bavière, duc des), V, *215, Sa femme Catherine de Rohan, *215, 222.

DEUX-PONTS (Catherine Wasa, duchesse des), IV, *127.

DEUX-PONTS (la ville et le duché des), II, *170; IV, 222, 223; XXIV, 317.

DEVA (le bourg de), XV, *188.

DEYNZE (la ville de), II, *311, 326, 330-332.

DEZALLIER (Antoine), libraire, XX, *43.

DEZONDES (le sieur), major de dragons, II, *305.

DIAZ (le P. Froylan), confesseur du roi d'Espagne, VII, 277, 278.

DIEPPE (la ville de), I, 105; II, 158, 310; XIII, 208.

DIEST (la ville de), XIII, *82.

DIGULLEVILLE (Nicolas Lesdo, seigneur de), VI, *114.

DIJCKWELDT (Éverard de Weede de), † 1694, II, *330.

DIJON (la ville de), IV, 250; XIII, 434; XVII, 202; XVIII, 166; XXI, 336. Gouverneur, XI, 10. Abbaye de Saint-Bénigne, XIX, *43. Parlement : voyez Bourgogne.

DILLON (Arthur, comte), † 1733, XIV, *83. Au combat de Castiglione, 83. Au siège de Toulon, XV, 217. Campagne de Dauphiné (1709), XVIII, 140.

Prend Kayserslautern, XXIV, 65. Au siège de Barcelone, XXV, 104.

DILLON (le régiment de), X, *85.

DÎME ROYALE (la), projetée par Vauban, XIV, 331 et suiv.

DINAN (Jacques, seigneur de), grand bouteiller de France, XV, *300.

DINAN (la ville de), en Bretagne. Siège des États de la province, XV, 344.

DINANT (la ville de), en Hainaut, I, 36, 55, *552; II, 314; XVII, 454.

DÎNER DU ROI (le). Cérémonial du grand couvert, XV, 253-254; XXVIII, 359. Petit couvert, 344-348. L'heure du dîner, XI, *56.

DIONIS (Pierre), chirurgien, XXII, *401. Pension du Roi, 401.

DIPY (Pierre), interprète pour l'arabe, XXVI, *128.

DIRECTEURS DES FINANCES (les). Leur création, IX, 17 et suiv.; XI, 253. Leur suppression, XII, 382.

DIRECTION (la grande et la petite), aux finances. Voyez Finances.

DIXIÈME (l'impôt du). Inventé par Bâville et repoussé par Pontchartrain, VI, 287. Son origine est la dîme royale de Vauban, XIV, 343. Établissement et mode de perception; opposition de Monseigneur et du duc de Bourgogne, XX, 163-168, 172-181.

DIXMUDE (la ville de), II, *311, 326, 330-332.

DIZIMIEU (la famille de), XV, *71. Ses divers membres; leur procès avec les Lussan, 71-76.

Dizimieu (Henri Martin de), XV,
*72. Sa femme Marguerite de
Salines, *73.
Dodard (Claude-Jean-Baptiste),
médecin, XXII, *402.
Dodun (Charles-Gaspard), contrô-
leur général des finances, XI,
*207.
Dohna (Jean-Frédéric, comte de),
† 1712, XIV, *419. Pris à Al-
manza, 419. Tué à Denain,
XXIII, 99.
Doire ripaire (la), XIV, *42,
43, 48, 63.
Dol (l'évêché de), VI, *303 ; X,
140 ; XXVI, 98. Évêques :
voyez Argenson (François-Élie
d'), Chamillart (Jean-François),
Sourches (Jean-Louis de Bous-
chet de).
Dôle (la ville de). Bailli, XII,
357. Gouvernement, VI, *122.
Parlement, XXVI, 232.
Dombes (Louis-Constantin de
Bourbon, prince de), † 1698,
VI, *6.
Dombes (Louis-Auguste de Bourbon, prince de), XIX, 74, *554.
Survivance de la charge de colonel général des Suisses, 105 ;
XXIV, 355. Admis aux après-
soupers du Roi, XIX, 74. Fixa-
tion de son rang, 92-94, 97-99,
102-104 ; XXIV, 354. Au mariage du duc de Vendôme, XIX,
113-114. A celui du duc de
Berry, 350, 353. Projet de
le marier à une fille du duc
d'Orléans, 203 ; XXII, 54-56,
374 ; XXVI, 331-336. Obtient
la survivance du gouvernement de Languedoc, XXIII, 3 ;
XXIV, 357. Mène le deuil au
service du duc de Berry,

325. Est visité par les am-
bassadeurs, XXVI, 217-218.
Prend séance au Parlement
comme prince du sang, XXIV,
358. Son voyage en Hongrie,
XX, 255.
Dombes (la principauté de), I,
*124 ; XII, 369. Parlement,
XII, 369, 370.
Dombski (Stanislas), évêque de
Cujavie, IV, *178. Rôle dans
l'élection du roi de Pologne en
1697, 178, 182, 200.
Domingue (Dominique d'Aroste-
guy, dit), XXII, *104.
Domingue (Louis-Philippe d'A-
rosteguy, dit), XXII, *103. Sa
familiarité avec la duchesse de
Bourgogne, 103-104.
Dominique (saint), VIII, *230.
Donaueschingen (la ville de), XI,
91 ; XII, 181.
Donauwerth (la ville de), XII,
*140, 141, 143.
Dongois (Nicolas), greffier en
chef du Parlement, II, *237 ;
X, 49-50 ; XVI, 219 ; XXI,
142.
Donzy (Philippe-Julien-François
Mazzarini-Mancini, duc de).
Voyez Nevers (le duc de).
Donzy (la baronnie de), XIV,
*394.
Dorée (Françoise-Thérèse Voyer,
demoiselle de), XXIII, *74.
Doremieulx (Henri), avocat, XVI,
*105.
Doria (la maison), XXIII, *23.
Dorieu (Claude-Henri), conseiller
au Parlement, II, *78.
Douay (la ville de), XIV, 30 ;
XVI, 298, 307, 348, 364, 464,
480, 483 ; XVII, 1. Menacée en
1708, XVI, 278. Assiégée et

prise par les ennemis (1710),
XIX, 372-373, 398-401, 407;
XX, 5, 48, 72, 74, 224. Projet
de l'assiéger, XXI, 320-321.
Reprise par Albergotti (1712),
XXIII, 103-104. Gouverne-
ment, XIX, *372.

Doublet (la famille), XX, 312.
Voyez Crouy, Persan.

Doucin (le P. Louis), XX, *333.
Ses intrigues contre le cardinal
de Noailles, 333-334, 336;
XXII, 145. Saint-Simon propose de le faire arrêter, XXVII,
23.

Douglas (la maison), XVI, *71.
Voyez Hamilton, Selkirke.

Doujat (Jean), doyen du Parlement, II, *104; XVII, 222.

Doullens (la ville de), XVI, *270,
279; XIX, 410. Gouverne-
ment, XVII, *171.

Dourdan (le bourg de), XIII,
135.

Doublach (la ville de), XVIII,
*159.

Douvres (la ville de), VI, 236.

Doyen (M.), IV, *298. Sa commu-
nauté de retraite pour les gentilshommes, 298-299.

Dragonera (l'île de), XXVI,
*237.

Dragons (les régiments de), XIV,
*259. Revue par le Roi, V,
361-364. Cités, VIII, 246;
XIII, 252, 253; XIX, 398. Le
mestre de camp général, III,
*130; XVII, 367. Le colonel
général, *130. Anecdote sur
le costume de cette charge, V,
361-364. Les dragons du Dauphin, II, *314.

Draper (le cérémonial de), pour
les deuils, III, *88; VI, 343;
VII, 294, 335; VIII, 366; X,
128-129; XI, 114; XII, 6,
461; XIII, 39, 69-71; XIX,
391; XXI, 116-120; XXIV,
260-265.

Draps étrangers (l'interdiction
des), XXI, 112-113.

Dresde (la ville de), XIV, *107.

Dreux (la maison et les anciens
comtes de), X, *142; XIV,
172; XXI, 118.

Dreux (la ville de), I, 267; V,
393; XII, 106; XXIII, 87, 168.

Dreux (la famille), XII, *426-427;
XXIII, 157.

Dreux (Thomas II), conseiller au
Parlement, † 1731, VI. *306.
Ami de Chamillart, marie son
fils à la fille de celui-ci, 306-
307. Fait le rapport de la réception de Saint-Simon au Parlement, X, 51. Son caractère,
51-52. Affaire du bonnet,
XXVI, 13. Sa femme Marie-
Madeleine Bodinet, VI, *306.

Dreux (Thomas III), marquis de
Brézé, † 1749, VI, *307, *308.
Grand maître des cérémonies,
épouse la fille de Chamillart,
306-308. S'intitule marquis de
Dreux, 309; X, 141. A l'armée
d'Italie, VIII, 326. Envoyé à la
cour pour le siège de Turin,
XIII, 148, 161. Blâme son
beau-frère la Feuillade, XIV,
8. Assiégé dans Douay, est
blessé et créé lieutenant général, XIX, 372, 400-401. Aux
obsèques de Monseigneur, XXI,
87. Invite les pairs à la séance
des Renonciations, XXIII, 325-
326. Aux obsèques du duc de
Berry, XXIV, 259. Son caractère, VI, 310. Sa charge de

[Dreux *suite* — Duc]

grand maître des cérémonies,
VII, 175; XVII, 142; XIX,
97. Cité, IX, 313; X, 51; XII,
426-427.

Dreux (Catherine-Angélique Chamillart, dame), marquise de
Brézé, VI, *306. Son mariage,
306-307. Distinctions qu'elle
obtient, 308; VII, 175. Sa conduite lors de la crise d'Audenarde, XVI, 250. Aventure de
Saint-Simon et du duc de Mortemart, XVII, 83, 85. Sa conduite lors de la chute de son
père, 417, 419-420, 443-445,
447. Amie de la duchesse de
Bourgogne; XV, 79. Liée avec
Madame la Duchesse, 79; XVI,
267; XVII, 444. Ses relations
avec Saint-Simon, X, 406, 443;
XIII, 384; XVI, 267; XVII,
81, 387; XX, 279. Séjours à
la Ferté, XVIII, 5, 286-287.
Son caractère, VI, 310; XVI,
79, 204; XVII, 387, 449-450.

Dromesnil (Charles-François de
Hallencourt de), évêque d'Autun, puis de Verdun, XX, *82.

Dronero (Charles-Philibert d'Este, marquis de), III, *268. Accompagne la princesse de Savoie en France, 268-270.

Drummond (Édouard). Voyez
Perth (le duc de).

Druy (Eustache-Louis Marion,
chevalier de), † 1693, I, *277.
Tué à la Marsaille, 277.

Druy (François-Eustache Marion,
comte de), XVI, 172, *673.
Campagne de 1708, 172.

Dubois (Guillaume, abbé puis
cardinal), I, *63. Précepteur du
duc de Chartres; ses commen-
cements; contribue au mariage
du prince, 63-67; XXVI, 275.
Portrait et caractère; il cor-
rompt son élève, 280-283. Chargé des affaires du duc d'Orléans, XI, 6-7. Exclu de la
charge de secrétaire des commandements de Monsieur, XV,
398-399. Jugement du Roi sur
lui, 399. Devenu cardinal, 174.
Emploie les Chavigny, XIX, 27.
Ami de Stanhope, XVIII, 50;
et du duc de Noailles, XXVI,
367. Compétition au Parlement
avec les pairs ecclésiastiques,
XXV, 302-303.

Duc (le titre de Monsieur le). Origine de ce nom, XVII, 282-283.
Est porté par le fils aîné des
Condé, 286-287. Son extinc-
tion, 288. On appela ainsi les
frères de Charles ix, 289.

Duc (Louis iii de Bourbon-Condé,
duc de Bourbon, dit Monsieur
le), † 1710, I, *46. Son éducation chez les jésuites, XVII,
250. Son gouverneur, XVIII,
412. Épouse Mlle de Nantes, I,
59; XVII, 235; XXIV, 344.
Grâces qu'il reçoit en raison de
ce mariage, VIII, 267; XXIV,
345. Ses premières campagnes,
XVII, 129. Au siège de Namur, I, 46. Campagne de 1693
en Flandres; bataille de Nerwinde, 131, 232-244, 248, 279,
304. Patronne le duc du Maine
pour sa réception au Parlement,
II, 108, 110. Campagne de
1694, 135. En 1695, commande
l'aile droite de l'armée de Villeroy, 285, 315. Revient à la
cour, 333. Ne sert pas en 1697,
IV, 144. Cause la mort de Santeul, 250.

[**Duc** *suite*]

Ses fonctions comme gouverneur de Bourgogne, XVII, 202, 257. Va tenir les États de cette province, IV, 247, 250; XIII, 434; XIX, 60-61. Tour que lui joue Monsieur, VIII, 346-348. Aux obsèques de ce prince, 369. Colère contre le comte de Fiesque, IX, 310; XVI, 420-421. Fait bâtonner le marquis de Termes, XII, 22. Assiste à la réception du duc de Mantoue, 102. Danse aux bals de la cour, 438-439. Aux obsèques du petit duc de Bretagne, 461. Soutient Mme de Lussan contre Saint-Simon, XV, 76-80; XVIII, 420. Ses sentiments à la mort de Mme de Montespan, XV, 106. Sert seul à la communion du Roi, 238-239, 335. Obtient d'être visité lors des deuils, 335-336. Mot sur le voyage de Chamillart à l'armée, XVI, 317.

Assiste aux obsèques du prince de Conti; usurpation d'étiquette, XVII, 144-153, 258-260, 265, 272. Intercède pour un magistrat de Bourgogne, 202. Mène son fils au Parlement, 224. Cherche à lui donner un gouverneur de qualité, XVIII, 412. Mort et obsèques de son père, XVII, 258-263, 265-270. Conserve le nom de Monsieur le Duc, 278, 283, 286. Se fait donner le Monseigneur, 299. Brouillé avec ses sœurs pour le testament de son père; procès avec elles, 272-273; XVIII, 415-418. Sa situation à la cour en 1709, 13. Apprend la nouvelle de la victoire de Rumersheim, 166. Éclat contre Artagnan qui a pris le nom de maréchal de Montesquiou, 209-211. Il s'oppose au mariage d'une de ses sœurs avec Vendôme, XIX, 110-111. Sa mort, 50-57, 61, 78. Ses obsèques, 83-85, 87-89.

Portrait et caractère, XIX, 57-64. Sa petite taille, VII, 234; XIX, 58. Ses qualités militaires et son désir de commander les armées, XVI, 260; XIX, 58. Son orgueil, XVII, 142. Son humeur farouche; ses emportements, IX, 310-311; XIII, 391; XV, 11, 81, 111; XVI, 260; XVIII, 13, 209-211, 418; XIX, 58-60. Ses plaisirs et ses débauches, III, 33; X, 208; XIII, 22; XVIII, 13; XIX, 68; XX, 231, 356. Sa jalousie à l'égard de sa femme, IV, 138-139, 193; XVI, 260; XIX, 60. Sa conduite avec elle, III, 320-321; VII, 69; XV, 11; XVIII, 64; XIX, 86. Aimé de personne, XVIII, 418; XIX, 59-60. Mal traité par son père, XVII, 237, 253-255; XIX, 54, 60. Sa crainte du Roi, XVI, 260; XXVIII, 102; qui ne veut rien faire pour lui et lui préfère les bâtards, II, 285; III, 204. Assiste au botter du Roi, XI, 365. Entre après le souper du Roi dans son cabinet, XIX, 74. Sa gestion comme grand maître de la maison du Roi, 85. Va à la chasse avec Monseigneur, II, 206. Ses relations avec le duc d'Orléans, dont il est jaloux, XIV, 88, 431-433; XVI, 160; XVIII, 412.

[Duc *suite*]

Relations avec Albergotti, XII, 455. Tour qu'il joue à d'Antin, XV, 111-112. Relations avec Berwick, XII, 61 ; Boudin, XX, 231 ; la duchesse de Bouillon, XXIV, 300 ; Charamande, II, 212 ; le duc de Coislin, XIX, 51, 115 ; le prince de Conti, III, 6 ; XV, 134 ; XVII, 131-132 ; XIX, 51, 140 ; Harcourt, XI, 56 ; Lassay, III, 32-33 ; le maréchal et le duc de Luxembourg, II, 47 ; VII, 57 ; le duc et la duchesse du Maine, XVIII, 427 ; XX, 236 ; le président de Maisons, XXIV, 330. Sa haine contre Saint-Simon et ses rapports avec lui, XV, 76-78, 80, 117 ; XVI, 304 ; XVII, 270-271 ; XVIII, 1, 66, 92, 370, 386-388 ; XIX, 89-90, 102, 317 ; XX, 188. Ami de Vervins, XII, 265 ; de Xaintrailles, XIX, 57. Sa pension, VI, 324. Son appartement de Versailles, XIX, 2, 88. Son château de Saint-Maur ; il y joint la maison de la Touanne, IX, 309-310 ; XIX, 285. Son régiment, XVIII, 166-167.

Duc (Louis-Henri de Bourbon-Condé, duc d'Enghien, puis de Bourbon, dit Monsieur le), † 1740, VI, *324. Date de sa naissance, XXII, 374. Porte le nom de Monsieur le Duc et se fait appeler Monseigneur, XVII, 287, 300. Pension du Roi, VI, 324. Chevalier de l'Ordre à seize ans, XVI, 137, 375. Aux obsèques du prince de Conti, XVII, 142-145, 149, 151-152. Première séance au Parlement, 221. Obsèques de Monsieur le

Prince, 262-263, 266, 268. Mort et obsèques de son père ; grâces qu'il reçoit du Roi, XIX, 55, 75, 84, 88-89, 103, 225. Est placé sous la tutelle de d'Antin, 56, 84, 85, 91. Assiste au mariage de Vendôme avec sa sœur, 143. Gouverneur de Bourgogne, 225. Va faire la campagne de 1710 à l'armée de Flandre, 353, 373. Procès contre ses tantes pour la succession de Monsieur le Prince, 284 ; XX, 317, 320-321. Projet de le marier à une fille du duc d'Orléans, XIX, 227, 284. Éborgné par le duc de Berry, XXII, 271 ; XXIII, 54. A la séance des Renonciations, 331, 338. Va tenir les États de Bourgogne et ne peut recevoir le serment de fidélité du cardinal de Polignac, 408. Épouse Mlle de Conti, XXIV, 38-41. Donne un bal à la cour, 153. Obsèques du duc de Berry, 264, 324. Va au Parlement pour l'enregistrement de l'édit en faveur des bâtards, 371. Conteste au duc du Maine la qualité de prince de sang, XXVI, 248. Trop jeune pour siéger au conseil de régence, XXVII, 61. Mesures à son égard à prendre après la mort du Roi, 108. Dernières paroles du Roi, 273.

Son importance après la Régence, XVII, 300. Épouse la princesse de Hesse-Rheinfels, XXIII, 256. Devient premier ministre, XV, 198. Allusions aux actes de son ministère, XII, 354 ; XIV, 409-410 ; XVI, 374 ; XVII, 210, 211, 264, 276,

277, 294, 302 ; XX, 203, 331. Sa toute-puissance, XVII, 295-296. Favorise le système de Law, XII, 193. Fait le mariage de Louis xv, XIII, 166 ; XV, 199. Sa maîtresse Mme de Prye, XV, 198 ; XXIV, 122-123. Fait Broglie maréchal de France, XV, 277. Fait la promotion de 1724 de l'ordre du Saint-Esprit, XII, 193-194, 354 ; XIV, 274 ; XVIII, 130. Cherche à se débarrasser de Fleury, XV, 198-199. Renvoyé, XII, 194-195 ; XV, 200-201 ; XVII, 268, 269, 276. Sa retraite à Chantilly, 277.

Traits de caractère, I, 12 ; XII, 354 ; XVII, 210 ; XXVII, 61. Hait les dignités, XII, 354. Sa fortune énorme, XVII, 276-278. Embellissements qu'il fait à Chantilly, 244. Son appartement à Versailles, XIX, 89. Son hôtel à Versailles, XVII, 262.

DUCASSE (Jean-Baptiste), IV, *213. Son humble origine, sa carrière, XI, 334-336 ; XXIII, 19-20 ; XXVI, 221. Fait gouverneur de Saint-Domingue, IV, 213. Expédition de Carthagène, 215-216. Blessé à Malaga, XII, 221. Est fait lieutenant général, XV, 340. Amène les galions, XVI, 340. Marie sa fille au comte de Roye, XI, 151, 334-336. Amène de nouveau les galions, XXIII, 18-19, 156. Est fait chevalier de la Toison d'or, 19. Amène une escadre au siège de Barcelone, XXIV, 211. Malade, est remplacé, 246, 284. Sa mort, sa fortune, son carac-

tère, XXVI, 221-222. Jugement porté sur lui par Saint-Simon, IV, 214 ; XI, 335.

DUCHÉS-PAIRIES (les). Leur nombre en 1607, II, 26. Érections de 1663, II, 26-27 ; XI, 92 ; XIV, 227. Le Roi s'en repent, XVI, 486. Érections de 1665, XIV, 227. Procès de préséance du duc de Luxembourg contre les autres ducs, II, 16 et suiv. Difficultés pour la transmission du duché de Brissac, II, 62-70. Prétention du marquis de Richelieu au duché d'Aiguillon, XII, 343-349. Affaire de la prétention de M. d'Antin au duché-pairie d'Épernon, XX, 258-294. Ancien projet de réglement, XXI, 143-158. Examen du projet par le Chancelier et Saint-Simon, 175-193. Édit portant règlement (1711), 241-255. Exemple de trois ducs sur le même duché, XIX, 34. Sont éteints de droit par une vente, II, 67 ; XX, 288. Duchés pairies femelles, II, 65-66, 91 ; XII, 346 ; XV, 27 ; XVII, 169 ; XXI, 152-154. Duché en même temps mâle et femelle, XII, 345. Voyez Pairs.

DUCHESSE (Louise-Françoise de Bourbon, légitimée de France, duchesse de Bourbon, dite Madame la), I, *59. Élevée par Mme Scarron, XXVIII, 198. Sa légitimation, XXIV, 344. Son mariage, sa dot, I, 59, 69, 96 ; XVII, 235 ; XIX, 86 ; XXIV, 344-345. Prétention du cardinal de Bouillon à son mariage, XXVI, 144. Le Roi lui

[Duchesse *suite*]

défend d'appeler la duchesse de
Chartres mignonne, II, 181-
182. Sa petite vérole de 1686,
XVII, 148. Badinage avec le
Roi et picoterie avec la princesse de Conti, II, 369-372.
Grondée par le Roi pour ses
soupers dans sa maison du Désert, III, 320-322. Supprime de
sa signature les mots légitimée
de France, 139. Choisit Mme de
Laigle pour dame d'honneur,
IV, 32. Mauvais procédé à l'é-
gard du duc de Rohan, 308.
Au camp de Compiègne, V,
361, 367. Refuse de quitter le
deuil pour le mariage de Mademoiselle, VI, 7. Le Roi paie ses
dettes, 192 ; VII, 68-70. Prend
Mlle de Laigle pour fille d'honneur, VIII, 238. Mort et obsèques de Monsieur, 324, 367.
Donne un bal à la duchesse de
Bourgogne, XIV, 298. Ses intrigues autour de Monseigneur ;
cabales qu'elle forme, XVI, 11,
204 ; XVIII, 10, 18, 72, 369-
370 ; XIX, 213, 217-219, 227,
228, 255-258 ; XXI, 2, 66-67,
265. Perd sa mère, XV, 105-
108. Au mariage de Cany, XV,
388. Cherche à établir ses filles,
XVI, 265-266. Assiste à la
mort du maréchal de Noailles,
384. Naissance du comte de
Clermont, XVII, 132, 271.
Deuil de Monsieur le Prince,
262. Soutient Mme de Lussan
contre Saint-Simon, XVII, 420 ;
XIX, 192. Mort de son mari ;
sa conduite, 52-55, 70. Tutrice
de son fils, 85. Pension du Roi,
86-87. Deuil de son mari, 87,
89, 217, 248, 356-357. Costu-

me de veuve, 347. Comblée par
le Roi, 225, 228, 231. Rang at-
tribué à ses filles, 66. Opposée
au mariage de Vendôme, 112.
Ses filles admises à Marly, 281-
282. Cherche à marier une de
ses filles au duc de Berry, 189
et suiv., 202-214, 220-221, 232
et suiv., 251-253, 276, 277,
281-285 Mariage du duc de
Berry, 318, 348, 356-357.
Choix d'une dame d'honneur
pour la duchesse de Berry, 317-
318. Projet de la chasser prêté
à Saint-Simon, XX, 185, 193.
Procès de la succession de Monsieur le Prince, XIX, 202 ;
XX, 271, 316-322. A Meudon
pendant la maladie de Monseigneur, XXI, 6, 12, 22, 23.
Suit le Roi à Marly, 45. Sa situation à la cour, 272-273.
Vues avortées du prince de
Rohan sur une de ses filles,
273-276. Son fils éborgné,
XXII, 271. Obsèques de la duchesse de Bourgogne, 346 ;
XXIII, 48. Le Roi lui impose
le double mariage de son fils
et de sa fille, XXIV, 38. Reçoit l'électeur de Bavière, XXV,
98. L'affaire du bonnet la laisse
indifférente, XXVI, 6, 8. Dernières paroles du Roi, XXVII,
273.

Portrait et traits de caractère, IV, 138 ; XV, 11 ; XVI,
12, 258-259 ; XIX, 250, 258.
N'aime rien ni personne, XV,
105-106 ; XVI, 258. Pas de
cœur, mais un gésier, XXVIII,
376. Ses mœurs, XVI, 258-
259, 264, 267 ; XVII, 129-
130 ; XVIII, 10, 63. Aime la

[Duchesse *suite*]

table et le vin ; ses parties à sa
maison du Désert, II, 370, 372-
373 ; III, 320-322. Ses chansons salées, II, 182, 374 ; III,
35 ; XVI, 259 ; XX, 355. Son
jeu, VI, 192 ; VII, 69.

Relations avec son mari, VII,
69-70 ; XV, 11 ; XVI, 260 ;
XIX, 51, 80 ; avec son beau-
père, VII, 69-70 ; XV, 11 ;
XVII, 236. A la table du Roi,
II, 369 ; XII, 440 ; XV, 244,
254. Sa place au cercle, VI,
90 ; au bal, II, 134 ; VII, 58.
Ses privances à Marly, XV, 50-
51.

Relations avec Antin, XIII,
234, 245 ; XV, 108, 110 ; XVI,
53, 55, 258, 266-267 ; XVIII,
10, 18 ; XIX, 211, 249-250,
252 ; Mme d'Argenton, XVIII,
369-370, 397 ; Beauvillier et
Chevreuse, XIX, 205 ; le duc
de Bourgogne, XVI, 260 ; la
duchesse de Bourgogne, qu'elle
déteste ; anecdote, XVI, 12,
260-264, 265, 266 ; XVIII, 14 ;
XIX, 189, 198, 259, 316 ; XXII,
289-290 ; Mme de Bouzols, XV,
249-250 ; XVIII, 18 ; Mme de
Caylus, XII, 330 XIV, 279 ;
XIX, 204, 321 ; les filles de
Chamillart, XV, 79-80 ; Mlle
Choin, IV, 139 ; XIV, 398 ;
XV, 11-12 ; XVI, 260 ; XVII,
255-258, 262 ; XXI, 95. Sa
liaison avec le prince de Conti,
IV, 138-139, 193 ; XV, 18 ;
XVII, 129-132 ; XIX, 53-60 ;
XXI, 273. Relations avec sa
sœur la princesse de Conti
douairière, II, 372 ; XV, 117 ;
XIX, 260 ; avec Mme de Dreux,
XVII, 444 ; la princesse d'Es-

pinoy, XVI, 260 ; Mme d'Heudicourt, XVII, 65 ; les jésuites,
XIX, 206 ; Lassay père, III,
33 ; XII, 193 ; XIV, 372 ; XX,
355. Sa liaison avec Lassay fils,
III, 36 ; XIX, 355, 357 ; XXI,
273. Relations avec les Lillebonne, XV, 11, 12, 18-19 ;
XVI, 260 ; XVIII, 18 ; le duc
et la duchesse du Maine, III,
245 ; XVIII, 427 ; XIX, 53,
202 ; XX, 236, 318, 322 ; Mme
de Maintenon, VII, 69 ; XIX,
204, 213. Son intimité avec
Monseigneur, IV, 139 ; V, 338-
339 ; XIII, 246 ; XV, 5, 11-12,
50, 77 ; XVI, 259, 261, 266 ;
XVII, 137 ; XVIII, 11, 321,
398 ; XIX, 193, 198, 212, 231,
248, 250-251, 270 ; XX, 317-
319. Aux parvulos de Meudon,
XIV, 399. Relations avec Monsieur, VI, 7 ; avec Mme de
Montespan sa mère, XV, 94,
117 ; XIX, 391-392 ; Nangis,
XVI, 260-261 ; les Noailles,
XV, 99, 362 ; XVIII, 404-405 ;
le duc d'Orléans, XIII, 454 ;
XIV, 88, 432 ; XVI, 160 ;
XVII, 129 ; XVIII, 63-64, 72,
398, 403 ; XIX, 53-54, 61, 70,
189 ; la duchesse d'Orléans,
dont elle est jalouse, XV, 117 ;
XVI, 264 ; XVIII, 339, 370,
403 ; XIX, 53-54, 61, 63, 70,
79, 83, 189, 196, 231, 250,
266-267, 283-285. Relations
avec les Saint-Simon, XIII,
246 ; XV, 76-77, 80-81, 117 ;
XVI, 304 ; XVII, 270-271 ;
XVIII, 1-2, 66, 93, 370, 387 ;
XIX, 89, 90 ; XX, 188, 310.
Fait donner l'Ordre à Silly,
XII, 193-194. Relations avec

Torcy, XVIII, 18; le comte de
Toulouse, XIX, 202; la duchesse de Valentinois, IV, 32;
le prince de Vaudémont, XV, 5;
la duchesse de Villeroy, XVI,
264.

Sa dame d'honneur, IV, 32-
33; VIII, 238; XVIII, 196;
XIX, 89. Ses filles d'honneur,
VI, 243; VIII, 238. Son logement à Versailles, XIX, 218;
à Marly, 235. Sa maison de Ser-
tori ou du Désert, III, 320-321.
Au château de Saint-Maur, IX,
309.

DUCHESSE (Marie-Anne de Bourbon-Conti, duchesse de Bourbon, dite Madame la), XVII,
*131. Voyez Conti (Mlle de).
Son mariage avec Monsieur le
Duc, XXIV, 31-42. Va à Fontainebleau dans le carrosse du
Roi, 68.

DUCHESSE (Charlotte de Hesse-
Rheinfels, duchesse de Bour-
bon, dite Madame la), VII, *91;
XVII, 276, 373; XXII, 256.

DUCHESSES (les). Compétition avec
les princesses étrangères, VI,
76 et suiv. Leur place au cercle de la reine, 89-90. Distinctions qui leur sont particuliè-
res, 318-320. Enlèvent à la dame d'honneur de la reine le
service de la chemise et de la
salve et la préférence pour le
carrosse, XI, 292-294. Affaire
de la quête à la chapelle avec
les princesses étrangères, 354
et suiv. La Reine et les princesses du sang cessent de les
visiter, XII, 5-11. Leurs places aux tables du Roi; aventure
de Mme de Torcy, XV, 241 et

suiv. Ordre de leurs visites à la
mort de Monseigneur, XXI,
123. Aux obsèques de la Dauphine, XXII, 341-342. Leur
costume de deuil, XIX, 87-88.
Leur mante et leur queue à
leur mariage, 347. Housse de
leurs carrosses, VI, 320; XII,
342.

DUCHY (Jean-Baptiste Berthelot
de), XVI, *22.

DUCS (les). Leur dignité émane du
Roi, XI, 364. Elle ne fut jamais vénale, XI, 251. Pourquoi ce titre est donné à Godefroy de Bouillon, XIV, 196.
Dépouillés et avilis par Louis
XIV, XII, 355. Il vante cependant leur grandeur, XV, 247-
249. Couverts aux audiences
d'ambassadeurs, V, 14-15. Rivalité avec les princes étrangers, I, 61; II, 101; V, 14-18;
VI, 403-404; IX, 256. Leurs
logements marqués dans les
voyages, X, 273-275. Leur titre
de Monseigneur, I, 162-163;
VI, 126; XIV, 226-227. Égalité réglée entre eux et les
grands d'Espagne, VIII, 299-
300; IX, 110, 178. Comparaison des ducs avec les grands,
245-276. Suppression du privilège de l'adoration de la croix,
XII, 35-37. Le service de la
communion du Roi leur est
ôté, XV, 236-239. Double
séance des pairs démis, XXI,
191-193. Leurs fils aînés et
leurs belles-filles, IX, 260-262,
267. Leurs mésalliances, XV,
248; XXVII, 213. Ils ne reconnaissent point la juridiction
des maréchaux de France, V,

140 ; XXIV, 19-31. Monseigneur est favorable à leur rang, XXI, 65. Sentiments pareils du duc de Bourgogne, XXII, 20-29. Mémoires des pertes arrivées à leur dignité, 60-64.

Leur costume, IX, 267; XIX, 120, 121, 128-129 ; XXIII, *327. Leur manteau ducal, VI, 25-26 ; IX, 170; XI, 4 ; XII, 415 ; XV, 53, 342. Leurs armoiries, IX, 267; XIX, 122. La couronne ducale, XI, *211 ; XIV, 232. Leurs carrosses et leur housse, IX, 264; XI, 4. Leur manière d'écrire, IX, 263.

Leurs prétentions à l'égard du duc de Savoie et des électeurs, XIV, 22-23, 25 ; et des nonces, XIII, 110-111. Leur traitement à l'étranger, IX, 252-254; XIV, 22-27. Ils n'ont pas de rang en Angleterre, V, 56. Leurs prétentions à la cour de Lorraine, VI, 19.

Ducs couplés à Compiègne, V, 354. N'assistent pas à l'hommage du duc de Lorraine, VI, 393. Aux obsèques de Monsieur, VIII, 366, 369 ; de Monsieur le Prince, XVII, 260-261, 265-267. Visites à la mort de Monseigneur, XXI, 124. N'assistent pas à ses obsèques, 344-345. Leurs projets et leurs assemblées avant la mort du Roi, XXVII, 212-216, 219-222, 236.

Ducs et pairs, II, *22. Voyez Pairs.

Ducs non pairs, vérifiés et non vérifiés, II, *22. Ce que c'est, XXV, 230-236. Ils sont fort anciens, XVI, 486. Ils sont compris dans le projet de règlement de 1711, XXI, 182. Ducs non vérifiés appelés mal à propos à brevet, XXV, 234-235. Leur compétition avec les officiers de la couronne, 237-238. Mazarin rétablit les ducs à brevet; son mot sur eux, II, 38. Les ducs maréchaux, IV, 256-257 ; XI, 421 ; XII, 14. Les ducs du Pape ou d'Avignon, XX, 90 ; XXVI, 124. Les ducs d'Angleterre, VII, 175 ; XI, 2 ; XII, 450-451 ; XIX, 376. Le titre de duc en Espagne, IX, 150-152, 168, 205.

DUDLEY (Charles). Voyez Northumberland (le duc de).

DUGUET (Jacques-Joseph, abbé), VIII, *81. Dupe de la béate Rose, 84-86; XXV, 63. Son livre de l'Institution d'un prince ; son caractère, 85-89.

DUNES (la bataille des), XIV, *221.

DUNKERQUE (la ville de). Siège de 1657, XIV, 221; XX, 254. Bloquée par Leake, XV, 421. Préparatifs pour l'expédition d'Écosse, 422-426, 429, 431. Démolition du port et des fortifications, XXIV, 273 ; XXVI, 187. Gouvernement, XIV, *453 ; XX, 254; XXIV, 173. Citée, III, 122 ; IV, 190, 195 ; XIII, 394 ; XV, 189, 412.

DUNOIS (Jean, bâtard [d'Orléans, comte de), VI, *380.

DUNOIS (le duché de), XXV, *236.

DUPES (la journée des), I, *156, 157, 165 ; VII, 206.

DUQUESNE MOSNIER (Abraham), XI, *166. Brûle les magasins

d'Aquilée, 166-167. Fait des prises sur les Anglais, XIV, 285.

Duras (Guy-Aldonce de Durfort, marquis de), † 1665, X, *325.

Duras (Élisabeth de la Tour, marquise de), IV, *41. Protestante fervente, est désolée de la conversion de son fils, X, 327-328. Citée, V, 31 ; VI, 481 ; X, 326 ; XIV, 212 ; XV, 309.

Duras (Jacques-Henri de Durfort, maréchal-duc de), †1704, I, *115. Sa parenté avec le prince d'Orange, II, 250. Sa conversion, XII, 293. Son mariage avec Mlle de Ventadour, 295. Soutient ses parents et sert de père à ses neveux Roye, II, 214 ; IV, 56. Prête le serment de maréchal de France trente ans après sa promotion. I, 115-116. Capitaine des gardes du corps à la place de Charost ; ses fonctions, II, 57 ; III, 115 ; VI, 226 ; IX, 56 ; X, 206, 339-340 ; XII, 303-304 ; XV, 448 ; XXII, 109-110. Contribue au mariage de sa nièce Lorge avec Lauzun, II, 277. Marie ses filles aux ducs de la Meilleraye et de Lesdiguières, III, 15-19. Se plaint au Roi de la conduite de Lauzun envers sa femme, 117. Cède son duché à son fils, IV, 256. Accommode une querelle de son gendre Lesdiguières avec Lambert, V, 140 ; XXIV, 25. Doyen des maréchaux de France, VI, 367. Augmentation de ses appointements, VII, 187. Conseille à Saint-Simon de quitter le service, X, 57-59. Il lui est défendu de porter le deuil du roi Guillaume, 135. Sa prétention à l'encontre du maréchal de Noailles est repoussée, 206. Projet de mariage de sa fille Lesdiguières avec le duc de Mantoue, XII, 234-235, 238. Sa mort, sa carrière, son portrait, anecdotes, 291-303. Ses obsèques, 300-301. Sa dépouille, 303, 305.

Faveur du Roi, III, 193. Ne se contraint pour personne, VIII, 31 ; IX, 57 ; XV, 448. Ses traits perçants, XII, 291-292. Ses mots sur les majors, 293-293 ; XV, 448 ; sur les enfants de France à cheval, XII, 297-298 ; à Villeroy partant pour l'Italie, IX, 56-57 ; XII, 298 ; au président Rose renversé de cheval, VIII, 30-31. Influence de Mlle de Bauffremont sur lui, XII, 295-296, 457. Sa maîtresse Mme de Saumery, VI, 367-368 ; XII, 296-297 ; XIV, 126 ; XVII, 357.

Ami du P. de Chévigny, V, 24. Ses bontés pour l'intendant la Fond, X, 351. Son amitié pour son frère Lorge, II, 264-265 ; XII, 297. Hostilité de Louvois contre lui, IV, 80 ; XII, 294. Ses soins pour ses neveux Malauze, IV, 37-38. Liaison avec Mélac, X, 238. Déférence de Monseigneur pour lui, XVI, 328. Sa familiarité avec ce prince, XXV, 74. Protège Montgommery, II, 214. Sa haine pour le maréchal de Noailles, XIII, 185. Son attachement au grand Condé, XII,

293. Intimité avec les Rohans, V, 254. Amitié pour les Saint-Simon, X, 57 ; XII, 297. Lié avec le duc de la Trémoïlle, III, 18. Cité, IV, 44, 47 ; V, 332 ; VI, 81 ; X, 190, 265 ; XI, 8 ; XIII, 304 ; XIV, 212 ; XV, 129, 275, 307 ; XVI, 327 ; XVII, 348.

Duras (Marguerite-Félicie de Lévis-Ventadour, maréchale-duchesse de), III, *16. Mariage de sa fille, 16. Sa douleur de la mort de son fils, IV, 256. Élève le jeune Mirepoix, VI, 235. Perd sa mère, IX, 116. Brouillée avec son mari à cause de Mlle de Bauffremont et de Mme de Saumery, VI, 368 ; XII, 296. Engage sa fille à épouser le duc de Mantoue, 237-238. Sa parenté avec les Condé, 235. Amie de Mme de Creil, 237. Citée, XII, 301 ; XIII, 450, 452.

Duras (Jacques-Henri II de Durfort, comte puis duc de), fils du maréchal, IV, *255. Sa mort en 1697, 255-258. Ses filles, 257. Sa femme Louise-Madeleine de la Marck, *256 ; XIV, 203 ; XVII, 348-349. Cité, II, 294 ; VI, 225 ; XII, 297-298 ; XV, 275.

Duras (Jean-Baptiste de Durfort, duc de), † 1770, IV, *258 ; X, *53. Reçoit le régiment de son frère, IV, 258. Épouse Mlle de Bournonville, XIII, 183-185. Aux obsèques du prince de Conti, XVII, 144. Procès contre sa belle-sœur la duchesse de Duras, 348-349. Ne s'oppose pas aux prétentions de d'Antin au duché d'Épernon, XX, 284. Au siège de Girone, 296. Intimité avec les Noailles, XX, 284. Cité, X, 53 ; XII, 234 ; XIII, 125 ; XV, 248, 275.

Duras (Angélique-Victoire de Bournonville, duchesse de), VIII, *290. Son mariage, XIII, 125, 184-185. Forcée à danser malgré le deuil de son père, 243. Est cause de la colère du Roi contre Mme de Torcy, XV, 243 et suiv. Vend un guidon de la compagnie des gendarmes, XIX, 24. Approuve le mariage de la veuve de son frère avec le duc de Ruffec, XXVII, 249. Conduit en Espagne Mlle de Beaujolais, XIV, 108. Son hôtel à Paris, XXVII, 245.

Duras (Isabelle de Durfort-). Voyez Roye (la comtesse de).

Duras (Louise-Bernardine de Durfort-). Voyez Lesdiguières (la duchesse de).

Duras (Jeanne-Henriette de Durfort-), plus tard princesse de Lambesc, IV, *257 ; XII, 234. Épouse le prince de Lambesc, XVII, 348-349. Voyez Lambesc.

Duras (Henriette-Julie de Durfort, demoiselle de), plus tard comtesse d'Egmont, IV, *257 ; XII, 234. Voyez Egmont.

Duras (le duché de), XII, *295.

Duras (les hôtels de), à Paris, III, *19 ; IX, 16 ; XII, 236-237, 296 ; XXVII, *245.

Durasfort (Marie de Durfort, dite Mme de), XIV, *120. Sa mort, 120.

Durckheim (la ville de), II, *166, 169, 230.

Duret de Chevry (Charles-Fran-

çois), VII, *63. Président à la chambre des comptes, 62-63 ; XIII, 66.

DURFORT (la maison de), XV, *248 ; XVII, 349 ; XXI, 182. Voyez Duras, Lorge.

DURTAL (Guy de la Rochefoucauld, comte de), † 1698, XXIII, *229.

DURTAL (Alexandre de la Rochefoucauld, comte de), puis duc de la Rocheguyon, enfin duc de la Rochefoucauld, † 1762, XXIII, *19. Apporte la nouvelle de l'arrivée des galions, 107-108, 129. Reçoit un régiment, 108. Devient duc de la Rocheguyon par un arrangement familial inusité, 230-235. Voyez Rocheguyon (le duc de la).

DURTAL (le comté de), XXIII, *19.

DUSSON (Salomon), IV, *282.

DUSSON. Voyez Bonnac, Bonrepaus, Usson.

DWINA (la), rivière, XV, *190.

DYLE (la), rivière, XII, 187 ; XIII, *84.

DYO (la famille Palatin de), XII, *186.

DYO (la seigneurie de), XII, *187.

E

Eau bénite. Cérémonial de l'eau bénite aux obsèques, VIII, 366, 368-369; XV, 195; XVII, 141-146, 262-266; XIX, 84; XXII, 339-342, 352-353.

Eaux médicinales. Voyez Chicorée, Fleurs d'orange, Hongrie (reine de), Rabel, Schaffouse.

Eaux thermales. Voyez Aix-la-Chapelle, Bagnères, Barèges, Bourbon-l'Archambault, Bourbonne, Forges, Plombières, Saint-Amand, Vichy.

Ébernbourg (la ville d'), II, *172, 174; III, 248; IV, 218-219; X, 350; XVI, 165.

Écaillon (l'), rivière, XXIII, *98.

Écharpes des dames (les), XXI, *26.

Échelle (Camille de Vérine de l'), II, *345. Gentilhomme de la manche du duc de Bourgogne, 345; V, 154; XVII, 312.

Eckeren (le combat d'), XI, 130-132.

Éclipse de soleil, XXVI, 200.

Écluse (le port de l'), XVI, 359.

Écluse (le village de l'), près Douay, XXIII, *18.

Écosse (l'). Son union à l'Angleterre, XIV, 280-281; XV, 405-406. Expédition tentée par Jacques III; son échec, XV, 401 407-436. Chancelier, 415. Parlement, XIV, 280-281. Citée, VIII, 99; XI, 134; XVI, 2, 3, 5, 31, 66, 69, 172; XX, 225; XXI, 375; XXIV, 176. Rois :

voyez Jacques Ier, Jacques II, Jacques V, Jacques VI.

Écouen (le château d'), XVI, *339; XVII, 239.

Ecquevilly (André Hennequin, marquis d'), XVI, *65.

Écrouelles (le toucher des) par les rois de France, XVII, *74-75; XXVIII, 369.

Écuyers du Roi (les), II, *145. Voyez Grand écuyer, Premier écuyer.

Édimbourg (la ville d'), XIV, 281; XV, 424-425, 427.

Édouard II, roi d'Angleterre, XXV, *332.

Édouard III, roi d'Angleterre, XXIII, 153-154.

Édouard, roi de Portugal, VIII, *131.

Effiat (Gilbert Ier Coiffier d'), XXVI, *368.

Effiat (Gilbert II Coiffier d'), XXVI, *369. Sa femme Bonne Ruzé, *369.

Effiat (Antoine Coiffier-Ruzé, maréchal d'), † 1632, VI, *32. Prend le nom de Ruzé, XXVI, 369-370. Cité, XXIII, 214. Sa femme Marie de Fourcy, VI, *32; XXVI, 370.

Effiat (Martin Coiffier-Ruzé, marquis d'), † 1644, VI, *33; XXVI, 370. Sa femme Isabelle d'Escoubleau de Sourdis, *370.

Effiat (Jean Coiffier-Ruzé, abbé d'), VI, *32. Sa mort, son caractère, 32-34; XXVI, 370.

Effiat (Antoine Coiffier-Ruzé,

marquis d'), † 1719, I,*66. Premier écuyer de Monsieur; son influence sur ce prince; il prépare le mariage du duc de Chartres avec Mlle de Blois, 66; VIII, 269. Hérite de son oncle l'abbé, VI, 33. Son rôle dans l'empoisonnement de Madame Henriette, VII, 372-377. Sa promotion à l'ordre du Saint-Esprit, XXIII, 14-15. Parrain des maréchaux de France à l'Ordre, XII, 378. Premier écuyer du duc d'Orléans; est logé à Versailles, XIX, 297. Bien traité du Roi et considéré du duc d'Orléans, XXVI, 371. Mauvais conseil qu'il donne à celui-ci, XXII, 394, 392, 396. Vient à Marly; étrange trait qu'il fait à Saint-Simon, XXVI, 208-211. Se lie avec le duc de Noailles, 367-368. Intrigue avec Jérôme de Pontchartrain, XXVII, 206-207. Dévoué au duc du Maine, 116. Portrait et caractère, XXII, 392-393; XXVI, 208, 372. Sa liaison avec Béchameil, XI, 95; XVIII, 16.

Effiat (Marie-Anne Olivier de Leuville, marquise d'), XXVI, *371.

Effiat (Charlotte-Marie Coiffier-Ruzé d'), XXVI, *370-371.

Effiat (la terre d'), XXVI, *369.

Église gallicane (l'). Ses libertés et ses maximes, VI, 155, 286-287; VII, 203; X, 393; XVIII, 270; XXII, 5-7, 247; XXV, 177; XXVII, 30.

Egmont (la maison d'), IV, *59, 60; IX, 144; XV, 273. Ses armoiries, *276.

Egmont (Lamoral, comte d'), †
1568, XI, *326; XV, 273, 274.

Egmont (Jean IV, comte d'), IV, *60.

Egmont (Louis-Ernest, comte d'), † 1693, XV, *274. Sa femme Marie - Thérèse d'Arenberg, *274.

Egmont (Procope-François, comte d'), † 1707, IV, *59. Épouse Mlle de Cosnac, 59. Grand d'Espagne, IX, 144. Sa mort, son caractère, sa succession, XV, 272-276.

Egmont (Marie-Angélique de Cosnac, comtesse d'), II, *260. Son mariage; obtient un tabouret de grâce, IV, 59-60. Reçoit Mme des Ursins, XII, 401; XIII, 67. Perd son mari, XV, 272-273. Citée, VI, 84.

Egmont (Procope-Charles-Nicolas-Augustin-Léopold Pignatelli, duc de Bisaccia et comte d'), † 1743, XV, *275. Épouse Mlle de Duras, XVII, 348. Favori du prince Eugène; ses emplois, XXII, 244.

Egmont (Henriette-Julie de Duras, comtesse d'), XIV, *203; XV, *275. Son mariage, XVII, 348.

Égypte (l'), I, 8.

Elbe (l'), fleuve, XXIII, 238, 239.

Elbeuf (Charles Ier de Lorraine, duc d'), † 1605, XI, *181.

Elbeuf (Charles II de Lorraine, duc d'), † 1657, XVII, *70.

Elbeuf (Charles III de Lorraine, duc d'), † 1692, II, *104. Compétition avec Vendôme, 101-102. Ses trois mariages, IV, 339; VII, 37; XIV, 230; XVII, 69; XX, 8. Dispute avec le duc d'Aumont, XII, 418. Force son

fils aîné à céder son droit d'aînesse à son cadet, XV, 31. Ses bâtardes, XII, 241.

ELBEUF (Anne-Élisabeth de Lannoy, comtesse de la Rocheguyon, puis duchesse d'), IV, *339; XVII, 69-71; XXIV, 156.

ELBEUF (Élisabeth de la Tour d'Auvergne, duchesse d'), XIV, *230; XVII, 71; XX, 8.

ELBEUF (Françoise de Montaut-Navailles, duchesse d'), V, *20. Sa famille, XII, 227. Son mariage, VII, 37. Dispute de rang avec Mme de Lillebonne, V, 20. Au mariage de Mademoiselle, VI, 14-15. Aux obsèques de Monsieur, VIII, 368. Ses intrigues pour le mariage de sa fille avec le duc de Mantoue, XII, 229-231, 238-249. Ses efforts pour lui obtenir le rang de souveraine, XVIII, 118, 120-126. Marie sa nièce Pompadour à Courcillon, XVI, 86-87. Aux obsèques de la duchesse de Bourgogne, XXII, 342. Son caractère, XII, 228. Ses relations avec Mme de Maintenon, XII, 227; XVI, '88; XVIII, 118, 120; avec Vaudémont, XV, 58. Son amitié pour Mme de la Vieuville, XIX, 340.

ELBEUF (Charles de Lorraine, prince d'), dit le Trembleur, † 1690, XV, *31. Sa mort, XVII, 69-72; XXIV, 156.

ELBEUF (Henri de Lorraine, duc d'), † 1748, I, *46. Son frère lui cède son droit d'aînesse, XV, 31; XVII, 71. Au siège de Namur, I, 46. Ancienneté de sa pairie, II, 16. Part qu'il prend au procès des pairs contre M. de Luxembourg, 69, 101-102; XX, 281. Querelle avec le duc de Vendôme, II, 101-104. S'oppose à la réception du duc de Montmorency, 237. Cède le pas aux Vendôme à l'adoration de la croix, 259. A la réception du duc du Maine au Parlement, 111. Son mot sanglant à celui-ci, 323. Se brouille avec le duc de Lorraine, V, 141. Raccommodé avec lui; épouse Mademoiselle en son nom, VI, 7-12, 14. Son rang vis-à-vis de cette princesse, 20. Se fait donner une gratification par le Roi, VII, 49. Fait l'amoureux de la duchesse de Villeroy, puis de Mme de Barbezieux, II, 245; VI, 55. Ses reproches à Feuquières, X, 93. Dispute avec le duc d'Aumont jugée par le Roi, XII, 418-419. Rang de Vaudémont au-dessus de lui, XV, 55. Soutient la prétention de d'Antin sur le duché d'Épernon, XX, 281-282. Hérite de Mme de Vaudémont, XXIV, 375. Caractère, II, 245-246; V, 141; XX, 281. Bien avec le Roi, II, 323. Sa parenté avec les Mesmes, XXII, 230.

ELBEUF (Anne-Charlotte de Rochechouart-Vivonne, duchesse d'), VI, *14; X, 267. Amie du premier président de Mesmes, XXVI, 24.

ELBEUF (Philippe de Lorraine, prince d'), XI, 166. Reçoit un régiment, 166. Campagne de 1704, XII, 144. Sa mort, XIII, 90-91.

ELBEUF (Emmanuel-Maurice de Lorraine, prince d'), dit le prince

Emmanuel, XIII, *333. Passe aux Impériaux ; son procès, 333-334, 338 ; XX, 8. Cité, XVII, 71.

ELBEUF (Marie-Marguerite-Ignace de Lorraine, demoiselle d'), † 1679, VI, *73 ; XIX, 314.

ELBEUF (Suzanne-Henriette de Lorraine, demoiselle d'), duchesse de Mantoue, IV, *319. Au bal de la cour, 319. Intrigues de son mariage avec le duc de Mantoue, XII, 229, 233, 238, 240-249. Sa beauté, son caractère, 228, 233, 240-244. Voyez Mantoue (la duchesse de).

ELBEUF (les bâtardes d'), XII, *241 ; XVIII, 127-128.

ELBING (la ville d'), VII, *377.

ÉLECTEUR PALATIN (l'). Voyez Palatin.

ÉLECTEURS DE L'EMPIRE (les), V, 113 ; IX, 126 ; XVIII, 159. Rangs et distinctions, X, 173-174 ; XIV, 22-23, 99 ; XVIII, 224-225. Rapports d'étiquette avec les grands d'Espagne et les ducs de France, IX, 226, 248, 253-254 ; XIV, 24-27.

ÉLECTIONS (les), circonscription administrative, III, *285.

ÉLECTRE, tragédie, X, *6-7.

ÉLÉPHANT (l'ordre de l'), en Danemark, IV, *50 ; XI, 174-175.

ELFIAN (Jacques de Natta, marquis d'), XII, *103.

ÉLISABETH, reine d'Angleterre, XVI, *69.

ÉLISABETH D'AUTRICHE, reine de France, XVI, *416.

ÉLISABETH, czarine de Moscovie, XV, *244, 440, 441 ; XVII, 19.

ÉLISÉE (le prophète), XX, *335 ; XXVIII, 289, 294.

EMBRUN (la ville d'). Concile de 1727, XVII, *229. L'archevêché, IV, *98 ; XXVI, 98. Archevêques : voyez Argenson (François-Élie d'), Brûlart de Genlis (Ch.), Feuillade (Georges d'Aubusson de la).

ÉMÉTIQUE (l'), VIII, *242.

ÉMINENCE (le titre d'), aux cardinaux, XVII, 308.

EMMANUEL, roi de Portugal, VIII, *131-133.

EMMANUEL (le prince). Voyez Elbeuf.

EMO (Jean), XXIII, *94. Sage de Venise ; sa mission à Paris, 94.

EMPEREURS (les). Leurs ambassadeurs en France sont conduits par les princes de la maison de Lorraine, VI, 419. Privilège de choisir leurs nonces, VII, 18. Leur nomination au cardinalat, XIII, 63 ; XV, 204, 209. Donnent aussi la Toison d'or, V, 385. Voyez Charles-Quint, Charles VI, Ferdinand Ier. Ferdinand II, Ferdinand III, Joseph, Léopold, Louis le Débonnaire, Louis IV de Bavière, Maximilien, Othon III.

ENCELADE (le géant), XXII, *373.

ENCLOS (Mlle de l'). Voyez Ninon.

ENFANCE DE N. S. J. C. (la congrégation des Filles de l'), VI, *260.

ENFANTS TROUVÉS (l'hôpital des), à Paris, VII, *19.

ENGHIEN (François de Bourbon, comte d'), † 1545, XXVI, *368, 369.

ENGHIEN (Louis II de Bourbon, duc d'), le grand Condé. Voyez Prince (Monsieur le).

ENGHIEN (Louis-Henri de Bour-

bon-Condé, duc d'). Voyez Duc
(Monsieur le).

ENGHIEN (Marie-Anne de Bourbon-Condé, demoiselle d'), puis
duchesse de Vendôme, I, *101.
Aux obsèques de sa sœur Mlle
de Condé, VII, 234-236. Projet
de la marier au duc de Mantoue, XII, 229-232, 241. Succession de son père, XVIII,
415-418. Son rang, XIX, 66.
Épouse le duc de Vendôme,
XVII, 236; XIX, 110-114. Sa
petite taille et sa laideur, VII,
234; XII, 232, 236; XIX, 110.
Voyez Vendôme (la duchesse
de).

ENGHIEN (le duché d'), XVII,*282.

ENTRAGUES (François de Balzac,
marquis d'), XIV, 200.

ENTRAGUES (Louis de Balzac d'Illiers, abbé d'), †1720, XIX,*26.

ENTRAGUES (Alexandre d'Illiers,
marquis d'), XXIV, *142.

ENTRAGUES (Louise-Philiberte de
Xaintrailles, marquise de Lanques, puis d'), XXIV, *141-
142.

ENTRAGUES (Louis-César de Crémeaux, chevalier puis marquis
d'), XIII, *309. Querelle avec
le chevalier de Bouillon, 309.

ENTRAGUES (Bernard-Angélique
de Crémeaux, abbé d'), XIII,
*309.

ENTRAGUES (Hyacinthe de Mont-
vollat, chevalier d'), X, *71. A
la surprise de Crémone, 71-72,
79.

ENTRAGUES (le château d'), X,*72.

ENTRAIGUES (Gorge d'). Voyez
Gorge.

ENTRE-DUERO-ET-MINHO (la province d'), XX, *108.

ENTRÉES CHEZ LE ROI (les), III,
²202; V, *162; XIII, *393.
Grandes entrées, XVI, 485-
488; XXVIII, 336. Premières
et secondes entrées, XIII, 393;
XIV, 263; XXVIII, 337. Entrées du cabinet après le lever,
XVIII, 383; XXVIII, 340;
après le souper, XIX, 74, 85;
XXVIII, 360-361.

ÉPÉRIES (la ville d'), XII, *309.

ÉPERNON (Jean-Louis de Nogaret
de la Valette, duc d'), † 1642,
II, *22. Fait duc et pair, II, 92;
XX, 289. Henri IV le fait couvrir à une promenade, VI, 423-
424; IX, 271. Refuse d'obéir
aux maréchaux de France, XVI,
27. Fait proclamer au Parlement la régence de Marie de
Médicis, XXV, 254; XXVII,
97. Sa mort et sa famille, II,
93-96. Cité, V, 224; VI, 316;
IX, 69; XX, 289, 355; XXV,
236.

ÉPERNON (Bernard de Nogaret de
la Valette, duc d'), † 1661, II,
*93; VI, 316, 424; IX, 69. Sa
première femme Gabrielle-An-
gélique, légitimée de France,
IX, *69. Sa seconde femme,
Marie du Cambout, favorite
d'Anne d'Autriche, V, *14; VI,
316.

ÉPERNON (Anne-Louise-Christine
de Nogaret de la Valette, duchesse d'), carmélite, II, *93'
94. Sa mort, IX, 69-70.

ÉPERNON (le faux duc d'). Voyez
Rouillac (J.-B.-G., marquis de).

ÉPERNON (Louis de Pardaillan,
duc d'Antin et d'), † 1743,
XXII, *263.

ÉPERNON (la terre et le duché d'),

II, *97; IX, 325. Prétentions
des Rouillac, II, 94, 96-100;
XX, 258-261. Prétentions de
M. d'Antin, IX, 69-70, 325;
XX, 258-263, 267, 287-288;
XXI, 142, 470-475.

Épinac (Pierre d'), archevêque de
Lyon, XVI, *151.

Épinac (Georges-Anne-Louis de
Pernes, comte d'), XVIII, 257,
*258.

Épinais (Adrien de Bonsens, sieur
des), écuyer du Roi attaché à
Mme de Maintenon, XXVIII,
*251.

Épiphane (saint), évêque de Sala-
mine, XXV, *62.

Épiphanie (la fête de l'), XIX,
*181.

Époisses (Achille de la Grange,
marquis d'), † 1682, XV, *147.

Eppingen (la ville d'), II, *292;
III, 121.

Érard (Claude), avocat, II, *269.

Erba (Benoît). Voyez Odescalchi
(le cardinal).

Érivan (la ville d'), XXVI, 127.

Erizzo (Nicolas), ambassadeur de
Venise, VII, *7.

Escalona (les ducs d'), VIII, 193;
IX, 149. Voyez Villena (le marquis de).

Escaut (l'), fleuve, I, 57; XIII,
381; XIV, 30; XVI, 175 et
suiv., 206, 208, 227, 290 et
suiv., 323, 450 et suiv., 481,
491; XVIII, 173; XXI, 321;
XXII, 123-122; XXIII, 98.

Esclainvilliers (Charles-Timo-
léon de Séricourt d'), II, *162.
Querelle avec Saint-Simon, 162-
163.

Escoubleau (la famille d'), XV,
*262. Voyez Sourdis.

Escurial (le palais de l'), VII,
*248; VIII, 167; XXIV, 181.
Description du tombeau des
rois, XXIII, 85-86. Le duc de
Vendôme y est enseveli, 85-86.

Esdras (le juif), XXI, *302.

Esdrin (la maison), VIII, 306.

Espagne (l'). Administration,
VIII, 140; XVIII, 98; XX, 303.
Ambassadeurs : étiquette et
privilèges, VIII, 149-150, 161;
IX, 172-173, 187, 196, 204,
206, 209-213, 216-217, 224,
242, 264, 265; XII, 97. Ambassadeurs de France : voyez
Amelot, Estrées (le cardinal et
l'abbé d'), Brancas (le marquis
de), Gramont (le duc de), Harcourt, Marcin, Saint-Aignan (le
duc de), Villars (le marquis de).
Ambassadeurs de l'Empereur,
IV, 287; VIII, 233-234; de Savoie, VI, 23.

Ambassadeurs d'Espagne à
l'étranger, VII, 376; IX, 102.
Ils doivent toujours céder à
celui de France, III, 242; IV,
99-100; VI, 188; VIII, 58; X,
12. Ambassadeur de chapelle,
IX, 266. Amiral héréditaire des
Indes, VIII, 193. Amirante de
Castille : voyez Amirante. An-
nate et médiannate, IX, 144.
Apanages, XIV, 434. Armoiries, IX, 117, 148, 156, 166,
168, 170. Audiences du roi
et de la reine, IX, 163, 173,
192, 204, 218, 259. Aumôniers
du Roi, VIII, 171.

Bals de la cour, VIII, 160;
IX, 173, 203, 204, 217, 268.
Bâtards, leur situation ; ils
se rencontrent à l'origine de
presque toutes les maisons,

[Espagne *suite*]

IX, 159-165, 169, 228-231, 237, 244, 266.

Cadets des grandes maisons, IX, 156. Camarera mayor: voyez ce mot. Capitaine général de l'artillerie, XX, 301; de la mer, VIII, 296. Capitaines généraux, IX, 223; XIV, 282; XX, 105, 127. Cardinaux; leur traitement, IX, 265-266, 268; XIV, 402. Carrosses (étiquette des), VIII, 101, 150, 161, 166-168, 173-174, 178; IX, 172-175, 182; XXII, 178. Chaises à porteurs, VIII, 53; IX, 174-175. Chapelle (tenue de), VIII, 170-172; IX, 206-207, 259, 266. Charges de la cour (grandes), VIII, 157 et suiv. Charges caponnes, XVI, 52. Charges ne sont ni vénales ni à vie, VIII, 178, 188. Chasses du roi, VIII, 166-167.

Clergé; privilèges, XXIII, 24. Collèges, XII, 78-79. Combats de taureaux, VIII, 101. Comédie, VIII, 160; IX, 173, 202-204, 217, 242, 268. Commanderies, XIII, 174-176. Confesseur du roi, VIII, 232.

Conseil d'État, VII, 250-262, 277, 286, 291-292; VIII, 155. Conseil d'Aragon, de Castille: voyez Aragon, Castille. Conseil de Flandres, VIII, 211; des Indes, VII, 263; VIII, 187, 203; IX, 305; d'Italie, VII, 253; VIII, 109-110, 121, 195; des ordres, VIII, 187. Conseillers d'État, VII, 259, 262, 267, 277; VIII, 121, 150-153, 193, 194, 213-214, 284; IX, 136, 174, 201, 233, 239; X, 220, 384; XI, 132, 327; XIII, 57, 174, 225; XVI, 168; XX, 301.

Corrégidors, VIII, 147-148; IX, 216; XII, 432, 439; XX, 121. Les Cortès, IX, *219, 243; XIV, 438; XVII, 379; XXIII, 146, 180. Cortès, députés des villes, XVII, 379-381. Couronnement des rois, IX, 235, 244. Cuisine, IX, 106.

Dames de la reine, VIII, 171. Départements ministériels, XI, 251; XII, 432. Despacho universal: voyez Despacho. Dévotions singulières, XVIII, 109-110. Dominicains, VIII, 229-231. Ducs, IX, 151, 168. Écurie du roi et de la reine, VIII, 165-166, 172. Églises, IX, 220; XVIII, 70. Entrées des rois, VIII, 102. Estampille, 184-185, 233; IX, 135, 144, 275; XI, 250. Évêques; résidence obligatoire, VIII, 169; IX, 209. Fêtes et cérémonies, VIII, 159, 171, 178; IX, 163, 204-205, 241. Finances, IV, 226; X, 37-38, 244, 389, 391; XI, 242, 251; XII, 441, 444; XV, 36, 398; XVIII, 21, 81, 83. Flottille du Mexique, VIII, 54.

Galères, IX, 100, 156; XV, 234. Galions: voyez ce mot. Garde des rois, VIII, 168-169; IX, 214; X, 244, 386, 388; XX, 311; XXVI, 177. Gardes du corps, XI, 322-323. Général de la cavalerie, XV, 273; de la flotte, VIII, 134; des galères, 124. La gollile, VIII, *185. Gouverneurs, VII, 376; VIII, 148. Grands d'Espagne: voyez ce mot. Hôtelleries, XXVI, 108.

Infants et infantes: origine du titre, IX, 153; leur traitement devant le roi et la reine,

XIV, 401-411; leurs apanages, 434; traités d'Altesse, IX, 231-232; XVII, 303-304; vont à quatre mules dans Madrid, IX, 200; n'ont pas de rang dans les ordres, 235-236.

L'Inquisition, VIII, 229-230; IX, 119; XXV, 86-88. Inquisiteur (Grand). VIII, 104, 105, 194. Jésuites, VIII, 56-57, 231. Juifs, IX, 119; XX, 237. Junte, VII, 312-314, 375; VIII, 67; X, 178-179, 244; XI, 225-226, 231-234; XVIII, 98-99.

Lieues d'Espagne, XIII, *174; XX, 441. Livrées, IX, 174-175. Majorasques, X, 124. Majordome major : voyez ce mot. Milices, X, 243; XIII, 302; XX, 112. Mousquetaires, VIII, 222. Nattes sur les planchers, IX, 202. Noblesse, IV, 291; VIII, 101, 102, 155; XX, 150; sortie presque toute de bâtards, IX, 159-160, Noms et armes changés, VII, 249. Nourrice du roi, VIII, 17.

Ordres militaires et de chevalerie, IX, 235, 244, 267-268; XI, 177; XIII, 175-176; XVII, 79; XVIII, 82; voyez aux noms. Pages du roi, VIII, 168. Palais royal, 159-160, 163, 180. Parasol, IX, 218. Patriarche des Indes, VIII, 169; XVII, 380. Pistoles, IV, 152. Prédicateurs, XIII, 409. Président des ordres, VII, 259. Primatie, XVII, 380. Princes; inconnus en Espagne, IV, 290-291; IX, 152-153, 168, 224; XVI, 431. Processions, IX, 218. Le punto, VIII, 105.

Repas, IX, 106-107. Révérences, 209-210. Ricos hombres; origine, privilèges, transformation et disparition, IX, *116-118, 121, 124, 127-129, 148-152, 165-169, 235, 249, 262. La saccade du vicaire, VIII, 220-228. Secrétaires d'État, VII, 261; VIII, 155-156, 161; XI, 321. Senoras d'honor, VIII, 175. Serments, VIII, 161-162, 164, 171; IX, 26; XIV, 438. Sièges, IX, 202. Signatures singulières, VIII, 193. Sommeliers de cortine, VIII, 170. Substitutions, IX, 154-155, 168-169.

Tabac d'Espagne, IV, 250. Tapis, IX, 202. Titolados, IX, 171, 200, 201, 239. Tribunaux, VIII, 161; XVIII, 79. Vassaux du roi, IX, 114-117. Vice-rois, IV, *148. Vice-royautés, VII, 267, 376; VIII, 113; IX, 223, 231, 242.

ESPAGNE (les rois d'). Leur puissance souveraine, XIV, 439-441. Leur serment comme rois d'Aragon, 442-443. Leur marche en cérémonie, VIII, 177-178. Étiquette devant eux, VII, 320; VIII, 60. Qui se couvre en leur présence, VI, 423; IX, 117, 133, 163, 196. Ils choisissent leurs nonces, VII, 18. Leur nomination au cardinalat, XVI, 411. N'ont pas d'habits royaux, IX, 235. Ne vont pas visiter leurs sujets, XX, 130-131. Voyez Charles II, Ferdinand le Catholique, Ferdinand VI, Louis Ier, Philippe II, Philippe III, Philippe IV, Philippe V.

ESPAGNE (les reines d'). Leur maison, VIII, 171 et suiv. Veuves,

elles doivent se retirer dans un monastère, XIII, 446. Voyez Autriche (M.-A. d'), Bavière-Neubourg (Marie-Anne de), Farnèse (Élisabeth), Foix (Germaine de), France (Élisabeth de), Isabelle la Catholique, Jeanne la Folle, Orléans (Marie-Louise d'), Orléans (Louise-Élisabeth d'), Portugal (Marie de), Portugal (Marie-Madeleine-Josèphe de).

ESPAGNE (Louis-Philippe, infant d'), prince des Asturies, puis le roi Louis Ier, IX, *177. Voyez Asturies (le prince des).

ESPAGNE (Philippe, infant d'), † 1719, XXIII, *81.

ESPAGNE (Isabelle-Claire-Eugénie, infante d'), I, *48; XV, 2, 122.

ESPAGNE (Marie-Anne-Victoire de Bourbon, infante d'), fiancée à Louis xv, IX, *177. Son renvoi en Espagne, XXVI, 238-239.

ESPAGNE (Marguerite-Thérèse d'), impératrice, VI, *142; XIII, *34.

ESPARBÈS (la famille d'), XIV, *351. Armoiries, *352. Voyez Aubeterre.

ESPARBÈS (la terre d'), XIV, *351.

ESPIERRES (le camp d'), II, *160, 161.

ESPINAY (François-Rodrigue des Hayes, marquis d'), † 1745, XII, *430. Son mariage avec Marie-Anne d'O, 430.

ESPINAY-BRUUN (la maison d'), XII, *430-431; XXV, *162.

ESPINAY-SAINT-LUC. Voyez Saint-Luc.

ESPINCHAL (le marquis d'), XI, *166. Tué en Italie, 166.

ESPINOY (Alexandre-Guillaume de Melun, prince d'), † 1679, V, *333. Ses deux mariages, 333-335. Chevalier de l'Ordre, XXII, 107. Cité, XIV, 140; XXIII, 216.

ESPINOY (Louise-Anne de Béthune-Charost, princesse d'), première femme du précédent, V, *334; XXII, 107.

ESPINOY (Jeanne-Pélagie de Rohan-Chabot, princesse d'), seconde femme du précédent, III, *312. Sa mort, portrait et caractère, ses enfants, V, 331-333, 339. Mariée secrètement avec le Peletier de Souzy, 336. Ses relations avec Turenne et le maréchal de Lorge, 254; X, 327; avec le chevalier de Lorraine, XV, 12. Citée, V, 220; X, 375; XIV, 140, 145.

ESPINOY (Louis Ier de Melun, prince d'), † 1704, I, *265. Blessé en Allemagne, 265. Marié à Mlle de Lillebonne, IV, 337; V, 337; XV, 16. Sa mort, son portrait, XII, 257-259. Cité, IV, 320; V, 334; XV, 16.

ESPINOY (Élisabeth de Lorraine-Lillebonne, demoiselle de Commercy, princesse d'), II, *184. Son mariage, IV, 337; V, 337. Au bal du mariage du duc de Bourgogne, IV, 320. Dispute d'étiquette en 1698, V, 20-21. Estimée et bien traitée par le Roi; distinctions dont elle est l'objet, IX, 41, 43; XV, 10, 45, 47; XXV, 125, 127. Sa liaison avec Mme de Maintenon, IX, 43; XV, 10; XXV, 125, 127. Espionne la duchesse de Bourgogne, XV, 8-10; XXI, 90, 271.

Son intimité avec Monseigneur et avec Mlle Choin ; sa situation à Meudon, II, 191; VI, 75; IX, 41-42; X, 227; XI, 368; XII, 258; XIII, 246; XIV, 396-398; XV, 7, 10-12, 79 ; XVI, 12 ; XVII, 137; XVIII, 119; XIX, 10, 255-256; XXI, 63, 65, 95, 264-265. Relations avec la princesse de Conti, II, 184; XIV, 396; XV, 11, 17; avec Madame la Duchesse, XV, 12, 18-19; XVI, 260. Ses intrigues pour le mariage de Mlle d'Elbeuf avec le duc de Mantoue, XII, 228, 241. Menées en faveur de son oncle Vaudémont, IX, 46; XIII, 291; XV, 3, 17, 43-44, 57-59. Sa douleur de la mort du fils de celui-ci, X, 226-227; XII, 124. Voyage à Commercy, XV, 46. Affaire des prétendus Rouvroy, 461, 467. Son rôle dans l'affaire de Saint-Simon et du duc de Mortemart, XVII, 84-88. Son rôle dans les cabales de la cour, XVIII, 10, 12, 72; XIX, 252. A Meudon pendant la maladie de Monseigneur, XXI, 6, 12. Accompagne le Roi à Marly, 45. Ses cabales contre le duc d'Orléans, XXII, 374, 388. Marie sa fille au fils du prince de Rohan, XXI, 96. Son fils fait duc et pair; mot aimable du Roi, XXV, 124-125.

Portrait et caractère, IX, 39-40; XV, 4, 6-7; XVII, 85-86. Ses trahisons à l'égard de la France, XVIII, 172. Relations avec Chamillart, IX, 39; XVI, 79, 247, 304, 319; XVII, 449, 461. Soutient Mme d'Elbeuf,

XII, 228. Relations avec Harcourt, X, 39; avec le chevalier de Lorraine, XV, 7. Sa liaison avec le duc du Maine, XVI, 202; avec le chancelier de Pontchartrain, XXI, 281; avec le prince de Rohan, XXI, 274, 276; XXV, 125. En mauvais termes avec Saint-Simon, XIII, 245; XX, 188. Liée avec Mme de Soubise, XV, 12, 16; XVI, 204; XXI, 96; XXV, 125; avec Vendôme, XV, 17, 19. Pousse Mme de la Vieuville, XIX, 339, 340. Amie du maréchal de Villeroy, IX, 43-44. Cultive les Voysin, XVII, 461. Ses biens de Flandres, XVI, 327.

ESPINOY (Louis II de Melun, prince d'), puis duc de Melun, XII, *259. Don du Roi, XXII, 149. Est créé duc et pair de Melun, XXIV, 124-129. Sa réception au Parlement, XXV, 188. Cité, XXII, 23.

ESPINOY (Marie-Marguerite-Françoise de Melun, demoiselle d'), V, *334, 338; XII, 236.

ESPINOY (la terre d'), XVI, *327.

ESSARTS (le sieur des), écuyer de Saint-Simon, I, *34.

ESSEY (l'abbaye d'), III, *67.

ESSONNES (le village d'), X, 380; XXVI, *260.

ESTAING (François III, comte d'), † 1732, XIII, *43. A l'armée d'Italie (1705), 115. Assiège Asti, XIV, 5. Siège et bataille de Turin, 45, 50, 57. Campagne de 1708 en Catalogne, XVI, 402-403. Vend sa compagnie de gendarmes, XXIII, 4-5. Marie sa fille, XXVI, 200.

ESTAING (Marie de Nettancourt-

[Estaing *suite* — Este]

Haussonville, comtesse d'),
XIII, *43.

Estaing (Henriette-Madeleine-Julie de Fontaine-Martel, marquise d'), XIII, *449.

Estaing (Marie-Antoinette, demoiselle d'). Voyez Saint-Sulpice (la marquise de).

Estaires (Anne-Auguste de Montmorency, comte d'), puis prince de Robecq, XX, *296. Sa carrière, XXIV, 74, 76. Campagne de 1710, XX, 296. Voyez Robecq (le prince de).

Estaires (la seigneurie d'), XX, *296; XXIV, 72.

Estampes-Valençay (la maison d'), XXIII, *228.

Estampes (Henri d'), grand prieur de France, XII, *317.

Estampes-Valençay (Jacques II, marquis d'), † 1639, XXIII, *12.

Estampes (Jacques d'Estampes, marquis de la Ferté-Imbault, maréchal d'), † 1668, XII, *319.

Estampes (Jean d'), conseiller d'État, † 1671, XII, *317. Ambassadeur en Hollande, 317-318.

Estampes-Valençay (Léonor d'), archevêqne de Reims, XII,*316.

Estampes (Charles d'Estampes, marquis de Mauny, dit le marquis d'), † 1716, XXIII, *15. Sa promotion à l'ordre du Saint-Esprit en 1088, 15. Parrain du maréchal de Vauban, XII, 379. Aux obsèques du duc de Bourgogne, XXIII, 52.

Estampille (l'), en Espagne, VIII, 181-183, 233; IX, 135, 144, 275; XI, 250.

Estang (François de l'), lieutenant des gardes du prince d'Orange, II, *329, 332.

Este (Marie-Béatrix-Éléonore d'), reine d'Angleterre, I, *95. Sa parenté avec le prince de Conti, IX, 292; XIV, 386. Amenée en France par Lauzun, I, 125; IX, 64. Au mariage du duc de Chartres, I, 95-97. Conti lui apprend son élection en Pologne, IV, 187. Au mariage du duc de Bourgogne, 313, 322-324 ; à celui de Mademoiselle, VI, 10-12. Mort de sa belle-mère la duchesse de Modène, VI, 248. Apprend la déclaration de Philippe V, VII, 328. Cérémonial avec lui, 330. Accompagne son mari à Bourbon, VIII, 100. Obtient la liberté du maréchal de Villeroy, X, 376. Malade, XI, 92 ; XIII, 124. Opposée à l'expédition d'Écosse, XV, 418, 423. Chagrin que lui cause le mariage du duc de Berry, XIX, 356. Mort et obsèques de Monseigneur, XXI, 92, 97, 127-128. Visite la duchesse de Bourgogne malade, XXII, 277. Perd sa fille, son chagrin, XXIII, 31. Grave maladie (1714), XXIV, 176. Va aux eaux de Plombières, XXVI, 208. Paroles que le Roi lui dit au sujet de son testament, XXV, 20-21 ; XXVIII, 305-306, 308, 321.

Sa cour à Saint-Germain, IV, 238; VII, 113; XII, 449. Manière d'être avec le Roi; ses attentions pour elle, IV, 239; IX, 288; XV, 432; XVI, 475. Relations de courtoisie avec le Roi et la cour, VIII, 320, 326;

[Esther *suite* — Estrades]

IX, 296; XXVIII, 77, 373-374.
Au souper du Roi, IV, 314.
Aux bals de la cour, II, 133;
VII, 58; XII, 439. Cérémonial
avec les princes, XIV, 405-406;
avec les duchesses, IX, 270.
Séjours à Fontainebleau, IV,
238; VI, 6, 11, 312; VII,
215; XXVIII, 348. Visites à
Marly, XII, 439; XIV, 438;
XV, 431. Sa dévotion, 430-
431. Ses retraites fréquentes
chez les Visitandines de Chaillot, IX, 293. Middleton lui
annonce sa conversion miraculeuse, XII, 450; XV, 447.
Élève mal son fils, XV, 430,
431. Ses dames, IV, 324. Son
douaire, V, 72.

Son amitié pour la comtesse
d'Almond, XI, 92-93; pour Berwick, XII, 61; pour Lauzun,
II, 276; V, 70. Relations avec
Mme de Maintenon, XV, 432-
433; XXVIII, 243, 252, 277;
avec l'abbesse de Maubuisson,
XVII, 96. Générosité de M. de
Nesmond, évêque de Bayeux, à
son égard, XIV, 296. Roquette,
évêque d'Autun, lui fait part de
sa guérison miraculeuse, 295-
296. Relations avec Saint-Simon,
XV, 77; avec Mme des Ursins,
XII, 60, 94.

ESTERHAZY (François et Paul,
princes), et leurs femmes nées
Tekeli, XXIII, *249.

ESTHER (la tragédie d'), VI, *172;
XII, 331; XXVI, 220,

ESTISSAC (la branche d') de la maison de la Rochefoucauld, XIV,
347.

ESTISSAC (Louis-Armand-François
de la Rochefoucauld-Roye de

Blanzac, comte de Roucy, puis
duc d'), XIX, *286, 287.

ESTISSAC (Marie de la Rochefoucauld, duchesse d'), XIX, *287.

ESTOUTEVILLE (Marie-Anne-Char-
lotte de Bourbon-Soissons-Neu-
châtel, demoiselle d'), XII, *2.

ESTOUTEVILLE (le duché d'), XVII,
*77. Son érection, XXV, 233.
Prétentions des Matignons, XX,
285; XXI, 139, 247, 253-255.

ESTRADES (la maison d'). Ses armoiries, XX, *258.

ESTRADES (Jean d'), † 1607, XX,
*256.

ESTRADES (François d'), † 1656,
XX, *256. Sa femme Antoinette
Arnoul, *257,

ESTRADES (Godefroy, comte et maréchal d'), † 1686, III, *241.
Ses négociations, XX, 252, 254,
255. Son ambassade en Angleterre; conflit avec le baron de
Watteville, III, 244; IV, 99;
VIII, 58; X, 11; XXVIII, 9.
Gouverneur du duc de Chartres, XVIII, 410; XXVI, 277.
Ses enfants, XX, 255. Ses mémoires, 258.

ESTRADES (Marie d'Aligre, dame
de Verthamon, puis maréchale),
IV, *4.

ESTRADES (Louis, marquis d'), †
† 1711, XX, *252. Son retard
en apportant le traité de Nimègue, 253. Sa mort, sa carrière, sa famille, 252-254.

ESTRADES (Gabriel-Joseph, chevalier d'), † 1692, XX, *255. Tué
à Steinkerque, 255.

ESTRADES (Louis-Godefroy, comte
d'), † 1717, XX, *275. Tué en
Hongrie, ses enfants, *255.

ESTRADES (Jean-François, abbé

d'), † 1715, XX, *235. Sa mort, ses ambassades, ses dettes, XXVI, 196-197.

ESTRAMADURE (la province d'), VIII, *129; XIII, 223, 360; XV, 287; XVI, 167; XX, 107, 133.

ESTRÉE (le prieuré de l'), V, *393, 396.

ESTRÉES (la maison d'), XXV, *165. Généalogie, 165-170. Son lustre et ses gloires, II, 98-99; XI, 321; XV, 82. Possède de père en fils le gouvernement de l'Ile-de-France, XXV, 168; et la capitainerie de Villers-Cotterets, V, 342. Voyez Tourbes.

ESTRÉES (Antoine III d'), † 1516, XXV, *165. Sa femme Jeanne de la Cauchie, 165.

ESTRÉES (Jean d'), † 1571, XXV, *165. Sa femme Catherine de Bourbon-Vendôme, 165.

ESTRÉES (François-Louis d'), marquis de Cœuvres, † 1594, XXV, *166.

ESTRÉES (Antoine IV d'), † 1599, XIV, *200; XXV, 165, 168. Sa femme Françoise Babou, *166.

ESTRÉES (Gabrielle d'), VII, *14; XI, 102, 181; XIV, 200; XXV, 167, 168.

ESTRÉES (François-Annibal Ier, maréchal d'), † 1670, VII, *14. Gouverneur de l'Ile-de-France; sa carrière, ses enfants, XV, 169-409. Accommode une querelle entre Mlle de Montpensier et sa belle-mère, XXIV, 30-31. Cité, XI, 102; XIV, 200; XV, 82. Sa femme Marie de Béthune-Sully, XXV, *168.

ESTRÉES (François-Annibal II, duc d'), † 1687, V, *341. Son ambassade à Rome, 341; XII, 40; XXV, 169.

ESTRÉES (François-Annibal III, duc d'), † 1698, III, 93, *542. Intervient dans le procès des pairs contre M. de Luxembourg, 93, 100, 102. Sa mort, son mariage, ses enfants, V, 340-342. Cité, VII, 153; XII, 40; XIV, 385; XX, 198; XXII, 119; XXV, 169.

ESTRÉES (Madeleine de Lionne, duchesse d'), première femme du précédent, V, *342; XII, 40; XIV, 385. Son mariage, XXV, 174.

ESTRÉES (Madeleine-Diane de Bautru-Vaubrun, duchesse d'), deuxième femme du précédent, V, *342; VII, 152; XX, 197; XXII, 91.

ESTRÉES (Jean, abbé d'), évêque-duc de Laon, † 1694, XXV, *169.

ESTRÉES (Jean, comte et maréchal d'), † 1707, I, *130. Commande en 1693-94 eu Aunis et en Poitou, 130; II, 140. Intervient en faveur de Mlle de Rouillac pour le duché d'Épernon, 98-100. Commande en Bretagne comme lieutenant général de la province, IX, 6, 8; X, 119; XI, 14-15, 99. Sa mort, sa carrière et sa fortune; hostilité de Louvois, XV, 84-87. Cité, IV, 146; XI, 8; XXV, 169.

ESTRÉES (Marie-Marguerite Morin, maréchale d'), II, *130. Sa mort, sa famille, son caractère; XXIV, 268-270; XXVI, 214. Plaisanteries du cardinal d'Es-

[Estrées *suite*]

trées, XXV, 181. Citée, III, 189; IV, 320; XIX, 53.

Estrées (César, cardinal d'), évêque-duc de Laon, II,*98. Sa carrière ; ses négociations, XXV, 173-179. Intervient en faveur de Mlle de Rouillac dans l'affaire du duché d'Épernon, II, 98-100. Repas qu'il donne au prince de Parme ; sa distraction, V, 75; XXV, 175. Voyage à Rome ; passe par Turin, VII, 13-15. Au conclave de 1700, 245. Se rend à Venise ; obtient la neutralité de la république, 356 ; VIII, 259. Revient à Rome, IX, 300. Relations qu'il y noue avec la duchesse de Bracciano, princesse des Ursins, V, 103-104; IX, 94, 96. Fait nommer auditeur de rote le frère de celle-ci, XIII, 69. Dote Mlle d'Ayen, V, 29. Vient saluer Philippe v à Gênes, X, 234. Son ambassade en Espagne, 234, 385; XI, 77, 232. Ses relations avec le cardinal Portocarrero, 233, 235, 240. S'entend mal avec la princesse des Ursins, 232-237, 239, 320; XII, 58. Demande à revenir en France, XI, 245-247, 251. Arrive à la cour et est reçu par le Roi, 314. Hérite de Mme de Toisy, 77. Contribue au rappel de Mme des Ursins ; sa haine pour elle, XII, 67, 75. Fait nommer son neveu l'abbé commandeur de l'Ordre, 69-70. Reçoit l'abbaye de Saint-Germain-des-Prés, 74-75, 92. Marie son petit-neveu avec une fille du duc de Nevers, XIV, 385. Affaires du jansénisme, XVIII, 263, 270. Chargé par le Roi de s'occuper de l'affaire de la Constitution, XXV, 131, 182-183. Sa mort, sa famille, sa carrière, 163 et suiv.

Portrait et caractère, XI, 233; XII, 75; XXV, 170-171, 179-182. Ses bons mots, XXI, 322; XXII, 119; XXV, 181-182. Ses distractions, V, 75; XXV, 175. Fort bien avec le Roi, XI, 16, 314. Son rang aux cérémonies de l'Ordre, III, 1. Liaison avec le prince de Conti, XVII, 123. Mal avec les jésuites, XVIII, 270. Relations avec Louville, XI, 240 ; avec les Noailles, XII, 69; avec ses moines de Saint-Germain-des-Prés, XXV, 179.

Estrées (Louis-Armand, marquis de Cœuvres, puis duc d'), † 1723, V, *341. Sa famille, XXV, 169. Sa pauvreté ; reçoit le gouvernement de l'Ile-de-France, V, 341-342. Blessé à Friedlingue, X, 302. Épouse une fille du duc de Nevers, XIV, 385. S'abstient dans l'affaire du duché d'Épernon, XX, 283. A la séance des Renonciations, XXIII, 332. Querelle avec le comte d'Harcourt, XXIV, 18-22. Débauché, XX, 283.

Estrées (Diane-Adélaïde-Philippine Mazzarini - Mancini, duchesse d'), XIV, *385. Son mariage, 385, 393.

Estrées (Victor-Marie, comte d'Estrées, puis maréchal de Cœuvres, et maréchal-duc d'), † 1737, II, *99. Sa carrière, XI, 15-16. Projet de lui faire épouser Mlle de Rouillac moyennant une nouvelle érection du duché

[Estrées *suite*]

d'Épernon, II, 99-100 ; XX, 259-260. Campagne de 1694 sous Tourville, II, 140. Vice-amiral, mène la flotte au siège de Barcelone, IV, 145-149. Épouse Mlle d'Ayen, V, 28. Le roi d'Espagne le fait capitaine général de la mer, VIII, 296. Mène son escadre à Naples, IX, 304, 306. Reçoit le roi d'Espagne et le transporte en Italie, X, 118, 151. Est fait grand d'Espagne, IX, 277-278 ; X, 151, 156, 188 ; XI, 240 ; XII, 376 ; XV, 87. Revient à Toulon et à la cour et subit une opération, X, 179, 380.

Est fait maréchal de France et prend le nom de maréchal de Cœuvres, XI, 8 et suiv. ; XXVIII, 125. Se rend à Toulon, XI, 99. Campagne de 1703 ; revient à la cour, 312. S'embarque à Brest avec le comte de Toulouse, XII, 99. Bataille de Malaga, 221-222. Philippe v lui fait un présent, 282. Mal avec Jérôme de Pontchartrain, 325. Se raccommode avec lui, XIII, 11-12. Reçoit l'ordre du Saint-Esprit, XII, 356, 376, 379. Va à Toulon préparer la campagne de 1705, XIII, 129 ; de même pour 1706, 301. Au siège de Barcelone, 360. Rentre à Toulon, 395. Mort de son père ; hérite de son gouvernement et prend le nom de maréchal d'Estrées, XV, 82, 86. Candidat à l'ambassade de Rome, XVI, 271-277. Hérite de sa mère, XXIV, 270. Ses sentiments pour le duc d'Orléans, XXVI, 350. Saint-Simon pro-

jette de le mettre du conseil de marine, XXVII, 17.

Caractère, XI, 16-22 ; XXVII, 17. S'enrichit au temps de Law, XI, 17. Sa bibliothèque, ses collections, son château de Nanteuil, 17-18, 20-21. Sa réplique au P. Lallemant au sujet de l'Inquisition, XXV, 183. Favorisé par Mme de Maintenon, XI, 240. Lié avec le chancelier de Pontchartrain, XI, 15 ; mais mal avec son fils, XII, 325, 375 ; XXVII, 18. Ami de Seignelay, XI, 15.

Estrées (Lucie-Félicité de Noailles, comtesse d'Estrées. puis maréchale de Cœuvres, enfin maréchale d'), III, *313. Voyez Ayen (Mlle d'). Son mariage ; est dotée par Mme de Toisy et le cardinal d'Estrées et faite dame du palais, V, 28-29 ; XI, 76. Plaisanterie sur l'opération de son mari, X, 380. Différend avec la comtesse de Mailly, XI, 288, 297. Accompagne la marquise de Bedmar à sa présentation, XII, 29. Affaire de la quête, 357. Ses enfantillages ; est très bien avec le Roi et l'amuse, IX, 276 ; X, 151 ; XI, 16, 297. Rôle à la cour de la duchesse de Bourgogne ; sa faveur auprès d'elle, XII, 373 ; XV, 100, 361, 363 ; XVI, 474 ; XIX, 242. Fin de sa faveur, XXI, 268. Ses caprices et ses folies, XVI, 262-263 ; XVII, 474. Bien avec Mme de Maintenon, XV, 100. Courtise les filles du Roi, XV, 117 ; et Mme de Montespan, 100, 101, 103. Sa bonne entente avec son mari,

XI, 22. Relations avec son beau-frère Courtenvaux, XIII, 153, 155. Aventure avec Maulévrier, 326. Amie de l'abbé de Polignac, 216; de la duchesse de Villeroy, XVI, 263. Relations avec les Saint-Simon, XIX, 304. En bons termes avec sa belle-mère, XXIV, 270.

ESTRÉES (Jean, abbé), † 1718, X, *234. Envoyé en Espagne avec son oncle, 234. Est chargé de l'ambassade; son rôle; ses relations avec Mme des Ursins, XI, 236-239, 243-246, 320; XII, 59, 60, 65-66, 73, 133. Accompagne Philippe v à l'armée, 76. L'aide de son crédit, 96. Obtient de revenir, 66-69, 76, 80. Est nommé commandeur de l'ordre du Saint-Esprit, 72-75, 92. Dégoût que lui occasionne Pontchartrain, 375-376. Répugnance du Roi à le faire évêque, XI, 321; XV, 87. Vise le cardinalat, XVI, 274. Coadjuteur puis abbé de Saint-Claude, XXV, 164, 181. Hérite de sa mère, XXIV, 270. Ses sentiments à l'égard du duc d'Orléans, XXVI, 350. Sa mort, XXV, 170.

Portrait et caractère, XI, 321-322; XII, 67; XVIII, 270. Ses galanteries, XI, 321; XII, 70. Relations avec Louville, XI, 240.

ÉTAMPES (la ville d'), VII, 347; XV, 62. Duché, XVI, 486.

ÉTANG (le château de l'), VIII, *5, 6; X, 405; XIII, 293; XV, 371-373; XVII, 192. Séjours de Chamillart, X, 64, 407, 409; XII, 189; XIII, 236, 276, 277, 380; XIV, 305, 329, 353, 420;

XV, 3, 221, 282, 377, 385; XVI, 106, 435; XVII, 437, 443, 447, 462, 464; XVIII, 5.

ÉTATS GÉNÉRAUX (les). Leur puissance comparée à celle du Parlement, XIV, 437-438. Celui-ci n'est pas leur abrégé, XXV, 336. Leurs prétentions, IX, 219, 243. Comparés aux cortès d'Espagne, 219. Opinion du duc de Bourgogne sur leur convocation, XXII, 326-327. États de Blois en 1588, XVI, 151. États de 1614, XII, 367. Saint-Simon propose au duc d'Orléans de les réunir; avantages à en tirer pour les finances, les renonciations et l'abaissement des bâtards, XXVII, 63-92. Le Régent y renonce, 172-173.

ÉTATS PROVINCIAUX (les), VI, 131-134.

ÉTIENNE (saint), roi de Hongrie, XI, *371.

ÉTOILE (la maison de l'), dans le parc de Versailles, XIX, *265.

ÉTRENNES (les). Diminuées par le Roi, XIV, 245-246. Supprimées complètement, XVIII, 431; XXIV, 149.

ETTLINGEN (la ville d'), XVI, *287.

EU (les comtes d'), de la maison de la Marck, XIV, 184.

EU (Louis-Charles de Bourbon, comte d'), XIX, 74, *554. Aux après-soupers du Roi, 74. Son rang, 92, 103, 350; XX, 236, 359-360. Aux mariages du duc de Vendôme et du duc de Berry, XIX, 113, 353. Ses charges, 226. Gouverneur de Guyenne, XXIII, 226; XXIV, 357. Reçoit la survivance de l'artillerie,

XXIV, 355. Son voyage en
Hongrie, XX, 255.
Eu (la ville d'), XII, 411.
Eu (le comté d'), I, *124; II, 110;
VII, 110; XIV, 345; XIX,
*339; XXIV, 348.
Eugène (Eugène-François de Sa-
voie-Carignan, dit le prince),
III, *135. Son enfance, X, 261.
Ses abbayes, 262-263. Passe au
service de l'Empereur, III, 278.
Expose à Biron les causes de
cette désertion, XVI, 200-201.
Trompé par le duc de Savoie en
1696, III, 135. Victoire sur les
Turcs, IV, 239. Commande l'armée de l'Empereur en Italie,
VII, 359; IX, 49. Bat Saint-
Frémond à Carpi, 53-54; et le
duc de Savoie à Chiari, 82. Ne
songe pas à assiéger le château
de Milan, 86. Favorise la révolte
de Naples, 305.
1702. Surprend Crémone; est
repoussé; fait prisonnier le maréchal de Villeroy, X, 67-69.
Sa conduite à l'égard de Montgon, 81. Cherche à faire enlever
le roi d'Espagne, 169, 176. Suite
de la campagne; combat de Luzzara, 219, 221-224, 226. Ses
relations avec son frère le comte
de Soissons; sert de père à ses
enfants, 262. Est fait président
du conseil de guerre, XI, 263.
Campagne contre Ragotzi et les
mécontents de Hongrie en 1703-
1704, 262, 272 ; XII, 30-
31.
1704. Campagne d'Allema-
gne, XII, 138-140. Victorieux à
Hochstedt, 168-185, 199-204.
Vient se reposer à Rastadt, 205.
Son armée campée sur la Lauter,

266-267. Expédition en Bavière,
312.
1705-1706. Amène des ren-
forts en Italie, XIII, 16. Petits
succès, 41-42, 44. Combat de
Cassano, 93 et suiv. Passe l'hiver à Vienne, 292. Campagne
de 1706 en Italie, 338, 347,
351-352, 390; XIV, 7-8, 39-40.
Bataille de Turin, 42-53, 60,
62. Entre dans la ville, 85. Con-
quiert le Milanais, 89. Y lève
des contributions, 116.
1707. Traité avec Vaudémont
pour l'évacuation de l'Italie,
XV, 3. Nomme Colmenero gouverneur du château de Milan,
34. Obtient de l'Empereur une
pension pour Mme de Mantoue,
37. Invasion de la Provence;
échoue devant Toulon, 193-221.
1708. Conférence à la Haye;
refuse d'aller en Espagne, XV,
436. Son triumvirat avec Heinsius et Marlborough, 435-436;
XVI, 135, 199, 201; XVII, 5.
Campagne de 1708 en Flandre,
XVI, 135, 171-172, 177. Assiste
à la bataille d'Audenarde, 199,
206. Amène à Marlborough un
grand convoi, 277-280. Siège et
prise de Lille, 289-291, 301,
342, 357, 359, 362. Y est blessé,
347. Suite de la campagne, 453,
464. Mot de Mme d'O et apoph-
tegme de Gamaches sur lui, 300,
477. Prise de la citadelle de
Lille; sa conduite avec Boufflers et les officiers prisonniers,
478-481. Va en Hollande, puis
à Vienne, 491; XVII, 5.
1709. Commande en Flandre,
XVII, 414; XVIII, 141, 175-
177. Comment traite l'évêque

[Eugène *suite* — Évreux]

de Tournay, 150. Lettre de lui trouvée dans la cassette de Mercy en Alsace, 172; XXII, 394-395. Bataille de Malplaquet, XVII, 180 et suiv.

1710. Opposé à toute paix, XIX, 370. Siège de Douay, 370 et suiv. Reçoit le cardinal de Bouillon après sa désertion, XX, 13. Gagne le secrétaire du maréchal de Montesquiou, 74. En mauvais termes avec l'archiduc Charles, XV, 436; XXI, 133-134; XXII, 123, 133.

1711-1713. Campagne de Flandre, prise de Bouchain, XXII, 122-133. Mal reçu par le nouvel empereur, ses dégoûts à Vienne; son voyage en Angleterre, 178-180. Prend le Quesnoy, XXIII, 92-93. Assiège Landrecies, 96. Est battu à Denain, 98-100. Lève le siège de Landrecies et se retire à Mons, 102-104. Conférences et paix de Rastadt, XXIV, 129-130, 182-183. Congrès de Bade, 271. Sa mort, XXII, 479.

Sa parenté avec les Bouillons, XX, 7-8. Estime peu sa mère Olympe Mancini, XVI, 427. Sa haine contre le Roi, XVI, 201, 480; XIX, 374. Déférence pour lui des officiers de ses troupes, XVI, 201. Peu courtois pour ses prisonniers, X, 73, 78; XII, 184-185; XVIII, 148. Patronne le déserteur Bonneval, XIII, 338. Vendôme l'estime peu, 286. Sa magnificence, XVI, 201. Cité, VI, 73; VII, 228; X, 292, 376; XI, 73; XII, 386; XIII, 160; XIV, 387; XVII, 284, 369; XIX, 135.

EURE (la rivière d'), XXVIII, 169.
EUTIN (l'évêché d'), XVII, *18.
ÉVÊCHÉS (les TROIS), VII, 297; XIII, 76; XV, 207. Gouvernement, XI, *150. Le commandement, IX, *320.
ÉVÊCHÉS SUBURBICAIRES (les), XXV, *176.
ÉVÊQUES (les). Dispute avec le chancelier à propos de leurs ouvrages doctrinaux, X, 392-397. À l'eau bénite du prince de Conti, XVII, 145. Leurs prétentions aux obsèques de la duchesse de Bourgogne, XXII, 339. Usurpations aux obsèques du duc de Berry, XXIV, 264. Influence néfaste de Godet des Marais sur le choix des évêques, XVII, 49; XVIII, 237; XXVII, 55. Conduite à tenir par le Régent à leur égard et nécessité de leur interdire tout commerce avec Rome et le nonce, XXVII, 29-31. Leur titre de Monseigneur, XVII, 298-299.
ÉVERLY (Gabriel de Fossés, marquis d'), XXII, *224.
ÉVORA (l'évêché d'), VIII, *123.
ÉVREUX (Philippe III, comte d'), V, *195.
ÉVREUX (Blanche d'), reine de Navarre, V, *203.
ÉVREUX (Henri-Louis de la Tour d'Auvergne, comte d'), VII, *54. Aventure à un bal masqué de la cour à propos de la duchesse de Villeroy, 54-56. Obtient la charge de colonel général de la cavalerie et s'attache au comte de Toulouse, XI, 58-61. Prête serment pour cette charge, XV, 358 et suiv. Augmentation de brevet de retenue,

XII, 413. Pension de vingt mille livres, XIII, 317. Épouse Mlle Crozat, XIV, 362-364. Prend part à la campagne de 1708, XVI, 188, 207, 215, 219-220. Sa lettre insolente sur Audenarde; habileté de sa mère, 235-237, 243, 245. Ne servira pas en 1709, XVII, 173-174.

Portrait et caractère, XI, 59-60; XVI, 235; XX, 50. Son logement à Versailles, XV, 288-289. Cité, X, 249; XVII, 322.

ÉVREUX (Marie-Anne Crozat, comtesse d'), XIX, *362. Son mariage, 362-364

ÉVREUX (la ville d'), II, 111; V, 326; VI, 392, 405; XVI, 116; XX, 34. L'évêché, XX, *81. Évêque : voyez Normand (Jean le).

ÉVREUX (le comté d'), V, *326; XIV, *214.

EXCELLENCE (le titre d'), IV, 98; VII, 13; VIII, 153; IX, 195, 240, 241, 260; XI, 338; XIV, 21, 22, 26.

EXEMPT (la charge d'), I, *68; XIII, 141.

EXILLES (la ville d'), XVI, *341; XVII, 6, 7.

F

FABERT (Abraham, maréchal),
XII, *260, 363.
FABRONI (Charles-Augustin, cardinal), XIII, *248. Fait cardinal,
247-248. Rédige la constitution
Unigenitus et la fait approuver
frauduleusement par le Pape,
XXIII, 394-396 ; XXIV, 401-
403 ; XXVI, 169.
FAGEL (François-Nicolas, baron),
XII, *134. Battu par Berwick,
134.
FAGON (Guy-Crescent), premier
médecin, I, *287. Appartient à
la faculté de Montpellier, 289.
Nommé premier médecin du
Roi ; son éloge, 287-290. Obtient cette place par la protection de Mme de Maintenon,
XXVIII, 264-265. Soigne le
maréchal de Luxembourg, II,
235. Consulté par le Roi sur la
maladie du maréchal de Lorge,
295. Soigne Barbezieux, VIII,
7, 13. Condamne Beauvillier
malade, 91, 94. Est attaqué
d'épilepsie, 95. Soigne le roi
Jacques II, 100. Soigne Monseigneur indisposé, 239. Est appelé auprès de Monsieur mourant, 325. Est taillé par Mareschal, IX, 315-316 ; XI, 105 ;
XXII, 160. Consulté secrètement par Guillaume d'Orange,
X, 130. Stratagème pour éloigner Maulévrier de la cour,
XII, 279. Essaie d'empêcher
les voyages des duchesses de
Bourgogne et de Berry pendant
leur grossesse, XIV, 35 ; XV,
470 ; XXII, 69. Intervient pour
faire obtenir à Daguesseau la
charge de premier président,
XIV, 381. Fait prendre des
bains à Forges à Mme de Pontchartrain, XV, 235-236. Soigne
Mansart dans sa dernière maladie, XVI, 45. Est partisan
du duc de Bourgogne contre
Vendôme, 256. Son opinion
de la maladie de Monseigneur,
XXI, 14, 17. Refuse une consultation, 19, 20. Annonce au
Roi la mort du prince, 21,
22. Soigne le duc du Maine,
263. Croit à l'empoisonnement du duc et de la du-
chesse de Bourgogne, XXII,
362-363, 368 ; et en accuse le
duc d'Orléans, 376. Entretient
le Roi dans la crainte du poison, XXV, 2. Soigne le duc de
Berry, XXIV, 248 ; le duc d'Orléans, XXV, 152-153. Ne s'a-
perçoit pas de la maladie du
Roi, XXVII, 181. Couche dans
sa chambre, 190. Ses soins au
Roi pendant sa dernière maladie, 199, 255. Propose une consultation de médecins, 200-201.
Cherche à rapprocher le Roi
du cardinal de Noailles, 268.
Est malmené par l'empirique le
Brun, 281 ; XXVIII, 327. Le
duc du Maine se moque de lui,
327.
Portrait et caractère, I, 288-
289 ; XII, 279 ; XIII, 461 ;

XIV, 384 ; XVI, 256 ; XXVII,
182. Sa capacité médicale, 182.
Son despotisme en médecine,
VIII, 92, 94 ; XV, 448 ; XX,
230 ; XXI, 20. Imposé aux
courtisans par le Roi, XVI, 44.
Sa manière de soigner, XV,
235-236 ; XXV, 64. Régime
qu'il fait suivre au Roi,
XXVII, 182-183, 186-187. Sa
faveur et son pouvoir, VIII, 92,
96. Confiance entière du Roi et
de Mme de Maintenon en lui,
IX, 316 ; XI, 103 ; XIII, 76 ;
XIV, 381 ; XXVIII, 264-265.
Sa santé, ses sueurs nocturnes,
VIII, 93 ; XXI, 263-264. Déteste le tabac ; thèse de Boudin, XX, 230-231. Son attitude
sur sa canne, XVII, 61-62 ;
XXVIII, 327. Moqué par le
major Brissac, XV, 448 ; par
le duc du Maine, XXVIII,
327. Mot plaisant d'Harcourt
à son sujet, XVII, 389. Son
mot sur le P. le Tellier, 61-62.
Relations avec Boudin, XX,
230-231 ; avec Louvois, VIII,
13. Pousse le chirurgien Mareschal, XI, 103.

FAGON (Louis), † 1744, XXIV,
*319. Intendant des finances,
318-319.

FAISANS (l'île des), VIII, *210 ;
XXIII, 22.

FALCETE (le bourg de), XVI, *164.

FALKENSTEIN (Jean-Léopold-Donat
de Trautson, comte de), XIII,
*350.

FANATIQUES (les) ou Camisards.
Voyez Cévennes.

FARE (Charles-Auguste, marquis
de la), † 1712, XXIII, *76.
Compose les vers d'un opéra du
duc d'Orléans, XXVI, 299. Sa
mort, son caractère, ses vers,
XXIII, 76-78. Détesté de Louvois, 77.

FARE (Philippe-Charles, marquis
de la), † 1752, XXIII, *76.

FARE (Étienne-Joseph, abbé de
la), évêque-duc de Laon, †
1741, XXIII, *76.

FARGUES (Balthazar de), XIII,
*136. Aventure qui cause sa
mort, 136-139.

FARNÈSE (la maison). Voyez Parme (les ducs de).

FARNÈSE (Alexandre), † 1689,
IX, *132. Fait grand d'Espagne
à vie, 132.

FARNÈSE (Antoine), V, *73. Son
voyage en France en 1698, 73-
74.

FARNÈSE (Élisabeth), reine d'Espagne, IX, *178. Négociations
de son mariage avec Philippe v,
XXIV, 219-221. Célébration
du mariage à Parme, XXV,
92-93. Son voyage ; passage à
travers la France, 95-96, 121-
123. Sa dot, 121. Présent que
le Roi lui envoie, 123. Son entrevue avec la reine douairière
d'Espagne, 157-158. Sa maison, 158-159. Rencontre Mme
des Ursins ; la chasse d'Espagne ; retrouve le Roi à Guadalajara ; son mariage consommé,
XXVI, 103-105. Envoie Grillo
remercier Louis xiv, 65-66. Détruit ce qu'avait fait Mme des
Ursins, 170. Favorise les Italiens, 117. Affectionne Bourke,
XII, 446. Sa bienveillance pour
Saint-Simon, IX, 178.

FAUDOAS (la maison de), XXIII, *8.
Voyez Belin.

FAUDOAS (Jean-Paul de Rochechouart, marquis de), † 1696,
IV, *224. Son mariage avec Mlle
de Chabannes-Curton ; histoire
de sorcellerie, 224-226.
FAUDOAS (Gabrielle de Chabannes-Curton, marquise de), IV,
*225.
FAUDOAS (le château de), IV,
*225.
FAURE (Antoine), docteur de l'archevêque de Reims, I, *64.
FAUSSAIRES (l'affaire des), en matière de généalogies, XIV, 175-
177.
FAUSSE PRUDE (la), pièce jouée
par les comédiens italiens, IV,
125-126.
FAUTEUILS. Voyez Sièges.
FAUX-SAUNIERS (les), XIII, 440 ;
XV, 280.
FAYE (M. de la) ou la Faille, XVI,
*173. Grand bailli de Gand,
contribue à la prise de cette
place, 173-174.
FAYEL (le château du), XVII,
*4.
FAYETTE (Marie-Madeleine Pioche
de la Vergne, comtesse de la),
XIII, *313. Son esprit, 313 ;
XXIII, 115 ; XXVIII, 207.
FAYETTE (René-Armand Mottier,
comte de la), lieutenant géné-
ral, XII, *154 ; XIII, *313.
FAYETTE (Jeanne-Madeleine de
Marillac, comtesse de la), XII,
*154 ; XIII, 313. Sa mort,
XXIII, 115.
FAYETTE (Marie-Madeleine Mot-
tier de la). Voyez Tarente (la
princesse de).
FEBVRE (Philippe le), XXII, *403.
Trésorier de la duchesse de
Bourgogne, 402-403.

FELD-MARÉCHAL (le titre de), VI,
*25 ; VII, 360.
FÉLIX (Charles-François Tassy,
dit), premier chirurgien du Roi,
VIII, *239. Soigne Monseigneur,
239, 241. Remet le bras à
M. de la Rochefoucauld, X,
205-206. Aventure avec le duc
de Coislin, 271. Sa mort, XI,
105. Sa petite maison dans le
parc de Versailles, 108-109,
113.
FÉLIX (Charles-Louis), contrôleur
général de la maison du Roi,
XI, *105.
FÉNELON (François de Salignac de
la Mothe-), archevêque de Cambray, II, *11. Ses débuts ; se
tourne d'abord du côté des jansénistes, puis s'attache à Saint-
Sulpice, 338-341 ; XVII, 56.
Précepteur des enfants de
France ; ses fonctions, II, 341-
343 ; XXII, 309. Dissuade le
Roi de déclarer son mariage
avec Mme de Maintenon,
XXVIII, 236. Dirige Mlle de
Beauvillier, II, 11. Assiste le
maréchal d'Humières à la mort,
179. Son intimité avec Mme de
Maintenon et les ducs de Chevreuse et de Beauvillier ; rom-
pue par Godet des Marais, 11,
342-343 ; III, 39-41 ; IV, 74 ;
V, 124-125, 143-144 ; XXVIII,
248. Ses relations avec Mme
Guyon, II, 340-346 ; III, 43-
47 ; IV, 62, 64, 87 ; XVIII,
334. Il la présente à Mme de
Maintenon, II, 343 ; III, 41-
42.
Nommé à l'archevêché de
Cambray ; regrets de ses amis ;
il aurait préféré Paris, II, 337,

[Fénelon *suite*]

343-346, 348. Se fait sacrer à Saint-Cyr par Bossuet, 346. Rend l'abbaye qu'il possédait, 343-344; VI, 195-196. Introduit Mme Guyon à Saint-Cyr et perd la confiance de Mme de Maintenon, III, 41-45. Sourde lutte entre lui et l'évêque de Chartres, 39 et suiv. Mme Guyon enfermée à Vincennes, coup de foudre pour lui, 46-47. Affaire du quiétisme; controverse avec les évêques de Meaux et de Chartres, IV, 62 et suiv. Publication des Maximes des saints, 67-71. Il s'attache aux jésuites et porte son affaire à Rome; est soutenu par le cardinal de Bouillon, 72-81. Tombe malade chez Malezieu, 81-82. Suite de l'affaire du quiétisme; les Maximes des saints examinées par les évêques, 82-94. Le livre est soumis au pape; exil de Fénelon dans son diocèse, 103-107. Lettre laissée au duc de Chevreuse, 106. Son affaire examinée à Rome; intrigues du cardinal de Bouillon en sa faveur, V, 110-112. Effervescence à la cour; orage contre les partisans de Fénelon, qui sont cassés de leurs charges auprès des enfants de France, 142 et suiv. Jugement sévère contre sa doctrine porté par l'abbé de Rancé, 169-172. Il répond aux États d'oraison de Bossuet, 328-329. Son livre condamné à Rome; satisfaction du Roi, VI, 147-153. Sa soumission entière; acceptation du jugement par les assemblées d'évêques; conduite indigne de

l'évêque de Saint-Omer, 154-160. Ses amis cherchent à lui obtenir le chapeau de cardinal, 218-219.

Ses amis dévoués; son petit troupeau, III, 42, 47; V, 173, 304; VI, 160, 219; XII, 302; XX, 84-85, 87, 340; XXI, 299-302. Ses disciples favorites les duchesses de Béthune et de Mortemart, II, 344-345; V, 173; XI, 332; XV, 367; XIX, 36; XXI, 301-302. Passion des ducs de Chevreuse et de Beauvillier pour lui; son influence sur eux, VI, 150, 152; XVIII, 75; XIX, 209; XX, 331-322; XXII, 317; XXV, 52-55. Les jésuites le soutiennent toujours, II, 338; IV, 72, 75, 83, 84; VI, 99, VII, 190; XIX, 208-209; XX, 332, 334; XXI, 197. Il est fidèle à Mme Guyon jusqu'à la fin, XXVI, 84.

Affection du duc de Bourgogne pour lui, IV, 105; XXII, 317. Entrevues qu'il a avec lui en passant par Cambray, X, 184-185; XVI, 130-131. Il sacre l'électeur de Cologne, XIV, 257. Son rôle dans les cabales de la cour, XVIII, 9. Ses correspondants secrets, XX, 87. Manœuvres pour son retour, 340. Ses espérances à la mort de Monseigneur, XXI, 292 et suiv. Son hospitalité pendant les guerres; affluence des officiers chez lui, 295, 297, 308. Le prince de Marcillac meurt chez lui, XXIII, 107. Lueurs de retour en grâce, 356-358. Mesures de ses amis, XXV, 56-58. Le duc d'Orléans pense à

[Fénelon *suite* — Ferrand]

le mettre dans le conseil de régence, XXVII, 63. Sa dernière maladie, sa mort, sa carrière, XXVI, 70 et suiv.

Son portrait et son caractère, XXI, 294-299 ; XXVI, 74-85. Son talent d'écrivain, IV, 104-106. Son *Télémaque*, XXI, 292-293. Son gouvernement et ses soins pour son diocèse, X, 485 ; XIX, 36 ; XXI, 296 ; XXVI, 75-78. Il y laisse les jansénistes en repos, XXI, 298 ; XXVI, 78-79.

Relations avec le cardinal de Bouillon, IV, 73-77, 81 ; V, 111-115, 145 ; VI, 148 ; le duc de Béthune, VI, 218. Soutenu par le P. de la Chaise, XVII, 47. Son amitié pour le duc de Charost, V, 175 ; le prince de Conti, XVII, 123 ; les abbés de Langeron et de Maulévrier, V, 154-155 ; XV, 367 ; XVI, 141 ; XX, 83-84. Haine de Mme de Maintenon pour lui, XV, 366. Sa liaison avec Malezieu, IV, 82 ; Marcin, IX, 29 ; Mme de Morstein, II, 344-345. Bien vu du duc d'Orléans, XVIII, 74-75 ; XIX, 209. Bons rapports avec Saint-Simon, XVIII, 42. Combattu par le Tellier archevêque de Reims, VII, 161-162. Uni avec le P. le Tellier, XIX, 209.

Fénelon (Gabriel-Jacques de Salignac, marquis de), XXVI, *70. Maladie et mort de son oncle, 70-71.

Fénelon (Henri-Joseph-François de Salignac, comte de), †1735, V, *155. Exempt des gardes du corps, cassé, 155.

Fenestrelle (le bourg de), XIV, *94 ; XVI, 341.

Ferdinand Ier, empereur, VII, *364 ; VIII, 199-200 ; XXIII, *26.

Ferdinand II, empereur, VII, *89.

Ferdinand III, empereur, VI, *112 ; IX, 366 ; XX, 7.

Ferdinand IV, roi d'Aragon, VIII, *198, 201, 202 ; XV, 291, 292.

Ferdinand V, le Catholique, roi d'Espagne, V, *204. Sa généalogie, VIII, 198-201. Réunit toute l'Espagne par son mariage avec Isabelle ; son règne, IX, 118-122. Son couronnement, 235. Accusé d'avoir empoisonné son gendre Philippe-le-Beau, 122. Trompe Louis XII, VII, 305 ; XV, 207. S'empare des royaumes de Naples et de Sicile et en dépouille Frédéric III, 293, 303. Il est détesté des Castillans, IX, 119, 270. Sa seconde femme Germaine de Foix, XXIV, 185. Ses relations avec la cour de Rome, XIV, 402. Sa mort, IX, 120. Cité, VII, 347 ; IX, 166, 246, 262 ; XV, 291-292.

Ferdinand VI, roi d'Espagne, XXIV, *100. Sa naissance, 100-101.

Ferdinand, roi de Naples, XV, *292-293.

Fère (la ville de la), V, 224.

Fermes générales (les), IV, *140.

Féron (Jérôme le), conseiller au Parlement, XXVI, *13. Affaire du bonnet, 13.

Ferraille (le quai de la), à Paris, XXVII, *157.

Ferrand (Antoine-François), intendant de Bourgogne, VI, *134.

FERRAND (Ambroise), conseiller au Parlement, XXVI, *13. Affaire du bonnet, 13.

FERRARE (la ville de), XVII, 213.

FERREIRA (Alvare de Bragance, marquis de), VIII, *118, 123, 131, 132. Sa femme Philippe de Mello, *123.

FERREIRA (Roderic, marquis de), VIII, *118, 122, 123.

FERREIRA (François Ier de Portugal-Mello, marquis de), VIII, *123.

FERREIRA (Nuño-Alvarez de Portugal-Mello, marquis de), VIII, *123-124.

FERREIRA (François II de Portugal-Mello, marquis de), VIII, *123, 124.

FERREIRA (Louis-Ambroise de Portugal-Mello, marquis de), VIII, *127-129. Sa femme Louise de Portugal, *127.

FERREIRO (Thomas-Félix de), ambassadeur de Savoie, V, *6. Audience de la duchesse de Bourgogne, 6-7. Prétend le pour, 354. Cité, VII, 7.

FERRETTE (le comté de), XXV, *230.

FERRIER (le P. Jean), confesseur du Roi, XVII, *43.

FERRIÈRES (la maison de), V, 323.

FERRIÈRES (Louise de Vendôme, dame de), V, *323.

FERRIOL (Charles de), VI, *213. Ambassadeur à Constantinople, 213 ; XVI, 413-414 ; XX, 245.

FERTÉ (Henri II de Senneterre, maréchal de la), † 1681, XI, *147. Maltraite son fils le jésuite, 150. Ses relations avec sa femme, XXIV, 201.

FERTÉ (Madeleine d'Angennes, maréchale de la), XXIV, *198. Sa mort, son caractère, 198-201.

FERTÉ (Henri-François de Senneterre, duc de la), † 1703, III, *93. Prend part au procès des pairs contre M. de Luxembourg, 93. Assiste à la réception du duc de Luxembourg, 111. Lieutenant général, commande à Spire en 1696, III, 237. A l'armée du Rhin, en 1697, IV, 158. Brouillé avec sa femme, V, 302-303 ; XI, 148-149. Marie sa fille au marquis de la Carte, V, 300-304. Querelle avec le duc d'Aumont, XXIV, 23-24. Sa mort, son caractère, ses débauches, sa dépouille, XI, 147-150.

FERTÉ (Marie-Isabelle-Gabrielle-Angélique de la Motte-Houdancourt, duchesse de la), I, *128. Accompagne à Saint-Denis le corps de Mademoiselle, 128. Brouillée avec son mari, V, 302-303 ; XI, 148-149. Son intimité avec Monsieur, V, 302-304. Sa réflexion à la mort de ce prince, VIII, 327. Rupture du duc d'Orléans et de Mme d'Argenton, XVIII, 397. Marraine du jeune roi, XXII, 350. Mot cruel du premier président Harlay, XIV, 374-375. Saint-Simon la qualifie d'égueulée, II, 80. Citée, XIV, 290 ; XX, 360-361.

FERTÉ (Louis-Joseph de Senneterre, dit le P. de la), † 1732, XI, *149-150 ; XXIV, 198.

FERTÉ (Annibal-Jules de Senneterre, chevalier de la), † 1703, XI, *149.

FERTÉ (François-Gabriel Thibault de la Carte, marquis de la), V, *300. Prend ce titre en épousant Mlle de Mennetou, 300-302. Voyez Carte (la).

FERTÉ (Charlotte-Françoise de Senneterre, demoiselle de Mennetou, marquise de la) V, *302; VIII, 327. Voyez Carte (la).

FERTÉ (le duché de la), V, *302; XI, 150.

FERTÉ-ALAIS (la terre de la), XIII, *103; XVI, 22; XVII, 326.

FERTÉ-VIDAME (la terre de la), II, *14. Acquise par Claude de Saint-Simon, 15. Son ancien nom de la Ferté-Arnauld, V, 323-324. Construction et parc, III, 151; XVI, 119. Château entouré d'eau, 120. Les étangs, II, 120. Chapelle et paroisse, XVI, 120. Curé, 123; XX, 29. Portraits dans le château, XII, 337.

Séjours de Saint-Simon, II, 15; X, 207, 214; XII, 35; XIII, 202, 208, 209; XIV, 74; XV, 78, 206, 240; XVI, 141, 368, 370, 393, 444-445, 490; XVII, 270; XVIII, 4-5, 90, 94, 286-287, 291, 294, 300, 318, 321, 324, 387; XIX, 138, 213, 297; XX, 190-191; XXI, 4, 7-9, 14, 103, 158; XXIII, 58-59, 164; XXVI, 291, 293; XXVII, 117, 252. Séjours du cardinal de Bouillon, XVI, 115-124; XX, 28-29; de Desmaretz, VII, 136-137; de Chamillart et de ses filles, XVIII, 5, 286-287. Citée, IV, 33; V, 279, 395; XV, 16; XVI, 105;

XIX, 90; XXIII, 360; XXV, 145.

FERVACQUES (Alphonse-Noël de Bullion, marquis de), † 1698, V, *132. Gouverneur du Maine, XIII, 436. Sa mort, sa famille; laisse son bien à la duchesse de Ventadour, V, 132-139.

FERVACQUES (Anne-Jacques de Bullion, marquis de), † 1745, XV, 438, *616. Épouse Mlle de Bellefonds, 438. Quitte le service, XX, 224-225. Chevalier de l'Ordre en 1724, XI, 203; XXV, 117.

FERVACQUES (Marie-Madeleine-Hortense de Bellefonds, marquise de), XV, *438.

FEUILLADE (François II d'Aubusson, comte de la), † 1632, IV, *96, 97.

FEUILLADE (Léon d'Aubusson, comte de la), † 1647, IV, *96.

FEUILLADE (François III d'Aubusson, maréchal-duc de la), † 1691, III, *317. Son mariage avec Charlotte Gouffier, qui lui apporte le duché de Roannez, 317-318. Duc vérifié, XXII, 112. Expédition de Sicile, II, 148; XIX, 124-125. Fait maréchal de France, XVII, 174-175. Campagne de 1676; affaire d'Urtebise, X, 337, 341-343; XXVIII, 12-13. Guéri par Caretti, V, 179; XX, 91. Sa mort, V, 34. Sa faveur auprès du Roi, III, 317; XV, 192; XX, 279-280. Reçoit les grandes entrées, XVI, 487. Relations avec Mme de Quintin, II, 214; V, 33-34. Protège Montgommery, II, 214; et Fornaro,

[Feuillade *suite*]

XIX, 125. Ami de Colbert et
hostile à Louvois ; trahit le secret de Montrevel, XI, 50 ; XV,
192. Relations avec son frère
l'évêque de Metz, IV, 101. Fait
élever la statue de Louis xiv à
la place des Victoires, VI, 245.
Cité, III, 118, 328 ; IV, 96.

Feuillade (Charlotte Gouffier,
maréchale-duchesse de la), III,
*318.

Feuillade (Louis d'Aubusson,
comte puis duc de la), † 1725,
I, *227. Commande son régiment en Flandre, 227. Sa conduite à Nerwinde, 253-254.
Vole son oncle l'évêque de
Metz, III, 117-118 ; IX, 311.
Hérite de celui-ci, IV, 102.
Obtient de ne plus faire allumer
les falots de la place des Victoires, VI, 245. Sa disgrâce à
l'égard du Roi et ses causes ;
épouse une fille de Chamillart,
IX, 314-315. Est fait maréchal
de camp, X, 98. Commande
l'armée de Dauphiné, XI, 311-
312 ; XII, 23. Est fait lieutenant général ; faveurs que lui
obtient son beau-père, 26.
Prend Suse et les Vallées de
Piémont, 125-127, 269. Voyage à la cour, 419. S'empare du
comté de Nice, 420.

Envoyé en Lombardie en
1705 ; siège de Chivas, XIII,
115. Grave méprise au sujet
d'Asti, 167-168. Parvient au
commandement des armées par
son gouvernement, 177. Rentré
en grâce auprès du Roi ; est
chargé du siège de Turin, 157-
161. Commencement du siège,
364-367 ; XIV, 4. Ses folles

courses après le duc de Savoie,
5-8. Il reçoit au siège le duc
d'Orléans ; sa mauvaise conduite, 9-10. Sa part de res-
ponsabilité dans la défaite
de Turin, 38 et suiv. Désobéit au duc d'Orléans, 52
et suiv. Altercation avec Albergotti, 69-71. Son désespoir
affecté, 71-73. Opinion du
duc d'Orléans sur son compte,
92. Rappelé et disgracié, 92-
94. Son retour ; est mal reçu
du Roi, 95-96. Il insulte d'Antin, XV, 112-113.

Ses travaux en Roannez sont
causes des inondations de la
Loire, 191-193 ; XX, 205 ;
XXIII, 79. Prend parti pour
Saint-Simon dans son affaire
avec le duc de Mortemart, XVII,
82 et suiv. Demande à servir
comme volontaire en Flandre ;
est refusé, 174. Cherche à lier
Chamillart avec Mlle Choin,
418-421. Sa conduite infâme
lors de la chute de son beau-
père, 461-463, 474. Son rôle dans
l'affaire de M. d'Antin et du
duché d'Épernon, XX, 278-
280. Sa situation à la cour
après la mort de Monseigneur,
XXI, 280, Propos injurieux
contre le duc d'Orléans, XXII,
399. Excite la cabale contre
Saint-Simon, XXVII, 234-235.

Portrait et caractère, III,
118 ; IX, 311-312 ; XII, 128,
XIV, 10, 71, 80, 96 ; XV, 112,
367. Sa conduite avec ses deux
femmes, IV, 255 ; IX, 312-
315. Son logement à Versailles,
XVII, 462. Difficulté avec le
cardinal le Camus, XIV, 95.

[Feuillade *suite* — Feuquières]

Sa liaison avec Canillac, XXVI,
364. Relations avec Tessé,
XIII, 403 ; XVIII, 15. Son mot
sur son beau-père Châteauneuf,
IV, 254.
Feuillade (Catherine - Thérèse
Phélypeaux de Châteauneuf,
duchesse de la), III, *118. Mal
avec son mari ; sa mort, IV,
253, 255 ; IX, 312, 315.
Feuillade (Marie-Thérèse Chamillart, duchesse de la), IX,
*313. Son mariage, 313-315 ; X,
405, 409 ; XIII, 157. Affaire
de la quête, XI, 357, 359-360,
366. Aventure de Saint-Simon
et du duc de Mortemart, XVII,
82-83, 85, 88. Sa conduite
lors de la disgrâce de son père,
XVII, 390, 417, 419-420, 443.
Séjour à la Ferté, XVIII, 5,
286, 287.
    Portrait et caractère, XVI,
204, 399 ; XVII, 387, 449-
450. Sa situation brillante à
la cour, XV, 79. Marsan l'appelle ma grosse toute belle,
XVI, 399. Mal traitée par son
mari, IX, 314-315. Familiarité
avec la duchesse de Bourgogne,
XV, 79. Relations avec Madame la Duchesse, 79 ; XVI,
267 ; avec Saint-Simon, X,
406, 413 ; XIII, 384 ; XVI,
267 ; XVII, 81.
Feuillade (Georges d'Aubusson
de la), archevêque d'Embrun,
puis évêque de Metz, III, *117.
Volé par son neveu, 117-118 ;
IX, 311. Sa mort, ses ambassades, son caractère, son avarice, IV, 96-102. Cité, III, 328 ;
IV, 105, 121.
Feuillade (le duché de la), XV,

192. Érection, XXV, 234.
Feuillants (l'abbaye de la Bas-
tide-de-), XII, *264.
Feuillants (le couvent des), rue
d'Enfer, à Paris, I, *128.
Feuillants (le couvent des), rue
Saint-Honoré, à Paris, III, *146 ;
XV, 455.
Feuillée (Pierre-François du Ban,
comte de la), II, *139. Sert de
mentor à Monseigneur à l'ar-
mée, 139. Mort et caractère,
VI, 122-123.
Feuquière (Manassès de Pas de),
† 1640, XX, *249.
Feuquière (Isaac de Pas, mar-
quis de), † 1688, XX, *248.
Feuquières (Antoine de Pas,
marquis de), I, *243. Lieute-
nant général, à Nerwinde, 243.
Le Roi refuse de l'employer ;
son portrait, sa carrière, son
caractère étrange, X, 91-96.
Destiné à commander l'armée
de la ligue d'Italie, XVI, 406.
Mort, famille et caractère, XX,
238, 246 et suiv. Ses Mémoires,
X, 94-95 ; XX, 247. Cité, IV,
321 ; V, 117.
Feuquières (Antoine-Charles de
Pas, marquis de), † 1728, X,
*96. Sa mort sans postérité,
96 ; XX, 249.
Feuquières (Marie - Madeleine-
Thérèse-Geneviève de Monchy-
Hocquincourt, marquise de), X,
*95 ; XIII, 46-47 ; XX, 249.
Feuquières (Jules de Pas, comte
de), † 1711, III, *33. Son mariage avec la fille de Mignard,
33 ; XX, 252.
Feuquières (Catherine-Marguerite Mignard, comtesse de), II,
*282 ; III, 33 ; XX, 252.

FEUQUIÈRES (François de Pas, abbé de), XX, *249.

FEVERSHAM (Louis de Durfort, comte de), IV, *54. Capitaine des gardes de Jacques II, le sauve, X, 190. Bat le duc de Monmouth, X, 346-347. Marié secrètement à la reine douairière d'Angleterre, XIII, 304-305. Cité, VI, 164 ; XIV, 212.

FEVERSHAM (Marie Soudes, comtesse de), XIII, *305.

FÉVRE (Nicolas, abbé le), sous-précepteur des princes, V, *157.

FÉVRE (le sieur le), capitaine de cavalerie, I, *239.

FEYDEAU (la famille), XIII, *418.

FEYDEAU DE BROU (Henri-Joseph), évêque d'Amiens, IV, *93. Choisi pour examiner les Maximes des saints, ses vertus, 91, 93-95. Sa mort, son caractère, XIII, 418-419.

FIACRES (les), voitures, XIII, *326 ; XIV, 396 ; XVIII, 123.

FIANÇAILLES (la cérémonie des), IV, *312-313; XI, 355 ; XIX, 347. Les fiançailles dans le cabinet du Roi ou en sa présence, I, 102 ; V, 127, 292 ; VI, 10 ; VII, 188 ; XIX, 113 ; XXIII, 315-316.

FIEFS (les). Leur origine, XXV, 193.

FIENNES (Maximilien-François, comte de), XVII, *382. Campagne de 1709, 382. Va commander en Catalogne, XXIII, 68.

FIESQUE (la maison de), XVI, *415-416.

FIESQUE (Jean-Louis), † 1547, XVI, *416.

FIESQUE (Scipion, comte de), † 1570, XVI, *416. Sa femme Alphonsine Strozzi, *416.

FIESQUE (François, comte de), † 1621, XVI, *416. Sa femme Anne le Veneur, *417.

FIESQUE (Jean-Louis, chevalier de), † 1646, XVI, *417.

FIESQUE (Charles-Léon, comte de), † 1658, XVI, *418.

FIESQUE (Gilonne-Marie-Julie d'Harcourt, comtesse de), femme du précédent, V, *89. Amie de Mlle d'Outrelaise, 89, 91. Son mariage, ses enfants, XVI, 418. Sa mort, son caractère, ses relations avec Mademoiselle, VI, 326-331.

FIESQUE (Jean-Louis-Mario, comte de), † 1708, V, *33. Ami du duc de Noirmoutier, VII, 66 ; XIII, 64 ; XVI, 421. Projet de sa mère pour le marier ; anecdote, VI, 327-328. Dispute avec Monsieur le Duc, IX, 310-311 ; XVI, 420-421 ; XIX, 57. Sa mort, sa famille, son caractère, XVI, 414-421. Indemnité que Seignelay lui fait donner par les Génois, 420. Ses chansons sur Mme de Quintin et sur Béchameil, V, 33-34 ; XI, 96-97.

FIESQUE (Claude, abbé de), † 1654, XVI, *447.

FIESQUE (Catherine-Marguerite de), abbesse de Soissons, XVI, *421.

FIEUBET (Gaspard de), conseiller d'État, † 1694, III, *97. Sa retraite, sa mort, son caractère, aventure avec Courtin, XI, 349-352. Ses visites au Roi, XIII, 267. Exécuteur testa-

mentaire de la duchesse de Brissac, 192.

FIEUBET (Marie Ardier, dame de), XI, *351.

FIGUEROA (la maison de), XX, 300.

FIGUIÈRES (la ville de), IX, *105, 106 ; XIII, 301.

FILIPUCCI (Gabriel), XIII, *248. Refuse le cardinalat, 248.

FILLES-BLEUES (le couvent des), ou Annonciades, à Paris, XX,*198.

FILLES DE LA CHARITÉ (les), ou Sœurs grises, XXI, *85.

FILLES DE LA CROIX (le couvent des), à Paris, XVI, *96-99 ; XXVI, *371.

FILLES DE L'ENFANCE (la congrégation des), VI, *260.

FILLES DE SAINTE-MARIE (les) ou de la Visitation. Couvent de la rue Saint-Antoine, à Paris, V, *76 ; VIII, 363 ; XV, 1. — du faubourg Saint-Jacques, XII, *235. — de Chaillot, IX, *293, 294 ; XII, 343 ; XIX, 388 ; XXII, 224 ; XXIII, 32, 230. — de Meaux, IV, *63. — de Moulins, V, *100. En Lorraine, XV, 38.

FILLES DU SAINT-SACREMENT (le couvent des), rue Cassette, à Paris, XII, *342.

FILS DE FRANCE (les). Voyez France.

FIMARCON (Jacques de Cassagnet, marquis de), X, *68. A la surprise de Crémone ; sa conduite, 68-69, 77. Fait lieutenant général de Roussillon, XXIII, 355-356.

FIN (la maison de la), V, 323.

FIN DE SALINS (Jacques de la), II, *14. Trahit le maréchal de Biron, 14.

FIN (Béraude de Ferrières, dame de la), V, *323.

FINAL (la ville de), X, 169, 171.

FINANCES (les). Leur triste état à la fin du règne de Louis XIV ; remèdes à y apporter ; banqueroute nécessaire, XXVII, 34 et suiv. Utilité des États généraux pour le règlement des affaires de finance à la mort du Roi, 67 et suiv.
   La grande et la petite direction, IV, *262-263 ; VI, 219-220. Voyez Conseil des finances, Contrôleur général, Directeurs des finances, Intendant des finances, Surintendant.

FINANCIERS (les). Desmaretz est chargé de rechercher leurs gains illicites, VII, 137-138. Sont favorables à la capitation, VIII, 247. Seraient ruinés par le projet de Vauban ; s'y opposent, XIV, 332, 339 ; XX, 164. Accusés d'accaparement des grains, XVII, 197, 200. Taxe projetée, XXVII, 121-122.

FINOT (Raymond), médecin, XVII, *247, 248, 254.

FITZGERALD (Nicolas de). XVI, *193. Blessé à Audenarde, 193.

FITZ-JAMES (Jacques, duc de), † 1721, XIV *434.

FITZ-JAMES (Victoire-Félicité de Duras, duchesse de), puis d'Aumont, XIV, *408. Accompagne Mlle de Beaujolais en Espagne, 408.

FITZ-JAMES (Charles, duc de), †1787, XIV, *275. Sa femme, Victoire-Louise-Sophie Goyon de Matignon, *274.

Fitz-James (Jacques-François).
Voyez Liria (le duc de).

Fitz-James (François de), évêque
de Soissons, XIX, *377, 378.

Fitz-James (le duché de), XIX,
*379-381.

Fitz-James (le château de), ou
Warty, XI, *214.

Fitz-Roy (le nom de), XIX, 380.

Flagellants (les), VI, 101.

Flamarens (Jean de Grossoles,
baron de), † 1648, XXIV,
*192. Sa femme, Françoise d'Al-
bret-Miossens, *192.

Flamarens (François de Grossoles, marquis de), † 1706, IX,
*95. Son duel contre MM. de la
Frette, 95.

Flamarens (François-Agésilan de
Grossoles, comte de), † 1710,
XVI, *60. Premier maître d'hô-
tel de Monsieur, poursuivi par
la justice jusque dans le Palais-
Royal, 60.

Flandre (le comté-pairie de),
XXV, 210. Fonction du comte
de Flandre au sacre, III, 316.

Flandre (Guy de Dampierre,
comte de), XXV, *332.

Flandre (la). Gouvernement, II,
179 ; XVI, *485 ; XVII, 471,
472 ; XX, 327, 329. Lieu-
tenance générale, XV, *395.
Garde-sceau, VIII, 112. Conseil de Flandre : voyez Espagne. Linge de Flandre, XI, 18.

Flandres (campagnes de) 1676,
X, 337 ; XXVIII, 12-14. —
1677-78, XXVIII, 15. — 1689-
1692, II, 46 ; X, 349 ; XXVIII,
59. — 1693, I, 115 et suiv.,
130, 231. — 1694, II, 123 et
suiv. — 1695, 242, 310, 324.
—1696, III, 112 et suiv. —1697,

IV, 155, 226 et suiv. — 1701,
VIII, 264, 269 ; IX, 28, 87.
— 1702, X, 183, 189, 245-247.
— 1703, XI, 99, 285. — 1704,
XII, 136-138. — 1705, XIII,
12, 79, 82. — 1706, 318, 340,
368, 389 et suiv. ; XIV, 18 et
suiv., 117, 129-130. — 1707,
XV, 176 et suiv., 216. —1708,
XVI, 17, 30 et suiv., 171 et
suiv., 240 et suiv., 310 et suiv.
—1709, XVII, 173-173, 217-218,
383 et suiv. ; XVIII, 140 et
suiv. — 1710, XIX, 365 et
suiv. — 1711, XXI, 321, 338 ;
XXII, 122-132. — 1712,
XXIII, 92-93, 96 et suiv., 173-
174.

Flandre maritime (la), XIII,
*394. L'intendance, XVI, 83.

Flavacourt (Hortense-Félicité
de Mailly-Nesle, marquise de),
XVII, *169.

Flavigny (l'abbaye de), XIII,
107.

Flèche (la ville de la), IV, 328 ;
VII, 78 ; XVIII, 288. Gouver-
nement, IV, *326. Collège des
Jésuites, IV, *328 ; VII, 78 ;
XI, 150 ; XIV, 273 ; XVIII,
288 ; XXVII, 24-25.

Fléchier (Esprit), évêque de Nî-
mes, XIX, *44. Précepteur du
Dauphin ; sa mort, son caractère, 41-42 ; XX, 81 ; XXI,
54.

Fleix (Marie-Claire de Bauffremont, comtesse de), I, *194.
Dame d'honneur et favorite
d'Anne d'Autriche, obtient un
tabouret de grâce, V, 249 ;
XI, 280, 289-293 ; XXIV, 186.

Flers (Louis de Pellevé, marquis de), XIII, *322.

FLERS (Madeleine - Angélique-
Françoise de Gaureaul du Mont,
marquise de), XIII, *322.
FLEURIAU. Voyez Armenonville,
Morville.
FLEURIAU (le P. Thomas-Charles),
IX, *18.
FLEURIAU D'ARMENONVILLE(Louis-
Gaston), évêque d'Aire, puis
d'Orléans, XIII, *257. Passe à
Orléans; persécute son clergé,
257-258; XIX, 123-124.
FLEURS D'ORANGE (l'eau de),
XXVII, *185.
FLEURUS (le village et la bataille
de), I, 121, *355; II, *46; III,
195, 335; XIII, 334; XVI,
209; XX, 251.
FLEURY (Jean de), receveur des
décimes du diocèse de Lodève,
VI, *46; XI, 140.
FLEURY (André-Hercule, abbé
puis cardinal de), évêque de
Fréjus, VI, *45. Ses débuts;
obtient l'évêché de Fréjus malgré la répugnance du Roi, 45-
52. Il est protégé par le cardinal de Bonsy, XI, 140. Sa conduite lors de l'invasion de la
Provence en 1707 par le duc de
Savoie, XV, 195-196, 220. Il
avait été question de lui comme précepteur du fils de ce duc,
197. Aux obsèques de Monsieur
le Prince, XVII, 265-266, 268.
Ses menées pour être précepteur de Louis xv, XXVI, 85-
88. Quitte son évêché et reçoit
l'abbaye de Tournus, 87-88.
Son mandement contre les jansénistes, 88-89. Le P. le Tellier
s'oppose à sa nomination comme précepteur du jeune roi,
XXVIII, 292. Il est nommé
néanmoins, grâce à Mme de
Maintenon, 315.
Créé cardinal, XII, 195; XV,
474. Fait nommer Monsieur le
Duc premier ministre, XVII,
268. Son influence sur Louis
xv; conflit avec Monsieur le Duc;
il le renverse et prend sa place,
XV, 198-203; XVII, 268-269.
Sa toute-puissance comme premier ministre, VI, 52, 321;
XI, 75, 140; XII, 195; XV,
195-197; XVII, 268-269. Fait
des promotions de l'ordre du
Saint-Esprit, XII, 355-356. Est
contraint de faire Puységur maréchal de France, XI, 318-319.
Obtient pour son neveu une
charge de premier gentilhomme de la chambre, XVII, 376.
Perd l'épiscopat par ses choix,
XVIII, 237. Affaire de la Constitution pendant tout son ministère, XX, 331. Détruit la
cascade de Marly, 183. Ses
gains et ses profits comme premier ministre, XVII, 278; XX,
203. Il est dupé par le duc de
Savoie, les Walpole et toute
l'Europe, XV, 197-198, 201-
211.
Portrait et caractère, VI,
47-49; XX, 181. Son valet Barjac, XV, 210. Relations avec
Croissy, VI, 49. Ami des Dangeau et de Mme de Lévis,
XXVI, 86-87. Protecteur de
Maillebois, XX, 351. Relations
avec les Noailles, VI, 49. Relations avec Saint-Simon, XV,
197, 201-203, 205-209; avec
Seignelay, VI, 49. Son aventure avec Silly, XII, 195-197.
Relations avec Torcy, VI, 49;

XV, 196 ; avec Van Hoey, 210-
211 ; avec le maréchal de Villeroy, VI, 49 ; avec les Walpole, XV, 200-203. Son appartement à Versailles, XVI, 470.

FLEURY (André-Hercule de Ros-
set, duc de), XVII, *376.

FLEURY (Claude, abbé), XVII,
*138. Son Histoire ecclésiasti-
que, 138 ; XXII, 309.

FLEURY (N., dite Mlle. de), fille
naturelle de Monseigneur, XXI,
*72. Voyez Avaugour (la mar-
quise d').

FLIBUSTIERS (les), IV, *213, 216,
217 ; XI, 335 ; XIII, 363.

FLONHEIM (le village de), II, *166.

FLORANGE (Robert IV de la Marck,
maréchal de), †1556, VII, 111.
Son mariage, ses enfants, obtient le rang de duc en France,
XIV, *190-192, 209, 225.

FLORANGE (Françoise de Brezé,
maréchale de), XIV, *191. Obtient le rang de duchesse, 191-
192.

FLORANGE (la seigneurie de),
XIV, *187, 189.

FLORENCE (la comédienne), XV,
*343. Entretenue par le duc
d'Orléans, puis par le prince de
Léon, 343-345 ; XVI, 94.

FLORENCE (la ville de), V, 181 ;
VI, 191 ; VII, 244 ; X, 171 ;
XI, 135, 137 ; XII, 454 ;
XVIII, 105 ; XIX, 22.

FLORENSAC (Louis de Crussol,
marquis de), †1716, XIII, *49.
Menin de Monseigneur ; son
caractère, 49 ; XVII, 298 ;
XXV, 121.

FLORENSAC(Marie-Thérèse-Louise
de Senneterre de Lestrange,
marquise de), XIII, *47. Sa

mort, sa beauté, 47-49. Ses enfants, XXV, 121.

FLORENSAC (François-Emmanuel
de Crussol, marquis de), †
1719, XIII, *49.

FLORENSAC (Anne-Charlotte de
Crussol, demoiselle de), XIII,
*49 ; XXV, 121. Voyez Aiguil-
lon (la duchesse d').

FLORENVILLE (Louis de la Marck,
seigneur de), XIV, *185, 186.

FLORENVILLE (la terre de), XIV,
*184-186 ; XX, 55.

FLORIDE (le marquis de la). Voyez
Pimentel (J.-Ant. comte de).

FLOTTE (Joseph de), XVIII, *57.
Agent du duc d'Orléans en Espagne, accusé de complot et
arrêté, 57-63, 68-70, 99, 403.
Enfermé au château de Ségo-
vie, XX, 106. Remis en liberté,
XXVI, 169-171.

FOIX (la maison de Grailly, dite
de), XI, 290. Voyez Grailly.

FOIX (Gaston III Phébus, comte
de), † 1391, V, *195 ; XX, 299.
Sa femme, Agnès de Navarre,
V, *195, 196.

FOIX (Gaston IV, comte de), †
1472, V, *203. Sa femme, Éléonore d'Aragon, *203.

FOIX (Marie d'Orléans, comtesse
de), IX, 120 ; XXIV, *186.

FOIX (Gaston de). Sa victoire de
Ravenne, IX, *120.

FOIX (Germaine de), reine d'Espagne, IX, *120 ; XXIV, *185.

FOIX (Gaston-Jean-Baptiste de
Foix-Candalle, duc de Randan-),
† 1665, I, *191. Fait duc après
sa mère la comtesse de Fleix,
191 ; XI, 289-290 ; XXIV, 187.
Sa mort prématurée ; sa femme
fille du duc de Chaulnes, 187.

Foix (Henri-François de Foix-Candalle, duc de Randan-), † 1714, I, *491. Devient duc après son frère, XI, 290 ; XXIV, 187. Est donné en otage pour la garantie du traité de Turin, III, 155-156, 267. Favorise l'enlèvement de Mlle de Roquelaure, XVI, 107. Il donne asile chez lui à Breauté, 423-424. Perd sa femme, XIX, 40. Opposé aux prétentions de M. d'Antin sur le duché d'Épernon, XX, 278. A la séance des Renonciations ; va dîner chez le duc d'Orléans, XXIII, 332, 344. Sa mort, son caractère, sa famille, XXIV, 184-188. Très mondain, XVI, 424 ; XIX, 116. Le duc de Coislin veut l'emmener au Parlement, 116. Cité, XIII, 448.

Foix (Marie-Charlotte de Roquelaure, duchesse de), III, *116. Reçoit la duchesse de Lauzun arrivant chez son mari, 116. Enlèvement de Mlle de Roquelaure, XVI, 107. Mort, portrait et caractère, XIX, 40-41. Son humeur gaie, XXIV, 184-185. Aventure avec Mme de Fürstenberg, XXII, 92-93.

Foix (Suzanne-Henriette, demoiselle de), XIII, *418. Sa mort ; Lauzun en hérite, 418.

Foix (le comté et pays de), IV, 279, 282 ; V, 202 ; XIII, 401 ; XXIV, 185. Gouvernement, VIII, *287 ; IX, 2.

Foix-Randan (le duché de), XI, 289, 290, 292 ; XXIV, *184, 187.

Foix (l'hôtel de), à Paris, XVI, *425.

Fonbeausard (Philippe-André de Forest de), XI, *161.

Fond (Claude de la), intendant, † 1719, X, *59. Difficultés avec le maréchal de Lorge, 59-60. Il est révoqué, 351.

Fontaine (Nicolas, comte de), XVIII, *169. A la bataille de Rumersheim ; fait brigadier, 169.

Fontaine (Jean de la), fabuliste, II, *281.

Fontaine (Gabriel de la), financier, XXI, *8.

Fontainebleau (le château de). Séjours de la cour, II, 6, 120, 161 ; III, 250, 252, 256 ; IV, 216, 236-238, 258, 301, 304, 306, 354-356 ; V, 74-75, 375, 395-396, 400 ; VI, 6, 30, 219-220, 249, 251, 288, 290, 326, 355, 370-373, 378, 434 ; VII, 1, 215, 229, 237, 240, 318-319, 327-328 ; VIII, 283 ; IX, 3-4, 297-298, 306-307 ; X, 271, 284, 292, 303, 358, 370, 378 ; XI, 219, 252, 262, 274, 288 ; XII, 243, 266-267, 298-299, 308 ; XIII, 124, 129, 150, 158 ; XIV, 32, 35 ; XV, 13, 81, 240-241, 251, 257, 276-277, 401-403, 469 ; XVI, 109, 113, 114, 123, 124, 138, 152, 176, 198, 240, 252-254, 267, 278, 290-294, 324, 368 ; XVII, 159, 238 ; XVIII, 423 ; XXII, 69 ; XXIII, 95 ; XXIV, 68-70 ; XXV, 97-99 ; XXVIII, 210.

Voyages supprimés, XIV, 35 ; XX, 282. Visites de la cour d'Angleterre, XI, 257 ; XII, 266 ; XV, 254, 276-277 ; XXVIII, 374.

Étiquette et habitudes de

cour, V, 74 ; VI, 11 ; XII, 298-299 ; XV, 254 ; XIX, 75-76, XXVIII, 341, 344, 348, 354-355, 361, 374. Appartient au diocèse de Sens, VIII, 283.

Appartement du Roi, XXV, 88. Appartement de la Reine mère, I, 295 ; III, *274 ; VI, 11 ; XXII, 71 ; XXIII, *134, 140. — de Monseigneur, VI, 312. — du duc du Maine et du comte de Toulouse, VI, 312. — de Mme de Maintenon, XIII, 154. Antichambre, XV, 240. Cabinet du Roi ou cabinet ovale, XIII, *155 ; XIV, 75, 198 ; XIX, 75 ; XXVIII, 361. Les chapelles, V, *396 ; VI, 12-13 ; X, 370 ; XXIII, 140 ; XXVIII, 271. Les tribunes de la chapelle, I, 294 ; III, 274 ; VI, 12, 13, 15.

Galerie des cerfs, XXII, *74. Galerie de Diane, IX, *67 ; XXIII, *133, 134. Salle de la Comédie, III, *251. Salle des gardes, I, 295 ; III, 251 ; XIII, 154. Salon d'en haut ou grand salon, I, 294-295.

Appartement du duc de Beauvillier, XXIII, 133 ; du capitaine des gardes, X, 370 ; du duc de Chevreuse, XXIII, 140 ; du contrôleur général, VI, 289 ; du duc de Noailles, 133 ; du chancelier de Pontchartrain, XV, 407 ; XVI, 149 ; de Saint-Simon, XV, 407 ; XVI, 149 ; XXIII, 134.

Le canal, V, *173, 174 ; IX, 307 ; XXIV, 69 ; XXVIII, 352. La Chancellerie, V, *75 ; VI, 289 ; XXII, 75. Cour du Cheval blanc, III, *273 ; XXIII, 134. Cour ovale, VI, *312 ; VI, 312 ; XIII, 154 ; XXVIII, 270. Cour des Fontaines, XXIII, *134, 140. L'escalier du Fer-à-cheval, III, *273 ; XXVIII, 374. Jardin de Diane, XXIII, 133 ; XXIV, *68. Jeu de paume, XXVIII, 355.. Forêt et chasses, IV, 356 ;⁻ VI, 29 ; XVI, 328 ; XXVIII, 351, 352, 354, 374. La charge de gouverneur, III, *26, 220. Le capitaine-concierge, VI, 361. La capitainerie, IX, *66. La Paroisse, XXVI, 94. La maison de Mme de Maintenon à la ville, XVI, 254, 274 ; XXVIII, 249.

Fontaine-Martel (Henri Martel, comte de), † 1706, I, *94. Premier écuyer de la duchesse de Chartres ; sa famille, 76, 91. Sa mort et sa dépouille, XIII, 449-451 ; XXVI, 304.

Fontaine-Martel (Antoinette-Madeleine de Bordeaux, comtesse de), I, *92. Fait partie de la cour de Monsieur, 92. Rétablit les relations entre Saint-Simon et le duc d'Orléans, X, 209-211. Passe sa vie à la cour, 209 ; XIII, 451. Apprend à Saint-Simon les bruits odieux répandus contre le duc d'Orléans, XIX, 271-272.

Fontaine-Saint-Martin (l'abbaye de la), XVIII, *289.

Fontanges (Marie-Angélique de Scorailles de Roussille, duchesse de), XVII, 334, *620. Sa faveur, sa beauté, sa bêtise, sa mort, XVII, 334 ; XXVIII, 182.

Fontanieu (Moïse-Augustin),

[Fontanieu *suite* — Force]

XXVI, *197. Sa carrière, ses
richesses, 197-198.

FONTANIEU (Cécile-Geneviève).
Voyez Castelmoron (la marquise de).

FONTARABIE (la ville de), I, *180 ;
VII, 289 ; VIII, 62, 120 ; XIII,
401, 404.

FONTENAY (Claude de Nocé, seigneur de), sous-gouverneur du
duc de Chartres, XXVI, *277 ;
XXVIII, 146.

FONTENAY-MAREUIL (François du
Val, marquis de), X, *356. Son
ambassade à Rome, 356-357.

FONTENILLES (Louise-Marie-Thé-
rèse de Mesmes, marquise de),
XXII, *228. Son amitié avec
Saint-Simon, XXV, 22.

FONTEVRAULT (l'abbaye de), X,
147 ; XII, 161, 163 ; XV, 92,
128 ; XXVIII, 178.

FONTEVRAULT (Marie-Madeleine-
Gabrielle de Rochechouart, abbesse de), X, *147. Sa mort,
son caractère, sa beauté ; vient
à la cour pendant la faveur de
sa sœur ; ses relations avec le
Roi, XII, 161-163 ; XXVIII,
178-180. Citée, XV, 356.

FONTEVRAULT (Louise-Françoise
de Rochechouart, abbesse de),
† 1742, XII, *163.

FONTPERTUIS (Louis-Augustin An-
gran, vicomte de), † 1747,
XIV, *301. Accompagne le duc
d'Orléans en Espagne ; anecdote sur ses idées religieuses,
301-303, 400-401.

FONTPERTUIS (Angélique Crespin
du Vivier, dame de), mère du
précédent, XIV, *301 ; XV,
400.

FORBIN (Jacques de), archevêque

d'Arles, XVII, *118. Comment
fait archevêque d'Arles ; son
caractère ; mot de son oncle le
cardinal de Janson, XX, 79-
80 ; XXIII, 372.

FORBIN (Louis ; bailli de), XXIII,
*236. Son bref pour tenir des
bénéfices, 236-237. Amitié du
Roi pour lui, 367.

FORBIN (Louis-Victor, chevalier
de), † 1705, XIII, *98.

FORBIN (Claude, chevalier, puis
comte de), † 1733, XV, *189.
Ses succès maritimes contre
les Anglais et les Hollandais,
189-190. Commande l'escadre
de débarquement en Écosse en
1707, 413, 421, 426-427. Récompense pécuniaire, 431.
Prend part au siège de Leffinghem, XVI, 367.

FORBIN. Voyez Janson, Souliers.

FORCADEL (Euverte), XXIII, *222.
Sa femme Catherine Tancrède,
*223. Leur fille mariée à M. de
Mouchy, 222-224.

FORCE (Jacques-Nompar de Caumont, maréchal-duc de la),
† 1652, XIV, *204.

FORCE (Jacques-Nompar de Caumont, duc de la), † 1699, II,
*18. Prend part au procès des
pairs contre le maréchal de
Luxembourg, 18, 70-71, 75,
239 ; III, 100. N'assiste pas à
la réception du duc du Maine
au Parlement, II, 111. Ses terres de Normandie, 138. Marie
son fils, V, 298-299. Sa mort,
sa conversion, son caractère,
VI, 177-178. Cité, II, 136.

FORCE (Suzanne de Beringhen,
duchesse de la), V, *58. Retirée en Angleterre pour cause

[Force *suite* — Foucquet]

de religion ; y obtient le rang
de duchesse, 58 ; VI, 178-179.
Force (Henri-Jacques de Caumont, duc de la), † 1726, V,
*298. Épouse Mlle de Bosmelet,
298-299. Affaire de la communion du Roi ôtée aux ducs, XV,
238. Opposé aux prétentions de
d'Antin sur le duché d'Épernon, XX, 278. A la séance des
Renonciations, XXIII, 332,
340. Rôle dans l'affaire du bonnet; conférence à Sceaux avec
la duchesse du Maine, XXVI,
10, 24, 44-50, 52. Conférence
chez Saint-Simon, XXVIII, 219.
Force (Anne-Marie Beuzelin de
Bosmelet, duchesse de la), V,
*299. Son mariage, 299.
Force (Mlle de la). Voyez Roure
(la marquise du).
Forez (le), XII, 34 ; XVII, 43.
Forgatsch (Simon, comte), XII,
*165. Chef des Mécontents de
Hongrie, 165 ; XIII, 31.
Forges-les-Eaux (le bourg de),
II, *159; XV, 235-236, 238,
240; XXVI, 243, 247 ; XXVII,
200.
Forget de Fresnes (Pierre), secrétaire d'État, VI, *268.
For-l'Évêque (le), à Paris, XXIV,
*25.
Fornari (Ferdinand-François For-
nari-Colonna, duc de), XIX,
*124. Messinois réfugié en
France; espionne pour le Roi,
124-127. Sa femme, 125.
Fort (François le), général mos-
covite, V, *53.
Fortia (Bernard de), intendant
d'Auvergne, XXIV, *16.
Fortin (la famille), VIII, *283,
284. Voyez Hoguette (la).

Fort-Louis du Rhin (le), II,
*143 ; IV, 158, 162, 164 ; XIII,
355, 368; XIV, 27 ; XVIII,
168.
Forval (M. de), IV, *134. Mission en Pologne, 134.
Fosseux (la branche de) de la
maison de Montmorency, XXIV,
*71. Voyez Montmorency.
Foucault (le maréchal). Voyez
Daugnon (le maréchal du).
Foucault (Nicolas-Joseph), †
1721, XIII, *437. Intendant à
Caen, cède son intendance à
son fils, 437-438. Sa collection
de médailles, 438. Cité, XVII,
363 ; XVIII, 115.
Foucault de Magny (Nicolas-Joseph), † 1772, XIII, *438. Devient intendant à Caen, 438.
Ses folies et son exil, XVIII,
115-116.
Foucquet (la famille), VII, 78.
Voyez Belle-Isle, Vaux.
Foucquet (Nicolas), surintendant
des finances, V, *173. Dépenses et fêtes au château de Vaux,
XII, 377. Sa disgrâce, sa chute
et son procès, VI, 126, 270 ;
X, 107-108; XI, 260 ; XIII,
5 ; XV, 84 ; XVI, 50 ; XVII,
364-366, 415 ; XX, 171 ;
XXII, 107-108 ; XXVIII, 8.
Sa mort à Pignerol, X, 107-
108 ; XVII, 415-416. Ses amis
le maréchal de Créquy et Mme
du Plessis-Bellière, XI, 260,
261 ; XII, 451. Enrichit Gourville, XI, 125. Protège les Jeannin de Castille, XIII, 4. Cité,
V, 173 ; VII, 78.
Foucquet (Marie-Madeleine de
Castille, dame), femme du Surintendant, XVII, *365.

FOUCQUET (François), archevêque de Narbonne, X, *106, 108.

FOUCQUET (Louis), évêque d'Agde, X, *106. Son exil et sa mort, 106-108 ; XVII, 365.

FOUCQUET (Basile, abbé), X, 106, *107. Son rôle, ses extravagances ; il est chancelier de l'ordre du Saint-Esprit, 106-108.

FOUCQUET (le P. Charles-Armand), de l'Oratoire, XVII, *366.

FOUCQUET DE LA VARENNE (la famille), VII, ¡*78 ; XIV, 274. Voyez Varenne (la).

FOUDRAS (la famille de), XV, *337.

FOUET (le), punition scolaire, XX, *328.

FOURCY (Jean de), conseiller au Grand Conseil, IV, *271 ; XX, 362. Sa femme Marguerite Fleuriau, plus tard dame le Peletier, IV, *271 ; XX, 362.

FOURCY (Henri de), conseiller d'État, † 1708, VI, *248. Gendre du chancelier Boucherat, reporte les sceaux au Roi après la mort de son beau-père, 248-249. Prévôt des marchands, 254. Fait abattre la pyramide de Jean Chastel, XVII, 55. Sa mort, XV, 384. Cité, 252.

FOURCY (Marie-Madeleine Boucherat, dame de), VI, *255. Femme du prévôt des marchands, sert la duchesse de Bourgogne au festin de l'hôtel de ville, XV, 252-253.

FOURCY (Balthazar-Henri, abbé de), XVII, *54-55.

FOURILLES (Henri de Chaumejan, marquis de), I, *257. Blessé à Nerwinde, 257.

FOURNY (Honoré Caille du), continuateur de l'Histoire généalogique, XXIII, *43.

FOURQUEUX (Charles-Michel Bouvard de), IX, *19. Achète la charge de procureur général de la Chambre des comptes, 19.

FRAGA (la ville de), XV, *272.

FRANCE (les rois de). Leur supériorité sur les autres rois, XXIV, 320. On se tient découvert devant eux, IX, 268-269. Pouvoir de guérir les écrouelles, XVII, 74. Service funèbre fait pour eux à Rome, XXII, 334-335. Voyez Charlemagne, Charles IV, Charles V, Charles VI, Charles VII, Charles VIII, Charles IX, François Ier, François II, Henri II, Henri III, Henri IV, Hugues Capet, Louis IX, Louis X, Louis XI, Louis XII, XIII, Louis XIV, Louis XV, Pépin-le-Bref, Pharamond, Philippe Ier, Philippe III, Philippe IV, Philippe V, Philippe VI.

FRANCE (les reines de). Voyez Anne de Bretagne, Anne d'Autriche, Blanche de Navarre, Bonne de Luxembourg, Catherine de Médicis, Élisabeth d'Autriche, Louise de Lorraine, Marie Stuart, Marie de Médicis, Marie-Thérèse d'Autriche, Marie Leszczinska.

FRANCE (les fils de). Rang, privilèges et distinctions, VI, 90 ; IX, 264, 266, 269 ; XIV, 402-405, 411 ; XVII, 145 ; XXI, 128 ; XXIV, 265 ; XXVI, 66. Règlement de leur rang en 1710, XIX, 77. Qualifiés Monseigneur et titrés d'Altesse Royale, XVII, 301, 304. Portent seuls des noms de provin-

[France *suite*]

ces, XXIV, 341. Leurs apanages, XIV, 214 ; XVII, 291. Sont égalés aux rois électifs, XXII, 20. Avaient seuls naguère les honneurs du Louvre, XI, 186. Ne sont pas justiciables des maréchaux de France, XXIV, 30. Accommodent les querelles des ducs, 28. Cérémonial quand ils viennent au Parlement, XXIII, 328, 337, 338 ; XXV, 293-294. Usurpations des présidents sur eux; 266, 271 ; XXVI, 29, 62. Leur place aux bals et à la chapelle, VII, 58, 323 ; XII, 438, 439. Ils mangent avec le Roi au grand couvert, XV, 241, 253 ; XXVIII, 359. Deuils et visites de deuil, VIII, 362 ; XIII, 70 ; XV, 335 ; XVII, 258, 260, 272 ; XVIII, 110 ; XXI, 125. Présentent des candidats à l'Ordre, XXIII, 5-6, 14, 16. Le Roi leur préfère ses bâtards, XII, 324 ; XIII, 283. Les bâtards leur sont égalés, XXI, 122. Cérémonial du jour de l'an, XVIII, 319. Leurs audiences, VI, 246. Leurs étrennes, XIV, 245. Leurs obsèques, XXII, 352-354. Leurs domestiques, XVII, 263. Leurs logements à Marly, XIX, 223.

FRANCE (les filles de). Rang, privilèges et distinctions, III, 270 ; VI, 90 ; IX, 264, 266 ; XIV, 405, 411 ; XVI, 427 ; XX, 220 ; XXI, 128. Règlement de leur rang en 1710, XIX, 72, 77. On les appelle Madame, XIII, 457 ; XVII, 291-292. Avaient seules naguère les honneurs du Louvre, XI, 186. Cé-

rémonial du baiser, III, 310. Mangent avec le Roi au grand couvert, XV, 253 ; XXVIII, 359. Étiquette chez elles, VI, 319, 321. Présentent un candidat à l'Ordre, XXIII, 5-6, 14, 16. La duchesse de Berry revendique ce rang à l'égard de sa mère ; anecdote de l'huissier, XXI, 82, 101-102. Deuils et visites de deuil reçues ou rendues, V, 132 ; XVII, 272 ; XXI, 125. Leurs obsèques ; garde de leur corps, I, 127 ; XVII, 148 ; XXII, 352-354. Leur maison, VIII, 39. Ont un chevalier d'honneur et une dame d'atour, I, 76 ; XIX, 75. Queue de leur robe, 89. Leurs étrennes, XIV, 245. Leur logement à Marly, XIX, 223.

FRANCE (les petits-fils de). Rang, distinctions et privilèges, I, 59 ; VI, 8, 90 ; XIV, 410, 411 ; XV, 51, 236 ; XVII, 286, 291 ; XIX, 77 ; XX, 237 ; XXI, 127 ; XXII, 395 ; XXIII, 374 ; XXIV, 265. Leur place aux bals et à la chapelle, VII, 58, 323. Visites de deuil, XV, 333, 335 ; XVII, 258. Mangent avec le Roi au grand couvert, XV, 253 ; XXVIII, 359. Cérémonial du jour de l'an, XVIII, 319. Présentent un candidat à l'Ordre, XXIII, 5-6. Leurs domestiques, XVII, 263. Invention du nom d'arrière-petits-fils de France, XIX, 62-63.

FRANCE (les petites-filles de). Rang, privilèges et distinctions, I, 129 ; VI, 90 ; XVII, 304 ; XVIII, 119, 126, 128 ; XIX; 62, 72, 73, 77. Rang inventé

sous Louis xiii, I, 127 ; XVII,
292. Conservent leur rang même mariées, VI, 8, 378, 385.
Sont traitées d'Altesse, V, 274.
Mangent avec le Roi au grand
couvert, XV, 253 ; XXVIII,
359. Sièges qu'on a devant
elles, VI, 19-20. Étiquette ob-
servée entre Mme de Guise et
son mari, III, 62. Visites de
deuil, XII, 10 ; XV, 333, 335.
Présentent un candidat à l'Ordre, XXIII, 5-6, 17. Garde
mortuaire de leur corps, XVII,
148. Queue de leur robe, XIX,
88. Leur dame d'honneur, I,
87 ; III, 207. La duchesse d'Orléans est petite-fille de France
jusque sur sa chaise percée,
XXVI, 301.
France (Catherine de), reine
d'Angleterre, XXVII, *85.
France (Élisabeth de), reine
d'Espagne, III, *88 ; VI, 112.
France (Henriette-Marie de), reine d'Angleterre, IX, *270 ;
XIV, 404.
France (Isabelle de), reine d'Angleterre, XXIII, *153 ; XXV,
332 ; XXVII, 84.
France (Jeanne de), reine de Navarre, V, *195.
Francelles (M.), curé de Saint-
Jean-en-Grève, XVII, 80-81.
Francfort-sur-le-Mein (la ville
de), XII, *138 ; XV, 317 ; XX,
6 ; XXII, 180.
Franche-Comté (la). Conquise
par le Roi, VII, 117 ; X, 16-
17, 362 ; XII, 295 ; XVIII,
111, 161 ; XXVIII, 10, 12.
Conspiration de 1707, XVIII,
160-173. Terres qu'y possède
le prince d'Orange, X, 138.

Gouvernement, I, 116 ; VII,
*187 ; XII, 295, 305. Lieute-
nance générale, XIX, *397.
Parlement : voyez Dôle. Citée,
II, 211 ; VII, 297 ; X, 12, 18,
53 ; XIV, 82 ; XV, 143, 207,
281 ; XVII, 7 ; XXVII, 128.
Franchises des ambassadeurs
(les), à Rome, V, *43, 44 ; VI,
411 ; XI, 45 ; XV, 169 ; XIX,
20 ; XXVIII, 231-232.
Francine (Jean-Nicolas Francini,
dit), musicien, XXI, *70.
Franclieu (François-Michel Pas-
quier de), XXIII, *365.
François i*r, empereur, XV, *29,
203, 437.
François i*r, roi de France, IV,
*43. Bataille de Pavie, 44. Vise
la couronne impériale, IX,
124 ; XIV, 402. Gouverné
par les Gouffler, XIX, 132.
Ses amours avec Mme de
Châteaubriant, XV, 300. Sa
prophétie sur la maison de
Guise, XV, 63. Cité, I, 26 ;
II, 38 ; V, 188, 199, 270 ; VII,
305 ; VIII, 54 ; IX, 287 ; XIII,
66 ; XV, 119, 120, 166 ;
XVIII, 172 ; XIX, 131 ; XXV,
253 ; XXVII, 96.
François ii, roi de France, XI,
172, 190 ; XVI, *67.
François-Phébus, roi de Navarre,
V, *204.
François de Sales (saint), évê-
que d'Annecy, V, *79.
Franconie (la), IV, 172 ; XV,
179-180.
Francs-alleux (les), IV, *290.
Frangipani (François-Christophe,
comte), † 1671, VIII, *307 ;
XI, 264 ; XXIII, 246-247.
Franquetot de Coigny (la famille

Guillotte de), XI, *282-284.
Voyez Coigny.

FRANQUETOT (la terre de), XI, *284.

FRÉDÉRIC III, roi de Danemark, IV, *131.

FRÉDÉRIC IV, roi de Danemark, VI, *36. Son voyage en France, étant prince royal ; aventure avec Broglio, XVII, 21-25. Perd son fils, VI, 36. Succède à son père ; difficultés de traitement avec la France, 246-247. Ne veut pas reconnaître le nouvel électeur de Hanovre, VII, 213-214. Fait la paix avec la Suède, 214. Mécontent de l'ambassadeur Chamilly, X, 399. Va passer à Venise le carnaval de 1709, XVII, 21.

FRÉDÉRIC III, roi de Naples, XV, *293, 294, 303.

FRÉDÉRIC Ier, électeur de Brandebourg et roi de Prusse. Se déclare roi, VII, 360 et suiv. Réclame la souveraineté de Neuchâtel, XV, 139-144. Sa mort, son règne, ses trois femmes, XXIII, 295-296. Relations avec Marlborough, XV, 174.

FRÉDÉRIC II, roi de Prusse, VII, *370.

FRÉDÉRIC-GUILLAUME Ier, roi de Prusse, VII, *370 ; X, 136, 189 ; XXIII, 296.

FRÉJUS (la ville de). Occupée en 1707 par les ennemis, XV, 195-196, 220. L'évêché, VI, *45, 50, 51. Évêques : voyez Aquin (Luc d'), Fleury (André-Hercule de).

FREMIN ou FREMYN (la famille), XVIII, *429.

FRÉMONT (Nicolas de), † 1696,

II, *262. Garde du trésor royal, grand-père de Mme de Saint-Simon, 262, 263, 267, 278. Sa mort, III, 249. Cité, XVII, 171.

FRÉMONT (Geneviève Damond, dame de), II, *262, 267, 268, 277.

FRÉMONT D'AUNEUIL (Nicolas de), † 1749, II, 263, 273, 274.

FRÉMONT (l'hôtel de), à Paris, II, *267.

FRÉMYOT (André), archevêque de Bourges, XI, *354.

FRESNES (la terre de), près Meaux, VI, *268.

FRESNO (Pierre Fernandez de Velasco, marquis del), † 1713, VIII, *242.

FRESNOY (Élie du), I, *168. Fils d'un ancien secrétaire de Claude de Saint-Simon et commis de Louvois, 168-169.

FRESNOY (Marie Collot, dame du), I, *168. Son désir d'être admise à la cour, 168.

FRÉTEAU (Héracle-Michel), avocat, III, *94.

FRETIN (le village de), XVI, 307.

FRETTE (Claude Gruel de la), † 1645, XVI, *56. Chevalier de l'Ordre, anecdote, 56-57 ; XXIII, 9.

FRETTE (Pierre Gruel de la), † 1656, XVI, *57. Ses gouvernements, 57-58.

FRETTE (René Gruel, sieur de la), XXIV, *192. Sa femme Antoinette d'Albret-Miossens, *192.

FRETTE (Gaston-Jean-Baptiste Gruel, marquis de la), V, *101. Son duel, 101-102 ; IX, 96 ; XVI, 56-61 ; XXV, 40.

FRETTE (Nicolas Gruel de la), marquis d'Amilly, V, *101. Son

[Frette *suite* — Frontenac]

duel, 101-102 ; IX, 96 ; XVI, 56-61.
Frette (les armes de la), XVI, *59.
Frette (le fief de la), XVI, *56.
Fretteville (Jean, chevalier de), XV, *420. Campagne de 1708, 420 ; XVI, 176.
Frézeau (la famille), X, 146.
Frézelière (François Frézeau, marquis de la), † 1702, IV, *166. Campagne de 1697 à l'armée du Rhin, 166, 170, 174. Sa mort, portrait et caractère, X, 145-146 ; XVI, 284.
Frézelière (Jean-François-Angélique Frézeau, marquis de la), † 1711, XVI, *284. Sa disgrâce et sa cause ; Boufflers obtient de l'employer à Lille, 283-285.
Frias (le duc de). Voyez Connétable de Castille (le).
Fribourg-en-Brisgau (la ville de), III, *229 ; IV, 157 ; X, 245. Siège de 1703, XI, 217. Siège de 1713, XXIV, 67. Capitulation, 126-129. Gouvernement, XIX, *396.
Friedlingue (le bourg de), X, *296. Victoire gagnée par Villars, 297-304, 313, 314, 319, 321 ; XI, 153, 158 ; XXII, 269.
Frigiliana. Voyez Aguilar (le comte d').
Frioul (le), XVI, *270.
Frise (la), X, *136, 250 ; XIV, 213 ; XXII, 82.
Frise (Henri-Frédéric, comte de), XI, 305, *372. Pris à Spire, 305.
Frise (Jules-Henri, comte de), † 1706, XI, *305, *372. Gouverneur de Landau, 305. Campagne de 1706, XIII, 355-356.

Froissart (Jean), historien, V, *196.
Fromenteau (André de Bétoulat, seigneur de), I, *205. Voyez Vauguyon (le comte de la).
Fronde (les troubles de la), I, 177, 197-200 ; II, 39 ; III, 316 ; IV, 136 ; V, 182, 242-245, 247, 253, 294 ; VI, 241, 272 ; IX, 95 ; X, 326 ; XII, 319 ; XIII, 138, 139, 313, 314 ; XIV, 139, 180, 215, 220, 272 ; XVI, 238 ; XVII, 10, 329.
Fronsac (Louis-François-Armand de Vignerot du Plessis, duc de), puis de Richelieu, X, *113. Son mariage avec Mlle de Noailles, 113 ; XX, 303-304. Sa conduite à l'occasion des prétentions de d'Antin sur le duché d'Épernon, 283. Son portrait ; sa familiarité avec la duchesse de Bourgogne ; son père le fait mettre à la Bastille, 304-305. Il est mis en liberté, XXIII, 79. Apporte la nouvelle de la prise de Fribourg, XXIV, 128-129. Aux obsèques du duc de Berry, 264. Lié avec la Feuillade, XXVII, 234.
Fronsac (Anne-Catherine de Noailles, duchesse de), puis de Richelieu, III, *123. Mariage projeté, X, 113. Épouse le duc de Fronsac, XX, 303-304.
Frontenac (Antoine de Buade, comte de), † 1625, VI, *167, 168 ; XIV, 270.
Frontenac (Henri de Buade, comte de), XIV, *270. Sa femme, Anne Phélypeaux, VI, *168.
Frontenac (Louis de Buade, comte de), VI, *166. Gouverneur du Canada, sa mort, sa

[Frontenac — Furstenberg]

famille, son caractère, 166-170;
XIV, 269-270.

FRONTENAC (Anne de la Grange-
Trianon, comtesse de), V, *90.
Belle et galante; son surnom
de la Divine, VI, 169-170. Sa
mort, sa famille, son amitié
pour Beringhen, XIV, 268-271.

FRONTENAY (Pierre de Rohan, baron de), V, *193. Sa femme
Anne de Rohan, *193, 197.

FRONTENAY (la baronnie de), V,
*120; XXV, *128. Érigée en
duché sous le nom de Rohan-
Rohan, 128.

FROTTEURS DU ROI (les); XXI,
*37.

FROULLAY (la famille de), III,
*129. Voyez Tessé.

FROULLAY (Charles, comte de),
† 1671, VII, *23; XI, 45. Sa
femme, Angélique de Beau-
déan, VII, *23, 24.

FROULLAY (Louis, comte de), †
1675, III, *54. Grand maréchal
des logis, tué à Consarbrück,
54.

FROULLAY (Charles-François, comte de), † 1744, VII, *24. Ambassadeur à Venise, 24; XI, 45.

FROULLAY (Charles-Louis de),
évêque du Mans, VII, *24;
XI, 45.

FROULLAY (Louis-Gabriel, bailli
de), VII, *24; XI, 45.

FRUIT (le), ou dessert, II, *322.

FUENSALIDA (Antoine de Velasco,
comte de), † 1700, VIII, *212.

FUENTE (Gaspard Tello de Guz-
man, marquis de la), IV, *100.
Son ambassade extraordinaire à
Paris, 100; VIII, 58; X, 12.

FÜRSTENBERG (la maison de),
VII, *89-95; XXII, 91.

FÜRSTENBERG (Égon, comte de),
† 1635, VII, *89. Sa femme,
Anne-Marie de Hohenzollern,
*89.

FÜRSTENBERG (Hermann-Égon,
prince de), † 1674, VII, *90,
92; XXII, 91.

FÜRSTENBERG (François-Égon de),
évêque de Strasbourg, † 1692,
VII, *90.

FÜRSTENBERG (Guillaume-Égon,
cardinal de), évêque de Strasbourg, II, *355. Sa famille, VII,
89-95. Passe de Metz à Strasbourg, VII, 90. Affaire de l'é-
lectorat de Cologne, XVII, 106.
Est enlevé par les Impériaux,
VII, 16. Marie sa nièce Levenstein, III, 189-190, 192. Ne va
pas au conclave de 1700, VII,
16-17. Circonvenu en faveur de
l'abbé de Soubise, l'accepte
comme coadjuteur, 86, 99 et
suiv. Pousse ses neveux, 94-
95. Reçoit de grosses sommes
du Roi et est accusé de simo-
nie, 99-102. Sacre l'abbé de
Soubise, IX, 9-10. Sa nomination au cardinalat, XV, 269.
Ses preuves à l'ordre du Saint-
Esprit, XII, 379. Sa place aux
cérémonies de l'Ordre, III, 1.
Obtient le tabouret pour sa nièce la princesse de Fürstenberg,
XXII, 94. Sa mort, XII, 52,
74.

Portrait et caractère, VII, 86-
87, IX, 10; XII, 52-53; XIV,
207. Ses relations scandaleuses
avec sa nièce, VII, 16-17, 95-
99, 101; XIV, 207. Son abbaye
de Stavelot, VII, 91. Ses régiments, 108; XIV, 131. Cité,
III, 188; IV, 320; VII, 114.

[Furstenberg *suite*]

Fürstenberg (Emmanuel-François-Égon, comte de), † 1686, VII, *93. Épouse la comtesse de la Marck ; sa mort devant Belgrade, 93, 95 ; XIV, 207.

Fürstenberg (Catherine-Charlotte de Wallenrod, comtesse de la Marck, puis de), VII, *93. Gouverne son oncle le cardinal ; son portrait, 16-17, 95-99, 101. Est admise au souper du Roi, 97. Ses prodigalités ; son séjour à la Bourdaisière, 98-99. Reçoit de l'argent de Mme de Soubise pour favoriser l'abbé de Soubise pour la coadjutorerie de Strasbourg, 99 et suiv. Citée, 108, 109.

Fürstenberg (Ferdinand-Maximilien-Cajétan, comte de), † 1696, VII, *93.

Fürstenberg (Charles-Égon, comte de), † 1702, IV, *172. Dans les troupes impériales en 1697, 172.

Fürstenberg (Prosper-Ferdinand, comte de), † 1704, IV, *172. Dans les troupes impériales en 1697, 172.

Fürstenberg (Antoine-Égon, prince de), † 1716, IV, *188. Gouverneur général de l'électorat de Saxe ; son mariage avec Mlle de Ligny ; vit séparé d'elle, 188-189 ; VII, 92, 114, 115 ; XIII, 229 ; XXII, 94, 93.

Fürstenberg (Marie de Ligny, princesse de), IV, *112. Son mariage ; vit séparée de son mari ; manière dont elle obtient le tabouret, 112, 288 ; VII, 92, 115 ; XV, 388 ; XXII, 93-95. Sa mort, son portrait, anecdote, 91-93. Ses filles, 95. Citée, XXIII, 2.

Fürstenberg (Anne-Marie-Louise, demoiselle de), IV, *320. Voyez Isenghien (la princesse d').

Fürstenberg (les régiments de), VII, 108 ; XIV, 134.

G

GABARET (N.), XII, *219. Chef d'escadre, tué à Malaga, 219-220.

GACÉ (Charles Goyon de Matignon, comte de), † 1674, XI, *281.

GACÉ (Charles-Auguste de Goyon-Matignon, comte de), puis maréchal de Matignon, † 1739, II, *35; XI, *282. Prend Huy, XIII, 82. Gouverneur de la Rochelle et d'Aunis, XIV, 264-265. Perd sa femme, XIII, 426. Héritier de Mme de Nemours, XV, 130. Désigné pour l'expédition d'Écosse; est fait maréchal de France et prend le nom de Matignon, 419, 429-430. Voyez Matignon (le maréchal de).

GACÉ (Marie-Élisabeth Berthelot, comtesse de), XIII, *426. Sa mort, 426-427.

GACÉ (Louis-Jean-Baptiste de Goyon, comte de), puis de Matignon, † 1747, XVI, *175. A l'armée de Flandre en 1708, 175. Perd sa femme, XIII, 426. Se remarie à Mlle de Châteaurenault, XIX, 35.

GACÉ (Catherine-Élisabeth-Thérèse de Matignon-Torigny, comtesse de), XIII, *426. Sa mort, 426. Citée, XIX, 35.

GACÉ (Anne-Éléonore-Dreuse Rousselet de Châteaurenault, marquise de), XIX, *35. Son mariage, 35.

GADAGNE (la maison de), XXIII, 312.

GAÉTANO (François, prince), rebelle napolitain, IX, *303.

GAÉTANO Y ARAGON (François), lieutenant général espagnol, XVI, *164.

GADÉ (le nom de), XXIII, 248.

GAËTE (la ville de), XV, *232. Siège de 1707, 232-234. Citée, XX, 140; XXIII, 282.

GAILLARD (le P. Honoré), jésuite, II, *126. Prononce les oraisons funèbres du prince de Turenne, 126; de l'archevêque de Paris Harlay de Champvallon, 352-353; de Monsieur le Prince, XVII, 269; du duc de Bourgogne, XXIII, 53. Soupçonné de jansénisme; il condamne le quiétisme, IV, 87-88. Sa liaison avec le cardinal de Bouillon, XX, 12. Hostile à Fénelon, XXVI, 80.

GAILLON (le château de), XV, *324, 325.

GAILLON (la porte), à Paris, XXI, *75.

GALÈRES (les). Charge de lieutenant général, IV, *146.

GALICE (la), VIII, 121; XIII, *300.

GALIGAÏ (Léonora). Voyez Ancre (la maréchale d').

GALIONS DU PÉROU (les), VIII, *293; X, 239, 242; XVI, 340.

GALISTEO (le duché de), XXI, *332.

GALLERAN (le sieur), IV, *186.

GALLES (Henri-Frédéric, prince de), † 1612, XIX, *172, 173.

GALLES (Jacques-François-Édouard

Stuart, prince de), puis le roi Jacques III, I, 125, *555. Voyez Jacques III, roi d'Angleterre.

GALLIFFET (Joseph de), † 1706, IV, *215. Contribue à la prise de Carthagène, 215-216.

GALLOWAY ou GALWAY (Henri II de Massué, marquis de Ruvigny, puis comte de), I, *260. Fait prisonnier à Nerwinde, 260. Campagne de Savoie (1696), III, 135-136. Le Roi confisque ses biens de France, IV, 20-24, 27. Blessé à Badajoz, XIII, 164. Campagne de 1707; il est blessé à Almanza, XIV, 416, 423, 431. Battu par le marquis de Bay, XVII, 382.

GALLOWAY (la ville et le comté de), IV, *24.

GALVE (Emmanuel-Marie-Joseph de Silva Mendoza, comte de), XXI, *333. Sa femme, Marie-Thérèse de Tolède; ils prennent parti pour l'Archiduc, 333.

GAMACHES (Nicolas-Joachim Rouault, marquis de), † 1689, I, *104, 105; V, 98; XII, 336. Sa femme Marie-Antoinette de Loménie, V, *98.

GAMACHES (Claude-Jean-Baptiste-Hyacinthe Rouault, comte de Cayeux, puis de), I, *105. D'abord appelé Cayeux; premier gentilhomme de la chambre du duc de Chartres, II, 206. Épouse Mlle de Brienne, V, 98. Menin du duc de Bourgogne, VI, 357. Seul des menins, monte à cheval, 368. Accompagne en 1702 le duc de Bourgogne en Flandre, X, 180-181. Perd sa mère et prend le nom de Gamaches, XII, 336.

Doit aller en Provence avec les princes, XV, 225. Accompagne le duc de Bourgogne en Flandre (1708), XVI, 19. A Audenarde, 189, 211. Attaqué par Campistron, 234. Son rôle auprès du prince, 248, 281, 311-312. Ses paroles peu discrètes, 477-478. Aux obsèques de Monseigneur, XXI, 345. Assiste le duc de Bourgogne dans sa dernière maladie, XXII, 297-298, 300, 301. Portrait et caractère, VI, 357; X, 181; XVI, 477. Cité, XVII, 360; XXI, 248.

GAMACHES (Louise-Madeleine de Loménie, marquise de), V, *98. Citée, XII, 336.

GAMACHES (Louis-Aloph Rouault, abbé de), XXIV, *203. Auditeur de rote; son caractère, 203-204.

GAMMERAGES (le bourg de), XVI, *292.

GAND (la ville de), III, *312. Siège de 1678, 312; V, 335; XXVIII, 15. Abandonnée par Villeroy, XIII, 382. Surprise par Chemerault en 1708, XVI, 172-176. Assiégée par Marlborough; capitule, 465-466, 481, 494-495; XVII, 1-5. Gouvernement, XV, 395. Grand Bailli, XVI, 172, 174. Citée, XVI, 189, 191, 193, 197, 207, 208, 221-223, 225, 464; XIX, 411. Évêque : voyez Croÿ (Philippe-Eugène de).

GANDIA (Charles de Borgia, duc de), VIII, *115.

GANGES (François de Vissec de la Tude, comte de), XI, *141.

GANGES (Diane de Joannis de Roussant, marquise de), XI, *141.

[Ganges *suite* — Gardes du corps]

GANGES (François de Vissec de la Tude, comte de), XI, *142-143.
GANGES (Jeanne de Gévaudan, comtesse de), XI, *144. Sa liaison scandaleuse avec le cardinal de Bonsy, 141-145.
GAP (l'évêché de), IV, *97. Évêques : voyez Berger de Malissoles (Fr.), Lionne (Artus de).
GARÇONS BLEUS du Roi (les), V, *120; VI, 210; VIII, 44; X, 122; XIII, 120; XIV, 350; XVII, 163; XVIII, 383; XIX, 74; XXVIII, *359.
GARD (l'abbaye du), XXIV, *79; XXVI, 97.
GARDE-CÔTES (les officiers). Leur création; difficultés qui en naissent entre Pontchartrain et Saint-Simon, XXI, 347 et suiv.; XXIII, 305-311.
GARDE DES MEUBLES DE LA COURONNE (la charge de), XXVI, *198.
GARDE DU TRÉSOR ROYAL (la charge de), IX, *14.
GARDE-ROBE DU ROI (la), IV, 353-354; V, 118; XII, 12. Voyez Grand maître de la garde-robe.
GARDE DES SCEAUX (la charge de). Ses attributions en remplacement du chancelier, VI, 219; VIII, 152; IX, 204; XI, 179; XVIII, 96; XX, 22, 362; XXV, 246, 309. Ses usurpations sur les ducs, IX, 263. Privilèges et distinctions de sa femme, IV, 320-321.
GARDES DU CORPS (les). Les quatre compagnies, XIV, 204; XV, 447. La compagnie écossaise, II, 365; XIV, *286. Leur grand pied militaire, XV, 447. Leur bonne conduite et leur renommée, XIV, 385. Leur service, VI, 392; VII, 326, 327, 342; VIII, 377; XII, 464; XIII, 154; XIV, 356; XV, 449; XVII, 143, 145; XVIII, 303; XIX, 30; XXIII, 277-278. École militaire pour la jeune noblesse, XXVIII, 107. Prennent les armes pour leurs capitaines, XVI, 383. Leur service auprès de Monseigneur, XVIII, 129; auprès du duc de Bourgogne, XIX, 156; auprès du duc de Berry, XX, 207.
Leur conduite à Nerwinde, I, 252, 255; à Ramillies, XIII, 383-385; à Malplaquet, XVIII, 189. Retard dans leur solde en 1709, XVII, 392-393.
Capitaines des gardes du corps : Achat et transmission des charges, II, 26-27, 236, 264; III, 36; IV, 256; X, 339, 346; XI, 69-70; XIV, 310; XV, 350-351; XXII, 102-103. Leurs fonctions et leur service, II, 102; IV, 322; VI, 81, 290, 403, 425; IX, 274-275; XII, 36, 297; XIV, 18; XV, 237-238; XVI, 470, 484; XVII, 68, 445; XVIII, 383; XXVIII, 340-342, 358. Leur quartier de service, X, 206; XV, 347. Leur bâton de commandement, II, *367; III, 115; VI, 226; XXII, 203. Leur place au sermon, III, 81. Ils mangent avec le Roi à l'armée, XXVIII, 333. Le logement du capitaine en quartier à Versailles, XVI, *379; à Marly, XIX, 223. Le Roi n'y veut que des maréchaux de France, XIV, 286. Ils sont cassés tous quatre en 1648, III, 146-147; XV, 454-455.

Les lieutenants, V, 75; VI, 145;
VII, 327; XII, 252; XVI, 172,
365. Les enseignes, VII, 327;
XII, 250. Les exempts, IV,
310; V, 314; VII, 327; XII,
250; XIII, 92; XVI, 377. Les
brigadiers, XV, 449. Le major,
VIII, 292-293; XV, 446-448;
XXIII, 276. L'aide-major, XIII,
384. Le chirurgien-major, XI,
322.
Gardes du corps du roi d'Angleterre (les), IV, 54-55; X,
346; XII, 305.
Gardes des rois d'Espagne (les),
IX, *183. Les gardes du corps,
IX, *214. Établissement des
quatre compagnies, XI, 322-
323; XIII, 174; XX, 136, 138;
XXII, 137. La compagnie des
lanciers, IX, *214. Les hallebardiers, VIII, *168.
Gardes des princes (les) et leurs
capitaines. Gardes de Monsieur
Gaston, XVI, 58; de Monsieur
et du duc d'Orléans, I, *68;
VIII, 358, 364, 373; XII, 341;
XV, 167; XVI, 393; de la duchesse d'Orléans, XIV, 410; du
duc de Berry, XX, 213; du
comte de Toulouse, XVI, 463;
de Monsieur le Duc, XVII, 257-
258.
Gardes de Mazarin (les), XIV,
125; de Turenne, XX, 154;
des gouverneurs de province,
X, 99.
Gardes de la porte (les), I, *48;
IV, *251; XIV, 103. Le capitaine, IV, *251.
Gardes françaises (le régiment
des), III, *322. Actions de guerre, I, 46, 245, 248, 257; XIII,
375; XVI, 136, 494; XVIII,

184, 187; XXIV, 128. Enlevé
par ruse à Boufflers, XII, 304-
305. Employé contre les faux-
sauniers et les séditieux, XV,
280; XVII, 394; XVIII, 129,
132; à la destruction de Port-
Royal, 282. Réforme de 1714,
XXIV, 131.
Colonel, XII, 82, 304-305;
XVIII, 153; XXVII, 243;
XXVII, 243; XXVIII, 333,
362. Son appartement à Versailles, XXVI, 131. Lieutenant
colonel, XV, 146. Capitaines,
VI, 30, 434; VII, 148; XIII,
120, 210, 427; XV, 256; XVI,
354; XVII, 30; XVIII, 208;
XIX, 372. Lieutenants, X, 96;
XVI, 91. Major, II, 315; XIII,
397; XVIII, 205; XXIII, 97.
Sergents, XV, 280. La compagnie colonelle, XIII, 120.
Citées, I, 152; II, 215; III,
230, 322-324; IV, 283; V, 80;
X, 183; XII, 52, 359; XIII,
308, 413; XV, 462, 463;
XVIII, 209; XXVII, 114,
115, 260; XXVIII, 119.
Gardes suisses (le régiment des),
VIII, *34. Actions de guerre,
I, 46, 245, 248; XVI, 494;
XVIII, 184. Employés contre
des séditieux à Paris, XVII,
394; XVIII, 232; à la destruc-
tion de Port-Royal, 282. Colonel, VIII, 34; XIV, 29; XXIV,
238; XXVII, 114. Citées, II,
373; VI, 91; XII, 21-22;
XXVII, 260; XXVIII, 119.
Gardes suisses de Monsieur et du
duc d'Orléans (les), VIII, 358;
XII, 426-428; XIII, 449.
Garnache (Françoise de Rohan,
demoiselle de la), V, *205. Son

aventure avec M. de Nemours;
est créée duchesse de Loudun,
205-211.

GARSAULT (Antoine - Alexandre
de), VI, *203. Capitaine du ha-
ras du Roi ; sa mort, 203-204.

GASCOGNE (la), VII, 25; X, 104;
XI, 294.

GASSION (Jean Ier de), † 1612,
XXIV, *135.

GASSION (Jean, maréchal de), †
1647, XV, *439; XVIII, 205;
XXI, 338; XXIV, 135-136.

GASSION (Pierre de), évêque d'O-
loron, † 1652, XXIV, *136.

GASSION (Jean II de), † 1663,
XXIV, *136-137.

GASSION (Jean III, marquis de),
président au parlement de Navarre, XV, *439.

GASSION (Henri, comte de), †
1693, I, *255. Tué à Nerwinde,
255.

GASSION (Pierre, marquis de), président au parlement de Navarre,
† 1707, XXIV, *137.

GASSION (Jean, comte de), † 1713,
XIII, *373; XXIV, *134. A Ramillies, XIII, 373-374.

GASSION (Jean, et non Pierre-Ar-
mand, chevalier puis marquis
de), † 1746, XV, *438; XXIV,
*135. Épouse Mlle d'Armenon-
ville, XV, 438-439. Sa famille,
ses services, 439 et suiv. Défait
un corps ennemi en Flandre,
XXI, 338. Son désir d'être fait
maréchal de France, 339. Sa
mort, son portrait, sa famille,
XXIV, 134-138.

GASSION (Marie-Jeanne Fleuriau
d'Armenonville, marquise de),
XV, *439. Son mariage, 438-
439.

GASTANA GA (François de Agurto,
marquis de), VIII, *59. Vient
recevoir Philippe V, 59. Est fait
colonel du régiment des gardes
espagnoles, X, 388. Sa mort,
XI, 234.

GASTANAGA (N. de Agurto, marquis de), XXV, *159. Nommé
grand écuyer de la nouvelle
reine, 159.

GASTON de France, duc d'Orléans.
Voyez Monsieur Gaston.

GAU-BÖCKELHEIM (la ville de), II,
*162, 172. Saint-Simon y com-
mence ses Mémoires, 175.

GAURE (le comté de), XXIV, *84.

GAUREAUL DU MONT (la famille
de), XIII, *321. Voyez Mont
(du).

GAVAUDUN (M. de), XVII, *3.

GAVERE (le bourg de), XVI, *454.

GAZETTE DE FRANCE (la), XVIII,
*152; XXI, 56.

GAZETTES DE HOLLANDE (les), II,
*319, 321; IV, 342.

GEETE (la), rivière, I, *239-241,
248, 261, 263.

GEGENBACH (la ville de), XI, *89.

GELDERMALSEN (Adrien, seigneur
de), X, *360, 361.

GELVES (Georges de Bragance,
comte de), VIII, *119, 122. Sa
femme Isabelle Colomb, *119.
120.

GEMBLOUX (la ville de), I, *228.

GENDARMERIE (la), II, *146; IV,
166; VIII, 69, 288; XII, 173,
182, 188; XIII, 323; XIV, 29,
319; XVI, 136, 194; XVIII,
188. Ses prétentions pour l'ordre du Saint-Esprit, XXIII, 5.
Elle est passée en revue par le
duc du Maine, XXVII, 201 et
suiv.

GENDARMES DE LA GARDE (les), I,
43-44, 257, 272, 274, 277, 279;
II, 146, 149; VII, 26, 342; XI,
339; XIII, 414, 415; XV, 15;
XVIII, 114. Les gendarmes
écossais, XIV, *346; XXIV,
*271. Les gendarmes de la Rei-
ne, V, 138. Les gendarmes du
Dauphin, XXIII, *4. Les gendarmes de Bretagne, XVIII,
247. Les gendarmes d'Orléans,
VIII, 359.

GENDRE (Thomas le), négociant,
X, *97. Son fils Colandre: voyez
Colandre.

GENDRE (Gaspard-François le),
intendant à Montauban, XIV,
*317; XV, 102. Sa femme Ma-
rie-Anne Pajot, *103.

GÉNÉRAL DES MONNAIES (la charge
de), II, *28.

GÊNES (la ville et la république
de). Conquêtes des rois de
France, VII, 301. Conjuration
de Fiesque, XVI, 416. Bom-
bardée par Duquesne; le doge
à Versailles, IX, 272; XXVIII,
16-17. Passage de Philippe v,
X, 164, 234. La princesse des
Ursins s'y établit, XXVI, 262.
Les quatre premières maisons
de la ville, XVI, 445. Le doge,
IX, 272; X, 235; XVI, 420;
XVII, 306 : voyez Imperiale
Lercaro. Les sénateurs, X,
235. Citée, IX, 99 ; XII,
239 ; XIII, 103, 171, 347;
XIV, 72-73, 130; XV, 299;
XVI, 22, 169, 275, 276 ;
XXII, 175.

GÊNES (le point de), V, *88; XII,
319.

GENEST (Charles-Claude, abbé),
XIX, *154.

GENÈVE (la ville de), XII, 146,
267; XIV, 194, 234, 235.

GENEVIÈVE (sainte). Sa fête,
XVIII, 359, 368. La procession
de la châsse dans les calamités
publiques, XVII, 396-397.

GÉNEVOIS (Henri, prince de), V,
*240.

GÉNEVOIS (Philippe, comte de),
XV, *119. Voyez Nemours (le
duc de).

GENLIS (René Brûlart, marquis
de), † 1696, II, *216. Directeur
de la cavalerie, 216, 220.

GENLIS (Michel-Hardouin Brûlart,
commandeur de), † 1699, II,
*219. Envoyé par M. de Noailles
auprès du Roi ; sa trahison
envers son général, 219-222.

GENLIS (Charles Brûlart de),
archevêque d'Embrun, XXVI,
*98.

GENOUILLAC (Jacques Ier Ricard
de), dit Galiot, maître de l'artillerie, XV, *165.

GENOUILLAC (Jean II Ricard de
Gourdon de), XV, *165.

GENOUILLAC (Jacques II Ricard
de Gourdon de), seigneur d'A-
cier, maître de l'artillerie, XV,
*165, 166.

GENOUILLAC (la terre de), XV,
*165.

GENTILSHOMMES DE LA CHAMBRE DU
ROI (les premiers). Voyez Premiers gentilshommes.

GENTILSHOMMES DE LA CHAMBRE
(les), en Espagne, VIII, 163-
164, 179-181.

GENTILSHOMMES DE LA MANCHE
(les), II, *4; V, 154-155, 159-
160; XI, 348; XVII, 311-312;
XX, 310.

GENTILSHOMMES AU BEC DE CORBIN

(la compagnie des cent), V,
*381 ; XII, 367 ; XIV, 349.

GENTILSHOMMES ORDINAIRES DU
Roi (les), VI, *348 ; XI, 277 ;
XII, 12-13 ; XVI, 158 ; XX,
329, 360, 361.

GENTILSHOMMES SERVANTS (les),
XXI, *118.

GEORGES Iᵉʳ, roi d'Angleterre
(Georges-Louis de Brunswick-
Zell, électeur de Hanovre), II,
*251. Voyez Hanovre. Appelé
au trône et proclamé à Londres,
XXIV, 380. Part pour l'Angleterre, entre à Londres, change
le gouvernement, XXV, 100-
101 ; XXVI, 185.

GEORGES II, roi d'Angleterre,
XVII, *19, 95 ; XVIII, 159.

GEORGES DANDIN (la comédie de),
XIV, 150.

GERMANICUS, II, 47.

GERMERSHEIM (la ville de), IV,
*173.

GERNSHEIM (le bourg de), IV,
*173.

GERTRUYDENBERG (la ville de),
XVII, *177. Négociations, 177 ;
XVIII, 23 ; XIX, 11, 15-17, 373,
403-404 ; XX, 101, 104, 109,
149 ; XXVIII, 98, 99.

GERVAISE (François), abbé de la
Trappe sous le nom de dom
Armand, III, 64, *65 ; V, *387.
Sa mauvaise administration ;
ses mœurs débauchées ; affaire
de sa démission, 386-409.

GERVAISE (Nicolas, abbé), mis-
sionnaire, V, *387.

GESVRES (Louis Potier de), secrétaire d'Etat, † 1630, II, *27,
28 ; VI, 414.

GESVRES (René Potier, duc de), †
1670, II, *26. Son mariage, sa

femme Marguerite de Luxembourg, 26-27, 123.

GESVRES (Léon Potier, marquis
puis duc de), † 1704, II, *27.
Premier gentilhomme de la
chambre et gouverneur de Paris, 27. Son rôle dans le procès
de M. de Luxembourg contre
les pairs, 122-123, 238, 240 ;
III, 89-91. Ses fonctions à l'hommage du duc de Lorraine, VI,
389, 392-394. Sa noirceur à
l'égard de Saint-Simon, 403-
410, 415, 416. Inaugure la statue du Roi à la place de Vendôme, 244. Se remarie avec
Mlle de la Chesnelaye ; anecdote, XI, 5-6. Sa mort, XII,
337 ; XV, 347. Portrait et caractère, VI, 410-413, 416. Mot
cruel au maréchal de Villeroy,
413-415. Tyrannise sa femme
et ses enfants ; fait tout ce qu'il
peut pour empêcher son fils
d'être archevêque de Bourges,
410-412 ; X, 143, 356-357 ; XII,
337-338 ; XXVI, 95. Ami de
Claude de Saint-Simon, VI,
403, 408. Cité, II, 348 ; VI,
211 ; X ; 280 ; XII, 413 ; XV,
169.

GESVRES (Marie-Françoise-Angé-
lique du Val de Fontenay-Mareuil, duchesse de), VI, *410.
Séparée de son mari, 410-411.
Sa mort, son caractère, anecdote, X, 356-358.

GESVRES (Marie-Renée de Rom-
milley de la Chesnelaye, duchesse de), XI, *5. Son mariage ;
sa conduite avec les enfants de
son mari, 5-6.

GESVRES (Léon Potier de), archevêque de Bourges, II, *347.

[Gesvres *suite*]

D'abord camérier d'honneur du Pape, VI, 411. Fait archevêque de Bourges malgré son père, 411-412; XXVI, 95. Difficulté avec le chancelier à l'assemblée du clergé de 1695, II, 347-348. Affaire de sa nomination au cardinalat; il est présenté par les deux rois de Pologne, XV, 168-173; XVI, 410; XXVI, 95-96. Cité, XIII, 108.

GESVRES ou TRESMES (Bernard-François Potier, marquis, puis duc de), † 1739, V, *162. Remplace son père comme premier gentilhomme de la chambre, VI, 403-406. Mal traité par son père, 412. Raccommodé avec lui par sa belle-mère, qui lui fait céder le duché; prend le nom de duc de Tresmes, XI, 5-6. Perd sa femme, X, 143. Mort de son père, devient gouverneur de Paris, XII, 337-338. Sa réception à l'hôtel de ville, 413-414. Aux obsèques du duc de Bretagne, 461. Dispute de fonction avec le duc de la Rochefoucauld, XIV, 105-106; avec le duc de Bouillon, XXVIII, 345-346. Obtient un brevet de retenue, XV, 347. Aux obsèques de Monsieur le Prince, XVII, 258, 262. Marie son fils à Mlle Mascranny, 349. Son rôle lors de la sédition de Paris en 1709, XVIII, 134, 136. Donne un repas pour la réception de Berwick au Parlement, XIX, 382-384. Opposé aux prétentions de d'Antin sur le duché d'Épernon, XX, 268, 270-271, 273, 277. Sa conduite lors des visites du deuil de Mon-

seigneur, XXI, 122. Obtient un nouveau brevet de retenue sur sa charge, XXII, 182.

Assiste à la séance des Renonciations XXIII, 332, 342. Donne des festins à l'occasion des traités de paix d'Utrecht et de Baden, XXIII, 352; XXIV, 244. Va annoncer à la reine d'Angleterre la mort du duc de Berry, 261. Confie sa belle-fille à sa sœur Mme de Revel, XXV, 150. Affaire du bonnet; affront qu'il fait au premier président, XXVI, 46. Son hostilité pour le duc d'Orléans, 348. Dernière maladie du Roi, XXVII, 255, 256.

Caractère, XX, 270; XXI, 121. Son ignorance, anecdote, VI, 42-43. Ami des Caumartins, XXIII, 65; de du Charmel, XIII, 267; de Montgivrault, XVI, 62. Loge chez son beau-père Boisfranc, XIV, 102. Cité, V, 314; VII, 132; XI, 95; XV, 277, 472; XVIII, 322; XIX, 10, 234.

GESVRES (Marie-Madeleine-Geneviève-Louise de Seiglière de Boisfranc, marquise de), VI, *412. Sa mort, X, 143.

GESVRES (François-Joachim-Bernard Potier, marquis, puis duc de), † 1757, XV, 155, *606. Son mariage avec Mlle Mascranny, XVII, 349-350. Procès scandaleux contre sa femme; ils sont raccommodés par le cardinal de Noailles, XXIII, 65-67; XXV, 150-152.

GESVRES (Marie-Madeleine-Émilie Mascranny, marquise de), XVII, *349. Mariage, 349-350. Procès

scandaleux contre son mari ; accommodement, XXIII, 65-67 ; XXV, 150-152. Citée, XIX, 383. :

GESVRES (Jules-Auguste Potier, chevalier de), † 1744, XIII, *267.

GESVRES (Louis-Joachim-Paris Potier, duc de), † 1794, XXIII, *67.

GESVRES. Voyez Tresmes.

GESVRES (le duché de Tresmes-). II, *27 ; XI, 6.

GÉVAUDAN (François de), XII, *420. Campagne de 1705 en Savoie, 420. Lieutenant général, commande en Dauphiné, XIV, 93.

GIBRALTAR (la ville de), XII,*214. Coëtlogon y brûle des vaisseaux anglais, I, 268. Le prince de Darmstadt s'en empare (1704), XII, 214-215. Assiégé inutilement par les troupes espagnoles, 223, 383-384, 394, 433 ; XIII, 23-27, 123, 171 ; XV, 340 ; XX, 105. Citée, XII, 222 ; XVI, 171.

GIEN (le gouvernement de), XV, 146 ; XXIII, *217.

GIF (l'abbaye de), XVIII, *275.

GIGAULT DE BELLEFONDS (la famille), VI, 134-135 ; XIII,*452. Voyez Bellefonds.

GILIER DE CLÉREMBAULT (la famille), III, *11 ; XXIII, 361. Voyez Clérembault.

GIMSHEIM (le bourg de), I, *26,

GINESTAR (le bourg de), XVI, *164, 165.

GIOVENAZZO (Dominique del Giudice, duc de), † 1718, IX, 306, *467.

GIRARDIN (Claude-François Girar-

din de Vauvré, comte de Léry-), II, *168. Blessé ; bon officier, mais mal vu du Roi, 168-169.

GIRARDIN (Pierre de), ambassadeur à Constantinople, III, 199.

GIRON (Gaspard Tellez), XIV, *406. Reçoit le duc d'Orléans, 406-407.

GIRONDE (la), fleuve, I, 198.

GIRONE (la ville de), II, *156-157 ; XIII, 302, 357 ; XX, 149, 284. Prise par le duc de Noailles (1711), 295-296, 298. Siège de 1712, XXIII, 217 ; XXIII, 264. L'évêque de Girone marie Philippe v et la princesse de Savoie, IX, 406.

GISORS (le comté de), XX, *210.

GIUDICE (François, cardinal del), VIII, *186. Chargé d'affaires d'Espagne à Rome, VI, 149. Vice-roi de Sicile par intérim, VIII, 186 ; IX, 306 ; XII, 384. Est envoyé en France pour une mission secrète par la princesse des Ursins, XXIV, 223-227. Admis à Marly ; audiences du Roi, 245-246, 266, 281, 284, 303-304. Mission de Chalais à Paris conjointement avec la sienne, 280-282. Fait part au Roi du mariage du roi d'Espagne, XXV, 89-90. Rappelé en Espagne ; sa disgrâce ; interné à Bayonne, XXV, 86-92. Rappelé par la nouvelle reine ; rentre en grâce, XXVI, 116, 118. Devient premier ministre, est fait gouverneur du prince des Asturies, 167-168. Fait chasser le P. Robinet, confesseur du roi d'Espagne, 168. Disgracié par l'influence d'Alberoni, 264. Son caractère, XXIV, 225-226.

Givry (Anne d'Anglure, seigneur de), et sa femme Marguerite Hurault, XI, *181.

Givry (la ville de), en Hainaut; I, *34, 35.

Glace (l'usage de la), aux repas, XVI. *45.

Glé de la Costardais (la famille), XV, *87-88.

Glimes (Jean, sire de), XX, *6.

Glocester (Guillaume de Holstein, duc de), † 1700, VII, *204, 209.

Gnesne (l'archevêché et l'archevêque de), IV, *135, 181; XV, 171.

Gobert (N.), colonel de dragons, II, *304, 305; III, 245-246.

Godet des Marais (la famille), XIV, *119; XVIII, *230.

Godet des Marais (Paul), évêque de Chartres, II, *207. Sa nomination à l'évêché de Chartres, XVIII, 232-233. Affaire du quiétisme; sa lutte contre Fénelon qu'il finit par renverser, III, 42-45; IV, 66-67, 89-91; V, 3, 112, 144-145, 150; VI, 147, 155, 194; XXVIII, 237, 248. Intervient dans l'affaire de l'abbé de la Trappe, V, 400-401. Demande une abbaye et obtient une pension, VI, 194-196. Procès avec son chapitre, VII, 175-178. Fait nommer Aubigny à l'évêché de Noyon, VIII, 77-79. Querelle avec le Chancelier à propos des livres doctrinaux des évêques, X, 392-397; XV, 368. Fait nommer Peletier premier président, XIV, 382-383. Haine que lui porte le cardinal de Bouillon, IV, 81. Il repousse ses avances, XVI, 122-123. Influe sur le choix du confesseur du Roi, XVII, 55-56. Se choisit un coadjuteur, XVIII, 237 et suiv. Sa mort, sa famille, sa fortune, 229 et suiv.

Portrait et caractère, III, 40-43; VII, 176, 178; XVIII, 229-236, 239. Directeur de Mme de Maintenon; son influence sur elle, III, 40, 43; IV, 81; V, 37, 144, 150, 379; VI, 194; VII, 176; X, 395, 397; XIV, 119, 383; XVII, 49; XVIII, 233, 235-236, 240. Il ne la voit qu'à Saint-Cyr, XXVIII, 246. Ses relations avec le Roi; il est confident de son mariage avec Mme de Maintenon, IV, 81; V, 37; VI, 194; VII, 176; X, 397; XVII, 49; XVIII, 233-235. Son influence dans la distribution des bénéfices et la nomination des évêques, IV, 83; VII, 179; XIII, 256; XVII, 49; XX, 336; XXVIII, 285. Remplit l'épiscopat de gens de rien, VII, 179; VIII, 77; XVII, 49; XVIII, 237, 270; XXVII, 55; XXVIII, 295. N'est pas aimé des jésuites et ne les aime pas, IV, 83; VII, 179; XVIII, 237. Favorise les Sulpiciens et les Prêtres de la Mission et ruine les Oratoriens, V, 37; VII, 177-178; XVII, 56; XXVIII, 286-288. Loge toujours au séminaire Saint-Sulpice, XVIII, 236. Son opposition au jansénisme, VIII, 178; XVIII, 269. Sa direction de Saint-Cyr, II, 207, 208; III, 40; X, 397; XVIII, 233, 235, 239.

Relations avec Bissy, son Élisée, IV, 91-92; XX, 334-

335; XXVIII, 289, 294. Mal avec le chancelier de Pontchartrain, VII, 177; XVIII, 84. Ses relations avec Saint-Simon, V, 380, 400, 401, 479; XVI, 444, 445. Il l'avertit des mauvaises dispositions du Roi à son égard, XVIII, 1. Ses relations avec le Tellier archevêque de Reims, V, 3. Cité, II, 208; V, 151, 330; XVI, 122; XVII, 56; XX, 340.

GODET DES MARAIS (Françoise). Voyez Launay-Gravé (Mme de), Piennes (la marquise de).

GODOLPHIN (Sydney, comte), † 1712, XXIII, *172. Sa mort, 172.

GODOLPHIN (François, comte), † 1766, XXIII, *172. Sa femme, Henriette Churchill, *172.

GOËLLO (Anne de Bretagne-Avaugour, demoiselle de), XIV,*272, 273.

GOËLLO (le pays de), XXIII,*112.

GOES (Pierre, comte de), XXIV, *271. Plénipotentiaire à Baden, 271.

GOËSBRIAND (Louis-Vincent, marquis de), XV, *212. Au siège de Toulon, 212, 217. Épouse la seconde fille de Desmaretz, XVI, 435. Sa belle défense d'Aire, XIX, 412, 414. Chevalier du Saint-Esprit, 415. Pension de vingt mille livres, XX, 223, 238. Sa réception à l'Ordre, 235. Va commander à Saint-Omer, 238. Obtient le gouvernement de Verdun, 249. Nouvelle pension, XXIII, 2-3. Marie son fils avec Mlle de Châtillon, XXV, 185.

GOËSBRIAND (Marie-Madeleine

Desmaretz, marquise de), IV, *319. Au bal, 319. Son mariage, XVI, 435.

GOËSBRIAND (Louis-Vincent II, comte de), † 1752, XXV, *185. Épouse la fille du marquis de Châtillon, 185.

GOËSBRIAND (Marie-Rosalie de Châtillon, comtesse de), XXV, *185.

GOITO (la ville de), XIV, *12, 13, 82.

GOMERFONTAINE (l'abbaye de), XVIII, *393-396. L'abbesse : voyez Viefville (Mme de la).

GONDÉ (le sieur de), VIII, *87.

GONDRIN (Louis de Pardaillan d'Antin, marquis de), † 1712, XIV, *261. Son mariage avec Mlle de Noailles, 261; XV, 99, 114. Son rôle dans l'affaire des prétentions de son père sur le duché d'Épernon, XX, 274-275. Menin du duc de Bourgogne, XXI, 92. Sa mort; chagrin de sa femme; XXII, 263-264.

GONDRIN (Marie-Victoire-Sophie de Noailles, marquise de), XIV, *261. Son mariage, 261; XV, 99, 114. Dame de la duchesse de Bourgogne, XIV, 262. Perd son mari; son affliction; anecdote, XXII, 263-264. Se remarie au comte de Toulouse, XIV, 262; XVIII, 97-98.

GONDRIN (Antoine-François, marquis de), † 1741, XXII, *263.

GONDY (la maison de), III, *16; XI, 22, 135; XII, 358; XV, 127; XVI, 387. Voyez Belle-Isle, Joigny, Retz.

GONDY (Antoine II), † 1574, XII, *358. Sa femme Marie-Catherine de Pierrevive, *358.

[Gondy *suite* — Gozzadini]

Gondy (Pierre, cardinal de), XI,
*22; XII, 358-359.

Gondy (Henri, cardinal de), évè-
que de Paris, †1622, XXII,*113.

Gondy (Jean-François de), archevêque de Paris, † 1654, XXII,
*113.

Gonfalonier de l'Église (le),
XXVI, *307.

Gonnor (Artus de Cossé, maréchal de), † 1582, I, *208; XIII,
199; XIX, *134.

Gontaut (François-Armand de
Gontaut-Biron, comte puis duc
de), XXVII, *243. Sa femme
Marie-Adélaïde de Gramont,
*243.

Gonzague (la maison de), XVI,
*157. Citée, VI, 420; IX, 274;
XII, 231; XIII, 354; XIV,
184; XVI, 157. Voyez Mantoue,
Guastalla.

Gonzague (Louise-Marie de), reine
de Pologne, XII, *231; XV,
157-158; XVII, 92.

Gordes (Guillaume de Simiane,
marquis de), † 1642, II, *364.
Chevalier de l'Ordre et capitaine
des gardes, anecdote, 364-365.

Gordes (François de Simiane de
Pontevès, marquis de), †1680,
II, *364. Capitaine des gardes
et chevalier d'honneur de la
Reine, 364-365; XIX, 345.

Gordes (Louis-Marie-Armand de
Simiane de), évêque-duc de
Langres, II,*364. Sa mort, anecdotes, 364-366. Bévue qu'il
commet au Parlement, XXVI,
18.

Gordon-Huntley (Henriette de),
dame d'atour de Madame, XIV,
*120.

Gorge d'Entraigues (Pierre),

XVII, *170. Sa fortune, 170-
171. Sa femme Julie d'Estampes-
Valençay, *171.

Goslinga (Sicco Van), ambassadeur de Hollande, XXIV,*175.
Audience du Roi, 175.

Goth de Rouillac (la famille),
XX, 289. Voyez Rouillac.

Gouffier (la maison), XXI, 136.
Voyez Boisy, Caravas, Rouan-
nez.

Gourdon (la terre de), XV, *165.
Voyez Genouillac.

Gournay (Joseph-Nicolas, marquis de), I, *255. Tué à Nerwinde, 255.

Gourville (Jean Hérauld de),
IX, *308. Fait don de sa maison
de Saint-Maur à Monsieur le
Duc, 308-309. Sa mort, sa vie,
son caractère, ses Mémoires;
son mariage secret avec Mlle de
la Rochefoucauld, XI, 123-128.
Cité, XXII, 161.

Gourville (François Hérauld de),
neveu du précédent, XI, *127-
128.

Gouttes d'Angleterre (les), remède, II, *293.

Gouvernements de provinces
(les), I, *201. Projets de réformes par Saint-Simon, XXVII,
119 et suiv.

Goux de la Berchère (Urbain
le), XX, *221.

Goyon (Octave-François de So-
lare, comte de), envoyé extraordinaire de Savoie, III, *267.

Goyon ou Gouyon (la famille), V,
*30; XIV, 212; XIX, 35. Voyez
Gacé, Matignon, Moussaye (la),
Quintin, Torigny.

Gozzadini (Ulysse-Joseph, cardinal), XXV, *94.

GRAFTON (Henri Fitzroy, duc de), XIX, *380; XXIII, 178.

GRAFTON (Isabelle Bennet d'Arlington, duchesse de), XXIII, *178. Épouse le chevalier Hanmer, 178.

GRAILLY ou GREILLY (la maison de), V, *202; XI, 290; XXIV, 185-186. Voyez Foix.

GRAILLY-FOIX (Catherine de), reine de Navarre, X, 202, *204.

GRAMMONT (la maison de), en Franche-Comté, XXVI, *257.

GRAMMONT (Prosper-Ambroise-François des Granges, comte de), † 1706, XIV, *82. Tué en Italie, 82.

GRAMMONT (Jean-Ferdinand des Granges, comte de), † 1718, XVIII, *163. Compromis dans la conspiration de Franche-Comté, 162-163.

GRAMONT (la maison de), XII, 82, 87. Voyez Louvigny.

GRAMONT (Antoine II, comte de), † 1644, XIV, *263. Ses deux femmes, Louise de Roquelaure et Claude de Montmorency-Bouteville, *263.

GRAMONT (Antoine III, maréchal-duc de), † 1678, I, *216. Sa fortune et sa faveur, XII, 80-83. Colonel du régiment des gardes françaises, XVIII, 205. Visite que lui fait le Roi, 304. Marie sa fille au marquis de Raffetot, XX, 155. Cité, III, 161; XIV, 203.

GRAMONT (Philibert, comte de), † 1707, I, *47. Au siège de Namur, 47. Son mariage avec Mlle Hamilton, XI, 110; XVI, 73.Tour qu'il joue à Béchameil, XI, 97. Essaie de justifier sa femme du soupçon de jansénisme, VI, 217. Sa mort, son portrait, son caractère, anecdotes, XIV, 262-268. Malin compliment qu'il fait au duc de Saint-Aignan, XXV, 49. Ses Mémoires, XI, 109.

GRAMONT (Élisabeth Hamilton, comtesse de), VI, *215. Élevée à Port-Royal; y retourne; courte disgrâce que cela lui procure, VI, 215-218; XI, 111-112; XVI, 72. Soupe à Trianon, X, 64. Sa mort, sa famille, sa conduite, XVI, 66 et suiv. Portrait et caractère, VI, 216-217; XI, 110; XVI, 72-73. Amitié du Roi pour elle, VI, 216, 218; XI, 110-113; XVI, 72. Il lui donne la petite maison des Moulineaux ou Pontalie, XI, 109, 112-113. Relations tendues avec Mme de Maintenon, VI, 216, 217; XI, 111-113; XVI, 72. Ses galanteries, XI, 110. Ses filles; les recommande inutilement au Roi, XVI, 76. Sa conduite avec son mari, XIV, 264, 266; XVI, 73. Citée, XV, 116; XVI, 70.

GRAMONT (Antoine-Charles IV, duc de), † 1720, III, *20. Marie sa fille au maréchal de Boufflers, I, 301. Sert Monseigneur à table au camp de Compiègne, V, 361. Subit l'opération de la taille faite par Mareschal, X, 323-324. S'oppose à la prétention de Cossé au duché de Brissac, VI, 64, 66. Est nommé ambassadeur en Espagne; sa fortune, son caractère, son misérable mariage, XII, 80-87. Il cherche à plaire au Roi en le déclarant

[Gramont *suite* — Grancey]

et excite son courroux, 87-90.
Part pour l'Espagne; ses appointements, 97. Ses relations
avec Mme des Ursins, 132-133,
391. Ne réussit pas comme ambassadeur et demande son rappel, 391-392, 433-434, 441. Est
fait chevalier de la Toison d'or,
434. Est opposé aux entreprises
de Maulévrier, XIII, 22-24. Revient d'Espagne, 54, 56. Reçoit à Bayonne la reine douairière d'Espagne, 448. Offre au
Roi sa vaisselle d'argent à l'instigation de sa femme, XVII,
403-404, 412. Apaise avec son
gendre Boufflers la sédition de
Paris, XVIII, 131-133. Se démet de son duché en faveur de
son fils, XIX, 34. Sa conduite
au sujet des prétentions de
d'Antin au duché d'Épernon,
XX, 280-281. Prédiction de
Boulainvilliers sur lui, XXVI,
248.

Portrait et caractère, XII, 80,
83-84. Béchameil lui ressemble,
XI, 97. Ami de jeunesse et familier du Roi, XII, 83-84. Admis à jouer au billard avec lui,
VI, 294. Sa mauvaise réputa-
tion, son jeu, XII, 84, 86-87.
Se propose pour écrire l'histoire
du Roi, 84-85. Son appartement
à Versailles, XIV, 99. Cité,
VIII, 39; XII, 400.

GRAMONT (Marie-Charlotte de Castelnau, duchesse de), première
femme du précédent, XII, *83,
84.

GRAMONT (Anne Baillet de la Cour,
duchesse de), seconde femme
du précédent, XII,*85. Son mariage, 85-86. N'accompagne pas
son mari dans son ambassade
d'Espagne, 88-89. Son influence
sur son mari, 89-90. Invente de
porter à la monnaie la vaisselle
d'argent, XVII, 411-412. Portrait et caractère, XII, 85-87;
XVII, 401, 403-404.

GRAMONT (Marie-Élisabeth de),
abbesse de Poussay, XVI, 73,
*75, 76.

GRAMONT (Antoine v de Gramont,
duc de Guiche, puis maréchal
de), † 1725. Voyez Guiche (le
duc de).

GRAMONT (Marie-Christine de
Noailles, duchesse de Guiche,
puis maréchale de). Voyez Guiche (la duchesse de).

GRAMONT (Louis-Antoine-Armand
de Gramont, duc de Louvigny,
de Guiche, puis de). Voyez Louvigny (le duc de).

GRAMONT (Louis, comte de Lesparre, puis comte et duc de),
† 1745, XII, *418. Voyez Lesparre.

GRAMONT (le duché de). XIX,*34.

GRAN ou Strigonie (la ville de),
XII, *31; XIV, 112.

GRANA (Othon-Henri del Caretto,
marquis de), † 1685, XV,*274.

GRANCEY (Jacques III Rouxel, maréchal de), † 1680, XII, *112.

GRANCEY (Charlotte de Mornay-
Villarceaux, maréchale de), VI,
*409. Gouvernante des filles de
Monsieur, puis du duc d'Or-
léans, VIII, 364; XVIII, 414;
XIX, 357, 358.

GRANCEY (Pierre II de Rouxel,
comte de), † 1704, XII, *111.
Mort et caractère, 111-112.

GRANCEY (François Rouxel de Médavy, marquis de), † 1728,

[Grancey *suite* — Grand]

XIV, *83. Campagne de 1706,
83-84. Son mariage avec sa
nièce, XXIV, 173-174. Sa seconde femme Béthune, XV, 154.
GRANCEY (Victoire Rouxel de Médavy, marquise de), XXIV, *173.
Épouse son oncle, 173-174.
GRANCEY (Marie-Casimire-Thérèse
de Béthune, marquise de), puis
maréchale de Belle-Isle, XV,
*154.
GRANCEY (Hardouin de Rouxel,
abbé de), VIII, *366. Premier
aumônier de Monsieur, XII,
425; XXII, 249. A ses obsèques, VIII, 366-367. Est tué au
siège de Turin, XIV, 76. Est
admis à manger avec le Roi,
XXVIII, 332.
GRANCEY (Élisabeth ou Isabelle
Rouxel de Médavy, dite Mme
de), XXII, *162. Sa mort, son
caractère, sa liaison avec Monsieur, 162-163.
GRAND (Louis de Lorraine, comte
d'Armagnac, grand écuyer dit
Monsieur le), † 1718, I, *60.
Contribue à faire le mariage du
duc de Chartres, 60-61. Apaise
la querelle de MM. d'Elbeuf et
de Vendôme, II, 102-104. Dispute chez lui entre MM. de Vendôme et de Roquelaure, 247 et
suiv. Anecdote de jeu avec
l'évêque de Langres, 365-366.
Cherche à empêcher le mariage
du duc de Lesdiguières avec
Mlle de Duras, III, 16-18. Obtient pour M. de Monaco le rang
de prince étranger, 21 ; V, 124.
Prend parti pour sa fille Valentinois contre son mari, IV, 28-
29. Distinctions de ses fils en
Sorbonne, V, 274-276. Reçoit

un don du Roi, 304-305. Assiste
au mariage du duc de Lorraine,
VI, 17, 20.
   Compétition entre la comtesse
d'Armagnac et Mme de Saint-
Simon, VI, 81 et suiv., 410 ;
XI, 363, 366, 368 ; XVIII, 93.
Vol fait à la grande écurie, VI,
208. Voyage du duc de Lorraine, 391, 396, 399. Brouillé
avec le maréchal de Villeroy,
se réconcilie avec lui, VII, 43-
44. Sa fille mariée au duc de
Cadaval, VIII, 128. Défend le
maréchal de Villeroy, X, 84.
Fait donner à son fils la charge
de grand maître de la maison
du duc de Lorraine, 109. Affaire de la quête à la chapelle,
XI, 357-368. A l'adoration de
la croix, XII, 35-36. Intrigues
pour le mariage de Mlle d'Elbeuf avec le duc de Mantoue,
228, 231, 242-243. Est mécontent du duché donné à Villars,
374.
   Projet de mariage de sa fille
avec le cardinal de Médicis,
XIII, 353-354. Il fait réformer
la patente de commandement
du duc de Vendôme, XIV, 344.
Son mot brutal sur la maison de
Bourbon, XV, 17-18; XVIII,
172. Proteste contre la souveraineté de Commercy donnée à
Vaudémont, XV, 56-57, 59.
Perd sa femme, 329 et suiv.
Veut se remarier avec Mlle
de Châteautiers, 336-338. Va
visiter par ordre en manteau
long Monsieur le Duc à la mort
de son père, XVII, 259, 260.
Son digne procédé à l'occasion
du mariage de son petit-fils,

[Grand *suite* — Grand Conseil]

348-349. Obtient une pension pour sa fille, XXIII, 262-263. Fait rompre le mariage de Mlle de Monaco avec le comte de Roucy, XXIV, 46-48.

Traits de caractère, XV, 331, 336; XVI, 394. Sa brutalité, X, 373; XV, 17-18. Grand courtisan, XI, 357-360. Sa familiarité avec le Roi, I, 60; III, 21; V, 304-305; VI, 74, 294; X, 6; XI, 363; XII, 36, 228, 231, 242; XIII, 353; XIV, 227; XV, 18, 330, 336; XVII, 343. Il est admis à jouer au billard avec lui, VI, 294. Sa façon d'emporter tout d'assaut avec le Roi, XII, 231; XV, 56-57. Mené par sa femme, XV, 331-333. Méprise son frère Marsan, XVI, 394-395, 398-399. Réprimande la princesse d'Harcourt, X, 373. Sa maison ouverte et son grand jeu, II, 247; XII, 151. Sa terre de Royaumont; veaux qu'il y élève, XI, 21; XVII, 473.

Sa confiance en Boysseulh, XVII, 116. Ses relations avec Cauvisson, XIV, 246; avec Chamillart, IX, 37-38; XIV, 311; XVII, 473. Sa liaison avec les Coislin, III, 82. N'en a aucune avec le duc de Gesvres, VI, 408. Ses relations avec M. d'Hauterive, VII, 46; avec les Lanjamet, XVI, 92-93. Langlée régente chez lui, VII, 73; XIV, 19. Jaloux du duc de la Rochefoucauld, III, 82; XVII, 343. Relations avec Saint-Simon, XI, 364-365; avec la duchesse de Ventadour, IX, 39; avec le maréchal de Villeroy, III, 18; IX, 43.

Cité, II, 102, 104; III, 14, 20, 157; IV, 304; V, 274-275; VI, 124, 391, 396, 399, 408; VII, 46; VIII, 128; X, 90, 364, 377; XI, 357; XII, 24, 219; XIV, 246; XVII, 367; XVIII, 197; XIX, 407.

Grand audiencier de France (la charge de), XXV, *161.

Grand aumônier de France (la charge de), VII, *196. Il est aussi grand aumônier et commandeur de l'ordre du Saint-Esprit, VII, 199; XI, 172. Ses attributions, IV, 312; VI, 10; VII, 12, 157, 158, 246; VIII, 169, 271; XI, 172; XIII, 254-255, 437; XIV, 229; XVI, 417; XIX, 351, 385; XX, 15, 16, 19, 21, 23, 26.

Grand aumônier de la Reine (la charge de), XI, *136, 138.

Grand bouteiller de France (la charge de), XVIII, *249.

Grand chambellan (la charge de), XVI, *28. Ses fonctions, privilèges et distinctions, III, 80-82; VI, 380, 381, 401, 416, 419; VIII, 157, 162; XI, 295, 440; XIV, 199, 219-221; XVI, 230; XVII, 73; XVIII, 249, 312; XIX, 355; XX, 22, 27, 53. Son service, XXVIII, 346. Sa place aux lits de justice, XXV, 298.

Grand Conseil (le), II, *76. Ses attributions, IV, 3; VI, 272; VIII, 20, 21, 143; XI, 78; XII, 18, 97; XIII, 45-46; XV, 450; XVI, 115, 397; XX, 4, 362; XXI, 128; XXII, 349. Lieu de ses séances, XXVIII, 158. Le premier président et les présidents, IV, *3. Le procureur général, VIII, *21.

GRAND COUVERT DU ROI (le), III,
*63; XV, 253, 254; XXVIII,
359, 366.

GRAND-DUC (le). Voyez Toscane
(le grand-duc de).

GRAND ÉCUYER (la charge de), I,
*182, 186-187, 204; VIII, 157,
165; XI, 180; XV, 166; XVI,
28; XVIII, 249; XX, 22;
XXIII, 11; XXIV, 157.

GRAND ÉCUYER DU ROI (le), en
Espagne, VIII, 165-168.

GRAND ÉCUYER DE LA REINE (le),
en Espagne, et le premier
écuyer, VIII, 172-173.

GRAND FAUCONNIER (la charge de),
XIII,*6; XIX, 132; XXIII, 184.

GRAND HABIT DE COUR (le), pour
les dames, VI, 11, 319; X,
374; XII, 299, 404; XV,
470; XVIII, 25; XIX, 82-83;
XXVIII, 266.

GRAND INQUISITEUR (le), en Espagne, VIII, 104-106. Voyez
Mendoza (Balthazar de).

GRAND LOUVETIER (la charge de),
I,*151; III, 220; IX, 63; XXIV,
196.

GRAND MAÎTRE DE FRANCE (la
charge de), XVI, *29; VIII,
157-159, 162; XV, 301-302;
XVI, 29-30; XVII, 235, 275;
XVIII, 244, 249-250; XIX, 55,
132; 225; XX, 22; XXIII,
192; XXVII, 80.

GRAND MAÎTRE DE L'ARTILLERIE
(la charge de), II, *176; VI,
242; XVI, *28, 29; XX, 22;
XXIII, 203; XXV, 168.

GRAND MAÎTRE DE LA GARDE-ROBE
(la charge de), III, *84, 96; V,
118; VIII, 162; XVII, 70, 332;
XX, 23.

GRAND MAÎTRE DES CÉRÉMONIES (la
charge de), V, *13, 18, 19;
VII, 175, 326, 336; VIII, 162;
IX, 248, 274; XI, 186; XIII,
424; XVI, 372; XVII, 142,
143; XIX, 97; XXVI, 252.

GRAND MAÎTRE DES EAUX ET FORÊTS
DE FRANCE (la charge de), XV,
*299; XVII, 336.

GRAND MARÉCHAL DES LOGIS DE LA
MAISON DU ROI (la charge de),
II, *82; VII, 23; VIII, 162;
XI, 45; XII, 316; XVI, 372;
XVII, 439, 447.

GRAND PANETIER (la charge de),
XIX, 132.

GRAND PÉNITENCIER (le), IV,*225.

GRAND PRÉVÔT DE FRANCE (la
charge de) ou de l'hôtel du roi,
I, *295; IV, *150; XIII, 260;
XVI, 372; XXVIII, 364.

GRAND PRIEUR DE FRANCE (Philippe de Vendôme, dit le). Voyez
Vendôme.

GRAND PRIEUR DE FRANCE (Jean-
Philippe, bâtard d'Orléans, dit
le), † 1748, IX, *280.

GRAND SEIGNEUR (le), en Turquie, XII, 309; XX, 245.

GRAND VENEUR (la charge de), V,
*240, 298; VI, 194; XII, 13;
XVII, 70; [XX, 251; XXIV,
170, 171.

GRAND VIZIR (le), en Turquie, XI,
270; XIV, 252; XVI, 413.

GRANDE BRETAGNE. Voyez Angleterre.

GRANDE-CHARTREUSE (le couvent
de la), VIII, *235.

GRANDE-DUCHESSE (Madame la).
Voyez Toscane.

GRANDS D'ESPAGNE (les). Origine;
les ricos-hombres, IX, 114-118.
Époque des rois catholiques,
première gradation, 118-123.

[Grands d'Espagne *suite*]

Institution de la grandesse par Charles-Quint; privilèges, couverture devant le Roi, 123-128. Philippe III invente les patentes d'érection, 128-129. Pas de rang d'ancienneté entre les grands, IV, 291 ; IX, 129-131 ; sauf en France, XII, 376. Grands de la troisième classe à vie; certificats de couverture, IX, 131-135. Suspension de grandesse par le roi en cas d'indignité, 136-139. Prétentions des rois de rendre la grandesse amovible ; les deux dernières classes astreintes à confirmation à chaque mutation, 139-141. Exemple de privation de grandesse, 141-143. Tributs pécuniaires imposés aux grands, 144-147. Mystère affecté des trois classes ; origine certaine de la grandesse sous Charles-Quint, 147-150. Indifférence pour les grands des titres nobiliaires, 150-153. Manière de succéder aux grandesses, 153-154 ; XIV, 435. Majorasques, IX, 154-156. Complication des noms et des armoiries en Espagne et sa cause, 156-159. Les bâtards, leur situation, 159-165. Première récapitulation sur la grandesse, 165-169.

Aucune marque de dignité pour les grands que le dais, IX, 169-171. Les honneurs dits du Louvre n'existent pas en Espagne, 171-173. Distinctions de quelques personnages au-dessus des grands, 173-175. Démission de grandesse inconnue ; exceptions en faveur de grands étrangers, 175-180. Cérémonie de la couverture chez le roi ; plan, 181-190. Même cérémonie chez la reine ; plan, 190-198. Repas de couverture, 198-199.

Diverses prérogatives : distinction de traits et d'attelage, IX, 200-201. Femmes et belles-filles aînées des grands assises, 201-202. Séance à la comédie et au bal, 202-204. Invitations spéciales aux fêtes, 204-205. Cérémonie de la chapelle ; plan, 206-210 ; de la Chandeleur et des cendres, 210-213. Places distinguées dans toutes les fêtes, 213-218. Parasol des grands aux processions, 218. Toujours invités aux cortès, 219. Traités de cousins par le roi, VII, 373 ; IX, 220. Traitement dans les églises, 220-221. Honneurs civils et militaires partout, 222-223. Ils ne cèdent pas aux princes étrangers et traitent à égalité les souverains non rois, 224-227 ; XXIII, 26. Ils n'interviennent pas dans le gouvernement, IX, 232-234. Point d'habits de cérémonie, 235. Point de rang dans les ordres d'Espagne, 235-237. Ils acceptent même de petits emplois, 237. Achat de grandesse quelquefois, 238. Autre récapitulation, 239-244. Grand nombre des grands; indifférence d'avoir une ou plusieurs grandesses, 244-245.

Comparaison des dignités de grands d'Espagne et de ducs en France, IX, 245 et suiv. Spécieux avantages des grands, 252-262. Leurs désavantages effectifs, jusque dans le droit de se couvrir, 262-276. Égalité réglée entre les grands et les ducs,

VIII, 299-300. Abus des grandesses données à des Français, IX, 276-286.

GRANDS-AUGUSTINS (le couvent des), à Paris, XVI, *37; XXVII, 97.

GRANDS JOURS (les chambres de), XV, *41.

GRANDPRÉ (Charles-François de Joyeuse, comte de), † 1680, XII, *259, 261; XIX, 393. Ses deux femmes : Charlotte de Mailly et Henriette-Louise de Cominges, XII, *259.

GRANDPRÉ (Claude de Joyeuse, abbé de), XIX, *50. Sa mort, son singulier sobriquet, 50.

GRANDPRÉ (Anne-Jules de Joyeuse, comte de), † 1726, XII, *259; XIX, 50.

GRANDPRÉ (Louis-Joseph de Joyeuse, abbé de), XII, *262. Assassine Vervins, 262-263.

GRANDVILLIERS (Aloph de Verny, sieur de), I, *249.

GRANGE (Jacques de la), intendant d'Alsace, II, *163; X, *60. Ses difficultés avec le maréchal de Lorge, II, 163-164, 167; X, 59-60, 352.

GRANGE D'ARQUIEN (la famille de la), XV, *145. Voyez Arquien, Époisses.

GRANGE-TRIANON (Charles de la), maître des comptes, VI, *169; XIV, 269.

GRANGE-TRIANON (Louis de la), président aux requêtes du Palais, VII, *63; XIII, 65.

GRAS (Simon le), évêque de Soissons, XIV, *391. Sacre Louis XIV, 391.

GRATZ (la ville de), X, *79, 377; XI, 262; XII, 31, 120; XIV, 312.

GRAVE (la ville de), IX, *8; XI, 12.

GRAVÉ DE LAUNAY. Voyez Launay-Gravé.

GRAVELINES (la ville de), XI, 37; XV, 82. Gouvernement, XV, *397; XXIII, 108, 176.

GRAVILLE (Louis Malet, amiral de), XV, *328.

GRAVILLE (Louis-Robert Malet, marquis de Valsemé, puis comte de), † 1776, XV, *328. Sa femme Marie-Madeleine Bouton de Chamilly, d'abord comtesse de Clères, *328.

GRAVILLE (Jean-Édouard de l'Estoile de Poussemotte de), président à la cour des aides, XXII, *348.

GRAVINA (la maison de), IX, 446.

GRAY (la ville de), XV, 287.

GRENADE (le P. Louis de), XXV, *62.

GRENADE (la ville de), VIII, 204; XIII, 56, 58. Le palais de l'Alhambra, VIII, *205, 224.

GRENADIERS (les), dans les régiments, I, *282; IV, *466.

GRENELLE (la plaine de), XXIV, 332. La capitainerie des chasses, XX, 217.

GRENOBLE (la ville de), VI, 233; VII, 15, 16; VIII, 235; XIV, 87, 94, 299; XV, 266, 271, 276; XVII, 42; XX, 238. L'évêché, XV, 268, *271. Évêque : voyez Camus (le cardinal le).

Parlement de Grenoble ou de Dauphiné : Innocente le maréchal de la Motte, XVII, 13-14. Difficultés de cérémonial avec le maréchal de Tessé, XIV, 299, 453.

Grève (la place de), à Paris, IV,
*19 ; X, 253 ; XV, 122 ; XVI,
430 ; XX, 68 ; XXIII, 352.

Griffin (Édouard, lord), XV,
*423. Prend part à l'expédition
d'Écosse, 423. Est fait prisonnier, 428-429. Sa mort, XX,
225.

Grignan (François Adhémar de
Monteil, comte de), † 1714,
XII, *287. Lieutenant général
de Provence, sa vie dans ce
pays, 287-288 ; XV, 327. Brevet
de retenue, XII, 428. Mort de
sa femme, née de Sévigné ; la
regrette peu, XIII, 50. Sa
mort, portrait et caractère,
XXVIII, 68-69.

Grignan (Angélique d'Angennes,
marquise de), première femme
du précédent, XXVI, *69.

Grignan (Françoise-Marguerite
de Sévigné, marquise de), III,
*77. Mot impertinent sur sa
belle-fille, XII, 288-289. Sa
mort, XIII, 50. Trop aimée de
sa mère, XII, 287. Ses minau-
deries, 289. Citée, XII, 428 ;
XXVI, 69.

Grignan (Louis-Provence Adhémar de Monteil, marquis de),
† 1704, II, *146. Sa carrière,
son mariage, sa mort, XII, 287-
290. Cité, III, 77 ; XII, 428.

Grignan (Anne-Marguerite de
Saint-Amans, marquise de),
XII, *288-290.

Grignan (Joseph de Castellane-
Adhémar, chevalier de). Voyez
Adhémar (le comte d').

Grignan (le château et la terre
de), III, *77.

Grignon (le château de), X, *284.

Grigny (le marquis de), général
de la cavalerie espagnole, IV,
*148.

Grillo (Charles, marquis del),
XXV, *158. Ses missions en
France, 158 ; XXVI, 66.

Grimaldi (la maison). Armes et
livrées, XXVI, *189. Voyez Monaco, Mourgues.

Grimaldi (Antoine), marquis de
Ceva, XVI, *206. Assiste à la
bataille d'Audenarde, 206, 214-
217.

Grimaldo (Joseph), secrétaire
d'État en Espagne, VIII, *156.

Grimani (Vincent, cardinal), X,
*158. Chargé d'affaires de l'Em-
pereur à Rome, menace le roi
d'Espagne, 158-161. Forme un
complot à Naples, 229. Vice-
roi de Naples par intérim, XVI,
272. Ses insolences à l'égard du
pape, XVII, 34, 38. Sa mort,
son caractère, XX, 151. Cité,
XIX, 21.

Grisons (les Ligues des), XII,
*317.

Grolée (la maison de), XIII, *126.
Voyez Virville.

Groningue (la province de), XXII,
*82.

Grosbois (la terre de), XIV, *376.

Grosbois (les Camaldules de), XI,
*351, 352 ; XIII, 277.

Grouchy (Jean-Baptiste-René de),
intendant du duc de Saint-Simon, XXIV, *124-125.

Grovestins (Frédéric, baron Sir-
tema de), XXIII, 174, *350. Sa
course en Champagne, 91-92.
Est fait prisonnier à Bouchain,
174.

Gruel (la famille), XVI, 56. Voyez
Frette (la).

Guadalajara (la ville de), XX,

*141. Philippe v y célèbre son second mariage, XXVI, 103-104, 111-113. Panthéon des ducs de l'Infantado, 103-104.

Gualterio (Philippe-Antoine, cardinal), nonce du pape, VII, *17. Envoyé en France comme nonce, 17-19. Projet de lui faire conduire le duc d'Anjou en Espagne, 317. Sa joie de l'acceptation du testament de Charles ii ; il félicite le jeune roi, 322, 341. Salue le prince de Galles comme roi d'Angleterre, IX, 292. Donne part de la mort de l'empereur Léopold, XIII, 39. Presse Saint-Simon d'accepter l'ambassade de Rome, 233-237. Est créé cardinal, XIII, 247. Remplacé par Cusani, XVII, 432. Reçoit l'abbaye de Saint-Remy de Reims, XX, 28. Fait un voyage en France en 1713 ; cause de sa disgrâce à Rome, XXIV, 6-9. Rend visite au cardinal de Bouillon, 268.

Portrait et caractère, XIII, 109-111. Sa liaison avec Saint-Simon, VII, 19 ; XIII, 110-112, 234 ; XX, 290 ; XXIV, 6 ; avec Mailly, archevêque d'Arles, XIII, 109, 110, 113, 114. Relations avec Mme des Ursins, XII, 406. Cité, XIII, 75.

Guastalla (la branche de Gonzague-), XIII, 354 ; XVIII, 104 ; XX, 302.

Guastalla (Vincent de Gonzague, duc de), XXIV, *267. Sa mort, 267.

Guastalla (Joseph-Marie de Gonzague, duc de), † 1746, X, *164.

Guastalla (la ville et le duché de), X, 233 ; XIV, 37.

Gudina (la bataille de la), XVII, 381-382.

Gué de Bagnols (la famille du), XIV, *104. Voyez Bagnols.

Gué de l'Isle (la branche du), de la maison de Rohan, XIV, *167.

Gué de l'Isle (Éon de Rohan, seigneur du), XIV, *167, 168.

Guébriant (Renée du Bec-Crespin, maréchale de), VII, *29. Sa mort, 29 ; XI, 293-294.

Gueldre (le duché de), X, 360 ; XV, *274.

Guémené (la branche de Rohan-), V, 197, 225, 239 ; XIV, 141, 143.

Guémené (Charles de Rohan, seigneur de), † 1438, V, *196, 197.

Guémené (Louis Ier de Rohan, seigneur de), † 1457, V, *197.

Guémené (Louis ii de Rohan, seigneur de), † 1508, V, *225.

Guémené (Louis iv de Rohan, seigneur de), † 1527, V, *197 ; XIV, 141. Sa femme, Marie de Rohan, V, *193, 197 ; XIV, 141.

Guémené (Louis vi de Rohan, prince de), † 1611, V, *226, 227 ; VI, 233. Sa femme, Léonor de Rohan-Gyé, V, *227.

Guémené (Louis de Rohan-), duc de Montbazon, † 1589. Voyez Montbazon.

Guémené (Pierre de Rohan, prince de), † 1622, V, *228, 233. Sa femme, Madeleine de Rieux-Châteauneuf, *228.

Guémené (Hercule de Rohan-), duc de Montbazon, † 1654. Voyez Montbazon.

GUÉMENÉ (Louis VII de Rohan, duc de Montbazon et prince de), † 1667, V, *231. Ses intrigues; galanteries de sa femme; son rang à l'ordre du Saint-Esprit, 234, 237-239. Grand veneur, 240. Cité, 228, 237, 239, 262, 293, 296, 298; XIV, 273; XXIII, 112, 185.

GUÉMENÉ (Anne de Rohan, duchesse de Montbazon et princesse de), V, *228. Sa faveur auprès d'Anne d'Autriche; obtient le tabouret, 234, 244-247; VI, 318; XIV, 273. Sa mort, V, 296-297.

GUÉMENÉ (Charles II de Rohan-), duc de Montbazon, † 1699. Voyez Montbazon.

GUÉMENÉ (Charles III de Rohan, duc de Montbazon et prince de), † 1727, II, *16. Prend part au procès des ducs et pairs contre M. de Luxembourg, 16, 75, 104, 237; III, 100. Ses mariages, V, 260; XIII, 53. Mme de Soubise demande qu'il soit reçu à l'ordre du Saint-Esprit comme duc de Montbazon, V, 264. Il se fait recevoir au Parlement comme duc de Montbazon, mais conserve son nom de Guémené, VI, 233-234. Fait un voyage en Angleterre, XIV, 142-143. Intente un procès au duc de Rohan-Chabot à propos du nom et des armes de Rohan, 134, 142-165. Il est dispensé, à la prière du Roi, de rendre l'hommage personnel au duc de Rohan, 165-166. S'oppose aux prétentions de d'Antin sur le duché d'Épernon, XX, 278. N'assiste pas à la séance des Renonciations,

XXIII, 334. Cité, V, 292; XII, 282; XIII, 429; XXIII, 114.

GUÉMENÉ (Marie-Anne d'Albert de Luynes, princesse de), première femme du précédent, V, *260.

GUÉMENÉ (Charlotte-Élisabeth de Cochefillet de Vaucellas, princesse de), deuxième femme du précédent, V, *260; XIII, *53.

GUÉMENÉ (Hercule-Mériadec de Rohan, duc de Montbazon et prince de), † 1757, XXIII, *114. Sa femme, Louise-Gabrielle de Rohan-Soubise, *114.

GUÉMENÉ (Armand-Jules de Rohan-), archevêque de Reims, † 1762, XXIII, *114.

GUÉMENÉ (la seigneurie de), V, *197, 226; XIV, 165.

GUÉMENÉ (l'hôtel de), à Paris, V, *242, 243.

GUÉNANI (Julie de Bourbon, demoiselle de). Voyez Lassay (la marquise de).

GUÉNEGAUD (Gabriel de), trésorier de l'Épargne, † 1638, XXIV, *195.

GUÉNEGAUD (Henri de), secrétaire d'État, X, *108. Garde des sceaux de l'Ordre, 108; XVII, 9.

GUÉNEGAUD (Claude de), † 1686, trésorier de l'Épargne, XVIII, *246.

GUÉRANDE (le gouvernement de), XVI, *94; XX, 309.

GUERCHEVILLE (Antoinette de Pons, marquise de Liancourt, dite la marquise de), III, *214; XXIV, 187, 191-193; XXVIII, 196.

GUERCHOYS (Pierre le), † 1692, procureur général au parlement

de Rouen, XIII, *202. Sa femme, Barbe de Becdelièvre, *203.

GUERCHOYS (Pierre-Hector le), † 1740, XIII, *202. Intendant d'Alençon, passe en Franche-Comté, 210. Son rôle dans le procès Saint-Simon et Brissac, 202. Conspiration de Franche-Comté en 1709, XVIII, 161-162, 167, 170. Devient conseiller d'État; ses relations avec Saint-Simon, XIII, 210; XVIII, 161; XXVIII, 110.

GUERCHOYS DE SAINTE-COLOMBE (Pierre le), † 1734, XIII, *95. Capitaine aux gardes; sa conduite à Cassano, 95, 97. Sa belle carrière, 210. Au siège de Turin en 1706, XIV, 55, 62, 64. Vend son régiment à Cany, fils de Chamillart, XVII, 465. Protégé par Saint-Simon, XIII, 210.

GUERCHY (Louis de Regnier, marquis de), † 1748, VI, *330; XVI, 418. Au siège de Barcelone, XXV, 105.

GUERCHY (Marie de Brouilly-Piennes, marquise de), mère du précédent, V, *330; XVI, 418.

GUERRA (Michel-François), conseiller d'État en Espagne, XXII, *143, 144.

GUESCLIN (Bertrand du), connétable, XV, *290.

GUETHEM (Pierre), XIV, *354. Enlève le premier écuyer Beringhen; est arrêté et amené à la cour, 354-358.

GUICHE (Armand de Gramont, comte de), † 1673, III, *21. Ses intrigues et ses galanteries, 161; VIII, 39, 275; XII, 82; XIII, 137; XVII, 331. Affaire de Vardes et de la comtesse de Soissons, XV, 330. Chassé de la cour, XVI, 428. Anecdote de Fargues, XIII, 135-137, 139.

GUICHE (Marguerite-Louise de Béthune-Sully, comtesse de). Voyez Lude (la duchesse du).

GUICHE (Antoine de Gramont, duc de), puis maréchal de Gramont, IV, *232. Assiste aux conférences entre Boufflers et Portland, 232. Achète la charge de mestre-de-camp général des dragons, puis la vend, VI, 163; XI, 74; XII, 314; XIV, 259; XVII, 267. Reçoit une confiscation faite sur les Hollandais, X, 381. Se fait céder par ruse par Boufflers la charge de colonel des gardes françaises, XII, 302-303; XIV, 117; XV, 462. A la bataille de Ramillies, XIII, 375. Campagne de Flandre en 1708, XVI, 311. Assiste à la réception de Boufflers au Parlement, XVIII 222. Marie son fils et lui cède son duché, XIX, 33. Blessé à Malplaquet, XIX, 368-369. Son rôle dans l'affaire des prétentions de d'Antin, XX, 280-281. Obtient la survivance des gouvernements de son père, XXIII, 3. Affaire du bonnet, XXVI, 24. Sa mort et ses enfants, XXVII, 242-243. Son caractère, XII, 303; XXVI, 350. Sa pauvreté, ses affaires de finances, X, 381; XXVII, 48. Facile à gagner pour de l'argent, 114. Gendre favori des Noailles, XII, 400. Gouverné par Contades, XIII, 414; XXVI, 350, 360; XXVII, 114. Lié

avec le duc de Noailles, XXVI,
357; avec Canillac, 364. Cité,
XII, 85, 434; XV, 256.

GUICHE (Marie-Christine de Noailles, duchesse de), puis maréchale de Gramont, II, *345. Son
mariage et sa dot, XI, 76. Ses
relations avec les partisans de
Fénelon, II, 345-346; XII, 302.
Est forcée pour cela de rompre
avec la duchesse de Mortemart,
sa meilleure amie, XV, 367;
XXVII, 249. Affaire de la quête,
XI, 365. Négociations du mariage de sa fille la princesse de
Bournonville avec le duc de
Ruffec, XXVII, 243-252. Portrait et caractère, XII, 302;
304-305. Très comptée dans sa
famille, XV, 363; XXVII, 243-
244. Sa piété, XV, 449. Sa liaison avec Mme de Maintenon,
XII, 302. Sa pauvreté; fait des
affaires de finances de l'aveu du
Roi, IX, 21-22; X, 281; XV,
381; XXVII, 48-49. Citée, XII,
434; XVI, 383.

GUICHE (Philibert de la), grand
maître de l'artillerie, I, 212,
*558; II, 34; XIII, *430.

GUILLAUME III, prince d'Orange et
roi d'Angleterre, I, *46. Siège
de Grave (1674), XI, 12. Campagne de 1676; affaire d'Urtebise, X, 340-345; XXVIII, 12-
14. Battu à Cassel, 15. Bataille
de Saint-Denis (1678), XX, 253.
Il refuse d'épouser une fille du
Roi; cause de la haine réciproque entre lui et Louis XIV, IV,
242-245; V, 61-63; VII, 117,
209; VIII, 53; X, 131, 250;
XXVII, 44; XXVIII, 53-54,
57, 311. Renverse son beau-
père Jacques II, VII, 117, 204.
Campagne de 1693; sauvé par
le départ du Roi, I, 228 et suiv.;
XXVIII, 20-22. Battu à Nerwinde, I, 240-260; XXVIII,
22-23. Campagne de 1694, II,
159-161. Mort de sa femme; il
s'affermit en Angleterre, 250-
251. Campagne de 1695, 310-
311. Siège et prise de Namur,
314, 324, 327-328. Il fait arrêter
Boufflers au mépris de la capitulation, 328-331. En 1696, cède
le commandement à l'électeur
de Bavière, III, 122. Son désir
de la paix; avantages qu'il en
espère; il envoie Portland négocier avec Boufflers, IV, 226-
228. Il est reconnu roi d'Angleterre par le traité de Ryswyk,
242-245; XXVIII, 24.

Il reçoit en Angleterre le czar
Pierre le Grand, V, 52. Demande l'expulsion de France du
roi Jacques II, 55, 61-63. Il
s'entremet entre la Suède et le
Danemark, VII, 214. Négociations du traité de partage de la
monarchie d'Espagne, 117-120,
123, 211, 246-248, 301. Cherche
à former une alliance contre la
France, VIII, 54, 99, 100, 295.
Reconnaît Philippe V comme
roi d'Espagne, 296. Se prépare
à la guerre secrètement, IX,
74-76; X, 128. Se trouve offensé
de la reconnaissance du prince
de Galles comme roi d'Angleterre, IX, 291-292, 298-299.
Ses menées à Liège, 318. Fausse
nouvelle de sa mort; joie indécente à Paris, X, 135. Sa santé;
sa mort; le Roi défend de porter
son deuil, IX, 75-76; X, 129-

136. Son testament et sa succession, 136, 138.

Traits de caractère, IX, 76 ; X, 129, 131. Sa toute-puissance en Hollande ; il est abreuvé de dégoûts en Angleterre, VII, 210 ; VIII, 295 ; IX, 74 ; XVII, 110. Il protège constamment Vaudémont, IV, 342-346 ; V, 64 ; IX, 46 ; XV, 32, 60. Ses voyages annuels en Hollande, VI, 215 ; VII, 333. Sa parenté avec les Bouillons, X, 250, Ses favoris : Albemarle, Portland, Owerkerque, VI, 214-215 ; XI, 128 ; XVI, 434-435. Sa maison de Loos, IX, 298.

GUILLERAGUES (Gabriel-Joseph de la Vergne, vicomte de), † 1685, III, *197. Ami de Mme Scarron, son ambassade à Constantinople, 197-198. Sa femme Marie-Anne de Pontac, *199-200. Sa fille épouse M. d'O, 199.

GUILLERAGUES (Mlle de). Voyez O (la marquise de Villers d').

GUILLOT (la famille), XI, 282-285. Voyez Coigny.

GUIPUZCOA (le), VII, *418, 289, 295, 301.

GUISCARD (Louis, comte de), † 1720, I, *54. Gouverneur de Namur, 54-55 ; II, 212. Campagne de 1693 ; bataille de Nerwinde, I, 238, 246. ¡Assiégé dans Namur par le prince d'Orange ; il capitule, II, 324, 328, 331-332. Est fait chevalier du Saint-Esprit, 331 ; III, 1. Son mariage avec la sœur de Langlée, dont il se sépare, VII, 75. Perd son fils, VI, 438. Campagne de 1702 sur le Rhin, X, 297-298. A la bataille de Ramillies, XIII, 374.

Sa disgrâce, sa retraite, ses grands biens, XIV, 19-20 ; XVI, 153-154. Ses relations avec Saint-Simon, XII, 149.

GUISCARD (Angélique de Langlée, comtesse de), VII, *75. Mal avec son mari, 75 ; XV, 392 ; XVI, 153.

GUISCARD (Louis-Auguste, marquis de), † 1699, IX, *438. Sa mort, 438. Cité, XX, 353.

GUISCARD (Catherine, demoiselle de), VI, *438. Hérite de son oncle Langlée, XV, 392. Épouse le marquis de Villequier, XVI, 153. Voyez Villequier (la marquise de).

GUISCARD. Voyez Bourlie (la).

GUISCARD-MAGNY (la terre de), XIV, *20.

GUISE (la branche de Lorraine-), II, 96 ; VI, 420 ; XIV, 184 ; XV, 63. Puissance de la maison de Guise, V, 209 ; VI, 418 ; XVI, 26 ; XVII, 307-308. Ils visent à la couronne, XI, 96 ; XX, 26. Crimes et trahisons des Guises, I, 44, 200 ; III, 64 ; V, 209 ; VI, 422 ; IX, 40 ; XI, 174, 180, 191 ; XV, 60 ; XVI, 67 ; XVII, 87. Ils font changer les statuts de l'ordre du Saint-Esprit, XI, 174, 191-192. Ils créent des maréchaux, XVI, 26. Leurs rang et distinctions, VI, 19, 20, 423, 424. Ils inventent le rang de prince étranger, XIV, 236 ; XX, 39. Leurs charges, VIII, 162. Grands maîtres de la maison du Roi, XIX, 85.

GUISE (Claude de Lorraine, duc de), † 1550, XXV, *298.

GUISE (François de Lorraine, duc de), † 1563, V, *208 ; XI, 187.

Sa femme Anne d'Este, plus tard duchesse de Nemours, V, *208, 209; XV, 121.

Guise (Henri 1ᵉʳ de Lorraine, duc de), † 1588, II, *95. Sa charge de grand maître de France, XVI, 30. Ses vues ambitieuses, VI, 419-420. Acquiert le comté d'Eu par sa femme, VII, 110. Fait les fonctions de marguillier, VI, 418; XXV, 258. Accepte une formule inusitée pour son serment de pairie, VI, 418; XXV, 258-260. Assassiné à Blois, V, 232; XV, 122.

Guise (Catherine de Clèves, comtesse d'Eu, duchesse de), VII, *110.

Guise (Louis de Lorraine, cardinal de), † 1588, XV, *121. Assassiné à Blois, 121; XXII, 335.

Guise (Claude de), abbé de Saint-Nicaise, † 1612, XV, *61.

Guise (Louis de Lorraine, cardinal de), † 1621, V, *276; XV, 121-122; XVI, 151; XX, 40.

Guise (Charles de Lorraine, duc de), † 1640, II, *95. Assiste à la proclamation de la régence de Marie de Médicis, XXVII, 97. Combat les prétentions des Vendôme, II, 103.

Guise (Henriette-Catherine de Joyeuse, duchesse de Montpensier, puis duchesse de), II, *95.

Guise (Henri II de Lorraine, duc de), dit de Naples, † 1664, II, *95; V, 276; X, 357; XX, 257.

Guise (Louis-Joseph de Lorraine, duc de), † 1671, II, *96. Mari de Mlle d'Alençon fille de Gaston, III, 59, 61, 62; VI, 19; XIX, 219, 227; XX, 210.

Guise (Élisabeth d'Orléans, demoiselle d'Alençon, duchesse de), II, *96. Son mariage, sa mort, son portrait, son caractère; elle demande à être enterrée aux Carmélites, III, 59-66. Sa dame d'honneur et ses filles d'honneur, 67, 207-208. Ses domestiques, 116. Son rang et ses distinctions, XIV, 405, 411. Citée, IV, 334; XIV, 219; XV, 27, 325.

Guise (François-Joseph de Lorraine, duc de), † 1675, I, *24; II, 96; III, 62, 63.

Guise (Marie de Lorraine, demoiselle de), II, *96; III, 60, 61; XIV, 227.

Guise (Françoise-Renée de Lorraine-), abbesse de Montmartre, II, *96.

Guise (Anne-Marie-Joseph de Lorraine, prince d'Harcourt, puis comte de). Voyez Harcourt (le prince d').

Guise (Louis-Marie-Léopold de Lorraine-Harcourt, prince de), † 1747, XX, *21.

Guise (le comté de), V, *198.

Guise (la ville de). Gouvernement, XV, *447; XXIII, 276.

Guise (l'hôtel de), à Paris, VII, *76; XXI, 273. Voyez Soubise (l'hôtel de).

Guitaut (François de Cominges, comte de), † 1663, XXIII, *70. Capitaine des gardes d'Anne d'Autriche, 70-71.

Guitaut (Guillaume de Pechpeyrou de Cominges, comte de), † 1685, XV, *447; XXIII, 14. Sa

femme, Louise-Madeleine de la Grange, XV, *147.

GUITRY (Guy de Chaumont, marquis de), † 1672, III,*81. Grand maître de la garde-robe; tué au passage du Rhin, 84; V, 118; XVII, 332; XXIV, 160.

GULDENLEW (les comtes de), bâtards des rois de Danemark, IX, 163.

GULDENLEW (Christiern, comte de), IV, *197. Reçoit le prince de Conti se rendant en Pologne, 197, 198, 208.

GULDENSTEIN (le comte de), XIII, *96.

GUSTAVE-ADOLPHE, roi de Suède, IV, *127, 129; XI, 32.

GUYENNE (les anciens ducs de), XIV, 234, 237, 239, 363; XX, 45, 56, 58.

GUYENNE (la province de), I, 148, 198, 200; VII, 29, 32, 146, 323; VIII, 271, 286; X, 112; XI, 293; XIII, 211; XIV, 219; XV, 89, 262; XVI, 393; XVIII, 2-4, 90, 294, 389; XIX, 136; XX, 189, 261; XXI, 165, 336, 347, 352; XXIII, 297, 298; XXV, 38, 122; XXVII, 60, 80.

Gouvernement, XXIII, *188. Le Roi oblige le duc de Chaulnes à l'échanger contre celui de Bretagne pour le comte de Toulouse, II, 254-255; XXIV, 352. Donné au comte d'Eu, XXIII, 226; XXIV, 357. Règlement des rapports du gouverneur avec celui de Blaye, XXIII, 297-304. Cité, III, 215; V, 343, 346; VI, 92; VII, 45; IX, 69; X, 348; XIX, 30; XXIII, 138, 188, 192, 200, 226, 306; XXIV'

346. Commandement, II, 254-255; III, 111; X, 111, 348; XI, 45; XII, 47. Lieutenant général, VI, 168; XII, 70. Grand sénéchal, I, 205.

GUYET (François), VI, *304. Maître des requêtes, intendant à Pau et à Lyon, devient intendant des finances, 304; X, 140, 141; XII, 160; XVII, 449. Sa fille épouse Jérôme Chamillart, X, 140. Sa femme Claude Quarré, VI, *304.

GUYON (Jeanne-Marie Bouvier de la Motte, dame), II, *340. Sa liaison avec Fénelon, qui lui est fidèle jusqu'au bout, II, 340-341; XXVI, 84. Elle est reçue chez Mme de Maintenon; ses disciples parmi les gens de la cour, II, 343-346. Admise à Saint-Cyr; dévoilée par l'évêque de Chartres; chassée et mise à la Bastille, puis à Vincennes, III, 41-46. Signe une rétractation entre les mains de Bossuet; est relâchée, fait de nouvelles assemblées et est remise à Vincennes, IV, 62-67. Diffusion de sa doctrine, 87, 89, 103. Transférée à la Bastille, V, 160-161. Interrogée par la Reynie, 165. Exilée en Touraine, XI, 77. Citée, V, 173, 304, 328; VIII, 82; XI, 77, 332; XII, 302; XVIII, 234; XXI, 302, 366, 368; XXII, 104; XXIII, 189, 191; XXV, 53, 62; XXVIII, 237.

GUZMAN (la maison de), VII, *253, 263-264, 267; VIII, 193, 206, 230; IX, 183; XXIV, 145.

GUZMAN (Louise-Marie-Françoise

[Gyé]

de), reine de Portugal, VIII, ˙ *124, 125.
Gyé (Pierre de Rohan, maréchal de), † 1513, V, *197, 199, 201, 204, 225 ; XIV, 144. Sa femme Marguerite d'Armagnac, V, *198.

Gyé (Charles de Rohan, seigneur de), † 1528, V, *198, 199. Sa femme Charlotte d'Armagnac, V, *198.
Gyé (François de Rohan, seigneur de), † 1559, V, *199. Sa femme Renée de Rohan, *227.

H

HABERT DE MONTMORT (Henri-Louis), † 1679, VI, *273.

HABERT DE MONTMORT (Louis-Henri), † 1686, VI, *273. Sa femme, Marie-Claude Phélypeaux, *273.

HABIT DE COUR. Voyez grand habit.

HAGEN (le baron), gouverneur du prince de Saxe, XXVI, 220.

HAGENBACH (la ville de), II, *165, 167 ; XIV, 116.

HAGUAIS (Jean-François le), XVI, *63. Avocat général à la cour des aides, portrait et caractère, 63-65. Son frère Montgivrault, 62-63 : voyez Montgivrault.

HAGUENAU (la ville d'), II, *141 ; XII, 205, 267 ; XIII, 88, 89, 355, 356 ; XVI, 135 ; XVIII, 159. Collège des Jésuites, II, 141.

HAGUENAU (le grand bailliage d'), XXIII, *204, 353.

HAINAUT (le). Intendance, XVII, 453.

HAINE (la), rivière, XVIII, *173.

HAL (le bourg de Notre-Dame de), IV, *232 ; XVI, 353.

HALATTE (la forêt d'), I, *137 ; XVII, *233.

HALDE (le P. Jean-Baptiste du), XXV, *184. Ses Lettres édifiantes et curieuses, 184-185.

HALLEBARDIERS du roi d'Espagne (les), VIII, 168, 179 ; IX, 183-184, 197, 205, 214, 240 ; X, 244 ; XI, 324.

HALLES (les), à Paris, VI, 415 ; XIV, *389 ; XVI, 238 ; XXI, 89. Députation des dames de la Halle pour féliciter Monseigneur, VIII, 244.

HALLUIN (la maison d'), XXIV, *92. Voyez Piennes.

HALLUIN (Charles d'Halluin-Piennes, duc d'), V, *223, 224.

HALLUIN (Charles de Schönberg, maréchal-duc d'). Voyez Schönberg.

HALLUIN (le duché-pairie d'). Ses deux érections, V, 224-225 ; XX, 293.

HAM (la ville de), XIV, 356-357.

HAMBOURG (la ville de), IV, *53 ; XXIII, 238-239.

HAMEL (Mlle du). Voyez Montsoreau (la comtesse de).

HAMELIN (Nicolas), financier, XXIII, *365.

HAMELIN (Mme). Voyez Uzès (la comtesse d').

HAMILTON (la maison), XI, 110-111 ; XVI, *66-68, 71. Ses armoiries, XXIII, *159.

HAMILTON (Jacques Ier), comte d'Arran, XVI, *66.

HAMILTON (Jacques II), comte d'Arran, † 1529, XVI, *66.

HAMILTON (Jacques III), XVI, *66. Sa femme, Marguerite Douglas, *69.

HAMILTON (Jean, marquis d'), † 1604, XVI, *69, 70.

HAMILTON (Jacques V, marquis d'), † 1624, XVI, *70.

HAMILTON (Claude), marquis de Paisley, † 1622, XVI, *69.

HAMILTON (Jacques VI, duc d'),

† 1649, XVI, *70. Dernier de sa branche, XXIII, 159.

HAMILTON (Jacques), comte d'Abercorn, XVI, *69.

HAMILTON (Georges), † 1679, XVI, *70. Son mariage; ses enfants, sa fille la comtesse de Gramont, 69-71. Sa femme, Marie Butler, *70.

HAMILTON (Antoine), frère de la comtesse de Gramont, XIV, 264, *561. Prend part à l'expédition d'Écosse, XV, 415-416, 427; XVI, 70.

HAMILTON (Richard), frère de la comtesse de Gramont, XIV, 264, *562; XV, 415; XVI, 70.

HAMILTON (Élisabeth). Voyez Gramont (la comtesse de).

HAMILTON (Guillaume Douglas, comte de Selkirke, puis duc d'), † 1694, et sa femme Anne Hamilton, XVI, *71; XXIII, 159.

HAMILTON (Jacques Douglas, duc d'), † 1712, XV, 434. Son rôle lors de l'expédition du Prétendant en Écosse, 434. Ambassadeur en France, XXIII, 158. Sa famille, sa mort, 159-160.

HANAU (Amélie-Élisabeth de). Voyez Hesse-Cassel (la landgravine de).

HANAU (Catherine-Belgique de Nassau, comtesse de), XX, *5.

HANAU (la ville de), XII, *184, 198.

HANGEST (Jean de), évêque de Noyon, XXV, *241.

HANMER (Thomas, chevalier), XXIII, *178. Son mariage avec la duchesse de Grafton; son voyage en France, 178-179.

HANOVRE (Bénédicte-Henriette-Philippe, palatine de Bavière, duchesse de), veuve du duc Jean-Frédéric, I, *110. Vit en France avec ses filles, 110-111. Mariage avantageux qu'elles font l'une et l'autre, 112; VI, 3, 185-187. Dispute de rang avec la duchesse de Bouillon, I, 111-112. Quitte la France, VI, 185-186. Citée, XV, 188; XVII, 93; XVIII, 125; XX, 152-153.

HANOVRE (Ernest-Auguste de Brunswick-Zell, duc de), † 1698, II, *251. Sa mort, sa femme et ses enfants, V, 46-47. Cité, VIII, 258; XVII, 94

HANOVRE (Sophie de Bavière, duchesse de), femme du précédent, II, *251. Son mariage, V, 47. Elle est appelée à succéder à la couronne d'Angleterre, II, 251-252; V, 47, VIII; 258; XVII, 95. Sa mort, XXIV, 286. Sa correspondance avec Madame, V, 47; VIII, 351; XVII, 94-95; XXIV, 286-287.

HANOVRE (Georges-Louis de Brunswick-Zell, duc de), puis roi d'Angleterre, † 1727, II, *251. Trompé par sa femme, tue Königsmark et la fait enfermer, 251-253. Il est appelé à la succession du trône d'Angleterre, VIII, 258; XII, 421; XV, 174; XVII, 95. Son duché érigé en neuvième électorat, VI, 115-116. Reconnaît l'Archiduc comme roi d'Espagne, XI, 298. Est visité par Marlborough, XII, 343. Campagne de 1707, sur le Rhin, XV, 178, 183; de 1708, XVI, 135, 287, 351; de 1709, XVIII,

54, 109, 163, 168. Devient roi d'Angleterre, XXIV, 380. Voyez Georges Iᵉʳ.

HANOVRE (Sophie-Dorothée de Brunswick-Zell, duchesse de), femme du précédent, II, *252. Ses amours avec Königsmark ; séparée de son mari et enfermée, 252-253.

HANOVRE (Maximilien-Guillaume de Brunswick, prince de), XVI, *154.

HANOVRE (Wilhelmine-Amélie de Brunswick-), impératrice, I, *112. Elle épouse Joseph, roi des Romains, 112 ; VI, 3, 185-187. Citée, XIII, 39 ; XV, 188 ; XVII, 93, 95 ; XX, 152 ; XXI, 133.

HANOVRE (l'électorat de), VI, *116.

HARAUCOURT (Charles-Élisée-Joseph, marquis d'), IX, *322.

HARCOURT (Claude de Rieux, comte d') et sa femme Catherine de Laval, XV, *304, 305.

HARCOURT (Henri de Lorraine, comte d'), † 1666, I, 188. Fait grand écuyer au détriment de Claude de Saint-Simon qui le provoque en duel, 188-189. Son rôle dans la Fronde ; son coup de main sur l'Alsace, 200-201. Anecdote de la tapisserie du légat Chigi, V, 15-16 ; IX, 274. Échoue devant Lérida, XIV, 432-433. Cité, 227 ; XXIII, 72.

HARCOURT (Marguerite-Philippe du Cambout, duchesse de Puylanrens, puis comtesse d'), I, *187. Sa faveur auprès d'Anne d'Autriche ; fait faire son mari grand écuyer, 187-188 ; V, 14 ; XI, 293. Citée ; III, 82 ; VI, 316.

HARCOURT (François de Lorraine, comte d'), † 1694, VIII, *128.

HARCOURT (Alphonse-Henri-Charles de Lorraine, prince d'), † 1719, VIII, *128. Épouse Mlle de Brancas, 128. Conduit en Espagne la reine fille de Monsieur, IX, 226, 243 ; X, 362. Va servir à Venise, revient à la cour, n'est pas admis à Marly et se retire en Lorraine, 362-365. Portrait et caractère, 363-364. Obscur et débauché, XIII, 8. Cité, XI, 103 ; XIII, 7 ; XIV, 37.

HARCOURT (Marie-Françoise de Brancas d'Oise, princesse d'), I, *103. Son mariage, VIII, 128. Accompagne en Espagne la reine fille de Monsieur, IX, 226, 243. Fait les honneurs au mariage du duc du Maine, I, 103, 128 ; et à celui de Mme de Caylus, XII, 330. Aux obsèques de Mademoiselle, I, 103. Intervient dans la brouille du ménage Valentinois, IV, 30. Est admise auprès de la duchesse de Bourgogne, 302. Sa dispute de rang avec les duchesses ; elle est réprimandée par le Roi, VI, 73-88 ; VII, 43 ; XI, 358, 364-366, 370 ; XVIII, 93, 388. Contribue au mariage de la Vrillière et de Mlle de Mailly, VII, 144. Protège la princesse de Montauban, XII, 286. Aux obsèques de Monsieur, VIII, 368. Ses fils, leur mort ; marie le dernier avec Mlle de Montjeu, XIII, 1-7. Se brouille avec sa belle-fille, 7-8. Sa mort, XXVI, 195. Son portrait et son caractère ; anecdo-

[Harcourt *suite*]]

tes, VI, 78, 87; X, 364-376;
XI, 100. Ses relations intimes
avec Mme de Maintenon, VI,
74; VIII, 368; IX, 226; X,
364 et suiv.; XII, 228, 286;
XIII, 1; XXVIII, 194. Ses affaires de finances, VII, 144; X,
368. Est toujours admise à Marly; son logement, 364, 371.

Harcourt (Anne-Marie-Joseph
de Lorraine, prince d'), puis
comte de Guise, † 1739, XIII,
*2. Son mariage avec Mlle de
Montjeu, 2-7. Se brouille avec
sa mère, 8. Querelle avec le duc
d'Estrées; leur accommodement, XXIV, 18-22. Prend le
nom de comte de Guise, 18.
Cité, XIV, 231.

Harcourt (Marie-Louise-Chré-
tienne de Castille, demoiselle de
Montjeu, comtesse d'), XIII, *3.
Son mariage; sa brouille avec
sa belle-mère, 3-8.

Harcourt-Beuvron (la maison
d'), XII, *359; XVI, 394. Voyez
Beuvron, Thury.

Harcourt (Guy d'Harcourt-Beuvron, marquis d'), † 1628, II,
*33. Son duel et sa mort, 33-
34.

Harcourt (Henri, maréchal-duc
d'), I, *246. A Nerwinde, 246-
247. Siège de Charleroy, 270.
Commande en 1694 un camp
volant en Flandre, II, 134. Campagne de 1695, 311, 313. Doit
commander l'expédition projetée en Angleterre, III,/57. Il
est envoyé sur le Rhin (1696),
226-227, 230, 235-237, 242-
243, 246, 248-250. Désigné
pour l'ambassade d'Espagne,
IV, 285. Délai de sa première
audience, VI, 373. Envoie la
nouvelle du testament de Charles II, 114. Revient et laisse
Blécourt à sa place, VII, 123.
Négociations avec la reine d'Espagne, 125-126. Arrive à Paris,
246. Assemble une armée sur
les frontières d'Espagne, 288-
289. Son désir d'être duc, 290.
Envoie le testament à Paris,
293, 316. Est fait duc et nommé de nouveau ambassadeur en
Espagne, 332-333. Arrive à Madrid; entre à la junte, 375. Au
devant du roi d'Espagne à Bayonne, VIII, 69-62. Sa liaison
avec le cardinal Portocarrero,
104. Guide le jeune roi à ses
débuts, 214-215. Tombe malade, 217. Approuve Louville
dans l'affaire du duc de Monteleon, 228. Il est rappelé, IX,
28. Arrive à Paris, 316. Sa brillante situation à la cour; son
espoir d'être ministre, X, 27
et suiv. Il arrête la promotion
des maréchaux de France, 40-
41. Se perd auprès du roi d'Espagne et se ferme la porte du
Conseil, 43-46.

1702-1708. Refuse d'aller
commander en Italie, X, 87-88.
Reçoit la Toison et la fait passer à son frère Sézanne, 152-
153. Saint-Simon veut marier
sa fille avec le fils de Chamillart, 402, 408-410. Est fait maréchal de France, XI, 8-9, 54.
Capitaine des gardes du corps,
70. S'occupe des affaires d'Espagne; sa liaison avec la princesse des Ursins, 235-236, 238-
239, 241; XII, 57, 67-68. Ses
intrigues en faveur de celle-ci,

[Harcourt *suite*]

93, 225, 392-398 ; XIII, 19.
Fait chevalier de l'Ordre et reçu
extraordinairement, XII, 353,
356, 359-360, 375, 381. S'oppose à l'entrée du duc de Chevreuse au Conseil; XV, 404.
Nouvelles intrigues pour y entrer lui-même, XVI, 252 et
suiv. Cherche à renverser Chamillart, 258. Obtient un brevet
de retenue sur sa charge de lieutenant général de Normandie,
XVII, 30. Manque encore une
fois d'entrer au Conseil, 158 et
suiv.
1709. Désigné pour commander sur le Rhin, XVII, 173.
Don du Roi, 175. Son habileté
avec le duc et la duchesse de
Bourgogne, 385-386. Sarcasme
cruel sur Chamillart, 388-390.
Assiste au conseil de guerre
devant le Roi, 392-394. Part
pour l'armée ; audiences du
Roi et de Monseigneur, 397,
424, 425. Son rôle dans les cabales de la cour, XVIII, 7, 10,
11, 13, 15, 16, 36-38. Campagne du Rhin, 159, 163-169. Est
créé pair, 203, 216. Villars lui
fait défendre de se faire recevoir avant lui, XIX, 6-7. Attaque d'apoplexie ; va aux eaux,
7-8. Sa situation à la cour, 1 et
suiv.
1710. Doit commander sur
le Rhin, XIX, 365. Sa réception au Parlement, 410. Va
remplacer Villars en Flandre,
440-445. Il s'oppose aux prétentions de d'Antin sur le duché d'Épernon, XX, 266-273,
281, 286-287. Pense à la surintendance des bâtiments, 270.

Obtient du Roi une faveur pour
la transmission de son duché,
XXI, 158-159. Parle au Roi
d'un règlement général sur les
duchés-pairies, 162.
1711-1715. Sa situation à la
cour après la mort de Monseigneur, XXI, 277. Fait une
nouvelle saison aux eaux de
Bourbonne, 321-322. Campagne de 1711, XXII, 121. Son
hostilité à l'égard du duc d'Orléans, 388-389. Part pour l'armée du Rhin (1712), XXIII,
68. Revient à la cour, 174. Empêché de servir en 1713 par
sa santé, [382. Son rôle dans
l'affaire du bonnet, XXVI, 3-
7, 10-12, 43, 56. Assemblées
de ducs qui se tiennent chez
lui, XXVI, 4, 10, 56 ; XXVII,
219, 234. Son hostilité à l'égard
de l'élévation des bâtards. XXI,
160-161 ; XXVII, 78. Opposé
au duc d'Orléans et peu lié
avec Saint-Simon, XXVI, 348 ;
XXVII, 234-235. Projet de le
nommer chef du conseil du de-
dans, 31, 50. Désigné pour suppléer Villeroy auprès du jeune
roi, XXVIII, 315-316.
Portrait et caractère, III,
226 ; X, 29-32 ; XI, 52-58 ;
XIII, 268 ; XVII, 163, 385,
397-398. Est boiteux ; cause de
cette infirmité, XI, 57 ; XVII,
166. Son orgueil, XVI, 257.
Son habileté de Normand,
XVII, 175. Ses relations avec
le Roi, X, 40; XI, 70 ; XVI, 257 ;
XVII, 167, 386. Prend beaucoup de tabac et y renonce pour
plaire au Roi, XI, 57-58. Sa
mauvaise santé, VIII, 217, 227 ;

IX, 28, 306, 316 ; X, 26-29,
40, 88 ; XI, 58, 70, 241, 375-
376 ; XIX, 8, 365 ; XXI, 321 ;
XXIII, 382 ; XXVIII, 316.
Ses filles, X, 402, 403, 408-410.
Ménage la duchesse d'Arcos,
VIII, 136. Relations avec Barbezieux, VII, 293 ; XI, 55 ;
avec Beauvillier, 56. Ami de
Beringhen, XII, 396-397 ; XX,
270 ; de Berwick, XII, 61 ;
XVIII, 15. Relations avec Mme
de Caylus, XIV, 278-279 ; XVI,
53 ; XVII, 161 ; XIX, 10 ;
avec Chamillart, X, 43 ; XI,
55 ; XVII, 397, 425 ; avec le
duc de Chevreuse, XI, 56.
Ami du Charmel ; le défend auprès du Roi, XIII, 268. Lié
avec Mlle Choin, XI, 56. Relations avec le prince de Conti,
56 ; avec Desmaretz, 55-56 ;
XVII, 397. Pousse Huxelles,
XIX, 15. Lié avec les Lillebonne, X, 39. Opposé à Louville, 26. Ami de Louvois, VII,
293 ; XI, 55. Relations avec le
maréchal de Luxembourg, 56 ;
le duc du Maine, XVI, 253 ;
avec Mme de Maintenon, qui le
protège, VII, 290, 316 ; VIII,
62 ; IX, 316 ; X, 27, 41, 45,
70 ; XI, 53, 56-57, 67-68, 235-
239 ; XII, 371-372 ; XIV, 278 ;
XVI, 252, 254 ; XVII, 159-
161, 166, 386, 425 ; XVIII,
203 ; XIX, 1, 10 ; XXVI, 348 ;
XXVIII, 194, 246, 247. Très
bien avec Monseigneur, XI,
56 ; XVII, 385, 424 ; XIX,
321 ; XXI, 58, 74. Relations
avec le chancelier de Pontchartrain, XVII, 163 ; XVIII, 7,
75 ; le duc de la Rochefoucauld, X, 28 ; avec Saint-Simon,
XII, 396 ; XVII, 167 ; XVIII,
43 ; XXVII, 234-235. Il s'attache Saumery, XVII, 359. Relations avec Torcy, XI, 236 ;
XVII, 162-164 ; avec Voysin
et sa femme, 464 ; XIX, 1 ; avec
Vendôme, XVIII, 11.
Harcourt (Marie-Anne-Claude
Brûlart de Genlis, maréchale-duchesse d'), XIII, *54 ; XIV, 278.
Harcourt (Marie-Madeleine le
Tellier de Barbezieux, duchesse
d'), belle-fille du maréchal,
XIV, *102.
Harcourt (Louis-Abraham, abbé
d'), XXV, *118.
Harcourt (le duché d'), VII,
*333 ; XXI, *159.
Harlay (la famille de), III, 280 ;
XIV, ,378. Voyez Cély, Sancy.
Harlay (Achille Iᵉʳ de), premier
président du Parlement, II,
*53 ; XXIII, 89.
Harlay (Achille II de), † 1671,
procureur général au Parlement, II, *53. Sa femme, Jeanne-Marie de Bellièvre, *53.
Harlay (Achille III de), premier
président du Parlement, II, *48.
Remplace Novion comme premier président, 53 ; X, 284.
Origine de sa faveur : il invente
un subterfuge pour la légitimation des enfants de Mme de
Montespan, II, 55-56, 108 ; VI,
256 ; IX, 264 ; XXI, 143. Son
rôle dans le procès du duc de
Luxembourg contre les pairs ;
est récusé par ceux-ci, II, 48,
54, 58-62, 72-75, 91, 114-121,
238-242 ; III, 89 et suiv., 100,
104-110, 118-123. Sa ruse pour
faire donner aux bâtards un

rang intermédiaire entre les princes du sang et les pairs, II, 104-105. Obtient un brevet de retenue, 105; XIV, 383. Le Roi lui promet les sceaux ; il est frustré de son espérance, II, 107-108; VI, 255-258, 267; XIV, 367; XXI, 143-144. Installe le comte de Toulouse à la Table de marbre, II, 224. Pension de vingt mille livres, IV, 27. Accommode l'archevêque de Reims avec les jésuites, V, 1-4. Jaloux du procureur général La Briffe, le fait mourir de chagrin, II, 61 ; VII, 195. Harangue le roi d'Espagne, 336. Est exécuteur testamentaire de Monsieur, VIII, 356. Réception de Saint-Simon au Parlement, X, 48, 50, 51. Procès du comte d'Auvergne, 253-254. Sa conduite dans le procès de la succession du duché de Brissac, XIII, 193-195. Sa perfidie à l'égard de Saint-Simon dans le procès contre les Lussan, XV, 68. Quitte sa charge, XIV, 366-368. Joie que cause son départ, 372. Sa succession, 379 et suiv. Se moque des prétentions du duc de Bouillon, II, 91 ; XXI, 140. Son projet de règlement pour les duchés-pairies, 143-158, 176-177, 188. Ses derniers temps, sa mort, XXIII, 87-90.

Portrait et caractère ; anecdotes ; son insolence et ses brocards, II, 54-55, 91, 114, 241-242; III, 90 ; IV, 27 ; VI, 257-258 VII, 195 ; XIV, 366-379; XV, 68; XVII, 251 ; XX, 312; XXIII, 89-90. Gouverne le Parlement à la baguette, XIII, 194; XIV, 365, 370, 372. S'approprie le dépôt que Ruvigny lui avait confié, IV, 24-25, 27; XIII, 139; XIV, 371. Traite mal son fils, 377. Sa prétendue parenté avec Harley comte d'Oxford, 378. Aventure avec le duc de Coislin, XIX, 118-119. Relations avec le poète Santeul, XIV, 379 ; avec le maréchal de Villeroy, dont il est parent, VII, 47 ; XIII, 193 ; XIX, 303. Sa terre de Grosbois, 376.

HARLAY (Madeleine de Lamoignon, dame de), femme du précédent, XIII, *132.

HARLAY (Achille IV de), † 1717, II, *118. D'abord avocat général ; il est mêlé au procès des pairs contre M. de Luxembourg, 118-120. Est fait conseiller d'État, IV, 27. Son père cherche à lui faire donner sa place de premier président, XIV, 366-367. Son portrait ; ses relations avec son père, 377-378 ; XVIII, 248. Marie sa fille au chevalier de Luxembourg, XXII, 95-96.

HARLAY (Anne-Renée-Louise du Louet de Coëtjunval, dame de), femme du précédent, II, *119; XIV, 378.

HARLAY (Louise-Madeleine de), XXII, *95. Épouse le prince de Tingry, 95-96. Voyez Tingry.

HARLAY-BONNEUIL (Nicolas-Auguste de), † 1704, II, *85. Commissaire au procès des pairs contre M. de Luxembourg, 85-86. Gendre du chancelier Boucherat, 241. Envoyé à Maëstricht

pour négocier avec les Hollandais, 244-245. Plénipotentiaire pour la paix de Ryswyk, III, 279-280. Trompe le duc de Chaulnes, 286-293. Se rend à Delft avec Crécy; se brouille avec lui, IV, 139-143. Signe la paix et abandonne Luxembourg par négligence, 234-235. Rapporte les sceaux au Roi à la mort de son beau-père, VI, 248. Sa mort, XII, 45. Portrait et caractère, II, 245 ; III, 280, 286-287, 292. Cité, II, 241, 325 ; VI, 255.

Harlay-Bonneuil (Anne-Françoise-Louise-Marie Boucherat, dame de), II, *241, 245 ; III, 288 ; VI, 254-255.

Harlay-Cély (Louis-Auguste-Achille de). Voyez Cély.

Harlay de Champvallon (François de), archevêque de Paris, II, *197. Assiste au mariage du Roi avec Mme de Maintenon, VIII, 42 ; XXVIII, 64, 212. Est opposé à la déclaration de ce mariage, II, 348 ; XXVIII, 64-66. Aventures avec l'évêque de Noyon Clermont-Tonnerre, II, 197-200. Préside l'assemblée du clergé en 1695 ; dégoûts qu'il y éprouve, 348 et suiv. Érection de son duché-pairie ; sa compétition avec Charost, XVI, 486 ; XXII, 113-118. Ses dernières années en disgrâce, XX, 333-334 ; XXVIII, 67. Privé de la distribution des bénéfices, II, 348 ; XVII, 48. Son portrait, ses mœurs, ses relations avec la duchesse de Lesdiguières, sa mort, II, 349-354.

Harlebeke (le bourg d'), XVI, *453.

Harleville. Voyez Herleville.

Harley (Robert), comte d'Oxford, XII, *156. Sa maison, XIV, 378. Secrétaire d'État en Angleterre, XII, 156-158 ; XX, 354.

Harling (Éberhard-Ernest, comte d'), XIII, *89. Capitaine des gardes de Madame ; au siège de Haguenau, 89-90.

Harlus (Louis de Harlus de Vertilly, comte de), II, *145. Brigadier, sert à l'armée d'Allemagne, 145, 171, 298-299, 305. En 1696, sert sur les côtes avec le maréchal de Joyeuse, III, 239.

Haro (Louis Mendez de), duc d'Olivarès, VIII, *210. Négociateur du traité des Pyrénées, 210-211 ; XI, 259 ; XXI, 333 ; XXIII, 22.

Harouys (Guillaume de), † 1699, VI, *375. Sa ruine, sa mort, son portrait, 375-377.

Harouys (André de), † 1731, VI, *377. Maître des requêtes et intendant ; piété et retraite de lui et de sa femme, Marie-Anne Quentin de Richebourg, 377-378.

Harrach (Ferdinand-Bonaventure, comte d'), † 1706, VII, *274.

Harrach (Louis-Thomas-Raymond, comte d'), † 1742, VII, *274. Ambassadeur impérial à Madrid ; son rôle dans l'affaire de la succession d'Espagne, 274, 288, 291-292, 316, 318 ; VIII, 137, 233 ; IX, 161 ; XIII, 173.

HARSCH (Ferdinand-Amédée, baron, puis comte), XXIV, *127. Rend Fribourg, 127-129.

HART (le château de), III, *235, 243.

HASNON (l'abbaye d'), XXIII, *101.

HASSLACH (la ville d'), XI, *89.

HAUSSY (Étienne-Joseph d'Isarn de Villefort, marquis d'), XX, *305. Son mariage avec Jeannette de Penchrec'h, 305 et suiv.

HAUSSY (Jeanne-Thérèse de Launay de Penchrec'h, marquise d'), XX, *305. Appelée Jeannette ; affection du Roi et de Mme de Maintenon pour elle ; son mariage avec M. d'Haussy, fils de Mme de Villefort, 305-310.

HAUSSY (la terre d'), XX, *310.

HAUTEFEUILLE (Étienne Texier, bailli d'), XI, *93. Ambassadeur de Malte, sa mort, 93-94. Son successeur, 151.

HAUTEFEUILLE (Gabriel-Étienne-Louis Texier, marquis d'), † 1743, XI, *74. Achète la charge de mestre-de-camp général des dragons, 74. Sa conduite à Hochstedt, XII, 179, 186, 188. Vend sa charge, XVII, 367.

HAUTEFORT (la famille d'), XIII, 121. Voyez Surville.

HAUTEFORT (Jacques - François marquis d'), † 1680, XX, *220.

HAUTEFORT (Marie de). Passion de Louis XIII pour elle, I, 163-164. Elle est appelée Madame, 165 ; XIII, 457. Épouse le maréchal de Schönberg, IV, 109.

HAUTEFORT (Gilles, comte d'), †
1693, II, *178. Premier écuyer de la reine Marie-Thérèse, XX, 220. Conserve les livrées de la Reine après sa mort, XXVI, 219.

HAUTEFORT (François-Marie, comte, puis marquis d'), † 1727, III, *237. Campagne de 1696, 237. En Flandre pendant la campagne de 1708, XVI, 285, 453, 459-460, 464. Aux obsèques du prince de Conti, XVII, 143-144. A celles de Monsieur le Duc, XIX, 84. Cité, II, 178 ; IX, 11 ; XIII, 118.

HAUTEFORT (Marie-Françoise de Pompadour, marquise d'), femme du précédent, VI, *469 ; XVI, 84 ; XX, 157.

HAUTEFORT (Gabriel, chevalier d'), XX, *220. Premier écuyer de la duchesse de Berry, 220. Aux obsèques de la duchesse de Bourgogne, XXIII, 53.

HAUTEFORT (Gilles, chevalier puis comte d'), † 1727, XX, *220. Premier écuyer du comte de Toulouse, 220.

HAUTERIVE (François de l'Aubespine, marquis d'), I, *212. Père de la duchesse de Saint-Simon ; sa disgrâce, 212-213 ; XI, 189 ; XIII, 53.

HAUTERIVE (Éléonore de Volvire, marquise d'), I, *213. Sa terre de Ruffec, 221.

HAUTERIVE (Jean-Abel Vignier, marquis d'), † 1700, VII, *44. Son mariage avec Mme de Chaulnes ; sa carrière, sa mort, 44-48.

HAUTERIVE (Françoise de Neufville-Villeroy, comtesse de Tournon, puis duchesse de Chaul-

nes, enfin marquise d'), VII,
*45. Ses divers mariages, 45-
47. Sa mort, VIII, 288.

HAUTVILLERS (l'abbaye d'), XI,
*119, 120 ; XIII, 265 ; XIV,
265 ; XVIII, 273.

HAVRE (la ville du), XVII, 92 ;
XXVII, 180. Gouvernement,
VII, *26, 32 ; XII, 227 ; XXIII,
213 ; XXIV, *274 ; XXV, 38.

HAVRÉ (Charles-Philippe-Alexan-
dre de Croÿ, duc d'), † 1640,
XXIV, *86. Sa femme, Marie-
Claire de Croÿ, 86. Elle se remarie avec son beau-frère, 92.

HAVRÉ (Philippe-François de
Croÿ, duc d'), † 1650, XXIV,
*91-92. Il épouse la veuve de
son frère et devient duc d'Havré, 92.

HAVRÉ (Ferdinand-François-Jo-
seph de Croÿ, duc d'), † 1694,
X, *388 ; XXIV, 92.

HAVRÉ (Marie-Joséphine-Barbe
d'Halluin, duchesse d'), femme
du précédent, X, *388 ; XXIV,
92-93.

HAVRÉ (Charles-Antoine-Joseph
de Croÿ, duc d'), † 1710, X,
*387. Colonel des gardes wal-
lonnes, 387 ; XX, 143 ; XXIV,
93. Campagne de 1706, XIII,
404.

HAVRÉ (Jean-Baptiste-François-
Joseph de Croÿ, duc d'), †1727,
XXIV, *93-94.

HAVRÉ (Marie-Anne-Césarine Lanti della Rovere, duchesse d'),
VI, *34 ; XXIV, *93-94. Dame
du palais de la nouvelle reine
d'Espagne, XXV, 159.

HAVRÉ (Louis-Ferdinand-Joseph
de Croÿ, duc d'), † 1761,
XXIV, *95. Sa femme Marie

Louise-Cunégonde de Montmorency-Luxembourg, *95.

HAVRÉ (le château d'), XXIV, *77,
86.

HAVRINCOURT (François-Domini-
que de Cardevacque, marquis
d'), † 1747, XII, *423. Son mariage avec Mlle d'Osmont, 423-
424.

HAVRINCOURT (Anne-Gabrielle
d'Osmont, marquise d'), XII,
*423, 424.

HAVRINCOURT (Louis de Cardevacque, marquis d'), † 1767,
XII, *424.

HAYE (Louis Bérault de la), XX,
*215. Écuyer et chambellan du
duc de Berry ; ses galanteries
avec la duchesse, qui veut se
faire enlever par lui, XXIV,
258 ; XXVI. 319-321. Aux obsèques du duc de Bourgogne,
XXIII, 52. Son portrait, XX,
215 ; XXVI, 320.

HAYE (la ville de la), I, *270 ; IV,
142, 221, 231 ; VI, 355 ; VII,
210, 246 ; VIII, 251, 253 ; IX,
74 ; XI, 131, 341 ; XII, 46 ;
XV, 174, 436 ; XVII, 5, 40 ;
XXII, 133 ; XXIII, 422 ; XXVI,
184 ; XXVII, 35, 44 ; XXVIII,
57, 98. Négociations de 1709,
XVII, 399 ; XVIII, 21, 23-24,
148, 170 ; XX, 101.

HAYE-VENTELAY (Denis de la),
VIII, *259. Son ambassade à
Venise et à Constantinople,
259-260.

HÉBERT (François), curé de Versailles, puis évêque d'Agen,
VIII, *244. Affaire de la Constitution Unigenitus, XX, 348-
349.

HEEMSKERCK (Conrad de), ambas-

[Heemskerck *suite* — Henri III]

sadeur de Hollande, V, *7, 8, 312; VII, 337.

Heemskerck (Cornélie Pauw, dame de), V, *8. Sa réception par la duchesse de Bourgogne, 8-9.

Heidelberg (la ville d'), I, *264, II, 147, 305; X, 255; XIV, 22; XV, 179.

Heilbronn (la ville d'), I, *230, 265; II, 193; III, 143; X, 349; XI, 343; XVI, 328.

Heilly (Charles-Antoine Gouffier, marquis d'), XIII, *379. Tué à Ramillies, 379.

Heilly (Catherine - Angélique d'Albert de Luynes, marquise d'), V, 233; XXVIII, *187.

Heinsius (Antoine), pensionnaire de Hollande, X, *137. Sa haine contre la France, 250. Il resserre l'alliance contre elle et forme un triumvirat avec Eugène et Marlborough, XV, 435-436; XVII, 5. Son dévouement au prince d'Orange, XXII, 83. Il est opposé à la paix, XXIII, 133. Ses négociations avec Torcy, XXVII, 44.

Heisler (le général), XXIII, *253.

Heister (Siegbert, comte), feld-maréchal, XII, *28. Battu par les Mécontents de Hongrie, 32, 165, 344.

Heliche (le marquisat d'), XXI, *332.

Helvétius (Jean-Frédéric), père du suivant, XVII, *181.

Helvétius (Adrien), médecin, VII, *91. Soigne Beauvillier, ses succès comme médecin, 91-94; XVII, 182. Sa mission diplomatique en Hollande, 181-184. Va à Madrid pour soi-

gner la reine d'Espagne, XXIV, 178-179. Son portrait, son fils, VIII, 92-94; XVII, 182-183.

Helvétius (Jean-Claude-Adrien), † 1755, XVII, *183.

Hémery (Michel Particelli d'), surintendant des finances, XIII, *311.

Hénin-Liétard (la maison de), XXIV, *78.

Hennequin (la famille), VIII, *20; XII, 98; XIV, 202; XVI, 65. Voyez Charmont.

Henri v, roi d'Angleterre, XXVII, *85.

Henri II de Trastamare; roi de Castille, VIII, *197, 198, 200, 202.

Henri III, roi de Castille, VIII, *198; XV, 291.

Henri IV, roi de Castille, VIII, *115; XI, 325; XXI, 331.

Henri II, roi de France, VI, *24. Son sacre, XXI, 189. Assiste au duel de Jarnac et de la Châtaigneraie, XIV, 137. Ses amours avec Diane de Poitiers, 191. Sa mort, 192. Cité, V, 274; XI, 190; XIII, 457; XIV, 209; XV, 24, 63; XVII, 303, 306.

Henri III, roi de France, I, *174. Élu roi de Pologne, conserve ses droits à la couronne de France, VIII, 65. Sa lutte contre les Guises, XI, 180, 196. Est déclaré déchu du trône par la Sorbonne à leur instigation, V, 268, XX, 26. Excommunié par Sixte-Quint, XXII, 335. Assassiné par Jacques Clément, XV, 2, 122. Sa faiblesse, XI, 195. Ses favoris, II, 25. Son amitié pour Amyot, XI, 172;

[Henri IV]

XX, 19. Son édit déclarant les princes du sang pairs de naissance, XXI, 189, 231 ; XXII, 24-25 ; XXV, 209. Sa création de l'ordre du Saint-Esprit et de ses officiers, XI, 171, 174, 177, 192 ; XIII, 424 ; XX, 19. Ses promotions dans cet ordre, XII, 73 ; XXIII, 6-7. Cité, II, 91 ; V, 227 ; VII, 124 ; XIII, 258 ; XIV, 199 ; XVI, 30, 416, 437 ; XVII, 289 ; XVIII, 210 ; XXI, 191.

Henri iv, roi de France, I, *175. Son apanage, XIV, 214. Possède les duchés d'Albret et de Château-Thierry, II, 91. Est exclu de la couronne par la Sorbonne et la Ligue, V, 268 ; XV, 2. Reçu par le maréchal de Brissac à son entrée dans Paris, XIX, 132, 134. Reçoit l'absolution, XI, 180 ; XX, 21. Villeroy se rallie à lui, XI, 197. Son sacre, XVI, 57. Difficultés qu'il rencontre en arrivant au trône, XXVII, 4, 84. Débuts de son règne, I, 192. Sa lutte contre le duc de Mayenne, XVII, 307. Rend les sceaux à Cheverny, XI, 180. Sa lutte contre la maison de Savoie, I, 175. Tient une assemblée des notables, XIV, 210. Prive Amyot de sa charge de grand aumônier, XX, 21, 22. Favorise les Bouillons, VI, 416, VII, 111-112 ; XIV, 180, 182, 210 ; XV, 312 ; XX, 24, 33, 56.

Ses bontés pour les Jésuites, X, 201 ; XVII, 54-55. Relations avec les ducs de Lorraine, XV, 24-25. Son trésor à la Bastille, XXVII, 97. Fait élever le prince de Condé dans la religion catholique, XVII, 280-281. Lui assure la prééminence sur le duc de Savoie, VI, 383. Le soutient dans le procès que lui intente le comte de Soissons, XXII, 105. Fait couvrir des seigneurs à l'audience de l'ambassadeur d'Espagne, VI, 422-424 ; IX, 271-272.

Son assassinat par Ravaillac, IV, 328 ; VI, 268 ; VII, 78 ; XIV, 128 ; XXVII, 96. Ses obsèques, II, 103. Le duc d'Orléans cherche à lui ressembler, XXVI, 268-269. Ses amours, IV, 327 ; XIV, 200. Ses bâtards, I, 94 ; II, 104 ; IX, 69 ; XV, 123 ; XX, 256. Son amitié pour l'archevêque de Rouen, son frère bâtard, XI, 183-189. Son édit sur le rang des bâtards, XIX, 92, 93 ; XXIV, 351. Ses promotions de l'ordre du Saint-Esprit, XI, 198 ; XXIII, 7-10. Le fait donner par commission avant sa conversion, XI, 173. Anecdote du collier de M. de la Frette, XVI, 56-57 ; XXIII, 9. Il fait la fortune de Beringhen, I, 192-193 ; de la Varenne, son entremetteur, IV, 326 ; VII, 78 ; XIV, 273 ; de ses valets béarnais Johanne et Bésiade, XVII, 352-353, 361-362. Sa statue du Pont-neuf, I, 147.

Cité, II, 101 ; III, 88 ; V, 205, 216, 228, 270 ; VI, 112, 360 ; VII, 114, 124 ; X, 173 ; XI, 136 ; XIII, 4 ; XIV, 134, 201 ; XV, 299, 307 ; XVI, 27, 410 ; XVII, 278, 305 ; XVIII,

409; XX, 289; XXI, 160;
XXII, 253, 324; XXIII, 113,
211, 293; XXIV, 15, 185, 190,
191, 293, 347, 349, 350, 363,
366; XXV, 168, 173, 253;
XXVI, 153, 290, 369; XXVII,
41, 84, 97, 196; XXVIII, 195,
224.

HENRI D'ALBRET, roi de Navarre,
V, *204.

HENRI, roi de Portugal et cardinal, VIII, *131, 132.

HENRIAU (Jean-Marie), évêque de
Boulogne, XXVI, *93. Tuteur
de l'abbé de Lionne ; son indiguité, 93-94.

HENRIQUEZ (le nom et la famille
de), VIII, 200, 202.

HEPPENHEIM (le village d'), IV,
*157.

HÉRAUTS D'ARMES (les), XXII,
*339. Leur costume, *340.

HERBAULT (Raymond Phélypeaux
d'), VI, *269. Voyez Phélypeaux.

HERBAULT (Antoine-François Phélypeaux d'), XII, *220. Intendant général des armées navales, tué à Malaga, 220.

HERBAULT (Henri Phélypeaux,
chevalier d'), † 1704, XII,
*220. Tué à Malaga, 220.

HÉRINNES-LÈS-PECQ (le village d'),
XVI, *323.

HERLEVILLE (Antoine de Brouilly,
marquis d'), XXIV, *132. Sa
mort, sa famille, 132-133.

HERLEVILLE (Andrée Solle, marquise d'), XXIV, *133.

HERLEVILLE (la terre d'), XXIV,
*132.

HERMANNSTADT (la ville d'), XII,
*31 ; XXIII, 244.

HÉRON (Charles de Caradas, marquis du), II, *302 ; IV, *278.
Colonel de dragons, à l'armée du Rhin, II, 302. Envoyé à Wolfenbüttel, IV, 277-
278. Envoyé en Pologne; il
en est chassé, X, 382. Tué à
Minderkingen, XI, 161-162.
Son portrait, IV, 284.

HÉRON (Jacques-François de Caradas, chevalier du), XIII,
*350. Tué à Calcinato, 350.

HÉROUVILLE (Jacques-Antoine de
Ricouart, marquis d'), † 1706,
XIV, *82. Tué à Castiglione, 82.

HERSENT (Gaspard), VII, *345.
Premier valet de garde-robe du
duc d'Anjou, l'accompagne en
Espagne ; ses fonctions, 345 ;
VIII, 233 ; XI, 250-251.

HERVART. Voyez Herwart.

HERVAULT (Mathieu Ysoré d'),
archevêque de Tours, I, *286.
Sa nomination, 286-287.

HERVY (Louis Phélypeaux d'),
XIII, * 311.

HERWART (Barthélemy), † 1676,
XXIII, *120.

HERWART (Anne, sieur), † 1699,
XXIII, *119-120.

HERWART (Françoise le Ragois de
Bretonvilliers, dame), XXIII,
*119. Sa mort, son salon, 119-
121.

HESDIN (la ville de), XII, *422-
424 ; XXIII, 214.

HESSE (le pays de), II, 298 ; III,
223.

HESSE-CASSEL (Guillaume v, landgrave de), †1637, XIII, *315 ;
XV, 309.

HESSE-CASSEL (Amélie-Élisabeth
de Hanau, landgravine de),
XIII, *315 ; XV, 309, 312,
313 ; XXIV, 233.

HESSE-CASSEL (Guillaume VI, landgrave de), † 1663, XV, *309.
HESSE-CASSEL (Frédéric, prince
de), puis roi de Suède, XI,
*300. Épouse la sœur du roi
de Suède, XVII, 19 ; XXVI,
67. Au siège de Landau ; est
battu à Spire, XI, 300-306 ;
XVII, 18. Est défait à Castiglione, XIV, 81-82. Campagne
de 1709 ; se trouve à Malplaquet, XVIII, 175-177, 189. Sa
sœur princesse de Nassau,
XXII, 83.
HESSE-CASSEL (Charles, landgrave
de), † 1730, II, *166. Campagne de 1694, 166. Campagne
de 1696, III, 228. Assiège Kay-
serswerth, X, 189. Lève le siège d'Ébernbourg, 350. Visité
par Marlborough, XII, 313.
HESSE-CASSEL (Charlotte-Amélie
de), reine de Danemark, IV,
*50. Sa figure étrange, anecdote
de Mme Panache, 50-53. Sa
mort, XXIV, 233. Citée, IV,
197 ; XIII, 314 ; XV, 310 ;
XVII, 22.
HESSE-CASSEL (Guillaume VII,
landgrave de), † 1760, XVII,
*19.
HESSE-CASSEL (Frédéric II, landgrave de), † 1785, XVII, *19.
Sa femme Marie d'Angleterre,
*19.
HESSE-DARMSTADT (Georges, prince de), † 1705, III, *125. Commandant de la cavalerie en Catalogne ; est battu par Vendôme, 125. Défend Barcelone en
1697, IV, 147, 286. S'établit
en Espagne ; raisons de cette
installation ; sa liaison avec la
reine, 286-291. Vice-roi de Ca-

talogne, 331. Grand d'Espagne
à vie, IX, 132. Son régiment
allemand à Madrid, VII, 125.
Est chassé d'Espagne, 277 ;
VIII, 185. Croit à un soulève-
ment en Espagne contre les
Français, X, 233. Tentative
sur Cadix ; s'empare de Gibral-
tar, XII, 213-215. Tué devant
Barcelone, XIII, 163. Son portrait, IV, 286. Cité, XIII, 36, 59.
HESSE - RHEINFELS (Guillaume,
landgrave de), et sa femme,
Marie-Anne de Bavière-Levens-
tein, XXIII, *256.
HESSE-RHEINFELS (Polyxène-Chris-
tine-Jeannette de), reine de
Sardaigne, VII, *94 ; XXIII,
256.
HESSE - RHEINFELS - WANFRIED
(Charles, landgrave de), XXIII,
*256. Sa femme, Alexandrine-
Julienne de Linange, *256.
HEUDICOURT (Michel Sublet, marquis d'), † 1718, III, *249.
Épouse Mlle de Pons et achète
la charge de grand louvetier,
249-220 ; IX, 63-64 ; XXIV,
196 ; XXVIII, 197. Portrait et
caractère, XVII, 66-67. Son
avarice, XIX, 405.
HEUDICOURT (Bonne de Pons,
marquise d'), III, *243. Sa jeunesse chez le maréchal d'Albret ; son mariage, 249-220 ;
IX, 63-64 ; XXIV, 196 ;
XXVII, 197. Est admise auprès de la duchesse de Bourgogne, IV, 103. Est autorisée à
s'asseoir devant elle, IX, 63.
Sa faveur auprès de Mme de
Maintenon et du Roi, III, 213,
221 ; X, 82, 213 ; XIV, 132 ;
XVII, 64-66, 69 ; XXVIII.

244. Saint-Simon l'appelle le mauvais ange de Mme de Maintenon, XIX, 405. Visite Courcillon malade, XIV, 132. Sa mort, son portrait, son caractère, anecdotes, XVII, 64-69. Portrait physique, IX, 63. Surveille Mme de Caylus, XIV, 277. Très bien avec Madame la Duchesse, XVII, 65. Relations avec Harcourt, XVI, 254 ; avec Lauzun, X, 213 ; avec l'abbé Testu, XIII, 421. Voyez Pons (Mlle de).

Heudicourt (Pons-Auguste Sublet, marquis d'), † 1742, XIII, *261. Sa chanson sur les Montsoreau, XIII, 261-262 ; XVII, 67-68. Sa dispute à l'armée avec Villars, XIX, 405-409. Épouse Mlle de Surville, XXVI, 198. Sa mort, XVII, 69. Son portrait ; son surnom de Petit-Bon, 67-68 ; XIX, 406.

Heudicourt (Louise-Julie d'Hautefort-Surville, marquise d'), XXVI, *198.

Heudicourt (Louise Sublet, demoiselle d'), III, *220. Son enfance avec le duc du Maine, 220-221. Son mariage avec Montgon, 221. Voyez Montgon (Mme de).

Heylissem (l'abbaye d'), I, *235 ; XIII, 79.

Hiédreseck (le staroste d'), XV, 155.

Hiéronymites (l'ordre des), XVII, *379.

Histoire amoureuse des Gaules (l'), par Bussy-Rabutin, III, *73 ; XIV, 372.

Hiver rigoureux de 1709 (l'), XVII, 27, 195-197.

Hoca (le jeu de), XVIII, *32.

Hochstedt (le bourg d'), XI, *265. La victoire d'Hochstedt en 1703, 265-268, 279 ; XII, 171-172. La défaite d'Hochstedt en 1704, XII, 169-203, 371-372 ; XIII, 171, 340 ; XV, 72, 154, 180 ; XVI, 209 ; XVII, 174, 429 ; XVIII, 194 ; XIX, 120 ; XXVIII, 96.

Hockenheim (le village d'), II, *300, 303.

Hocqueville (Pierre de Becdelièvre, marquis d'), XIII, *203. Premier président de la cour des aides de Rouen, ami de Saint-Simon, 206-208. Sa femme, Anne-Françoise le Boultz, *209.

Hocquincourt (la maison de Monchy-), VI, 161 ; X, 95 ; XX, 251.

Hocquincourt (Charles de Monchy, maréchal d'), † 1658, XIII, *46 ; XV, 443 ; XX, 250. Sa femme Éléonore d'Estampes, XII, *317.

Hocquincourt (Georges de Monchy, marquis d'), † 1689, XX, *250. Ses enfants, 250.

Hocquincourt (Louis-Léonor de Monchy, abbé d'), XIII, *46. Sa mort, 46.

Hoguette (Philippe Fortin, sieur de la), VIII, *280. Major de Blaye, 260. Anobli, 283.

Hoguette (Charles Fortin, marquis de la), † 1693, I, *276. Tué à la Marsaille, 276-277. Sa carrière militaire, VIII, 281. Sa femme, Marie Bouneau de Rubelles, *281.

Hoguette (Hardouin Fortin de la), archevêque de Sens, VIII,

*279. Nommé commandeur de l'ordre du Saint-Esprit ; il refuse ; estime du Roi pour lui, 279, 282-287 ; XII, 362. Est fait conseiller d'État d'église, XII, 54. Reçoit à Vallery le corps de Monsieur le Prince, XVII, 268. Ami de Claude de Saint-Simon, VIII, 280.

HOGUETTE (Marie-Marguerite Fortin, demoiselle de la), VIII, *282. Voyez Nangis (la marquise de).

HOHENZOLLERN (la maison de), X, 250.

HOHENZOLLERN (Jean - Georges, comte de), VII, *89 ; XX, 7.

HOHENZOLLERN (Eitel-Frédéric VII, prince de), † 1662, VI, *31 ; VII, 89, 93 ; XIV, 229 ; XX, 7. Sa femme Élisabeth de Berg-op-zoom, VI, *31 ; XIV, 229.

HOLLANDE (la). Guerre de 1672, XXVIII, 11. Vaisseaux brûlés par Jean Bart (1696), III, 137. Négociations de la paix de Ryswyk, 279 et suiv., IV, 142, 226 et suiv. Voyage de Pierre le Grand, V, 50. Se plaint de l'acceptation du testament de Charles II, VII, 337-338. Négociations à ce sujet, VIII, 50-51. Les garnisons hollandaises des Pays-Bas espagnols arrêtées, puis relâchées, 51-53. Les États Généraux reconnaissent Philippe V, 68. 295. Déclare la guerre à la France et à l'Espagne, X, 189. Convoi hollandais défait devant Lisbonne, XI, 132-133. Elle reconnaît l'Archiduc comme roi d'Espagne, 298. Secours qu'elle donne aux protestants du Languedoc, 371-

372 ; XII, 46. Affaire de la nomination de l'évêque de Munster, XVI, 408-410. Négociations secrètes pour la paix, XVII, 175-176 : voyez Gertruydenberg, Utrecht.

Ambassadeurs de France en Hollande : voyez Bonrepaus, Briord, Châteauneuf, Estampes (Jean d'), Pomponne. Ambassadeurs de Hollande en France : voyez Heemskerck, Van Hoey. Le Pensionnaire, X, 137 : voyez Heinsius. Le Stathouder, VII, *219.

Gazettes de Hollande, II, 319, 321 ; IV, 352. Journaux français faits par des calvinistes, IV, 82. Pamphlets imprimés en Hollande, VIII, 275-276. Le linge de Hollande, XI, *18.

HOLSTEIN (la maison de), VII, 214.

HOLSTEIN (Christian-Auguste de), évêque d'Eutin, † 1726, XVII, *18.

HOLSTEIN (le duché de), XVII, 20 ; XXIII, *239.

HOLSTEIN-GOTTORP (Frédéric II, duc de), † 1702, X, *245 ; XVII, 17.

HOLSTEIN-GOTTORP (Hedwige-Sophie de Suède, duchesse de), XVII, *17, 18, 306.

HOLSTEIN - GOTTORP (Hedwige-Éléonor de), reine de Suède, IV, *128, 131 ; XVII, *18.

HOLSTEIN-GOTTORP (Ulrique-Éléonor de), reine de Suède, IV, *131.

HOLSTEIN-GOTTORP (Charles-Frédéric, duc de), † 1739, XVII, *18, 306. Sa femme Anna Petrowna, *18.

HOLSTEIN-GOTTORP (Charles-Pierre-Ulrich, duc de), † 1762, XVII, 18, *19, 20, 306.

HOLSTEIN-PLOËN (Joachim-Ernest II, duc de), IX, *132.

HOMBERG (Guillaume), XXII, *385. Chimiste attaché au duc d'Orléans; menacé de la Bastille, 391, 397, 400-401.

HOMBOURG (la ville de), II, *174.

HOMBRE (le jeu de l'), I, 71; X, 18, 70, 369, 378; XIII, 285; XIV, 162; XX, 72.

HOMODEÏ (la famille), IX, *90.

HOMODEÏ (Louis, cardinal), IX, *90.

HOMPESCH (Reinhart-Vincent Van), général hollandais, XIII, *84.

HONGRIE (la). Guerres contre les Autrichiens et les Turcs, III, 264; IV, 227, 239; VII, 367; XIV, 252. Révoltes des Mécontents, VIII, 305-309; XI, 157, 263-264, 272, 370; XII, 136, 309; XIII, 33; XVI, 408; XXIII, 250, 252-255. Voyage des princes français en Hongrie, II, 288; III, 32, 306; IV, 191; IX, 254; XIII, 394; XV, 137, 140, 327, 351; XVII, 126; XX, 356.

Armoiries du royaume, XXIV, 77. Couronne de saint Étienne, XI, 371. États, VIII, 306. Rois de Hongrie, VIII, 300; XXV, 146 : voyez André II, Étienne (saint). Reine : voyez Autriche (Marie d').

HONGRIE (Eau de la reine de), VI, *79; XVII, 195.

HOOKE (Nathaniel), XV, *405. Ses intrigues en Écosse en fa-

veur du Prétendant, 405-406, 431; XVI, 3.

HORNBERG (le château d'), XI, *90.

HORNES (Jean de), évêque de Liège, XIV, *187, 188.

HORNES (Philippe-Maximilien, comte de), II, *313. Entre dans Namur assiégé, 313. Brigadier de cavalerie, sert à l'armée du Rhin (1697), IV, 164. Est fait prisonnier (1705), XIII, 79.

HORNES (la seigneurie de), XV, 274.

HOSPITAL (François de l'Hospital, comte du Hallier, puis maréchal de l'), XII, *15; XXII, 165.

HOSPITAL (Françoise Mignot, maréchale de l'), XXII, *163. Ses mariages et sa mort, 163-166.

HOSPITAL (l'hôtel de l'), à Paris, XXII, *165.

HOSTALRICH (la ville d'), II, *158, 308.

HOSTUN DE LA BAUME (la maison d'). Sa filiation, XXIII, *312-313. Voyez Baume (la), Tallard, Verdun.

HOSTUN (Diane de Gadagne, dame d'), XXIII, *312.

HOSTUN (Élisabeth de Bauffremont, dame d'), XXIII, *312.

HOSTUN (Méraude de Montchenu, dame d'), XXIII, *312.

HÔTEL-DIEU (l'), à Paris, XII, 255.

HOTMAN (Vincent), VI, *276. Intendant de Paris; ses relations avec Colbert, sa mort, 276-278. Sa femme, Marguerite Colbert, *276, 277.

HOUDANCOURT (François-Hercule de la Motte, comte d'), XIX, *414.

Houdetot (Louis, comte de),
XXV, *104.
Hougue (la rade de la), I, *52.
Défaite de Tourville, 51-54;
XXVIII, 56. Projet d'y faire un
port, 55.
Houpline (le village d'), XVI,
*320.
Houssaye (Félix le Pelletier de
la), XXI, *373. Saint-Simon
pense à lui pour secrétaire
d'État de la guerre, 373. Il refuse d'aller au congrès de Baden, XXIV, 202-203.
Howard de Norfolk (Richard,
abbé), XXIII, *409.
Huchon (Claude), curé de Versailles, XXII, *346. Assiste aux
obsèques du cardinal de Coislin
par ordre du Roi, XIII, 255-
256. Assiste à celles du duc de
Bourgogne, XXII, 346. Visite
le Roi pendant sa dernière maladie, XXVII, 255, 288.
Huesca (Frédéric-Alphonse Alvarez de Tolède, duc d'), XI,
*326 ; XXI, 331.
Huesca (le duché d'), XI, *326.
Huet (Pierre-Daniel), évêque
d'Avranches, IV, *92. Échange
l'évêché de Soissons contre celui d'Avranches, 92 ; XXV,
137-138.
Huguenots. Voyez Protestants.
Hugues Capet, roi de France,
XXV, *198.
Huguet (Alphonse-Denis), conseiller au Parlement, XXV,
*97.
Huissiers (les). Huissiers de la
chambre et de l'antichambre
du Roi, I, *48 ; VI, 394 ; VIII,
317, 318 ; IX, *62. — du Conseil, V, 326. — du Parlement,

II, 107 ; XIII, 433, 434 ; XVII,
222. — à la chaîne, V, 326.
— de l'ordre du Saint-Esprit,
XI, 175 ; XIV, 270-271. Huissier fieffé, XXVI, *20.
Humières (Louis iii de Crevant,
marquis d'), † 1648, XIV, *270.
Humières (Louis de Crevant, maréchal duc d'), † 1694, I, *36.
Refuse d'obéir à Turenne, 132.
Campagne de 1676; affaire
d'Urtebise, X, 337, 342-343 ;
XXVIII, 12. Grand maître de
l'artillerie, II, 176. Fait duc
vérifié, XXII, 112. Battu à
Valcourt (1689), II, 46 ; IX,
82. Campagne de 1692, I, 36-
37. Siège de Namur, 46. Commande sous Monsieur en 1693,
130, 266. Sa mort, son portrait,
son caractère, II, 175-179. Aimé du Roi, III, 38. Fâché avec
sa fille aînée à cause de son
mariage, II, 178. Faveur de
Langlée chez lui, VII, 74. Sa
charge de capitaine des gentilshommes au bec de corbin, V,
384. Cité, 366 ; IX, 11 ; XI,
31 ; XIII, 119 ; XVII, 358.
Humières (Louise-Antoinette de
la Chastre, maréchale d'), II,
*180. Perd son mari ; reçoit
une pension du Roi ; son caractère, sa retraite, 180-181.
Citée, XVII, 31.
Humières (Henri-Louis de Crevant, marquis d'), † 1684, II,
*177. Tué devant Luxembourg,
177.
Humières (Louis-François d'Aumont, duc d'), †1751, II,*177.
Devient duc par son mariage
avec l'héritière d'Humières,
177. Désigné pour faire partie

d'un corps de débarquement en Angleterre, III, 57. Son rôle dans le procès de Saint-Simon contre Brissac, XIII, 203-205. Fait les honneurs de Compiègne à l'électeur de Bavière, XVI, 351. Mariage de sa fille avec le duc de Louvigny, XIX, 33. Démêlés avec son frère le duc d'Aumont, 45. Opposé aux prétentions de d'Antin sur le duché d'Épernon, XX, 272-273, 284, 287. Mort de sa mère, 360-361. Prend part aux conférences sur la forme des Renonciations, XXIII, 128-129, 139, 140, 144. Sa liaison avec Saint-Simon, XIX, 33; XXI, 173.

Humières (Anne-Louise-Julie de Crevant, duchesse d'), II, *177. Hérite du duché de son père, 177-178. Citée, XX, 361.

Humières (le duché d'), XX, *273.

Humoristes (l'Académie des), à Rome, XXIV, *294.

Hundsruck (le), II, *165, 167, 170, 335; IV, 217, 218.

Huningue (la ville de), III, *245; X, 255, 295-297. 304; XII, 320; XV, 453; XVIII, 163.

Huns (les), XIX, 394.

Hurault (la famille), XI, 179, 181, *182; XIII, 305. Voyez Cheverny.

Hurault de l'Hospital (Henri), XIII, *305. Sa femme Renée de Flecelles de Brégy, *305.

Hussards (les), IV, *162.

Huxelles (Antoine du Blé, baron d'), † 1616, XI, *33. Sa femme Catherine-Aimée de Bauffremont, *35.

Huxelles (Jacques du Blé, baron d'), † 1629, XI, *35-36; XIV, 270. Sa femme, Claude Phélypeaux d'Herbault, *36.

Huxelles (Louis-Chalon du Blé, marquis d'), † 1658, XI, *35, 37.

Huxelles (Marie le Bailleul, marquise d'), IX, *13. Son portrait, sa famille, sa mort, XI, 37-38; XXIII, 44-46.

Huxelles (Nicolas de Laye du Blé, marquis et maréchal d'), † 1730, II, *171. Sa famille, sa fortune, XI, 34 et suiv. Raccommode ensemble les maréchaux de Lorge et de Joyeuse, II, 171. Directeur de l'infanterie à l'armée du Rhin, 211. Son plan de campagne en 1696, III, 231. Se poste dans le Spirebach, 233. Commande à Spire, 237. Est renvoyé sur le haut Rhin, 245. Campagne de 1697; va à Spire, IV, 157. Trompe le prince de Bade, 157-160. Fait échouer un projet du maréchal de Choiseul, 172-174. Commande en Alsace et reçoit le duc de Lorraine à Strasbourg, V, 140-141.

Projet de le nommer maréchal de France, X, 40. Campagne d'Allemagne en 1702, 246-247. Est nommé maréchal, XI, 8, 34-35. Chevalier de l'Ordre, 40. Désire l'ambassade de Rome, XIII, 244. Chargé d'aller négocier à Gertruydenberg; difficultés avec l'abbé de Polignac, XVII, 177, 399; XVIII, 23; XIX, 14-17, 403-404. Son rôle dans les cabales de la cour, XVIII, 8-9. Sa conduite lors

[Huxelles *suite* — Huy]

de la sédition de Paris, 131-132. Son ambition et ses manèges ; revient à Paris ; tombe malade, XIX, 8-11. Ses intrigues, 15-16. Il est désolé de la mort de Monseigneur, XXI, 277.

Nommé plénipotentiaire à Utrecht ; discussions avec l'abbé de Polignac, XXII, 158, 234 ; XXIII, 351 ; XXIV, 9. Revient à Paris, 9. Intervient dans la querelle entre MM. d'Estrées et d'Harcourt, 19, 21, 28. Fait gouverneur d'Alsace, de Strasbourg et de Brisach, 123 ; XXVI, 70. Sa prostitution à l'égard des bâtards, XI, 43 ; XXIV, 369. Son hostilité pour le duc d'Orléans, XXVI, 349. Saint-Simon propose de le nommer chef du conseil des Affaires étrangères, XXVII, 31.

Portrait et caractère, XI, 40-45. Familier de Monseigneur, XI, 44 ; XVIII, 8 ; XXI, 58, 74, 277. Sa liaison avec Mlle Choin ; sa conduite infâme à son égard, XI, 42-44 ; XIII, 246 ; XVIII, 8 ; XIX, 9-10 ; XXI, 74-75. En mauvais termes avec sa mère, XI, 38 ; XXIII, 46. Soutient son cousin le Bailleul, XXIV, 239. Poussé par les Beringhen, XI, 37-39, 43, 45. Ses relations avec Louvois, 39, 46.

Huxelles (l'hôtel d'), à Paris, XI, *43.

Huy (la ville de), 1, *237 ; 238 ; II, 332 ; IX, 318 ; XI, 131, 132 ; XIII, 82.

I

Iberville (Charles-François de la Bonde d'), IV, *278. Envoyé de France à Mayence, 278. Caractère, 284.

Iberville (Pierre le Moyne d'), XIII, *362. S'empare de l'île de Nièves aux Antilles, 362.

Icabe, XXIII, 69.

Ignace de Loyola (saint), XXII, *7.

Igny (l'abbaye d'), VI, *195; XIV, 202.

Ile-Belle (l'), près Meulan, VIII, *76.

Ile-de-France (l'), II, *228. Gouvernement, V, 229, *240, 342 : voyez Paris.

Iles de l'Amérique (les), XII, 213, 227, 346; XXVIII, 190. Gouvernement, XXIV, 143-*144.

Ilhière (Jean-François de Polastron, chevalier de la), IV, *124. Sa mort, 123-124.

Illiers. Voyez Entragues.

Imbert (Henriette Prieur, dame), XXVI, *297. Anecdote avec le duc d'Orléans, 297-298.

Imbert-Chastre (Pierre), premier valet de chambre du duc d'Orléans, XVIII, *396.

Imécourt (Philippe-Anne de Vassinhac, chevalier d'), XIII,*168. Tué à Asti, 168.

Imécourt (Jean-Bernard de Vassinhac d'), XII, *382. Tué au siège de Verue, 382-383.

Imécourt (Jean de Vassinhac, marquis d'), †1745, XV, *180.

Campagne du Rhin en 1707, 180.

Imhof (Jacques-Guillaume de), généalogiste, IX, *157-158; XXIV, 290.

Impératrices (les). Voyez Autriche (Claude-Félicité d'), Autriche (Marie-Amélie d'), Autriche (Marguerite-Thérèse d'), Bavière-Neubourg (Éléonore-Madeleine-Thérèse de), Brunswick-Wolfenbüttel (Élis.-Christine de), Espagne (Marguerite-Thérèse d'), Marie-Thérèse.

Imperiale Lercaro (François-Marie), doge de Gênes, XXII,*177. Sa venue à Versailles, IX, 272-273; XVI, 420; XXVIII, 17.

Imperiali (Joseph-René, cardinal), XXII, *177. Légat du pape auprès de l'empereur Charles vi, 177.

Importants (la cabale des), V, 295.

Impôts. Voyez Capitation, Dixième, Gabelle, Taille.

Impressions d'ouvrages. Dispute à ce sujet entre le chancelier et les évêques, X, 392-398.

Incognito (Réceptions de princes). Origine de cet usage, VI, 384; XII, 100-101.

Incurables (l'hôpital des), à Paris, III,*32; VI, 164; XX, 356.

Indes (les), VII, 118, 300, 302, 303; VIII, 120, 203; IX, 101, 119; X, 167, 242; XVIII, 84, 267.

Amiral héréditaire, VIII, 120,

193. Conseil des Indes, VIII, *187. Flotte et flottille, VIII, *54; XXIV, 318. Patriarche des Indes, VIII, 169-171 ; IX, 206, 209-212 ; X, 154 ; XIII, 412 ; XVII, 380.

INFANTADO (les ducs del), IX, 149. Leur palais et leur panthéon funéraire à Guadalajara, XXVI, 103-104.

INFANTADO (Jean-de-Dieu de Silva-Mendoza, duc del), † 1728, VIII, *117 ; XII, 97 ; XXI, 333.

INFANTS D'ESPAGNE (les). Leur traitement, XIV, 401 et suiv. ; XVIII, 73.

INFANTE (Marie-Anne-Victoire de Bourbon, dite Madame l'), fiancée de Louis xv, IX, *177, 218, 239, 279.

INFANTERIE (l'). Augmentation des compagnies, XX, 201. Taxe des régiments, XXV, 149.

INGOLSTADT (la ville d'), XII, *168, 174, 180, 201, 312.

INNOCENT x (Jean-Baptiste Panfili), pape, X, *161.

INNOCENT xi (Benoît Odescalchi), pape, II, *358. Son élection, XI, 138. Difficultés avec la France ; querelle des franchises, V, 43-44 ; VI, 411 ; XXVIII, 231. Refuse de donner des bulles aux évêques français, XIX, 20-21 ; XXIII, 375. Donne de son propre mouvement la pourpre au cardinal le Camus, XV, 268-269. Arbitre dans le procès entre Madame et l'électeur palatin, X, 126-128. Ordonne prêtre le fils de Mme de Longueville, II, 40-41, 125 ; III, 5. Sa mort, XIII, 232 ; XV, 270. Son caractère, XXV, 177-178 ;

XXVIII, 231. Anecdote avec le Nostre, VII, 192, 193. Cité, V, 107 ; VII, 245, 354 ; IX, 70 ; XV, 169 ; XXIII, 268.

INNOCENT xii (Antoine Pignatelli), pape, VII, *244. Son élection, XI, 138. Affaire du quiétisme, IV, 103-104, 146, 167, 170 ; VI, 148-158. Veut nommer Fénelon cardinal, 218. Ses relations avec le cardinal de Bouillon, V, 107, 110, 113, 114, 150. Donne gain de cause à la duchesse de Bracciano contre celui-ci, 109. Est consulté par Charles ii sur son testament, VII, 280, 282-283. Condamne les jésuites à propos des cérémonies chinoises, XX, 199, 200. Promotions de cardinaux, IV, 246 ; V, 113-116 ; VII, 150-151. Sa maladie et sa mort, 13, 106, 157, 243-244. Caractère et éloge, VII, 244-245, 280-284 ; XXIII, 368. Cité, IV, 247 ; V, 39, 116, 181, 404 ; VI, 426, 427 ; VII, 18, 99, 105, 184, 219 ; XV, 32, 170, 172 ; XX, 151.

INNOCENT xiii (Michel-Ange Conti), pape, XIII, *249.

INONDATIONS (les), IV, 174 ; VIII, 64 ; XV, 191-193 ; XX, 204 ; XXIII, 79.

INQUISITION (le tribunal de l'), à Rome, IV, *62 ; XIII, 71, 72, 74. Son rôle en Espagne, VIII, 229-230 ; IX, 119. Vendôme la supprime à Barcelone, IV, 153. Ses abus en Espagne, XXV, 86-88. Désir des jésuites de l'établir en France, 182-185.

INSPECTEURS DES TROUPES (les). Créés par Louvois ; leurs fonctions et leur pouvoir, II, 209

210, 213, 215; XXVIII, 121-124.

INSPRÜCK (la ville d'), X, *79; XI, 72, 163; XXII, 178, 180.

INTENDANTS DES PROVINCES (les), IV, *16. Ils ne prêtent pas serment, VI, 144. Leurs manœuvres dans le commerce et la police des grains, XVII, 198, 203-204. Nominations et changements, XVIII, 111-116. La capitation est augmentée arbitrairement par eux, XX, 162. Leur pouvoir despotique, VI, 143; XVIII, 247.

INTENDANTS D'ARMÉE (les), VI, 333; X, 351; XI, 52; XII, 464; XIV, 122; XVI, 166.

INTENDANTS DES FINANCES (les), IV, *3. Rangs au Conseil, 8. Création de deux nouvelles charges, XII, 160. Suppression d'une charge, IX, 23-24. Nomination d'un financier comme intendant, XV, 386-387.

INTRODUCTEUR DES AMBASSADEURS (la charge d'), V, *5, 355; VI, 37; VII, 8, 153.

INVALIDES (l'hôtel des), à Paris, VI, *54. Construction de l'église et visites du Roi, 53-54; XIV, 33-34. Dépôt des papiers d'État, XIX, 361. Le bac des Invalides, XX, 11.

INVERNESS (le port d'), XV, *427.

IPÉCACUANA (l'), VIII, *93; XXII, 182.

IRLANDAIS (les régiments). A la Marsaille, I, 279. A la surprise de Crémone, X, 66, 75, 78.

IRLANDE (l'). Expéditions dans ce pays, I, 272; II, 168; VI, 30; X, 135, 400; XIII, 84; XVII, 107; XIX, 137. Conquête par

le prince d'Orange, VI, 50. Pairs d'Irlande, IV, 53; XV, 431. Titres nobiliaires, XIV, 416.

IRUN (la ville d'), VIII, *62.

IRVAL (Jean-Antoine Ier de Mesmes, seigneur d'). Voyez Mesmes.

ISABEAU DE BAVIÉRE, reine de France, VI, *379; XXVII, 85.

ISABELLE LA CATHOLIQUE, reine d'Espagne, VII, *347; VIII, 198-201; IX, 118-121, 235, 246, 262; XIV, 402; XV, 291-292.

ISABELLE-CLAIRE-EUGÉNIE, archiduchesse d'Autriche, I, *48; XV, *2.

ISENGHIEN (Philippe-Balthazar Vilain de Gand, prince d'), †1680, XXIV, *74.

ISENGHIEN (Jean-Alphonse Vilain de Gand, prince d'), † 1687, II, *178; III, 38; XII, 77. Sa femme, Marie-Thérèse de Crevant d'Humières, II, *178.

ISENGHIEN (Louis de Gand de Mérode, prince d'), † 1767, III, *38. Marié à Mlle de Fürstenberg, VII, 114-115. Ses prétentions sur la succession du roi Guillaume, X, 138. Perd sa femme, XIII, 229. Gain au jeu sur le duc de Mortemart, XX, 72-74. Épouse Mlle de Rhodes, XXIII, 267. Sa famille, XXIV, 74. Cité, XIII, 425; XXII, 95.

ISENGHIEN (Anne-Marie-Louise de Fürstenberg, princesse d'), IV, *320. Son mariage, VII, 114-115. Sa mort, XIII, 229. Citée, XXII, 95.

ISENGHIEN (Marie-Louise Charlotte Pot de Rhodes, princesse d'), XIII, *425. Son mariage, 425. Sa

[Isenghien *suite* — Izarn de Villefort]

mort, XXVI, 67. Sa mère, 68.
Son testament par fidéi-com-
mis, 204.
Isenghien (la seigneurie d'), III,
*3o, XXIV, *72.
Isle (la famille de l'), XVIII,
*243. Voyez Marivault.
Isle (Adam, seigneur de l'),
XVIII, *243,
Isle-Adam (les seigneurs de l'),
XVIII, *243-244.
Issé (l'opéra d'), IV, *324.
Issoire (la ville d'), XXV, 166.
Issy (le village d'). Séminaire, IV,
*65-67. Château, XV, *199,
200, 203. Maison de Van Holl,
XXV, *161.
Italie (l'). Campagnes de 1692,
1693 et 1694, I, 41, 130; II,
159. Opérations de 1695, II,
232, 246, 309. Traité de neutra-
lité en 1696, III, 265-267. Cam-
pagne de 1701, IX, 52-54. Cam-

pagne de 1702; surprise de
Crémone, X, 66 et suiv., 87-
91, 221-226. Voyage de Philippe
v, 23-25, 33-40, 43-45, 150-
177, 216-228, 233-235. Campagne de 1703, XI, 157-159,
272-275; de 1704; siège de Verue, XII, 24-25, 144, 306-307,
382, 385-386. Campagne de
1705; combat de Cassano, XIII,
13-17, 40-42, 90-98, 145, 157,
161. Campagne de 1706; siège
de Turin, XIV, 1-15, 36-39,
80-83. Négociations de Tessé
en 1709, XVII, 398, 432.
Iverny (François d'), XXIV, *100.
Iviça (l'île d'), XXVI, *237.
Ivrée (la ville), XII, *268; XIV,
69.
Ivry (la bataille d'), XVIII, 245.
Izarn de Villefort (la famille
d'), XX, *307. Voyez Villefort,
Haussy.

J

JABLONOWSKI (Stanislas), IV,*179. Grand général de la couronne de Pologne, soutient la candidature de l'électeur de Saxe, 179, 182.

JABLONOWSKI (Jean-Stanislas, comte), XV,*152. Sa femme Jeanne-Marie de Béthune, *152.

JACOBINS (le couvent des), rue Saint-Jacques, à Paris, XI, *213. Couvent du faubourg Saint-Germain, rue Saint-Dominique, XXIII, *88. Maisons qu'ils louent, 88 ; XXVI, 178.

JACQUES Ier Stuart, roi d'Angleterre, II, *252 ; VIII, 258 ; XV, 162 ; XVI, 69 ; XVII, 89.

JACQUES II, roi d'Angleterre, I, *51. Son avènement à la couronne, II, 176. Révolte du duc de Monmouth, X, 346-347. Son favori Churchill, 190. Il est détrôné par son gendre Orange, II, 253 ; VIII, 259 ; X, 190 ; XVIII, 74. Campagne en Irlande (1689), X, 400 ; XVII, 107. Se réfugie en France, V, 69; XIX, 375-376. Son installation à Saint-Germain, IV, 238 ; V, 55, 72. Assiste à la bataille de la Hougue, I, 51-52. Aux mariages du duc de Chartres et du duc du Maine, 95-97, 103. Empêche qu'on prenne le deuil de sa fille la princesse d'Orange, II, 250.

Tentative de restauration de 1696, III, 56-57 ; VII, 290. Est averti de l'élection du prince de Conti en Pologne, IV, 187. Attention du Roi pour lui lors de la signature du traité de Ryswyk, 238-239. Le roi Guillaume demande son expulsion de France, IV, 227 ; V, 55, 62-63. Il assiste au mariage du duc de Bourgogne, IV, 313-314, 317, 322-323. Au camp de Compiègne, V, 360. Assiste au mariage de Mademoiselle avec le duc de Lorraine, VI, 10-12. Apprend la déclaration de Philippe V, VII, 128, 328-330. Attaque de paralysie, VIII, 100. Va aux eaux de Bourbon, IX, 286. Sa mort et ses obsèques, 286-288, 292-294.

Son caractère, IX, 295 ; XVII, 109. Traitement amical et courtoisie du Roi pour lui, IV, 239, VI, 11 ; VII, 174-175, 329-330 ; XXVIII, 374. A la cour, à Versailles ; soupe avec le Roi, I, 95, 97 ; IV, 314 ; IX, 297. Aux bals de la cour, II, 133 ; VII, 58. Étiquette avec les princes du sang, XIV, 405-406. Aux chasses du Roi et de Monseigneur, V, 69-70. A Fontainebleau, IV, 238 ; VI, 6, 312 ; VII, 215 ; XXVIII, 374. Reçoit des visites de cérémonie, IV, 187 ; VIII, 320, 326 ; IX, 287.

Conserve sa nomination au cardinalat, XV, 169-170, 172, 173. Trompé par ses ministres, XVII, 101. Pas aimé des mi-

nistres français, XV, 405. Aventure avec l'archevêque de Reims pour du vin de Champagne, VII, 164-165. Sa piété, IX, 287. Roquette, évêque d'Autun, prétend avoir été guéri miraculeusement par lui, XIV, 295-296. Générosité de l'évêque de Bayeux Nesmond à son égard, XIV, 296; XXVI, 224. Ses relations avec Lauzun, II, 276; V, 70; avec l'abbesse de Maubuisson, XVII, 296. Ses maîtresses et ses bâtards; Berwick et Albemarle, III, 55; VII, 173; X, 190, 401; XIX, 381. Ses gardes du corps, I, 252; IV, 54, 55; V, 24; X, 190. Cité, I, 78; V, 56; VII, 204; IX, 270; X, 346; XIV, 320, 386.

JACQUES III, roi d'Angleterre (Jacques, prince de Galles, dit le Prétendant et le Chevalier de Saint-Georges), I, *125. Prince de Galles, sauvé par Lauzun, 125. Son gouverneur, VIII, 99; XII, 450; XV, 415. Son éducation manquée, 430. Reçoit Philippe V, VII, 337. Est reconnu roi d'Angleterre par Louis XIV et le roi d'Espagne, IX, 288, 291-298. Visite à Versailles, X, 297. Expédition d'Écosse manquée; sa maladie, XV, 406, 415-431. Prend le nom de Chevalier de Saint-Georges, 430. Fait incognito la campagne de 1708 en Flandre sous ce nom, XVI, 21, 132, 200, 475. Cérémonial avec le duc de Bourgogne, 132. Sa conduite; anecdote de Gamaches, 477-478. Campagne de 1709; malade, XVII, 173; XVIII, 157, 158.

A Malplaquet, 185. Campagne de 1710 en Flandre, XIX, 356, 373. A la mort de Monseigneur. XXI, 97, 127-128. Voyage dans le royaume, 335-336. Revient à Saint-Germain, XXII, 159-160. Malade de la petite vérole, XXIII, 30-31. La France l'abandonne au traité d'Utrecht, XIX, 17. Il se retire en Lorraine, XXIII, 271. Il donne à l'archevêque de Bourges sa nomination au cardinalat, XVI, 443; XIX, 17; XXVI, 95. Son mariage avec la princesse Sobieska, XXIV, 324. Retiré à Rome; sa petite cour, XII, 448; XXVI, 263. Sa mort, XV, 417.

Caractère, XV, 430; XVI, 132. Relations avec Louis XIV, XV, 432-433; XXVIII, 374; avec Mme de Maintenon, XV, 432. Vient à Marly et à Fontainebleau, XII, 438-439; XIII, 124. Sa conduite à l'armée lui attire l'estime et l'affection, XVI, 478. Sentiments des Anglais et de Marlborough à son égard, 200. Cité, X, 128; XII, 60, 61; XVI, 7; XIX, 377.

JACQUES Ier, roi d'Écosse, V, *192.

JACQUES II STUART, roi d'Écosse, XVI, *66.

JACQUES V STUART, roi d'Écosse, XVI, *66.

JACQUES VI, roi d'Écosse, XVI, *69. Voyez Jacques Ier, roi d'Angleterre.

JACQUES (Jacques Baulot, dit frère), X, *322. Fait l'opération de la pierre au maréchal de Lorge, 322-324.

JACQUIER (François), partisan, VI, *328.

JADRAQUE (la ville de), XXVI, *105, 107, 111.

JAGNY (Pierre Mauclerc, seigneur de), et sa femme Guillemette de Luzarches, XVIII, *244.

JAGODINA (la bataille de), XIV, 252.

JAMAÏQUE (l'île de la), VIII, *119.

JAMAÏQUE (le marquis de la). Voyez Veragua (Piérre-Nuño III, duc de).

JAMETZ (la seigneurie de), XIV, *181, 187, 189, 196; XX, 55.

JANET (Jean-Baptiste Colin du), XVI, *208. A Audenarde, 206-207, 214.

JANSÉNISME ET JANSÉNISTES. Origine; lutte contre le Molinisme; disputes sur la grâce, XVIII, 251-256. Congrégation De auxiliis; formulaire, 256-262. Paix de Clément IX; Pascal et les jésuites, 263-272. Bulle Vineam Domini; affaire de Port-Royal, 272 et suiv. Commencement de l'affaire qui produisit la constitution Unigenitus, XX, 330-350. Les jansénistes détestés du Roi qui les croit ennemis de son autorité, V, 23; VI, 247; X, 391, 395; XII, 409, 411; XIII, 269, 273-275; XIV, 301-302; XV, 400; XVIII, 261, 268; XXVIII, 221-223. Persécutions exercées contre eux, V, 22, 286; XVIII, 259-268, 275; XIX, 123-124. Poursuivis par Mme de Maintenon, XII, 407, 409, 411. Haïs par Godet des Marais, XVIII, 236-237. Hostilité des jésuites à leur égard, XII, 411; XIV, 302; XIX, 43; XX, 328, 332, 336; et des Sulpiciens, II, 339; XIV, 302, 411; XVIII, 232, 236, 237; XX, 336. Le soupçon de jansénisme est un crime irrémissible, un obstacle à tout, VI, 261; XIV, 381-383; XVI, 111; XVIII, 411; XIX, 48, 301, 318, 320. On en accuse ceux qu'on veut perdre, VI, 339-340, 432; XIV, 379; XVIII, 102; XX, 350. Opinion du duc de Bourgogne à l'égard du jansénisme, XIX, 388. Sentiments de Saint-Simon, XXI, 387-388. Mme de Saint-Simon accusée de jansénisme, XIX, 318-321. Les principaux se réunissent chez la duchesse de Brancas, II, 338-339. Asile qu'ils trouvent au château de Liancourt, V, 23; XXIV, 169. Fénelon les laisse tranquilles dans son diocèse, XXI, 298; XXVI, 78-79. Mandement de Fleury contre eux, 88-89.

JANSÉNIUS (Cornélius), évêque d'Ypres, XVIII, *255. Ses ouvrages, son Augustinus, 255-256, 259-260, 269; XXIII, 357.

JANSON (Laurent de Forbin, marquis de), † 1692, XVII, *118. Il épouse Mlle de la Saludie, XXIII, 370.

JANSON (Geneviève de Briançon, marquise de), XXIII, *370.

JANSON (Toussaint de Forbin, cardinal de), IV, *73. Son ambassade en Pologne; il obtient la nomination de cette couronne au cardinalat, XV, 157, 171. Ambassade à Rome, IV, 73. Il annonce la promotion des couronnes, et apporte la barrette à l'évêque d'Orléans, 246-247. Le Roi fait son éloge au Conseil, 274-276. Au conclave de 1700,

VII, 245. Il reste à Rome comme chargé d'affaires, 355-356. Obtient qu'un légat soit envoyé à Philippe v, X, 162. Obtient de revenir en France, XIII, 232, 236. Est nommé grand aumônier, 256. Prête serment, 437. Sa santé l'empêche de s'opposer aux menées des jésuites. contre Port-Royal, XVIII, 270. Il ondoie le duc d'Anjou, XIX, 29. Bénit le mariage du duc de Berry, 350, 354. Conflit avec le cardinal de Noailles au sujet de la chapelle de Versailles, 385-386.

Sa mort, sa carrière, son caractère, XXIII, 366-373. Traits de caractère, X, 162; XIII, 232; XVIII, 270; XX, 80. En garde contre les jésuites, XVIII, 270; XX, 79-80. Ami du prince de Conti, XVII, 123; de l'abbé de Maulévrier, XX, 88. Cité, VII, 157; XVII, 118; XXII, 343.

JANSON (Joseph de Forbin, marquis de), † 1728, XVII, *118. Maréchal de camp, sa retraite, 118-120.

JANSON (Jacques de Forbin-), archevêque d'Arles. Voyez Forbin.

JANSON (Toussaint de Forbin, marquis de), † 1765, XVII, *119.

JANSON (Michel de Forbin, marquis de), † 1764, XVII, *119.

JARNAC (Guy Chabot, baron de), † 1584, XIV, *136. Son duel avec la Châtaigneraie, 136-137; XXIV, 155.

JARNAC (Guy-Henri Chabot, comte de), XVII, *350. Sa femme Charlotte-Armande de Rohan-Montbazon, *350, 351.

JARNAC (Paul-Auguste-Gaston de

la Rochefoucauld, comte de Montendre, puis de), XI, *276. Voyez Montendre. Épouse Mlle de Jarnac, XVII, 350-351. Apporte la capitulation du Quesnoy, XXIII, 93. Sa mort, XXV, 163.

JARNAC (Henriette-Charlotte Chabot, comtesse de), XVII, *350. Épouse le comte de Montendre sous la condition de prendre le nom de Jarnac, 350-351. Mort de son mari, XXV, 163. Se remarie à un fils du duc de Rohan, XXVI, 199.

JARNAC (Charles-Annibal de Rohan-Chabot, chevalier de Léon, puis comte de), XXVI, *199. Épouse la comtesse de Jarnac, 199.

JARNAC (la terre de), XVII, *351; XXVI, 199.

JARNAC (la bataille de), IV, *49; XV, 306; XVII, 279; XVIII, 209-210.

JARRETIÈRE (l'ordre de la), IV, *54, 229; V, 56; VII, 340; VIII, 98; IX, 30; X, 191; XI, 174-175; XIII, 305, XIV, 67; XV, 309, 448; XVI, 70; XVII, 24; XIX, 376; XXIV, 146.

JARS (François de Rochechouart, commandeur de), V, *245. Sa faveur auprès d'Anne d'Autriche, 245.

JARZÉ (François-René du Plessis, marquis de), † 1672, XV, *454. Capitaine des gardes du corps, son aventure aux Feuillants, 454-455.

JARZÉ (Marie-Urbain-René du Plessis, comte de), XV, *453. Nommé à l'ambassade de Suisse, 453-454. Refuse, XVI, 375.

JAUCOURT (Charles, marquis de), XXIII, *32.

JAUSSE (la maison de), XIV, 195.

JAVARIN ou RAAB (la ville de), IV, *177; XIV, 252. Évêque: voyez Saxe-Zeitz (le duc de).

JAVELLE (le moulin de), XIII, *323.

JAY (Nicolas (le), XI, *204. Premier président du Parlement, garde des sceaux de l'Ordre, 203-204. Enregistrement des lettres de pairie du duc de la Rochefoucauld XXI, 225-228.

JEAN CHRYSOSTOME (saint), XXV, *62.

JEAN Ier, roi d'Aragon, XXV, *232.

JEAN II, roi d'Aragon, V, *203; VIII, 199, 201; XV, 292, 293.

JEAN Ier, roi de Castille, XV, *291.

JEAN II, roi de Castille, VIII, *198, 201, 202; XI, 325; XV, 291; XXI, 331.

JEAN II D'ALBRET, roi de Navarre, V, 202, *204; XXIV, 84.

JEAN-CASIMIR V, roi de Pologne, XI, 137, *366. D'abord jésuite, 137. Passe la fin de sa vie en France, XV, 158. Épouse la maréchale de l'Hospital, XXII, 165-166.

JEAN SOBIESKI, roi de Pologne, I, *303. Élu roi, III, 305; XV, 149-150; XXIII, 367. Épouse Marie d'Arquien, XV, 149. Délivre Vienne, XIII, 34; XV, 155-156. Reçoit l'ordre du Saint-Esprit, 150 151. Donne à M. de Janson sa nomination au cardinalat, 157. Fait nommer cardinal son beau-père, 159. Sa mort, III, 124; XV, 156. Garde de son corps, IV, 199-200. Ses fils:

voyez Sobieski. Son énorme grosseur, XV, 156. Cité, III, 308; XIV, 108; XV, 150.

JEAN Ier, roi de Portugal, VIII, *114, 118, 130, 133.

JEAN II, roi de Portugal, VIII, *130-133.

JEAN IV de Bragance, roi de Portugal, VIII, *108-110, 118, 123, 131.

JEAN V, roi de Portugal, VIII, *109, 118; XIV, 249, 427; XV, 123. Épouse une sœur de l'Empereur, XVI, 154. Obtient l'érection de Lisbonne en patriarcat, XXIV, 52. Ses filles, XIX, 190-191.

JEAN III, roi de Suède, IV, *128.

JEANNE LA FOLLE, reine d'Espagne, VIII, *199; IX, 122.

JEANNE Ire, reine de Naples, XV, *289.

JEANNE II, reine de Naples, XV, *290.

JEANNIN (Pierre), surintendant des finances, † 1623, XIII, *4. Sa disgrâce, XXIII, 212.

JEANNIN DE CASTILLE (Nicolas), XI, *209. Greffier de l'Ordre, 209. Cité, XIII, 3. Sa mère Charlotte Jeannin, *3-4.

JEANNIN DE CASTILLE DE MONTJEU (Gaspard). Voyez Castille.

JENNINGS (John, amiral), XXIII, *348. Fait passer en Sicile le roi Victor-Amédée; vient en France; audience du Roi, XXIV, 147-148.

JERSEY (Édouard Villiers, comte de), VI, *71. Ambassadeur d'Angleterre en France; audience de la duchesse de Bourgogne, 71, 76-79. Dîne chez le maréchal de Lorge, 164.

JERSEY (Barbara Chaffinch, com-
tesse de), VI, *89, 90.
JÉRUSALEM (le titre de roi de),
VI, *22.
JÉSUITES (les). Rappelés par Henri
IV et favorisés par lui, IV, 328;
VII, 78; X, 201; XIV, 273.
Ils obtiennent la destruction de
la pyramide de Jean Chastel,
XVII, 54. Leur rôle dans la révocation de l'édit de Nantes,
XXVIII, 223-224. Poudres trou-
vées dans leur maison de Namur, I, 50. Affaires du quiétisme ; leurs relations avec Fénelon, II, 338; IV, 72, 75, 82-89.
Différend avec l'archevêque de
Reims, V, 1-5. Dispute dogma-
tique avec les Bénédictins, VI,
431-433. Affaires des cérémonies chinoises, VII, 165-167;
XIII, 9; XVII, 47, 58; XVIII,
267; XX, 199-200, 332, 333.
Ils se font dispenser des impositions du clergé, VII, 169-170.
Contrebande de l'or faite par eux
en Espagne, VIII, 56-57. Pré-
tendent que leurs religieux conservent leurs droits civils dans
leur famille ; affaire Aubercourt, X, 200-202. Obtiennent
gain de cause dans l'affaire de
la cure de Brest, XIII, 179-
180. Poussent le P. de la Chaise
à se retirer, XVII, 49. Font
chasser Mlle de Tours de chez
la princesse de Conti, 256-257.
Leur rôle dans les cabales de la
cour, XVIII, 9, 411. Leur participation à la destruction de
Port-Royal-des-Champs, 251,
258, 269, 276, 280, 281, 286.
Leur rôle dans le mariage du
duc de Berry avec Mademoiselle,
XIX, 206-208. Mort du petit
Boufflers des suites d'une punition dans leur collège, XX, 327-
328. Leurs attaques contre le
cardinal de Noailles qui interdit
plusieurs jésuites dans son diocèse, XXII, 145-148. Suite de
l'affaire contre le cardinal de
Noailles; participation des jésuites à celle de la Constitution
Unigenitus, XXIII, 385 et suiv.,
403 et suiv.; XXIV, 105, 172;
XXVIII, 287 et suiv. Histoire
de leur Compagnie par le P. Jouvancy, XXIII, 290-294. Histoire
de France, par le P. Daniel,
XXIV, 1 et suiv. Ils font enlever
au duc de Nevers la nomination
de l'évêché de Bethléem, 154.
Arrêt du Conseil en faveur de
leurs religieux pour leurs héritages, XXVI, 232-233. Le duc
de Noailles propose de les expul-
ser de France, XXVII, 193-
199. Conduite que Saint-Simon
conseille au Régent de tenir à
leur égard, 23-24. Victor-Amédée les expulse de Sicile, 195.
  Leur crédit, leurs vues, leur
politique, III, 300; VIII, 230;
XVII, 51, 228; XVIII, 254;
XIX, 208; XXVIII, 222. Leur
influence sur le Roi, qui les favorise tout en les craignant, IX,
18 ; X, 201-202 ; XVI, 122;
XVII, 54, 55, 267; XXVIII,
223. Ils sont maîtres du confessionnal du Roi et des princes,
III, 160; IV, 84; VII, 167,
168; XIII, 9; XVII, 53, 55,
56, 62; XVIII, 253. Gouvernent
toutes les cours, sauf la Savoie,
VII, 168; XIII, 9. Leur rôle
comme confesseurs, VIII, 312;

[Jésuites *suite*]

XVIII, 254, 267; XIX, 313.
Pénitents princiers qui les quittent à leur mort, XVII, 250-251, 256-257; XXII, 275-276, 294; XXIV, 179. Ils s'emparent de tout par leurs collèges, XVIII, 253-254. Leur toute-puissance dans la distribution des bénéfices et le choix des évêques; ils poussent leurs créatures à l'épiscopat, II, 338, 359; IV, 83; XIII, 265; XVII, 228; XVIII, 262, 271; XX, 339. Ils veulent dominer sur les évêques et les diocèses, II, 339; V, 2; XI, 141; XV, 324; XVIII, 411. Leurs espions dans les autres ordres; affaire de Le Vassor, VII, 207-209. Leur dévouement à la cour de Rome; crédit qu'ils y ont; IV, 72; VII, 203; XV, 124; XVII, 229; XVIII, 253, 254; XX, 333. Leur pouvoir en Espagne, VIII, 56, 206, 231. Ils s'emparent du confessionnal des rois d'Espagne, 228-230.

Leurs doctrines; ils poussent Louis XIV à persécuter celles qui ne sont pas les leurs, XXVIII, 222-223. Leur opposition au jansénisme, XII, 411; XIV, 302; XVIII, 256, 257, 261, 264-266, 270, 411; XIX, 43, 48; XX, 328, 332, 336. La Société en compte cependant quelques-uns, IV, 88. Ils combattent le P. Quesnel. XI, 118. Favorisent les doctrines ultramontaines, XX, 339-340. Leur rôle dans les origines de la constitution Unigenitus, XVII, 229; XVIII, 267; XX, 201, 330, 350. Leur désir d'établir l'In-

quisition en France, XXV, 182-185. Leur morale particulière, VI, 432; VII, 162, 169; XIII, 272. Ils détestent l'Oratoire, XII, 407; XIV, 273; XXVIII, 287-288. Envieux de Saint-Sulpice, le soutiennent cependant, IV, 83; XXVIII, 287-288. Détruisent la congrégation des Filles de l'Enfance, VI, 260-261.

Jugement de Saint-Simon sur eux, IV, 97; VII, 85, 189; XVII, 47, 58, 59, 62, 228; XVIII, 254; XIX, 208; XX, 81. Ses sentiments à leur égard, XXI, 7-8. Mot du premier président Harlay, XVII, 251. Avertissement donné au Roi sur son ordre par le P. de la Chaise mourant, 253.

Les diverses fonctions de l'ordre, XVII, 57. Les trois vœux primitifs et le quatrième vœu, IV, *85; X, 200-201; XVIII, 254; XXVI, 232, 233. Les généraux de la Compagnie, XXVIII, *323. Le général Thyrse Gonzalez, VIII, *56.

Leurs amis et créatures: Amelot, XXV, 124; Antin, XIX, 206; Argenson, XIV, 379, 383; XX, 328, 334; XXI, 380; XXVI, 97-98; le duc de Beauvillier, XX, 334; XXV, 55; Belsunce, évêque de Marseille, XVII, 228; le cardinal de Bissy, XX, 335; XXVI, 229; XXVIII, 289, 291; le cardinal de Bouillon, IV, 75, 83; V, 287; VI, 148; VII, 155; XIV, 237; XVI, 122; XX, 12, 40; XXVI, 152; Bouthillier, évêque de Troyes, XXII, 67; le marquis de Brancas, XXIV, 222; Brûlart, évê-

[Jésuites *suite* — Johanne]

que de Soissons, XXV, 138-
139 ; l'avocat général Chauvelin,
XXIV, 124 ; XXVI, 250 ; les
Chevignard de Chavigny, XIX,
23-24 ; Fénelon, VII, 90 ; XIX,
208-209 ; XX, 332, 334 ; XXI,
297-298 ; XXVI, 79-80 ; Godet
des Marais, IV, 83 ; VII, 179 ;
XVIII, 237 ; Henriau, évêque
de Boulogne, XXVI, 93 ; le
cardinal de Janson, XVIII, 270 ;
XX, 79 ; les Lamoignons, XI,
141 ; Mailly, archevêque d'Arles, XX, 78 ; l'abbé de Maulévrier, XVI, 141 ; XX, 84, 85,
87 ; le Normand, évêque d'É-
vreux, 81 ; le duc d'Orléans,
XVIII, 398, 411 ; XIX, 206 ;
XXII, 384 ; le cardinal de Polignac, XXIII, 407 ; Jérôme de
Pontchartrain, XVIII, 84 ; Monsieur le Prince Henri-Jules,
XVII, 239, 250 ; Ratabon, évêque d'Ypres, XXIII, 357 ; l'abbé
de Soubise, cardinal de Rohan,
VII, 85-86 ; Tressan, évêque du
Mans, XXII, 250 ; l'abbé de
Vaubrun, XX, 199.

Gens hostiles ou ennemis : le
cardinal de Bonsy, XI, 141 ;
Bossuet, IV, 83 ; la duchesse de
Bourgogne, XIII, 9-10 ; le duc
de Chevreuse, XX, 334 ; XXI,
368 ; Madame la Duchesse,
XIX, 206 ; le maréchal de Du-
ras, XII, 293 ; le cardinal d'Es-
trées, XVIII, 270 ; XXV, 172 ;
Fleury, évêque de Fréjus,
XXVI, 88 ; Mme de Maintenon,
II, 360 ; V, 144 ; XIII, 273 ;
XVIII, 233 ; XXIII, 386 ; Mont-
gaillard, évêque de Saint-Pons,
XXIII, 359 ; le valet de cham-
bre Moreau, XV, 322 ; le car-

dinal de Noailles, II, 360 ; IV,
83 ; VI, 99, 100, 104 ; XIII,
264, 265, 271, 272 ; XVIII,
270, 271, 286 ; XX, 333 ; XXIII,
385 et suiv. ; le chancelier de
Pontchartrain, X, 395-397 ;
XVIII, 84, 270 ; XXIV, 311 ;
le Tellier, archevêque de Reims,
IV, 83 ; XI, 121-122 ; XIX,
43 ; Torcy, XVIII, 83 ; XXI,
366.

JÉSUITES (les couvents des). La
Maison professe ou le grand
couvent de la rue Saint-Antoine,
à Paris. XVII, *41, 51 ; XX,
334 ; XXII, 145 ; XXIII, 293 ;
XXIV, 1 ; XXV, 184. Les cœurs
de Monsieur le Prince et de
Monsieur le Duc y sont portés,
XVII, 266 ; XIX, 84. Louis xiv
ordonne que son cœur y soit dé-
posé, XXVII, 278.

Le Noviciat à Paris, XVII,
*62 ; XXII, 251 ; XXIII, 293.
Le collège : voyez Clermont
(collège de). Couvents et collèges de la Flèche, Haguenau,
Namur, Spire, Rome : voyez ces
noms.

JÉSUITES LAÏCS (les), XXVIII, 322-
325, 329.

JEUX (les). Voyez Billard, Blan-
que, Brelan, Hoca, Hombre,
Lansquenet, Mail, Oie, Olives,
Papillon, Paume, Pharaon, Pi-
quet, Portique, Prime (petite),
Reversis, Trictrac.

JODOIGNE (le défilé de), XIII,
*376.

JOFFREVILLE (François le Danois,
marquis de), XXVIII, *313. Refuse d'être sous-gouverneur du
jeune roi, 313-314.

JOHANNE (la famille), VI, 361 ;

XVII, 353 ; XXV, 70-72. Voyez Saumery, Piffonds.

JOHANNE (Arnaud de), valet de Henri IV, VI, *360-363; XVII, 353, 361.

JOHANNE (François de), † 1661, VI, *362.

JOIE (l'abbaye de la). Voyez Joye.

JOIGNY (Philippe-Emmanuel de Gondy, comte de), XV, *129.

JOIGNY (Françoise-Marguerite de Silly, comtesse de), XV, *39.

JOLY DE FLEURY (Jean-François), conseiller au Parlement, †1702, II, *73.

JOLY DE FLEURY (Guillaume-François), †1736, procureur général au parlement de Paris, VIII, *378. Procès de la succession de Monsieur le Prince, XX, 320. Séance des Renonciations, XXIII, 335. Sa conduite dans l'affaire de la Constitution, XXVI, 250-251. Son esprit et sa finesse, 250. Récits qu'il fait à Saint-Simon, VIII, 378.

JONCHÈRE (Madeleine Colbert de Turgis, dame de la), XV, *389. Se remarie au marquis de Nogent, 389.

JONQUIÈRE (N. de la), gouverneur de Port-Mahon, XVII, *7.

JONVELLE (Henri le Mercier de Hautefaye, marquis de), I, *40 ; XII, 253.

JONZAC (Louis-Pierre-Joseph d'Esparbès de Lussan, comte de), XIV, *351.

JOSEPH Ier, empereur d'Allemagne, d'abord roi des Romains, I,*112 ; VI, *2. Son mariage avec la princesse de Hanovre, I, 112 ; III, 134 ; VI, 2-3, 185-187. Il assiège et prend Landau, X, 255-256. Campagne du Rhin en 1704, XII, 266, 313-314. Proclamé empereur, XIII, 34. Il donne part de la mort de son père, 39. Met au ban de l'Empire les électeurs de Bavière et de Cologne, 363-364. Reconnaît le roi Stanislas en Pologne, XIV, 112. Révolte des Mécontents de Hongrie, 112 ; XV, 188. Conquêtes en Italie, XIV, 450, 452. Intrigues avec le duc de Lorraine, 451 ; XV, 61. Dépossède le duc de Mantoue de ses états, XVI, 157. Décret violent contre l'Italie, 268. Manifeste contre le Pape ; rigueurs qu'il fait exercer dans l'état pontifical, 269, 272, 276, 405, 407, 410, 413 ; XVII, 34, 35, 38, 243. Intrigues pour les nominations des cardinaux, XIII, 73-74 ; XVI, 410-413 ; XVII, 76. Affaire de l'élection de l'évêque de Munster, XVI, 408-409. Rupture avec le duc de Savoie, XVIII, 139. Opposé à la paix, 21, 327. Soudoie une conspiration en Franche-Comté, 160-163. Relations difficiles avec Charles XII, roi de Suède, XIV, 108, 110, 111 ; XV, 184-187 ; XX, 246. Sa mort, son caractère, XXI, 132-134. Son deuil, 336. Cité, XIII, 334, 336, 338, 446 ; XIV, 99, 108, 256 ; XV, 177, 188, 233 ; XVI, 3, 135, 155, 400 ; XVII, 37, 95, XVIII, 64, 151, 327 ; XIX, 21, 151, 399 ; XX, 205.

JOUARRE (l'abbaye de), XIV,*193.

JOUARRE (Charlotte de Bourbon, abbesse de), puis princesse d'Orange, XIV, *193 ; XV, 307.

Jouvancy (le P. Joseph de), XXIII, *290. Son Histoire de la Compagnie de Jésus condamnée au Parlement, 290-294.

Jouvenel des Ursins (la famille), II, *24; XIV, 205; XVI, 438.

Joye (l'abbaye de la), IX, *3. Aventure de l'abbesse, 2-4.

Joyeuse (la maison de), XII, 72; XV, 445, *446; XIX, 394. Ses armes, XV, *445. Voyez Grand-pré.

Joyeuse (Anne, duc de), † 1587, II, *25.

Joyeuse (Henri, duc de), capucin, † 1608, II, 94, 95. Sa femme Catherine de Nogaret de la Valette, *94.

Joyeuse (Louis de Lorraine, duc de), † 1654, II, *95; III, 61; XIV, *219, 220.

Joyeuse (Françoise-Marie de Valois-Angoulême, duchesse de), III, *61. Devenue folle, sa mort, 61, 67.

Joyeuse (Jean-Armand, marquis puis maréchal de), † 1710, I, *114. Fait maréchal de France à la prière de Mademoiselle, 114, 117, 123. Sert à l'armée de Flandre en 1693, 130, 239-241, 243, 245. Blessé à Nerwinde, 256. Campagne d'Allemagne en 1694, II, 134, 144, 148-153, *165, 167-170. Altercation avec le maréchal de Lorge, 170-171. Campagne de 1695; commande l'armée pendant la maladie du maréchal de Lorge, 294. Manque une occasion de battre les ennemis, 297. Escarmouche à Lehn, 299. Ses brusqueries, 300. Il repasse le Rhin, fin de la campagne, 303-306,

308, 334. Commande en 1696 sur les côtes, III, *112, 239. Reçoit le gouvernement de Metz et de Verdun, XI, 150. Sa mort, son portrait, son caractère, XIX, 394-395. Accusé de pillage et de concussion, II, 335. Son amitié pour Saint-Simon, 171-172. Cité, 141; XI, 8; XII, 259; XIX, 50.

Joyeuse (Marguerite de Joyeuse, maréchale de), XIX, *394.

Joyeuse (le duché de), XXI, 160; XXV, *127.

Joyeux (Michel Thomassin, dit), premier valet de chambre du Dauphin, II, *138. Sa mort, son portrait, XIII, 319-320.

Juan d'Autriche (don), fils de Charles-Quint, IX, *164; XXIII, 25-27, 80, 81, 84.

Juan d'Autriche (don), fils de Philippe IV, III, *86; IX, 141; XXIII, 25-28, 80, 81, 84.

Jubilés (les), VII, *4; VIII, 97; XXVIII, 370.

Judoigne (le défilé de), XIII, 376.

Jules II (Julien della Rovere), pape, III, *4.

Jules III (Jean-Marie del Monte), pape, XIV, *190.

Julien l'Apostat, XXVIII, *293.

Julien (Jacques de), XI, *68. Est employé en Languedoc contre les Fanatiques, 67-68, 84.

Juliers (le duché de), VII, *109, 113, 365, 366; XV, 274.

Jungen (Jean-Jérôme, baron von ou zum), XXIII, *92.

Jupiter (le dieu), I, 73; XVII, 241; XXVII, 203. Jupiter Ammon, XI, 19.

Jussac (Claude, comte de), †1690,

[Jussac *suite* — Justaucorps à brevet]

III, *335. Son mariage, XXIII,
39. Tué à Fleurus, III,
335.
Jussac (Marie-Françoise Évrard
de Saint-Just, comtesse de), III,
*334. Élève Mlle de Blois et
reste auprès d'elle quand elle
épouse le duc d'Orléans; son mérite, 334-336; XIII, 97; XVI,
442-443; XXIII, 38-39; XXVI,
306.
Jussac (Louis-François-Auguste
de), † 1707, XXIII, *39.
Jussac (les demoiselles de). Voyez
Armentières (la marquise d'),
Conflans (la marquise de).
Justaucorps à brevet (les), XII,
*351; XXVIII, 132-134, 354.

K

Kadot (la famille), XIII, *452.
Voyez Sébeville.

Kaiserwerth (la ville de), VII,
*367; X, 189, 192, 197.

Kaminieck (la ville de), IV, *133,
134, 177.

Kaunitz (Dominique-André, comte
de), XXIII, *250.

Kayserslautern (la ville de),
XXIV, *65.

Kehl (la ville et le fort de), IV,
*169; X, 245; XI, 71 ; XII,
183; XV, 184.

Kenoque (le fort de la), II, *311 ;
XXIII, 174.

Keppel (Arnold-Just de). Voyez
Albemarle (le comte d').

Kerbalot (la famille le Métayer
de), XIV, 469.

Kercado (Claude-Hyacinthe le
Sénéchal, marquis de), †1706;
XIV, *77. Tué à Turin, 77.

Kercado (Sébastien-Hyacinthe le
Sénéchal, chevalier de), †1706,
XIV, *36. Tué devant Turin,
36.

Kergrec'h (la famille du Halegoët
de), XIII, 52.

Kerman (Louis de Plusquellec,
comte de), II, *23. Sa femme
Diane de Luxembourg, 23.

Kerpoisson (la famille de), XIV,
169.

Kerven (la famille de), XXVI,
*305.

Kery (le comte), XXIII, 247.

Ketsch (le village de), II, *297,
302-304.

Kettler de Nesselrode (Go-
thard), VII, *362. Grand maître
des chevaliers Porte-glaive, devient duc de Courlande, 362-
363.

Kinzig (la) ou Quinche, rivière,
XI, *89.

Kirckheim (la ville de), III,
*228.

Kirn (la ville de), III, *248. Prise
par Bezons, XXIV, 129.

Kissloch (le village de), II, *298.

Klausenbourg (la ville de), ou
Plasemborg, XV, *184; XXIII,
*244.

Kliszow (la bataille de), X, 245.

Königsberg (la ville de), VII,
*365, 369; XXIII, 296.

Königsegg (Lothaire-Joseph-Do-
minique, comte de), XIII, *41.
Fait prisonnier à la Mirandole,
41.

Königsmarck (Philippe-Christo-
phe, comte de), II, *252. Ses
amours avec la duchesse de Hanovre ; son supplice, 252-253.

Kreuznach (la ville de), II, *164;
IV, 217, 218.

Kuefstein (la ville de), XII, *312.

Kuppenheim (la ville de), IV,
*169.

L

LABOULLAIE (Jacques), XVII, *6.
Gouverneur d'Exiles ; son procès, 6.
LACKHEIM (le village de), III, *237.
LADENBOURG (la ville de), XII,
*138.
LADVOCAT (Jean-Antoine), VII,
*38. Sa mort, son caractère, 38.
Cité, XXII, 248.
LADVOCAT (Jacques, abbé), VII,
*38.
LAIGLE (Jacques des Acres, marquis de), XXIII, *370. Sa femme, Marie de Briançon de la
Saludie, *370.
LAIGLE (Louis des Acres, marquis
de), † 1713, IV, *33. Son mariage ; son amitié pour Saint-
Simon et pour son père ; sa
mort, 33-34 ; XIX, 90 ; XXIII,
360.
LAIGLE (Marie-Charlotte de Lan-
cy-Raray, marquise de), IV,
*33. Dame d'honneur de Mada-
me la Duchesse ; son amitié
pour Saint-Simon, 33-34 ; VIII,
238 ; XX, 316 ; XIX, 89-90 ;
XXIII, 360.
LAIGLE (Jacques-Louis des Acres,
marquis de), † 1767, XXIII,
*49. Aux obsèques de la du-
chesse de Bourgogne, 48-49, 53.
LAIGLE (Élisabeth-Joséphine des
Acres, demoiselle de), VIII,
*238. Fille d'honneur de Mada-
me la Duchesse, 238 ; XX, 316.
LAIGLE (le marquisat de), IV,
*33 ; XXIII, *360. Le château,
370.

LALAING (Charles, comte de), †
1558, XXIV, *85. Sa femme,
Marguerite de Croÿ, *85.
LALLEMANT (le P. Jacques-Philippe), XX, *333. Prend part aux
intrigues contre le cardinal de
Noailles, 333-335 ; XXII, 145.
Vante au maréchal d'Estrées
les bienfaits de l'Inquisition,
XXV, 183. Saint-Simon propose de le faire arrêter, XXVII,
23.
LAMBERG (Jean-Philippe, cardinal
de), évêque de Passau, VII,
*151.
LAMBERG (le comte de), ambassadeur de l'Empereur à Rome,
IX, *303 ; X, 161.
LAMBERT (Henri-François, marquis de), V, *139. Sa querelle
avec le duc de Lesdiguières,
139-140 ; XXIV, 24-25. Sert à
l'armée d'Italie, XIII, 115. Au
siège de Tortose, XVI, 167.
LAMBERT D'HERBIGNY (François),
maître des requêtes, XXII,
*222. Sa femme, Jeanne de
Mesmes, *222.
LAMBESC (Louis de Lorraine-Armagnac, prince de), † 1743,
VIII, *130. Épouse Mlle de Duras, XVII, 348-349. Fait prisonnier à Malplaquet, XVIII,
197. Mort de sa mère, XXV,
162.
LAMBESC (Jeanne-Henriette-Mar-
guerite de Duras, princesse de),
XIV, *203. Son mariage, XVII,
348-349. Citée, XXII, 342.

LAMBESC (le village de), XXVI, 68.

LAMBSHEIM (la ville de), IV, *157.

LAMETH (la famille de), XVII, 171 ; XXIII, 216. Voyez Baule.

LAMOIGNON (la famille de). XI, 141 ; XIII, 132, 437 ; XVIII, 107 ; XXVI, 241. Voyez Bâville, Courson.

LAMOIGNON (Chrétien de), seigneur de Bâville, conseiller au Parlement, † 1636, XXI, *225. Enregistrement des lettres d'érection du duché de la Rochefoucauld, 225-227.

LAMOIGNON (Guillaume de), premier président du Parlement, † 1677, III, *326. Son caractère, sa fortune ; bénéficie de la condamnation de Fargues, XIII, 132-139. Refuse les cadeaux faits par les ducs à leur réception, X, 51. Convention avec le prince de Condé pour la sortie des princes du sang aux bas sièges, XXV, 274, 276, 279-280. Il est remplacé par son cousin Novion, X, 284. Cité, XIII, 437 ; XVII, 452 ; XVIII, 107.

LAMOIGNON (Madeleine Potier de Novion, dame de), X, *284. Sa mort, sa famille, XIII, 131-132, 140.

LAMOIGNON (Chrétien - François de), président au Parlement, † 1709, II, *269. Combat les projets de mariage de Saint-Simon, 269. Épouse Mlle Voysin, XVII, 452. Devient président à mortier, V, 84-85. Vise la première présidence, XIV, 382, 384. Est chargé de rédiger les lettres de pairie de Boufflers, XVII, 218, 222. Sa mort, son portrait, ses réceptions à Bâville, XVIII, 106-108. Cité, XIII, 131 ; XVII, 457 ; XIX, 34.

LAMOIGNON (Marie-Jeanne Voysin, dame de), XVII, *452 ; XIX, 34 ; XXVI, 223.

LOMOIGNON (Chrétien de), †1729, XI, *207. Président à mortier et greffier de l'ordre du Saint-Esprit, *207 ; XXIV, 124. Affaire du bonnet, XXVI, 13.

LAMOIGNON (Chrétien-Guillaume de), † 1759, XVIII, *107. Président à mortier comme son père et son grand-père, 107-108.

LAMOIGNON DE BLANCMESNIL (Guillaume de), XIV, *384. Fait avocat général, 384 ; XVII, 457. Sa conduite dans l'affaire de la Constitution, XXVI, 250.

LAMPOURDAN (le), XIII, *301.

LANCASTRE (Philippe de), reine de Portugal, VIII, *133.

LANDAU (la ville de), II, *144. Investie par les Impériaux en 1702, X, 247. Siège et capitulation, 254-256, 285, 295-296. Assiégée et reprise par Tallard en 1703, XI, 279, 286, 299-300, 302, 305-306. Menacée en 1704, XII, 205-207. Le prince de Bade en fait le siège, 266. Capitule, 313-314. Assiégée et prise en 1713, XXIV, 64-66, 68.

Gouvernement, X, *285. Citée, II, 144, 165, 167, 295, 296, 308 ; III, 224, 227, 230-232 ; IV, 173 ; X, 246 ; XII, 108, 138, 374 ; XIII, 355 ; XV, 276 ; XVI, 330, 334 ; XVII, 284, 369 ; XVIII, 159 ; XXII, 112, 314 ; XXVIII, 96.

LANDE (Jean-Baptiste du Deffand, marquis de la), † 1728, III, *237. Campagne de 1696 à Spire, 237. Campagne contre les Camisards, XII, 116.

LANDE (Michel Richard de la), musicien, XXIV, *63.

LANDEN (le village de), I, 243, 261.

LANDRECIES (la ville de), XIV, 221 ; XXIII, 96, 103. Gouvernement, XX, *246.

LANGALERIE (Henri-François de Gentils, marquis de), † 1693, XIII, *334. Tué à Fleurus, 334.

LANGALERIE (Philippe de Gentils, marquis de), † 1717, XIII, *334. Sa désertion, son procès, sa famille, 334-339. Assiste à la bataille de Turin, XIV, 53.

LANGALERIE (Marie-Anne de Pourroy de Vausserre, marquise de), X, *99 ; XIII, 335.

LANGENKANDEL (le bourg de), XVI, *287.

LANGERON (Claude-Bonne de Faye d'Espeisses, comtesse de), III, *207. Dame d'honneur de Mme de Guise et de Madame la Princesse, 207-208.

LANGERON (Joseph Andrault, comte de), † 1711, XV, *221. Commandant de la marine à Toulon, 221 ; XVII, 7 ; XX, 83. Sa mort, XXI, 328.

LANGERON (François Andrault, abbé de), V, *154. Lecteur du duc de Bourgogne, ami de Fénelon, disgracié, 154 ; XX, 83 ; XXI, 328.

LANGERON (Claude-François Andrault, chevalier de), † 1729, XVI, *367. Au siège de Leffinghem en 1708, 367.

LANGERON (Charlotte Andrault, demoiselle de), XX, *83 ; XXI, 328.

LANGLADE (Laurent Guillemot, sieur de), XVI, 424, *688. Son injuste condamnation, 424.

LANGLE (Pierre de), évêque de Boulogne, XXVI, *94.

LANGLÉE (Claude Ier de), VII, *70. Achète la charge de maréchal des logis de l'armée, 70-71. Sa femme Catherine Rose de Cartabalan, *70.

LANGLÉE (Claude II de), VII, *70. Enrichi par le jeu ; sa faveur auprès du Roi et des princesses ; sa fortune ; il est l'arbitre du goût, 70-76. Sa liaison avec Monsieur le Duc, le prince de Conti, Monsieur le Grand et le maréchal de Villeroy, XII, 22 ; XIV, 19 ; XV, 391. Sa mort, XV, 391. Laisse ses biens à sa sœur Mme de Guiscard, XVI, 153.

LANGLÉE (l'hôtel de), à Paris, VII, *75 ; XV, 392.

LANGRES (la ville de), II, 365-366. Évêché, V, *279. Érigé en duché-pairie, 281 ; XXV, 210, 231. Évêques : voyez Clermont-Tonnerre (François-Louis de), Gordes (L.-M.-Armand de Simiane de), Rivière (Louis Barbier de la).

LANGUEDOC (le). Réception des princes en 1700, VII, 326 ; VIII, 234. Influence du cardinal de Bonsy ; sa lutte contre Bâville, III, 326 ; VI, 47 ; XI, 140-145 ; XII, 131. Tyrannie de Bâville, III, 326-327 ; VI, 287 ; VIII, 246 ; XI, 80, 81, 144-147 ; XIII, 131 ; XVII,

23. Révolte des Fanatiques ou Camisards, XI, 66-68, 371 ; XII, 146, 268, 372 ; XIII, 301 ; XVIII, 202 ; XX, 353. Côtes menacées par les ennemis en 1710, 99.

Les États, X, *317 ; XI, 344 ; XII, 350, 373 ; XXVI, 90, 92. Affaire de la baronnie de Rieux, 434-436. Proposition relative au dixième, XX, 178. Le trésorier des États, XXII, *85.

Gouvernement et gouverneurs, III, 329, 330 ; VII, 148 ; X, 99, 317 ; XI, 140, 141 ; XV, 166 ; XXIII, 3, 226, 266 ; XXIV, 343, 357. Commandant, XII, 47 ; XVI, 377. Lieutenances générales, III, *328 ; VII, 147, 149 ; XI, 81 ; XIV, 246 ; XVIII, 248. Les baronnies, XIII, 435.

Cité, I, 218 ; II, 442, 223 ; III, 331 ; VII, 148, 289 ; VIII, 80, 250 ; IX, 404 ; X, 401 ; XII, 93, 447 ; XIII, 226 ; XIV, 86, 148 ; XV, 66, 213, 226 ; XVI, 107 ; XIX, 34, 42 ; XX, 281 ; XXI, 336 ; XXII, 84 ; XXIII, 272, 280, 331 ; XXIV, 99, 100, 143, 172 ; XXV, 122 ; XXVI, 36, 121, 241 ; XXVII, 80, 128 ; XXVIII, 308.

LANGUET DE GERGY (la famille), XXVI, *97.

LANGUET DE GERGY (Jean-Joseph), évêque de Soissons, XVIII, *117. Ses débuts, 147. Nommé évêque de Soissons, XXVI, 97.

LANJAMET (Charles-Calliope de Vaucouleurs, baron de), † 1711, XVI, *91. Son mariage, son portrait, sou aventure aux États de Bretagne, 90-92.

LANJAMET (Madeleine de Rez, baronne de). XVI, *90, 93.

LANNOY (Philippe de), XXIV, *85.

LANNOY (Charles, comte de), † 1649, XVII, *70. Premier maître d'hôtel du Roi, 69-70.

LANNOY (Louis-Auguste, comte de), † 1738, XXII, *95. Sa femme Philippe-Louise de Fürstenberg, *95.

LANQUES (Cléríadus de Choiseul, marquis de), XXIV, *142. Épouse Mlle de Xaintrailles, 142.

LANQUES (Louise-Philiberte de Xaintrailles, marquise de), puis marquise d'Entragues. XXIV, *141-142. Son mariage, 142.

LANSAC (Louis de Saint-Gelais, seigneur de), † 1589, et sa femme Jacquette de Lansac, XIV, *348.

LANSAC (Artus de Saint-Gelais, marquis de), † 1643, XIV, *349 ; XVII, 11.

LANSAC (Françoise de Souvré, marquise de), XIV, *349. Gouvernante de Louis XIV, 349 ; XVII, 11-12.

LANSQUENET (le jeu de), I, 71 ; II, 247 ; X, 369 ; XII, 48, 151, 447, 440 ; XV, 17, 18 ; XVII, 66 ; XVIII, 128, 223 ; XX, 275.

LANTI DELLA ROVERE (la famille), III, *3.

LANTI (Antoine Lanti della Rovere, duc), † 1716, III, *2. Fait chevalier de l'ordre du Saint-Esprit ; sa famille, 2-3 ; V, 41 ; VI, 34 ; VII, 13.

LANTI (Louise-Angélique de la Trémoïlle-Noirmoutier, du-

chesse), III, *2. Sa mort, VI, 34. Citée, VII, 65 ; XXV, 159.

LANTI DELLA ROVERE (Marie-Anne-Césarine), duchesse d'Havré, VI, *34.

LANTI (Alexandre, prince), † 1742, XXIV, *95. Au siège de Barcelone, XXV, 107. Accompagne Mme des Ursins dans sa disgrâce ; elle l'envoie vers le Roi, XXVI, 109, 111, 112. Chassé d'Espagne, 168.

LANTI (Marie ou Françoise-Fernande de Cordoue-Priego, princesse), XXIV, *95 ; XXV, *159. Dame du palais de la reine, 159.

LANTI (Frédéric-Marcel, cardinal), XXIV, *95.

LAON (la ville de), V, 64. Évêché : lettre de Philippe-le-Bel à son sujet, XXV, 214-216. Origine du duché-pairie, 210. Évêché refusé par Belsunce, XVII, 228. Vidame, V, 321. Évêques : voyez Clermont-Chaste (Louis-Anne de), Estrées (César, cardinal d'), Estrées (Jean d'), Fare (Étienne-Joseph de la), Luxembourg (Charles de).

LAPARA DE FIEUX (Louis), ingénieur, IV, *154. Siège de Barcelone (1697), 154. Siège de Verue, XIII, 14. A la prise de la Mirandole, 40-41. Tué au siège de Barcelone en 1706, 355.

LAPONIE (la), V, 94.

LAPOUKHINE (Eudoxie), czarine de Moscovie, XXII, *135, 169.

LARCHER (Nicolas), abbé de Cîteaux, VI, *133. Dispute avec l'évêque d'Autun aux États de Bourgogne, 133-134.

LARREY (Louis Lenet, marquis de), directeur de la cavalerie, II, *216.

LASSAY (Armand de Madaillan de Lesparre, marquis de), †1738, III, 28. Accompagne les princes en Hongrie, III, 32 ; XX, 356. Ses trois mariages ; épouse en dernier lieu une bâtarde de Monsieur le Prince ; sa fortune ; sa famille, ses enfants, III, 28-33 ; XX, 355-359. Aux obsèques de Monsieur le Prince, XVII, 265, 267. Perd sa dernière femme, XIX, 49. Marie son fils à sa sœur, XX, 355. et suiv. Marie sa fille au comte d'O, XXVI, 125. Protège Silly, XII, 193. Est fait chevalier de l'Ordre en 1724, XX, 357. Sa mort, 357-358. Ses filles : voyez Coligny (la marquise de), O (la comtesse d').

LASSAY (Marie-Marthe Sibourg, marquise de), III, *31.

LASSAY (Marie-Anne Pajot, marquise de), III, *31. Son mariage et sa mort, 31-32 ; XX, 355, 356, 358. Voyez Pajot (Marie-Anne).

LASSAY (Julie de Bourbon, demoiselle de Guénani, marquise de), III, *29. Son mariage, 29-33 ; XX, 356, 358. Sa mort, XIX, 49. Citée, XXVI, 125.

LASSAY (Léon de Madaillan de Lesparre, marquis de), † 1750, III, *32. Son mariage avec sa tante, XX, 355-357. Sa liaison avec Madame la Duchesse, III, 36 ; XII, 193 ; XX, 357-359 ; XXI, 273. Est nommé ambas-

[**Lassay** *suite* — **Lauxun**]

sadeur en Prusse, XXIII, 384.
S'enrichit avec Law, XII, 193.
Cité, XIV, 372.
LASSAY (Reine de Madaillan, marquise de), XX, *355, 357.
LAUBANIE (Yrieix de Magontier de), X, *296. S'empare de Neubourg, 296-297. Assiégé dans Landau, 300, 302, 306. Est blessé, et capitule, XII, 206, 313-314. Son commandement de Calais, XXII, 112. Sa mort, XIII, 429.
LAUGEOIS D'YMBERCOURT (Jacques), XV, *279.
LAUNAY (Nicolas de), directeur de la Monnaie, XVII, *408. Fonte de la vaisselle d'argent, 408-410, 412.
LAUNAY-GRAVÉ (Jean Gravé de Launay, dit), XVIII, *230.
LAUNAY-GRAVÉ (Françoise Godet des Marais, dame de), puis marquise de Piennes, XIV, *119.
LAUNAY DE PENCHREC'H (la famille de), XX, *307.
LAURAGUAIS (Diane-Adélaïde de Mailly-Nesle, duchesse de), XVII, *169.
LAURAGUAIS (Louis de Brancas, comte puis duc de), † 1793, XX, *359. Sa femme Adélaïde-Geneviève-Félicité d'O, *359.
LAURES (les), couvents, I, *49.
LAURIÈRE (Jean de Pompadour, baron de), XVI, *84.
LAURIÈRE (Philibert de Pompadour, marquis de), † 1679, XVI, 84, 85. Sa femme Catherine de Sainte-Maure, *85.
LAURIÈRE (Philbert-Hélie de Pompadour, marquis de), XVI, *85; XX, 158.
LAUSANNE (la ville de), XX, 205.

LAUTER (la), rivière, XII, *267; XIII, *78, 87, 356; XIV, 27.
LAUTERBOURG (la ville de), IV, *173; XIII, *79, 356; XV, 178; XVIII, 159, 163.
LAUTREC (Odet de Foix, maréchal de), XV, *300.
LAUTREC (François de Gelas de Voisins, comte de), † 1705, II, *146. Sa mort, son caractère, ami de Saint-Simon, XII, 387-388.
LAUTREC (Louis-Hector de Gelas de Voisins, comte de), † 1757, XXVI, *240. Épouse Mlle de Mesmes, 240.
LAUTREC (Henriette-Antoinette de Mesmes, comtesse de), XXVI, *239. Son mariage, son portrait, son caractère, 239-240.
LAUTREC (Daniel-François de Gelas de Voisins, chevalier d'Ambres, puis vicomte et maréchal de), † 1762, XXVI, *240. Sa femme, Louise-Armande-Julie de Rohan-Chabot, *240.
LAUZUN (Antoine-Nompar de Caumont, duc de), † 1723, I, *31. Ses débuts, XVII, 331. Sa faveur et sa disgrâce, I, 31-32; 124-125; II, 276; IX, 61; X, 212-213, 403. Sa charge de capitaine des gardes du corps, II, 27, 277. Sa charge de colonel général des dragons, V, 362. Il ramène Mlle de la Vallière à la cour, XIX, 388. Aventure de Fargues, XIII, 135-137, 139. Son mariage projeté avec Mademoiselle, puis rompu, I, 124-126; IV, 124; VI, 439; XVIII, 57-58; XXII, 62. Son arrestation et sa prison à Pignerol, VI, 439; X, 213;

XVIII, 58; XXIV, 159-160. Il abandonne au duc du Maine les biens de Mademoiselle, X, 213; XVIII, 422. Sa campagne en Irlande, XIII, 84. Sauve la reine d'Angleterre et le prince de Galles, I, 125; IX, 61. Mort de Mademoiselle; il porte son deuil, I, 125. Jouit des grandes entrées, V, 362; IX, 61; XVI, 487.

Épouse Mlle de Quintin; ses vues d'ambition, II, 276-279; XIII, 82-83. Jaloux de sa femme; il se brouille avec les Lorge, III, 112-117. Fête l'ambassadeur Portland, V, 70. Au camp de Compiègne; tour qu'il joue à Tessé, 361-364. Ses efforts pour reconquérir sa faveur, X, 212-213. Négocie le mariage du duc de Lorge avec Mlle Chamillart, X, 403, 406. Va aux eaux d'Aix-la-Chapelle; revient par l'armée du maréchal de Villeroy; méchanceté qu'il fait à celui-ci, XIII, 82-87. Mort de son frère le chevalier, XV, 327. Est heureux de la nomination de son neveu Belsunce à l'évêché de Marseille, XVII, 227, 230. Cherche à se rapprocher du duc du Maine, XVIII, 422, 426, 428. Opposé aux prétentions de M. d'Antin sur le duché d'Épernon, XX, 273.

Portrait et caractère, III, 114-115; V, 70; XIII, 85; XV, 327. N'est pas aimé du Roi, qui lui fait une malice, IX, 61-62; XIII, 83. Sa bravoure froide, 85. Son aversion pour Foucquet et sa famille, XXII, 111-

112. Redouté des courtisans; fléau de la cour, IX, 62; XI, 25; XIII, 84, 137. Ses mots plaisants, XII, 354; XVII, 411. Son ton bas et ingénu, 411; XXIV, 316. Tours qu'il joue à Tessé, V, 361-364; à Cavoye et à Châteaurenault, XI, 25-26. Farce aux courtisans lors du voyage de Torcy en Hollande, XVII, 347. Bon mot sur le Roi et le chancelier Voysin, XXIV, 315-316.

Relations avec Mme d'Heudicourt, X, 213. En mauvais termes avec les Lorge, III, 113-117; X, 403; XIII, 83. Relations avec Mme de Montespan, VI, 439. N'est pas aimé de Monseigneur, XIII, 86; XXI, 75-76. Relations avec Saint-Simon, XII, 51; XIII, 202. Récits qu'il lui fait, 135, 418; XIV, 320; XVII, 331. Son logement à Marly, XXI, 266. Sa maison de Passy, XXIV, *245. Ses livrées, I, 128. Cité, X, 82; XV, 390; XVII, 227; XIX, 308, 334; XX, 147, 196.

Lauzun (Geneviève-Marie de Lorge, demoiselle de Quintin, duchesse de), II, *266. Préférence de sa mère pour elle, 267-268. Son mariage, sa présentation à la cour, 276-279. Son mari lui fait quitter l'hôtel de Lorge, III, 115-117. Aux bals de la cour, IV, 349; XIII, 242. Admise dans l'intimité de la duchesse de Bourgogne, X, 215-216; XVI, 262; XVIII, 427. Son mari la pousse dans l'intimité de la duchesse du Maine; rupture avec cette princesse, X,

213-216; XVIII, 419-426.
Obligée d'aller à la comédie le
jour de la mort de son oncle
Duras, XII, 299. Voyage à la
Ferté, XIII, 202. Saison aux
eaux de Bourbon, XV, 100.
Va voir Chamillart après sa
chute, XVII, 462, 464. Fait
visite à la duchesse de Mantoue, XVIII, 127. Contribue
au mariage de Mlle de Ma-
lauze, XXVI, 120.

Son caractère, III, 117; X,
213. Son intimité avec sa sœur
Mme de Saint-Simon, XVI,
142; XIX, 307, 308, 334-336;
avec la reine d'Angleterre,
XXV, 23; avec la comtesse de
la Marck, XIII, 242. Gros jeu
que lui fait jouer son mari, X,
213, 215; XVIII, 425. Son logement à Versailles, XIX, 306.
Sa maison à Passy, XXIV, 245.
Citée, III, 114; XVIII, 297;
XIX, 304; XXVII, 245, 250.

Lauzun (François de Caumont,
chevalier de), XV, *327. Sa
mort, son portrait, 327.

Lauzun (l'hôtel de), à Paris, III,
*116; XXVII, *245.

Laval (les trois maisons de).
Leur distinction; nom de Guy;
leurs prétentions sur Naples,
XIV, 172; XV, 296 et suivan-
tes. Voyez Montfort, Montmorency.

Laval (la maison de Montmoren-
cy-), I, *81.

Laval-Montmorency-Montigny
la branche de), XXIII, *358.

Laval (Guy vi de Montmorency,
baron de), XV, 295.

Laval (Guy xi de Montmorency,
baron de), XV, 295, *296.

Laval (Guy xii de Montmorency,
comte de), † 1413, XV, *296.

Laval (Anne de Montmorency-
Laval, comtesse de), † 1465,
V, *190; XV, 296, 298, 303,
304.

Laval (Guy xiv de Montfort,
comte de), † 1486, V, *180;
XV, 298-300. Sa première femme, Isabelle de Bretagne, *298-
300. Sa seconde femme, Françoise de Dinan, *300.

Laval (Guy xv de Montfort, comte de), † 1500, XIV, *301. Sa
femme Catherine d'Alençon,
*302.

Laval (Guy xvi de Montfort,
comte de), † 1531, XV, *294,
303, 304. Sa femme Charlotte
d'Aragon, *294, 303, 309, 311.

Laval (Jeanne de), reine de Naples, XV, *304.

Laval (Renée, dite Guyonne, de
Rieux, marquise de Nesle et
comtesse de), XV, *304.

Laval (Guy de Montmorency-La-
val-Boisdauphin, marquis de),
† 1646, I, *81, 84; II, 256;
XII, 18.

Laval (Marie Séguier, marquise
de Coislin, puis de), I, *82; II,
356; VI, 120; XII, 111. Sa
mort, XX, 94.

Laval (Marie-Louise de Montmorency, demoiselle de). Voyez
Roquelaure (la duchesse de).

Laval (Charles-François-Guy de
Laval-Montmorency, abbé de),
XXIII, *357. Élevé par Fénelon; nommé évêque d'Ypres;
sa mort, 357-358.

Laval (Guy-André de Montmorency, marquis de), † 1745,
XV, *298. Ses prétentions;

prend part aux troubles de 1718, 298.

LAVAL (la ville et le comté de), V, 190-191 ; XV, 296, *299.

LAVARDIN (Jean de Beaumanoir, maréchal de), † 1614, III, *131.

LAVARDIN (Henri de Beaumanoir, marquis de), XI, 45. Sa femme Marguerite-Renée de Rostaing, II, *183.

LAVARDIN (Henri-Charles de Beaumanoir, marquis de), † 1701, II, *133. Son ambassade à Rome ; est excommunié par le pape et fait chevalier de l'Ordre, III, 131 ; V, 43-44 ; IX, 70 ; XI, 45. Aux obsèques de la Dauphine Bavière, XXIII, 50. Ses mariages ; sa mort, son caractère ; défend à son fils d'épouser une Noailles, IX, 71-72 ; XI, 61-62. Mariage de sa fille avec M. de la Chastre, II, 133.

LAVARDIN (Françoise-Paule-Charlotte d'Albert de Luynes, marquise de), II, *133 ; IX, 71 ; XI, 61.

LAVARDIN (Louise-Anne de Noailles, marquise de), IX, *71 ; XI, 61 ; XII, 4.

LAVAUR (l'évêché de), IV, *350. Évêque : voyez Mailly (Victor-Augustin de).

LAW (Jean), VIII, *75. Achète la bibliothèque de l'abbé Bignon, 75. Cité, XI, 17 ; XIII, 193.

LAXENBOURG (le château de), XI, 370 ; XIII, *364.

LAYE DU BLÉ (la maison de), XI, *35. Ses armoiries, 34. Voyez Huxelles.

LEAKE (Jean, chevalier), XV, *420. Conduit un convoi en Portugal, puis vient bloquer Dunkerque, 420-421. Amène l'Archiduchesse à Barcelone, XVI, 155. S'empare de Minorque, 170.

LÉAU ou LEWE (la ville de), I, *241 ; XIII, 79, 82 ; XIV, 306-308.

LEBRET (Pierre-Cardin), VI, *224. Intendant de Provence ; affaire du maréchal de Salon, 224-225, 227.

LECH (le), rivière, XII, *141, 143.

LECHEREN (M. de), XV, 204, 205, 209.

LECTEUR DU ROI (la charge de), III, *185.

LECTOURE (l'évêque de). Voyez Rochefoucauld (Louis de la).

LEDRAN (Henri), chirurgien, XII, *50, 51.

LÉE (André de), XVI, *446. Blessé au siège de Lille, 446-447.

LEFFINGHEM (le bourg de), XVI, *362, 363, 367, 445.

LEGALL (François-René, baron de), XI, *160. Bat à Munderkingen le général la Tour, 160-162. Est fait lieutenant général, 162. A la bataille d'Hochstedt, XII, 166-167. Au siège de Barcelone, XIII, 302, 357.

LEGALL (Françoise-Marie de Vitart-Saint-Clair, baronne de), XI, *162.

LEGANÈS (Diego-Maria Felipez de Guzman, marquis de), † 1711, III, *135. Gouverneur du Milanais, 135-136. Est trompé par le duc de Savoie, 265. Vient à Versailles pour se justifier, X, 236-237. Est arrêté pour trahison et amené à Bordeaux, XIII, 56-60. Sa mort à Paris, XX, 300.

Légats du pape (les). Cérémonial de leur réception, V, 15-17 ; X, 164-165 ; XIV, 401-402.

Légistes (les). Appelés par saint Louis pour conseiller les barons de la cour du roi ; leurs progrès, XXV, 203-205. Leurs états successifs, 319-322.

Le Gras (Simon), évêque de Soissons, XIV, *391.

Lehmann (le capitaine), XXIII, 254.

Lehn (le village de), II. *299.

Leipzig (la ville de), XIV, *107. La bataille de Leipzig en 1631, VII, 89.

Leith (la ville de), XV, *427.

Lemarchand (le P. Charles-Augustin), cordelier, XXIII, *61. Son arrestation en France par le prince de Chalais, 61-64.

Lemos (les premiers comtes de), VIII, 113, *114-118 ; IX, 149.

Lemos (Denis de Portugal, comte de), VIII, 113-115, 134. Sa femme, Béatrix de Castro Osorio, 114.

Lemos (Ferdinand-Ruis de Portugal Castro, comte de), VIII, *115.

Lemos (Pierre-Ferdinand de Portugal-Castro, comte de), VIII, *115.

Lemos (Pierre-Antoine-Ferdinand de Portugal-Castro, comte de), † 1678, VIII, *115, 120. Sa femme Anne de Borgia-Gandia, *115.

Lemos (Ginez Fernandez de Portugal-Castro, comte de), † 1741, VIII, *116 ; XIII, *412. Grand d'Espagne, sa maison, son caractère, VIII, 115-117. Va au devant de la reine d'Espagne à Nice, IX, 400. Capitaine des gardes du corps, XI, 323. Est arrêté au moment de passer à l'Archiduc, XIII, 412.

Lemos (Catherine-Marie de Silva-Mendoza, comtesse de), VIII, *116, 117 ; XIII, 412.

Lemos (le comté de), VIII, *113, 115.

Lenain (Jean), XVII, 221, *222. Doyen du Parlement ; rapporteur des lettres de pairie de Boufflers, 221-223. Anecdote sur un procès au Parlement, XIX, 116-119. Rapporteur du procès du cardinal de Bouillon, XX, 10. Son rôle dans l'affaire du bonnet, XXVI, 13.

Lenclos (Ninon de). Voyez Ninon.

Lennick-Saint-Martin (le bourg de), XVI, 175.

Lennox (le château et le nom de), XIX, *380.

Lenoncourt (Robert, cardinal de), XV, *41.

Lenoncourt (Charlotte-Yolande de Nettancourt-Passavant, comtesse de), VI, *391.

Lens (la ville et la bataille de), IV, 96 ; VII, 23 ; XVII, 384, 414.

Léon (Louis-Bretagne de Rohan-Chabot, prince de), † 1738, VI, *84. Raison de ce titre, XV, 342. Fait un voyage en Angleterre, XIV, 142-143. Prend part au procès fait à son père par les Rohans pour leur nom, 155, 162. Sa liaison avec la comédienne Florence ; se brouille avec son père ; intervention du Roi, XV, 343-345 ; XVI, 94. Enlève Mlle de Roquelaure,

et l'épouse, 94-114. Ses parents finissent par lui pardonner, XIX, 40. Son père lui cède la présidence des États de Bretagne, XV, 342, 344. Caractère et portrait, 342-343.

Léon (Françoise de Roquelaure, princesse de), XVI, *94. Enlevée par le prince de Léon, qui l'épouse, 94-114.

Léon (la baronnie de), en Bretagne, V, *185.

Léon (le royaume de), en Espagne, IX, 114.

Léon (l'île de), près de Cadix, ᴧᴧ, 231.

Léopold Iᵉʳ, empereur d'Allemagne, I, *112. Son élection, XII, 82. Son mariage, VI, 186. Sa part dans la révolution d'Angleterre, XIII, 36. Il refuse de reconnaître la neutralité de l'Italie en 1696, III, 265. Soutient la candidature de l'électeur de Saxe au trône de Pologne, III, 305-306 ; IV, 177-178. Opposé à la paix en 1697 ; ne veut pas signer le traité de Ryswyk, 220, 227-228, 231, 235. S'y décide enfin, 236, 240. Reçoit le czar au château de la Favorite, V, 52-53. Demande le chapeau de cardinal pour le duc de Saxe-Zeit, 112-116. Projet de mariage de son fils Joseph avec Mademoiselle, VI, 2-3. Fait la paix avec les Turcs, 108. Ses intrigues en Espagne, IV, 289-290, 331, 340 ; VI, 114-115. Mariage de son fils Joseph, 186-187. Audience singulière qu'il donne à Cheverny, 369-370.

Affaire du traité de partage de la monarchie d'Espagne ; il refuse de le signer à cause des droits qu'il se prétend, VII, 118-124, 211-214, 247, 305. Travaille à amener la paix entre les états du Nord, 214, 376-379. Se prépare à la guerre, 359. Consent à reconnaître l'électeur de Brandebourg comme roi de Prusse, 368. Rassemble des troupes, 378-379. Conduite de son ambassadeur en Espagne, VIII, 234. Est le seul à ne pas reconnaître Philippe v, 296.

Commencement des hostilités en Italie, IX, 1. Signe la grande alliance contre la France et l'Espagne, 299. Fomente une révolte à Naples, 301. Juge le procès de Madame contre l'électeur palatin, X, 126-127. Le cardinal Grimani chargé de ses affaires à Rome, 158 et suiv. Renvoie Villeroy sans rançon, 292, 376. Proclame l'Archiduc roi d'Espagne, XI, 262, 298. Changements dans sa cour, 262-263. Marie l'Archiduc à la princesse de Wolfenbuttel, XVII, 93. Guerre contre les Turcs, XI, 269, 272. Conditions qu'il impose à l'électrice de Bavière, XII, 311-312. Récompense qu'il donne à Marlborough, 205. Ses luttes contre les Mécontents de Hongrie, XI, 157, 264, 370 ; XII, 30-31, 136, 165, 309 ; XXIII, 245.

Sa mort, son caractère, sa famille, son deuil, XIII, 33-39. Sa haine contre la France et le Roi, IV, 342 ; VI, 187 ; XV, 32. Ses relations avec le duc

de Lorraine, X, 109. Il soutient les prétentions de la maison de Lorraine, XII, 231-232 ; XX, 150. Ses faveurs pour Vaudémont, IX, 46 ; XI, 32-33 ; XV, 37. Aime le prince Eugène, III, 278.

Lépante (la bataille de), IX, *231 ; XXIII, 27.

Lépinau (Pierre), X, *9. Commis de Chamillart ; sa mort tragique, 9-10.

Leprignana (le château de), XXIV, 290-291.

Lérida (la ville de), XIII, *163. Assiégée par le comte d'Harcourt et Monsieur le Prince, XIV, 432-433. Le maréchal de la Motte-Houdancourt y est battu, XVII, 13. Prise par les révoltés. XIII, 163. Siège de 1707, XIV, 428-433. Citée, XX, 106, 107.

Lerin (le duché de), XI, *326 ; XXI, 332.

Lerma (le château de), IX, *178, 218, 241.

Lerme (François de Sandoval y Rojas, duc de), XI, *249 ; XXII, 173.

Lescalopier (Jean), président au Parlement, XXII, *105. Mariage de sa fille avec le comte de Charost, 105-106 ; XXV, 181.

Lescalopier (Charles-César), intendant de Champagne, † 1753, XVII, *208. Invente les corvées pour l'entretien des routes, 208.

Leschassier (François), supérieur du séminaire de Saint-Sulpice, XX, *342.

Lescure (la famille de), XX, *339.

Lescure (Jean-François de Valderiès de), évêque de Luçon, XX, *339. Affaire de son mandement contre le cardinal de Noailles à propos du livre du P. Quesnel, 339-349 ; XXII, 145-148.

Lesdiguières (la maison de), X, 263 ; XI, 200 ; XIII, 258 ; XVI, 387.

Lesdiguières (le connétable de), XI, 198, 199 ; XII, 6 ; XIII, 258, 415 ; XIV, 222 ; XVIII, 217 ; XXIII, 313.

Lesdiguières (Charles Ier de Blanchefort de Créquy, duc de), † 1638, I, *151. Achète à Claude de Saint-Simon sa charge de premier gentilhomme de la chambre pour son fils Créquy, 151-152.

Lesdiguières (François de Bonne de Créquy, duc de), † 1677, III, *18 ; X, 264.

Lesdiguières (François-Emmanuel de Bonne de Créquy, duc de), † 1681, III, *17. Détesté du Roi, XII, 6. Sa mort, 7. Cité, XV, 129 ; XVI, 387.

Lesdiguières (Paule-Marguerite-Françoise de Gondi, duchesse de), II, *17 ; III, *16. Sa liaison avec M. de Harlay de Champvallon, archevêque de Paris, II, 350-352. Marie son fils avec Mlle de Duras, III, 18-19. Ses droits à la succession de Mme de Nemours, XV, 127, 136, 137. Sa grosse fortune, XII, 6. Son caractère, 7. Qualifiée de fée, II, 69, 121 ; III, 16. Citée, XV, 129 ; XVI, 387.

Lesdiguières (Jean-François-Paul de Bonne de Créquy, duc de),

† 1703, II, *17. Prend part au procès des pairs contre le duc de Luxembourg, 69, 70, 85, 121-122, 241 ; III, 89, 100, 101. Son mariage avec Mlle de Duras, 16-19. Au siège de Barcelone en 1697, IV, 149. Sa querelle avec le marquis de Lambert accommodée par le maréchal de Duras, V, 139-140 ; XXIV, 24-25. Ses prétentions sur Neuchâtel, VI, 106-107, 205-206. Sa mort, son portrait, XI, 257-258 ; XVII, 272. Ses relations avec le duc de Mantoue, XII, 233. Cité, X, 264, 265 ; XII, 7 ; XV, 129 ; XVI, 387.

LESDIGUIÈRES (Louise-Bernardine de Durfort-Duras, duchesse de), III, *15. Son mariage, 15-16, 19. Mort de son mari, XI, 257-258. Elle refuse d'épouser le duc de Mantoue, XII, 233-241, 249 ; XVIII, 128-129. Citée, X, 265 ; XII, 7, 297.

LESDIGUIÈRES (Alphonse de Créquy, comte de Canaples, puis duc de). Voyez Canaples. Succède au duché de Lesdiguières, XII, 7. S'oppose aux prétentions de d'Antin sur le duché d'Épernon, XX, 278. Mort et caractère, XXII, 86-88.

LESDIGUIÈRES (Gabrielle-Victoire de Rochechouart-Vivonne, comtesse de Canaples, puis duchesse de), X, *266. Son mariage, 266. Est proposée pour dame d'honneur de la duchesse de Berry, XIX, 301. Mort de son mari ; son mot ridicule, XXII, 87. Amie du premier président de Mesmes, XXVI, 24.

LESDIGUIÈRES (le duché de), X, *264, 265 ; XIX, 302 ; XXII, 86.

LESDIGUIÈRES (l'hôtel de), à Paris, II, 121, 351 ; III, 16.

LESPARRE (Louis de Gramont, comte de), puis comte et duc de Gramont, XII, *418 ; XXVII, 242, *243.

LESSINES (le bourg de), XVI, *293.

LESTRANGE (Jean-Gabriel de Senneterre, comte de), XIII, *48.

LESZCZINSKI (Raphael), XV, *153. Sa femme Anne Jablonowska, *153.

LESZCZINSKI. Voyez Stanislas, Marie.

LETTRES DE CACHET (les), V, *286. Citées, II, 200, 201 ; V, 286, 409 ; XI, 145, 345-346 ; XIII, 141, 275, 277, 278 ; XIV, 344 ; XVIII, 283, 285, 365 ; XX, 46, 331.

LETTRES D'ÉTAT (les), II, *77-83, 239 ; XIII, 204, 205-209.

LETTRES PORTUGAISES (les), XI, *11 ; XXVI, 70.

LETTRES PROVINCIALES (les), par Pascal, XVIII, *266.

LEUZE (le combat de), II, *46 ; VII, 36 ; XIV, 50 ; XXIII, 39.

LEVENSTEIN (la famille de Bavière-), III, 188.

LEVENSTEIN (Ferdinand-Charles de Bavière, comte de), † 1672, III, *188 ; VII, 92. Sa femme Anne-Marie de Fürstenberg, III, *188 ; VII, 94-92, 94.

LEVENSTEIN (Maximilien-Charles de Bavière, comte de), XXIII, *29. Est fait prince de l'Empire, 29-30.

LEVENSTEIN (Jean-Ernest de),

évêque de Tournay, VII, *94.
D'abord chanoine et grand
doyen de Strasbourg, puis chanoine de Liège, 94 ; XX, 244.
Sa mission à Paris pour les
preuves des chanoines de Strasbourg, XXIII, 273. Est nommé
évêque de Tournay, 384-385.

LEVENSTEIN (Philippe-Éberhard
de), prince-abbé de Murbach,
VII, *94.

LEVENSTEIN (Mlle de). Voyez
Dangeau (la marquise de).

LEVIS (la maison de), XVII, 365.
Voyez Charlus, Mirepoix, Ventadour.

LEVIS (Charles-Roger de Levis-
Charlus, marquis de), † 1689,
V, *26.

LEVIS (Charles-Eugène, marquis
de), † 1734, IV, *224. Son mariage avec Mlle de Chevreuse ;
n'est baptisé qu'à ce moment,
224 ; V, 25-27. Prend part à
l'expédition d'Écosse ; est fait
prisonnier et nommé lieutenant
général, XV, 419, 428-430 ;
XX, 225. Postule la charge de
premier écuyer du duc de Berry, XXII, 265-266. Commande
en Franche-Comté, XXVI, 292.
Est fait duc et pair, XVII, 365-
366. Son caractère, V, 25, 304.
Cité, XII, 197 ; XIV, 322-323 ;
XVI, 42.

LEVIS (Marie-Françoise d'Albert
de Chevreuse, marquise de),
IV, *224. Son mariage, 224.
Faite dame du palais, V, 29.
Reçoit le logement de Fénelon
à Versailles, VI, 148. Sa faveur
auprès de la duchesse de Bourgogne, XVIII, 13-14, 31, 201 ;
XIX, 243 ; XXI, 308 ; XXII,

289-290, 293. Admise dans la
familiarité du Roi et de Mme
de Maintenon, XIX, 204 ;
XXII, 244 ; XXV, 15, 59 ;
XXVIII, 357. Rôle dans le mariage du duc de Berry et dans
le choix d'une dame d'honneur,
XIX, 200, 201, 213, 224, 324,
332. A la mort de Monseigneur,
XXI, 38. Conseil qu'elle donne
à la duchesse de Bourgogne,
41. Se brouille avec la duchesse de Berry et l'insulte, XXII,
265-266 ; XXVI, 322. Dernière
maladie de la duchesse de
Bourgogne, XXII, 273. Admise
chez le Roi dans les derniers
jours de sa vie, XXVII, 200-
201. Son caractère, XIX, 201 ;
XXV, 59. Sa liaison avec les
Saint-Simon, XII, 209 ; XIII,
330 ; XVIII, 298. Son amitié
pour Fleury évêque de Fréjus,
XXVI, 86-87.

LEVIS-CHARLUS (Charles-Antoine,
comte de), † 1719, XIV, *322.

LEVIS-CHARLUS (Marie-Françoise-
de-Paule de Béthisy, comtesse
de), XIV, *322.

LEWE (la ville de). Voyez Léau.

LEWENHAUPT (Adam-Louis), XVI,
*401. Général suédois, battu
par le czar, 401.

LEZAY (la branche de) de la maison de Lezignem ou Lusignan,
XIV, 344, 345.

LEZAY (Henri-Joseph de Lezi-
gnem, marquis de), XIV, *347.
Sa femme, Marie-Jeanne de la
Rochefoucauld d'Estissac, *347.

LEZIGNEM (la maison et les anciens seigneurs de), XIV, 344
et suiv. Voyez Lusignan.

LEZIGNEM (Claude-Hugues, mar-

[**Lezignem** *suite* — **Liège**]

quis de), † 1707, XIV, *344.
Sa mort, sa famille, son ambassade à Vienne, 344-347. Sa femme Françoise de Bueil, *347.

Lezignem (Hugues-Philippe, abbé de), XIV, *347.

Lezignem (Paul-Louis-Philippe de), évêque de Rodez, XIV, *345, 347.

Lia, femme de Jacob, I, 195.

Liancourt (Charles du Plessis, marquis de), † 1620, XXIV, *156.

Liancourt (Antoinette de Pons, marquise de), femme du précédent, dite la marquise de Guercheville. Voyez Guercheville.

Liancourt (Roger du Plessis, marquis de), duc de la Rocheguyon, † 1674, III, *215. Donne asile au P. de Chévigny dans son château de Liancourt, où il reçoit les principaux jansénistes, V, 22-23 ; XXIV, 169. Sa piété ; il est persécuté à cause de Port-Royal, 156-158 ; XXV, 38. Cité, XVII, 70.

Liancourt (Jeanne de Schonberg, marquise de), V, *22. Sa piété ; sa faveur pour les jansénistes, auxquels elle donne asile à Liancourt, 22-23 ; XIII, 430 ; XVII, 70 ; XXIV, 157-158.

Liancourt (Henri-Roger de la Rochefoucauld, marquis de), † 1749, II, *212. Fait maréchal de camp, IV, 155. Hostile au duc d'Orléans, XXVI, 348. Est trompé par la Feuillade, XXVII, 235. Son caractère, son esprit, XXIV, 170 ; XXVI, 348 ; XXVII, 235. Sa ressem-

blance avec son père, V, 130. Son union avec les ducs de la Rocheguyon et de Villeroy, XX, 270 ; XXVII, 235. Ami de Chamarande, II, 212. Cité, XVII, 72 ; XXIII, 229.

Liancourt (la terre et le château de), en Beauvaisis, IV, *93 ; V, 22-23, 85 ; XII, 320 ; XVII, 340 ; XIX, 125, 126 ; XXIII, 228 ; XXIV, 158, 169.

Liancourt (l'hôtel de) ou de la Rochefoucauld, à Paris, XXIV, 157.

Liban (les cèdres du), XXVII, 167.

Liboy (Étienne Rossius de), XI, *277. Chargé de surveiller l'ambassadeur de Savoie, 277 ; XII, 45.

Lichtenau (le village de), IV, *169.

Liechtenstein (Antoine, prince de), VI, *188. Insulte Villars à Vienne et lui fait des excuses, 188, 190, 246.

Liechtenstein (Philippe-Érasme, prince de), † 1704, XII, *25. Fait prisonnier en Italie, 25.

Liechtenstein (Joseph-Wenceslas, prince de), † 1772, XV, *209. Envoyé comme ambassadeur à Paris, 209-210.

Liège (le pays de), V, 35 ; XI ; 51 ; XIV, 67, 205 ; XX, 24.

Liège (la ville de), I, 238, *358 ; V, 297 ; VII, 112 ; IX, 317-319 ; XIII, 429 ; XIV, 187, 188, 198 ; XIX, 399 ; XXIII, 113, 185 ; XXIV, 90. Le chapitre, IX, 348 ; XIV, 199 ; XX, 29, 69, 244. La Chartreuse, X, 359. La citadelle, IX, 317 ; X, 192, 359. Les États

XIV, 188, 197, 199. L'évêché,
IV, *44; XXVI, 142, 145. Les
évêques, XII, 193, 197, 199;
XX, 29, 55 : voyez Alberon,
Bourbon (Louis de), Hornes
(J. de).
LIEUTENANT CIVIL (la charge de),
à Paris, V, *325.
LIEUTENANT CRIMINEL (la charge
de), VIII, *148.
LIEUTENANT GÉNÉRAL DE L'ARTIL-
LERIE (la charge de), IV, *170.
LIEUTENANT GÉNÉRAL DES GALÈ-
RES (la charge de), XI, 336.
LIEUTENANT GÉNÉRAL DE POLICE
(la charge de), IV, *10. Ses at-
tributions ; Louis XIV accroît
son importance, 10-11 ; XIV,
242; XVII, 198, 376 ; XVIII,
134; XX, 328 ; XXVIII, 365.
LIEUTENANTS GÉNÉRAUX DES PRO-
VINCES (les), XII, *152; XIX,
397; XX, 154, 214; XXVII,
119-120.
LIEUTENANTS GÉNÉRAUX DES AR-
MÉES (les), I, 133 ; II, 134-135 ;
IV, 170-171 ; XVI, 284-285 ;
XVIII, 409 ; XXVII, 119,120.
LIEUTENANT DE ROI (la charge de)
des provinces, I, *223 ; XXVII,
120.
LIFFORD (Frédéric-Guillaume de
la Rochefoucauld-Roye, lord),
IV, *53; XXVI, 119.
LIFFORD (le comté de), IV, *53.
LIGNE (la maison de), XIV, 187.
LIGNE (Claude-Lamoral-Hyacin-
the-Ferdinand, prince de), †
1755, XIV, *323.
LIGNE (Henriette-Anne-Eugénie
de Béthisy de Mézières, prin-
cesse de), XIV, *321, 323.
LIGNERAC (Joseph Robert, abbé
de), XX, *278. Sollicite la

Feuillade en faveur de d'An-
tin, 278-280.
LIGNERIS (Joseph d'Espinay, mar-
quis de), I, *252. Tué à Ner-
winde, 252.
LIGNÉVILLE (Anne-Marguerite de).
Voyez Beauvau-Craon (la mar-
quise de).
LIGNY (Jean de), conseiller d'É-
tat, IV, *112; XXII, 91. Sa
femme Élisabeth Boyer, *112.
Sa fille : voyez Fürstenberg (la
princesse de).
LIGNY DU CHARMEL (la famille de),
V, *381. Voyez Charmel.
LIGNY EN BARROIS (le comté de),
II, *31 ; IX, *68.
LIGONDÈS (Gaspard de), brigadier
de cavalerie, IV, *164.
LIGUE (la), I, 174 ; V, 270, 272 ;
VI, 420, 422 ; IX, 256, 259 ;
XI, 120, 172, 177, 191, 195,
196, 355 ; XIII, 258 ; XIV,
160; XV, 1-2, 5-6, 121, 146 ;
XVI, 26 ; XVII, 307-308 ;
XVIII, 172, 261 ; XIX, 131 ;
XX, 21-22, 40, 256 ; XXVII,
4; XXVIII, 224.
LILLE (la ville de), I, 240; IV,
140 ; XIII, 381 ; XIV, 30,
274; XIX, 189, 340 ; XX,
351. La châtellenie, XIII, *382.
Gouvernement, II, 176, 179 ;
XVI, 485, 488 ; XVII, 172,
173, 474. Séjour de l'électeur de Cologne, XII, 267 ;
XIV, 101, 257. Siège de 1708,
XVI, 282-290. Pari de Saint-
Simon au sujet de sa reddition,
302-305. Suite du siège, 342-
350. Capitulation de la ville,
363-365. Siège de la citadelle,
365-367, 445-449. Capitulation
de la citadelle, 464-465, 478-

[Lillebonne]

481. Projet de reprendre la ville ; avorté, 491-496 ; XVII, 25-26.

Lillebonne (François-Marie de Lorraine, prince de), † 1694, I, *253. Son mariage, IV, 337. Cité, II, 191 ; IV, 334, 339 ; VI, 15 ; IX, 40 ; XV, 30.

Lillebonne (Anne de Lorraine-Vaudémont, princesse de), I, *253. Sa naissance, XV, 30. Son mariage, IV, 336-337. Son fils est tué à Nerwinde, I, 253. Dispute de rang avec la duchesse d'Elbeuf, V, 20-21. Mariage de la duchesse de Lorraine ; ses prétentions d'étiquette, VI, 14-16. Elle la conduit à Nancy, 20. Reçoit une pension du Roi, VII, 358. Son chagrin de la mort du prince de Commercy, X, 226-227 ; et de celle de son neveu Vaudémont, XII, 124. Le premier président Harlay se moque d'elle, XIV, 373. Intrigues en faveur de M. de Vaudémont, XV, 3-5, 46, 58. Dispute chez elle entre Mme de Mantoue et la Grande Duchesse, XVIII, 125-126. Fomente une conspiration en Franche-Comté, 160-162, 171 ; XXII, 394.

Caractère, XV, 4-5. Ses relations avec la princesse de Conti, II, 184 ; XV, 11 ; avec Monseigneur et Mlle Choin, II, 184, 191 ; V, 337 ; VI, 75 ; IX, 41 ; X, 227 ; XIV, 396-398 ; XV, 11, 16. Sa liaison avec Mme de Soubise, XV, 12, 16 ; XXV, 123. Citée, IV, 338 ; VI, 13 ; IX, 39, 44, 49.

Lillebonne (Béatrix-Hiéronyme de Lorraine, demoiselle de), II, *184. Dispute de rang avec Mme d'Elbeuf, V, 20-21. Mariage de la duchesse de Lorraine ; l'accompagne à Nancy, VI, 15, 20. Soutient son oncle Vaudémont, IX, 45-47 ; XV, 3, 17. Se brouille à cause de lui avec la maison de Lorraine, 57-59. Son chagrin de la mort du prince de Commercy et de son cousin Vaudémont, X, 226-227 ; XII, 124. Son rôle dans le mariage du duc de Mantoue, XII, 241. Voyage à Commercy, XV, 46. Ses relations avec Chamillart, IX, 39 ; XVI, 79, 247, 304, 319. Contribue à sa chute, XVII, 418-421, 448, 461. Son rôle dans la conspiration de Franche-Comté, XVIII, 170, 172. A Meudon pendant la maladie de Monseigneur, XXI, 6, 12. Emmène Mlle Choin à Paris après la mort du prince, 43. Se retire en Lorraine ; est élue abbesse de Remiremont et en prend le nom, 269-271.

Portrait et caractère, IX, 39-40 ; XV, 4, 6, 7 ; XVII, 85. Probablement mariée au chevalier de Lorraine, IX, 39 ; X, 380 ; XV, 7. Bien traitée par le Roi et ménagée par Mme de Maintenon, IX, 43 ; XV, 10. Son intimité avec Monseigneur et Mlle Choin, II, 191 ; V, 337 ; VI, 75 ; IX, 41-43 ; X, 227 ; XI, 368 ; XIII, 246 ; XIV, 396-398, 447 ; XV, 7, 10, 12 ; XVI, 79 ; XVIII, 12, 119, 255-256 ; XIX, 10, 252, 255-256 ; XXI, 63, 65, 93, 264-265. Son rôle dans la cabale de Meudon,

XVIII, 10-12 ; XXI, 2. Monseigneur va prendre du chocolat tous les matins chez elle, IX, 42 ; XV, 11-12 ; XXI, 63. Relations avec la princesse de Conti, II, 184 ; XIV, 396 ; XV, 11, 17 ; avec Madame la Duchesse, 12, 18-19 ; XVI, 260. En froid avec la duchesse de Bourgogne, XXI, 78. Relations avec Harcourt, X, 39. Sa liaison avec les Rohans et le prince de Rohan, XVIII, 14 ; XXI, 274, 276. Protège Mme de Rouvroy, XV, 461, 467. Son hostilité à l'égard de Saint-Simon, XIII, 245 ; XVII, 84-88 ; XVIII, 310 ; XX, 188. Liaison avec la princesse de Soubise, XV, 12, 16 ; XVI, 204 ; avec Vendôme, XIII, 291 ; XV, 17, 19 ; avec Villeroy, IX, 43, 44 ; avec les Voysin, XVII, 461. Citée, IV, 337 ; XI, 368 ; XII, 228 ; XV, 1, 24, 30 ; XVI, 11, 202 ; XIX, 340.

Lillo (le fort de), XI, *131.

Limbourg (la ville de), XI, 288, 306.

Limerick (la ville de), I, *272 ; VI, 30, 31.

Limeuil (Gilles de la Tour, seigneur de), XIV, 179, *201. Sa femme Marguerite de la Cropte, 201.

Limeuil (Isabeau de la Tour, demoiselle de), XIV, *179. Son aventure avec le prince de Condé, 179, 202.

Limours (Louis Hurault, comte de), XI, *181.

Limousin (le), XIV, 233. Gouvernement, XIV, *229 ; XV, 288, 289 ; XX, 27 ; XXVI, 144, 368.

Linange (Philippe-Louis, comte de), † 1705, XII, *386. Sert en Italie, 386. Est tué à Cassano, XIII, 96.

Linange (le comté de), III, *228.

Linarès (Ferdinand de Noroña, duc de), VIII, *137.

Linarès (Lucrèce-Thérèse Ladron y Silva, duchesse de), camarera mayor de la reine douairière, VIII, *139 ; XIV, 440.

Linarès (Ferdinand de Portugal Alencastro, duc de), VIII, *138, 139 ; IX, 161. Sa femme Léonor de Silva, VIII, *139. Viceroi du Mexique, il en est rappelé, XXVI, 177.

Linarès (Juan de Carvajal Alencastro, duc de), † 1741, VIII, *139 ; IX, 162.

Linarès (le duché de), VIII, *137.

Lings (le village de), IV, *169.

Linz (la ville de), XIII, *34.

Lionne (la famille de), V, 99 ; XII, 41.

Lionne (Artus de), évêque de Gap, † 1663, IV, *97. Refuse l'archevêché d'Embrun, 98.

Lionne (Hugues de), ministre, IV, *97. Il a la charge de M. de Brienne, V, 99. Va à Vienne pour l'élection de l'empereur Léopold, XII, 82. Son instruction au duc de Rohan pour sa conduite vis-à-vis des princes étrangers, IX, 253 ; XIV, 23. Sa mort, VI, 335. Caractère, XII, 40. Cité, V, 342 ; XVI, 374-372.

Lionne (Paule Payen, marquise de), XII, 40, *594. Sa mort, 40.

Lionne (Artus de), évêque de Ro-

salie, XII, 41, *594. Sa mort,
sa carrière, XXIV, 58-59.
LIONNE (Louis-Hugues, marquis
de), † 1708, XII, 40, *593.
Maître de la garde-robe, XVI,
373-374 ; XXIII, 168. Débauché, fréquente les nouvellistes ;
sa mort, XII, 40 ; XVI, 371-
374. Sa femme Jeanne-Renée
de Lionne, *374.
LIONNE (Joachim, comte de), †
1716, XII, *40 ; XVII, *115.
LIONNE (Charles-Hugues, marquis
de), † 1731, XII, 41, *593. Son
sot mariage avec Marie-Sophie
Jæger, 41, 593 ; XVI, 374.
LIONNE (Jules-Paul, abbé de),
XII, 41, *594. Débauché, 41.
Sa mort, son caractère, XXVI,
92-93. Sa singulière médica-
tion, 94-95. Cité, 197.
LIONNE (Paul-Luc, chevalier de),
XII, 41, *594.
LIRIA (Jacques-François de Fitz-
James, duc de), V, *24 ; IX,
*176. Grand d'Espagne par ces-
sion de son père, 176-177. Cité, VII, 115 ; IX, 198 ; XIV,
434 ; XIX, 378-379.
LIRIA (Catherine-Ventura de Portugal y Ayala, duchesse de),
VIII, *122 ; IX, 177 ; XIX, 379.
LIRIA (le duché de), IX, *176,
177 ; XIV, 434.
LISBONNE (la ville de), VI, 240 ;
VIII, 123, 125, 126 ; XI, 132,
133, 221 ; XII, 23, 45, 212,
308 ; XIII, 25 ; XVI, 154 ;
XXIV, 51, 53. Érection du patriarcat, XXIV, 52. Patriarche :
voyez Almeida (Thomas de).
LISCOUËT (René, chevalier du),
capitaine des gardes du duc
d'Orléans, XII, *426.

LISIEUX (la ville de), XII, 190.
Évêché, XXI, *87. Évêques :
voyez Brancas (Henri-Ignace
de), Matignon (Léonor de).
LISOLA (François-Paul, baron de),
IX, *300. Participe à la révolte
de Naples, X, 158, 167.
LISTENOIS (Pierre de Bauffremont,
marquis de), † 1685, XVIII,
*111.
LISTENOIS (Jacques-Antoine de
Bauffremont, marquis de), †
1710, XIII, *185. Épouse Mlle
de Mailly, 185-186. Escroquerie
qu'il fait à sa belle-mère, XV,
280-283. Chevalier de la Toison
d'or, XVIII, 110. Est tué de-
vant Aire, XIX, 413 ; XX,
297.
LISTENOIS (Louise-Françoise de
Mailly, marquise de), XIII,
*185. Son mariage, 185-186 ;
XVIII, 110.
LITHUANIE (la), IV, *179, 184,
184, 204 ; VII, 362 ; XIV, 108 ;
XV, 152.
LITS DE JUSTICE (les). Cérémonial,
VI, 417 ; IX, 248 ; XIV, 220.
Ordre de séance, XXV, 265,
266.
LITS DE VEILLE (les), à Versailles,
XXI, *36.
LIVONIE (la), VII, 377 ; XI, 30,
31 ; XII, *379 ; XIV, 109.
LIVONIE (le palatin de). Accom-
pagne le prince de Saxe dans
ses voyages, XXV, 112, 115 ;
XXVI, 220.
LIVOURNE (la ville de), X, 164,
170 ; XV, 232.
LIVRY (Louis Sanguin, marquis
de), premier maître d'hôtel du
Roi, II, *84. Épouse Mlle de
Beauvillier, XXV, 40. Est char-

gé des tables au camp de Compiègne, V, 360. Anecdote d'un vol à Versailles, VI, 209-210. Reçoit un brevet de retenue sur sa charge, XII, 413. Ce brevet est augmenté ; marie son fils, XIV, 121. Manque d'être cassé, XIX, 85. Observation que lui fait Fagon sur la nourriture du Roi, XXVII, 187. Ami de Saint-Simon, II, 84-85. Craint Benoist contrôleur de la bouche, XX, 218. Grand monde et grand jeu chez lui, XII, 86, 151 ; XIII, 204.

Livry (Marie-Antoinette de Beauvillier, marquise de), XII, *86 ; XIX, 85-86 ; XXV, 40.

Livry (Louis ii Sanguin, comte de), †1741, XIV, *121. Obtient la survivance de la charge de son père et épouse Mlle Robert, 121-122.

Livry (Marie-Madeleine-Françoise Robert de la Fortelle, comtesse de), XIV, *122.

Livry (le village et le château de), VI, 289 ; XV, 104. Capitaineriedes chasses, XIV, *121.

Livry (le régiment de), XIV, *357.

Llobrégat (le), rivière, IV, *155.

Lobineau (Guy-Alexis), XIV, *173. Bénédictin, auteur de l'Histoire de Bretagne, persécuté par les Rohans, 173-174.

Lobkowitz (Wenceslas-Eusèbe Poppel, prince de), XXIII, *245.

Loches (la ville de), II, 93 ; III, 150 ; VIII, 91. Gouvernement, XXIV, 274. Le château prison d'État, III, 149.

Locmaria(Louis-François du Parc,

marquis de), IV, *158. Sert en 1697 à l'armée du maréchal de Luxembourg, 157-159, 172. Nommé commandant à Metz, X, 197.

Lodève (la ville de), VI, 46 ; XI, 140. Évêché, XII, *130. Évêque : voyez Phélypeaux (Jacq.-Antoine).

Lodi (la ville de), XIII, *42.

Loges (les), à Saint-Germain, XII, *36, 37.

Lohéac (Audré de Laval, maréchal de), XV, *299.

Lohéac (la seigneurie de), XV, 296.

Loi salique (la), XXI, *189.

Loire (la), I, 198 ; XVII, 197, 356. Rendue navigable jusqu'à Roanne, XV, 192, 193. Inondations, et leur cause, XV, 191-193 ; XVII, 413 ; XX, 204 ; XXIII, 79.

Lombardie (la), X, 159, 160, 165 ; XII, 75 ; XIII, 445 ; XIV, 60, 85, 444-445 ; XV, 37 ; XVII, 18 ; XVIII, 104.

Loménie (la famille de), V, *98, 99 ; XII, 336. Voyez Brienne, Ville-aux-Clercs (la).

Loménie (Henri-Auguste de), comte de Brienne, † 1666, secrétaire d'État, V, *93, 94.

Lomont (Florent du Châtelet, comte de), II, *312.

Londres (la ville de), II, 250 ; IV, 99 ; V, 60, 61 ; VII, 123, 246, 248, 333 ; VIII, 58, 99, 253, 299 ; X, 11 ; XI, 261 ; XII, 158, 385 ; XIV, 442, 143, 281, 320 ; XV, 428 ; XX, 225-227 ; XXII, 138, 139, 394 ; XXIII, 123, 127, 284, 288 ; XXIV, 301, 373, 380 ; XXV,

46, 100; XXVI, 166, 215, 216,
258; XXVIII, 9. Brûlement de
l'effigie du pape, XVI, 244. Incendie de l'hôtel Powis, XXIII,
287. Parc de Saint-James, XX,
353. Prison de Newgate, 354.
La Tour, XV, *405. Palais de
Whitchall, V, *39.

Londres (le traité de), en 1712,
XXIII, 283.

Longchamp (l'abbaye de), XIV,
*291.

Longepierre (Hilaire-Bernard de
Requeleyne, baron de), X, *5.
Ses intrigues; est chassé de
chez le comte de Toulouse et le
duc d'Orléans, 5-7; XIII, 353.
Devient secrétaire des commandements de la duchesse de Berry, XXIII, 295. Son caractère;
se lie avec le duc de Noailles,
X, 6-7; XXVI, 373. Sa tragédie d'Électre, X, 6-7. Compose
l'Idylle de la paix, XXIV, 63.

Longeville (Pierre de Renol,
sieur de), VIII, *323.

Longjumeau (la paix de), XXII,
*221.

Longnes (le village de), II, *80,
83.

Longpont (l'abbaye de), XXV,
*163.

Longueil (la famille de), XXVI,
*20, 21. Voyez Maisons.

Longueil (la terre de), XXVI,
*20, 21.

Longueval (la maison de), XXV,
*120.

Longueval (François-Annibal,
comte de), III, *123. Lieutenant général, tué en Catalogne,
125-126; XIII, 47; XXV, 120.

Longueville (la maison d'Or-
léans-), II, 123-124; V, 201;
VI, 52; IX, 271; XV, 121,
130, 141; XVII, 282. Ses privilèges, XXIII, 318. Se couvre
aux audiences des ambassadeurs, VI, 420, 424. Déteste
les Matignons, XV, 131.

Longueville (François Ier d'Orléans, comte de), † 1491, VI,
*380.

Longueville (Jeanne de Bade-
Hochberg, duchesse de), femme
de Louis Ier, XV, *121.

Longueville (Louis II d'Orléans,
duc de), † 1537, V, *200;
XXV, 298. Sa femme Marie de
Lorraine, *298.

Longueville (François III d'Orléans, duc de), † 1551, V,
*200.

Longueville (Léonor d'Orléans,
duc de), †1573, V, *200; XXV,
298, 299. Sa femme, Marie de
Bourbon-Saint-Pol, V, *201.

Longueville (Henri Ier d'Orléans,
duc de), † 1595, VI, 106; XV,
*127.

Longueville (Henri II d'Orléans,
duc de), † 1663, I, *184. Ses
deux mariages avec une Soissons et avec la fille du prince de
Condé; ses enfants, 184; II,
124; XV, 118-119, 124, 130;
XVII, 283. Arrêté et emprisonné en 1650, II, 39; III,
215; XXIII, 72; XXIV, 194;
XXVIII, 196.

Longueville (Louise de Bourbon-
Soissons, duchesse de), II,
*124; XV, 118, 119, 126, 145;
XVII, 283.

Longueville (Anne-Geneviève de
Bourbon-Condé, duchesse de),
I, *184. Son mariage, ses en-
fants, 184; II, 124-125; XV,

[Longueville *suite* — Lorge]

124-125. Son rôle politique, I, 220 ; V, 85 ; XV, 119. S'efforce d'attirer Claude de Saint-Simon dans le parti des princes, I, 197-198. Elle obtient un brevet de conservation du rang de princesse du sang, XIX, 66. Sa liaison avec la Rochefoucauld, 220. Elle est détestée par Mme de Nemours, XV, 127. Ses amies Mmes de Gamaches et de la Fayette, XII, 336-337 ; XIII, 313. Citée, II, 226 ; XIV, 294 ; XV, 65 ; XVII, 283.

Longueville (Jean-Louis-Charles d'Orléans, abbé de), † 1694, II, *124. Cède son aînesse et est mis dans les ordres, 124-125 ; XV, 124. Sa mort ; son testament en faveur du prince de Conti, II, 225-226 ; III, 5 ; XV, 127, 136, 138. Farce qu'il fait à M. de Coislin, X, 275.

Longueville (Charles-Paris d'Orléans, comte de Saint-Pol et duc de), † 1672, II, *124, 125 ; XV, 125.

Longueville (Charles-Louis d'Orléans, chevalier de), II, *56. Sa légitimation sans nommer la mère, 56, 108 ; VI, 256 ; XXI, 144 ; XXIV, 341.

Longueville (le duché de), II, *124 ; XVI, 486 ; XXV, 233.

Lonzac (le comté de), XXIV, *192.

Loo (le château de), I, *241, 270 ; IX, *298 ; X, 128.

Lorge (Guy de Durfort, duc et maréchal de), † 1702, I, *27. Sa carrière, sa famille, II, 262 et suiv. ; X, 325 et suiv. Son mariage avec Mlle Frémont, II, 262-263 ; X, 338-340. Campagne de 1675 et belle retraite d'Altenheim, VII, 152 ; X, 331-334 ; XV, 390 ; XVIII, 198 ; XX, 197. N'est pas fait maréchal de France et veut se retirer, X, 335-336. Obtient le bâton, II, 262 ; X, 337. Campagne de 1676 ; affaire de la cense d'Urtebise, X, 340-344 ; XXVIII, 12-14. Capitaine des gardes du corps, X, 339-340. Est témoin d'une sortie du Roi contre Mme Scarron, XXVIII, 202. Achète la terre de Quintin, V, 32. Est fait duc, II, 265. Reçoit l'ordre du Saint-Esprit, X, 347-348. Campagne de 1689, 348. Commande sur le Rhin en 1693, I, 130. Prend Heidelberg ; dissentiment avec Monseigneur, 264-266 ; X, 349-351 ; XVI, 328-329. Difficultés avec les intendants d'armée, 59, 351-352.

Campagne de 1694 en Allemagne, II, 134, 147, 149. Belle marche devant le prince de Bade, 150-151. Ordres de la cour contraires aux siens, 163 et suiv. Altercation avec le maréchal de Joyeuse, 170-171. Est nommé gouverneur de Lorraine, 179. Avait commandé en Guyenne pendant la jeunesse du comte de Toulouse, 254. Mariage de sa fille aînée avec Saint-Simon, 262-276 ; de la cadette avec le duc de Lauzun, 276-280. A l'armée du Rhin en 1695 ; tombe gravement malade, 293-296. Séjour à Landau, 296-297, 308. Revient à l'armée, 334-335. Tombe en apoplexie, et va aux eaux de Vichy, 335-

[**Lorge** *suite*]

336. Renonce à servir désormais, 367-368. Recommande le siège de Mayence, III, 112-113. Brouillé avec son gendre Lauzun, 113 et suiv. Fait le mariage de Mlle de Roye avec Jérôme de Pontchartrain, IV, 46-47, 56-57. Essaie de réconcilier M. de la Rochefoucauld avec l'évêque d'Orléans, 119. Aux fêtes du mariage du duc de Bourgogne, 322. Dénonce au Roi une tricherie de Saissac au jeu, V, 119-120. Affaire de la comtesse d'Armagnac et de Mme de Saint-Simon, VI, 82, 85, 86. Donne à dîner au comte de Jersey, 164. Assiste à l'hommage du duc de Lorraine, 392. Mécontent de ce que Saint-Simon n'est pas fait brigadier, lui conseille de quitter le service, X, 57-59. Subit l'opération de la taille ; sa mort, 321-324, 403-404.

Son caractère, II, 180, 265-265 ; X, 324-325, 352-356. Amitié du Roi pour lui, III, 193 ; X, 65, 355. Familier de Monseigneur, XVI, 328-329 ; XXI, 74. Estime générale de la cour ; sa table fréquentée, II, 296 ; VIII, 94 ; X, 210. Sa popularité à l'armée, II, 293-295, 306, 334 ; X, 354. Affection pour lui de son oncle Turenne ; il lui doit tout, 326-329, 333-334. Mal avec Louvois à cause de Turenne, II, 265 ; IV, 80 ; X, 336-337, 346, 348.

Relations avec sa famille, II, 214, 267 ; IV, 38 ; avec son frère Duras, XII, 297. Traite ses neveux Roye comme ses enfants, IV, 56 ; XII, 188. Relations avec son gendre Saint-Simon, II, 141, 162 ; III, 252 ; X, 325. Récits qu'il lui fait, XIII, 341 ; XXVIII, 202.

Relations avec le maréchal de Bellefonds, X, 331. Son affection pour les Bouillons, X, 355 ; XVI, 115. Protège la Bretesche, II, 173. Ami du P. de Chévigny, V, 24 Bien avec le maréchal de Choiseul, III, 119-120. Est trahi par Feuquière, X, 94. Très lié avec Mélac, II, 296 ; X, 288. Protège Montgommery, II, 214. Relations avec la Rochefoucauld, X, 51 ; XVII, 342 ; avec les Rohan-Chabot, V, 254 ; X, 327.

Son appartement à Versailles, X, 406 ; XVII, 155 ; XVIII, 4. Son capitaine des gardes, XIII, 201. Cité, III, 18 ; IV, 23, 41 ; V, 332, 354 ; VIII, 96 ; X, 63, 190, 246, 330, 414 ; XII, 292 ; XIII, 304 ; XIV, 242 ; XV, 307 ; XVII, 171.

Lorge (Geneviève de Frémont, maréchale de), II, *262. Son mariage. 262. Va soigner son mari malade à l'armée et l'emmène à Vichy, 295-296, 308, 334, 336, 367. Mariage de ses filles ; les présente à Versailles, 267, 277-280. Est séparée de sa fille Lauzun ; sa douleur, III, 116-117. Picoterie avec la duchesse du Lude, IV, 304-306. Mort de son père, III, 250. Maladie et mort de son mari, X, 323-324. Se retire chez le duc de Lauzun, 403, 412. Marie son fils à Mlle Chamil.

lart ; se brouille avec Saint-Simon, 402-405, 409-412. Son
caractère, II, 265 ; X, 338-339,
409, 412. Son talent pour tenir
sa maison, 210. Amie de la maréchale de Rochefort et de Mme
de Mailly, IV, 304 ; du duc de
la Rochefoucauld, XVII, 342.
Citée, II, 273, 368 ; III, 24,
112 ; VIII, 96 ; XVI, 106, 142.
Lorge (Guy-Nicolas de Durfort,
comte de Quintin, puis duc de),
II, *266. Reçoit un régiment,
X, 66. Négociations de son mariage ; il épouse Mlle Chamillart, 402-412. Quitte le service,
412. Prend le nom de duc de
Lorge, 414. Sa participation à
l'enlèvement de Mlle de Roquelaure ; sa maison des Bruyères,
XVI, 98, 104-106. Sa conduite
lors de la chute de Chamillart,
son beau-père, XVII, 447.
Il reçoit celui-ci aux Bruyères, 464. Il reprend le logement
de son père à Versailles, XVIII,
296 ; XIX, 306. Opposé à la
prétention de d'Antin sur le
duché d'Épernon, XX, 278.
Il vend son hôtel à la princesse de Conti, XXIII, 380-
384. Mort de sa femme, XXIV,
275-277. Il se remarie avec la
fille du premier président de
Mesmes, XXV, 21. Ses relations avec Saint-Simon XI,
360 ; XII, 276 ; avec Maulévrier, 276 ; XIII, 326-327.
Cité, XII, 234 ; XIII, 83.
Lorge (Élisabeth-Geneviève-Thé-
rèse Chamillart, duchesse de),
X, *402. Son mariage, 402 et
suiv. Sa faveur auprès de la
duchesse de Bourgogne, XII,
273 ; XV, 79, 361. Brouillée
avec Madame la Duchesse, 79-
80. Affaire de la quête, XI,
357, 359, 360, 366. Aventure
de Saint-Simon avec le duc de
Mortemart, XVII, 84-85. Sa
conduite lors de la chute de son
père, 417, 419-420, 443, 447.
Séjour à la Ferté et à Courcelles, XVIII, 5, 286-287. Sa mort,
son caractère, XXIV, 275-277.
Traits de caractère, XV, 361 ;
XVI, 204, 250 ; XVII, 387,
449-450. Relations avec Saint-
Simon, XIII, 381 ; XV, 362-
363 ; XVI, 267 ; XVII, 81 ;
XXIV, 277. Citée, XIII, 83 ;
XVIII, 95.
Lorge (Marie-Anne-Antoinette de
Mesmes, duchesse de), XXV,
*21. Son portrait physique,
XXVI, 239.
Lorge (Guy-Michel de Durfort,
comte puis duc de), † 1773,
IX, *220. Accompagne Saint-
Simon en Espagne, 220.
Lorge (les demoiselles de), II,
*266.
Lorge (Marie-Louise-Gabrielle de
Durfort de), religieuse, XVIII,
*241.
Lorge (la terre de), X, *414.
Lorge (l'hôtel de), à Paris, II,
*272-275, 279 ; III, 115 ; IV,
117 ; X, 323 ; XVI, 425 ;
XVII, 192 ; XXIII, 380-384.
Lorraine (le duché de Basse-),
XIV, 196.
Lorraine (la). Enclavée dans la
France, VII, 119, 300, 394.
Ses sympathies allemandes, VI,
25. Cédée à la France par Char-
les IV, XV, 29, 206-209. Le
maréchal de Lorge en est nom-

[Lorraine *suite*]

mé gouverneur, II, 179, 254·
Rétablissement du duc Léopold, IV, 347 ; VI, 1. Elle est
donnée à la France par le traité
de partage de la monarchie espagnole, VII, 119, 296-297,
300. Prétentions de M. de
Vaudémont, XV, 29, 55. La
noblesse lorraine et l'ancienne
chevalerie, III, *209 ; VI, 19.
Citée, I, 84, 200 ; IV, 348 ;
V, 384 ; VI, 4, 398, 401, 408 ;
X, 196, 365 ; XII, 232 ; XIII,
171, 279 ; XV, 56, 62, 206-
207 ; XVIII, 160, 170 ; XXI,
269, 271 ; XXIII, 386 ; XXIV,
9, 18 ; XXVII, 128 ; XXVIII,
187.

LORRAINE (les ducs de). Leur généalogie depuis Charles III,
XV, 24 et suiv. Leur titre d'Altesse, puis d'Altesse Royale,
V, 270, 273-274 ; VI, 21-22.
Leur couronne ducale et leurs
armes, III, 210 ; VI, *21, 24-26.

LORRAINE (Frédéric II, duc de), †
1027, XXV, 230, *231.

LORRAINE (Charles Ier, duc de), †
1430, VI, *379 ; XXV, 232.
Sa femme Marguerite de Bavière, *232.

LORRAINE (Ferry II de Vaudémont, duc de), † 1470, XXV,
232, *233. Sa femme Yolande
d'Anjou, *232.

LORRAINE (Isabelle de), reine de
Sicile, XXV, *232.

LORRAINE (René II, duc de), †
1508, VI, *380, 381.

LORRAINE (Antoine, duc de), †
1544, XV, *40, 41.

LORRAINE (François Ier, duc de),
† 1545, VI, *24.

LORRAINE (Charles III, duc de),

† 1608, VI, *24 ; XV, *24 ;
XVII, 306. Sa femme Claude
de France, XV, *24 ; XXVII, 84.

LORRAINE (Henri, duc de), † 1624,
IV, *332, 333. Ses deux maria-
ges, ses enfants, XV, 24-27.
Ses deux femmes Catherine de
Bourbon et Marguerite de Gon-
zague, *25.

LORRAINE (Charles, cardinal de),
fils du duc Charles III, † 1607,
XV, 26, *395.

LORRAINE (Charles IV, duc de), †
1675, III, *31 ; XV, *28. Sa
vie mouvementée ; épouse sa
cousine Nicole de Lorraine ; la
répudie pour se marier avec
Mme de Cantecroix ; son bâtard
Vaudémont, IV, 332 et suiv. ;
XV, 28-30. Cède son duché à
la France, 29, 206-209. Vient
à la cour de France et fait
hommage pour le duché de
Bar, VI, 384, 402. Acquiert
la souveraineté de Commercy,
XV, 39. Sa passion pour Ma-
rianne Pajot, III, 31 ; XX,
355, 356. Cité, III, 59 ; VI,
14 ; IX, 45 ; X, 173 ; XIII,
365 ; XIV, 252 ; XV, 4, 28.

LORRAINE (Nicole, duchesse de),
IV, *332. Son mariage avec son
cousin Charles IV ; ses malheurs, 332-336, 338 ; VI, 381 ;
XV, 26, 28-30.

LORRAINE (Louise-Marguerite
d'Aspremont-Nanteuil, duchesse de), deuxième femme de
Charles IV, IV, *333.

LORRAINE (Nicolas-François, cardinal et duc de), † 1670, IV,
*333, 334 ; XV, 26, 28, 30. Sa
femme Claude-Françoise de
Lorraine, IV, *333.

Lorraine (Charles v, duc de), †
1690, III, *306. Général des
armées impériales, ses campagnes, est dépouillé de ses états,
306 ; IV, 167, 177, 342, 343,
347 ; VI, 24, 25, 384, 382, 385 ;
IX, 255 ; XV, 28, 30, 37, 140 ;
XVII, 305, 306.

Lorraine (Marie-Éléonore d'Autriche, duchesse de), femme de
Charles v, III, *306 ; IV, 334,
348, 349 ; V, 20 ; VI, 25.

Lorraine (Léopold, duc de), †
1729, III, *303. Ses gouverneurs Couvonges et Taaffe, IV,
348 ; VI, 397 ; X, 109. Sa candidature au trône de Pologne,
III, 303, 306. Rétabli dans ses
états par la paix de Ryswyk ;
son mariage décidé, IV, 335,
347-348. Passe par l'Alsace ;
est reçu à Strasbourg par
M. d'Huxelles ; se brouille avec
le duc d'Elbeuf, V, 140-142.
Épouse Mademoiselle, VI, 1-5,
10 et suiv. Tentative de préséance sur le duc de Chartres,
7-9. Prend le titre d'Altesse
Royale ; sa couronne, 21, 273 ;
XVII, 305.

Son voyage incognito à Paris ;
vient rendre hommage pour
le duché de Bar, VI, 378,
385-391, 399, 401, 404, 416,
427. Son lot dans le traité de
partage de la monarchie d'Espagne, VII, 119-120. Fait relâ-
cher le marquis de Varennes,
X, 196. Quitte Nancy pour s'é-
tablir à Lunéville, X, 383. Ses
querelles avec Bissy évêque de
Toul, XII, 54 ; XX, 335. Ses
prétentions sur le Montferrat,
XII, 231-232 ; XVI, 155. Se
brouille avec les Harcourt-Lor-
raine à propos du mariage de
leur fils avec Mlle de Montjeu,
XIII, 7. Son intervention en
faveur du Charmel, 279.

Sa politique favorable aux Impériaux, XIV, 451 ; XV, 61-
63 ; XXI, 269. Achète Commercy au prince de Vaudémont
et lui en laisse la souveraineté
à vie, XV, 39-42, 54-55. Lui
donne la préséance sur les autres princes de la maison de
Lorraine, 55-58. Ses mesures
secrètes avec l'Empereur par
l'intermédiaire de Vaudémont,
61-63. Ses prétentions sur
Charleville, XVI, 158-159. Sa
participation à la conspiration
de Franche-Comté, XVIII, 170.
Fait élire son frère coadjuteur
de Trèves, XX, 149. Perd plusieurs de ses enfants, XXI,
270, 336. Donne asile à Bar
au prétendant d'Angleterre,
XXIII, 271. Dupe le cardinal
de Fleury, XV, 198.

Son caractère, VI, 10. Étiquette de sa cour, 17-19. Ses
relations avec Mme de Craon,
V, 383. Carlinford grand maître
de sa maison, X, 109.

Lorraine (Élisabeth-Charlotte
d'Orléans, dite Mademoiselle,
duchesse de), IV, *348. Voyez
Mademoiselle. Célébration de
son mariage, VI, 1-5, 10 et
suiv. S'en va en Lorraine, 15-
16. Nouvelle cérémonie à l'arrivée, 17. Voyage à Paris avec
son mari, 378, 384-387. Tombe
malade de la petite vérole, 390-
391. Ne voit pas les princes à
cause du cérémonial ; retourne

[Lorraine *suite*]

en Lorraine, 400-401, 425. Sa cour à Lunéville, XVIII, 128. Perd plusieurs enfants, XXI, 270, 336. Son caractère, VI, 9, 10, 410. Sa dame d'honneur, V, 385. Sa dame d'atour, VI, 391.

LORRAINE (Charles-Joseph-Jean-Antoine de), évêque d'Osnabrück, puis électeur de Trèves, VI, *18. Ses intrigues, XV, 62. Conduit en Portugal la nouvelle reine sœur de l'Empereur, XVI, 154. Est candidat à l'évêché de Munster, 408-409. Est nommé cardinal, 410-412; XVII, 76. Devient coadjuteur puis archevêque de Trèves, XX, 150, 244. Envoie des troupes à Malte, XXVI, 135.

LORRAINE (Joseph, prince de), † 1705, XIII, *96.

LORRAINE (François-Étienne, duc de), puis empereur François Ier, † 1765, XV, *29, 203-205, 209.

LORRAINE (François de), abbé de Stavelot, XXVII, *240.

LORRAINE (Charles, prince de), † 1780, XV, *28.

LORRAINE (Charlotte, demoiselle de), XXI, *270.

LORRAINE (les branches de la maison de), établies en France. Leurs nombreuses pairies, XX, 282; XXV, 126, 259. Leurs rangs, distinctions, privilèges et prétentions, V, 16-18, 20, 264-265; VI, 71 et suiv., 379-385; IX, 268, 274; XIV, 228-230; XV, 56, 59; XVI, 25-30; XX, 60, 282. Leurs attentats et trahisons contre la France et la maison de Bourbon, I,

200; IV, 340; V, 268, 270; VI, 74-75; XI, 355; XII, 229-233; XV, 17-18, 60, 63, 64; XVII, 278; XVIII, 172. Mémoire de Saint-Simon contre elles, XXII, 61. Leurs armoiries, III, *240. Voyez Armagnac, Aumale, Brionne, Elbeuf, Guise, Harcourt, Lambesc, Lillebonne, Marsan, Mayenne, Pons, Vaudémont.

LORRAINE (Charles, cardinal de), † 1574, fils du duc de Guise, II, *284; XI, 71; XXI, 468.

LORRAINE (Philippe de Lorraine-Armagnac, dit le chevalier de), † 1702, I, *60. Son influence sur Monsieur et sa cause honteuse, 60-61; II, 203-204, 259; III, 82; VI, 8, 74, 382, 391, 399-400; VIII, 269, 342, 371, 379; XIV, 227; XV, 7. Hostilité de Madame Henriette; il est exilé à cause d'elle et la fait empoisonner, VIII, 371 et suiv.; XXVI, 209. Le Roi se sert de lui pour décider Monsieur au mariage du duc de Chartres; sa récompense, I, 60-61, 66-67. Vient défendre Dieppe, II, 159. Signifie au cardinal de Bouillon le refus de Monsieur de lui vendre le Dauphiné d'Auvergne, 203-204.

Présent de vingt mille écus que lui fait le Roi, V, 305. Cherche à obtenir pour le duc de Lorraine la préséance sur le duc de Chartres, VI, 17, 20. Sa conduite dans l'affaire de la princesse d'Harcourt et de la duchesse de Rohan, 81, 85. Intervient entre le Roi et Monsieur, VIII, 343. A la mort de

Monsieur, 344. Conseille à Villeroy de renoncer au commandement des armées, X, 377, 378; XXVI, 343. Sa mort, X, 378-380.

Son caractère, VI, 74; VIII, 342; IX, 40; XVI, 394, 395. Ses abbayes et bénéfices, VIII, 344; X, 379; XV, 16. Son influence dans la maison de Monsieur, 167. Ses relations avec Mlle de Lillebonne ; leur mariage secret, IX, 39 ; X, 380; XV, 7. Relations avec Béchameil, XI, 95. Hostilité contre Daniel de Cosnac, XXII, 249. Ami de l'abbé Dubois, I, 61; XXVI, 368. Intimité avec'Effiat, XXII, 392; XXVI, 345, 371, 372. Relations avec Mmes d'Espinoy, XV, 7, 16. Liaison avec Mme de Grancey, XXII, 163. Relations avec le comte de Marsan, XVI, 395. Son intimité avec le maréchal de Villeroy, VII, 44; IX, 43; X, 84; XIV, 312 ; XV, 7 ; XXII, 393; XXVI, 345, 372. Son appartement du Palais-Royal, X, 378-379. Cité, II, 204; VII, 73; XVI, 390 ; XVIII, 16.

Lorraine (Louis-Alphonse-Ignace de Lorraine-Armagnac, bailli de), † 1704, XII, *218. Tué à Malaga, 218.

Lorraine (François-Armand de Lorraine-Armagnac, dit l'abbé de), † 1728, V, *275. Sa mère l'empêche de parvenir ; il manque le chapeau et devient évêque de Bayeux, XV, 332-333; XXIII, 182.

Lorraine-Armagnac (Camille de). Voyez Camille (le prince).

Lorraine-Elbeuf (Emmanuel-Maurice de). Voyez Emmanuel (le prince).

Lorraine-Lillebonne (Jean-Paul de). Voyez Paul (le prince).

Lorraine-Guise (Françoise-Renée de), abbesse, II, *96.

Loteries (les), VII, *139-141. Loteries de la cour, XXIII, 265; XXVIII, 356-357.

Lothier (le duché de), XX, *6. Le duc Jean de Lothier, *6.

Loudun (le duché de), V, *211. Voyez Garnache (Mlle de la).

Louet de Calvisson (la famille), XVIII, 248. Voyez Calvisson.

Louis le Débonnaire, empereur, XXVI, *270.

Louis IV de Bavière, empereur, XX, *6.

Louis Ier, roi d'Espagne, IX, *177, 235; XIV, 407, 408. Voyez Asturies (le prince des).

Louis IX, saint Louis, roi de France, XIX, 177 ; XX, 180; XXIV, 363; XXV, 55, 126, 203, 216-218, 239, 240, 320, 331, 332.

Louis x Hutin, roi de France, V, *195; XXIII, 154; XXV, 332.

Louis xi, roi de France, II, *20 ; IV, 42, 45; XXIV, 14; XXV, 223, 226, 249.

Louis xii, roi de France, IX, *120. Ses fautes diplomatiques, VII, 305 ; VIII, 54; XV, 207, 293. Il dépouille Frédéric iii, roi de Naples, XV, 303. Sa générosité, IX, 287. Son surnom de Père du peuple, XX, 180. Réponse que lui fait le premier président de la Vacquerie, XXV, 249-250 ; XXVII, 95-96. Cité, V, 208; VI, 380;

IX, 120 ; XIV, 206 ; XV, 121 ;
XXV, 333 ; XXVI, 308.

Louis xiii, roi de France, I, *24.
Baptême, XIV, 210-211. Son
éducation déplorable, II, 29-
30 ; XIV, 222. Son gouverneur,
XII, 18 ; XVII, 11. Ses enfants
d'honneur, XVI, 423. Ses pages, I, 143-144. Faveur de M.
de Luynes ; mort du maréchal
d'Ancre, II, 30 ; XXII, 165.
Renonciations de son contrat
de mariage, XXIII, 124, 127,
324.

Vit en mauvaise intelligence
avec Anne d'Autriche ; il la
fait fouiller par le chancelier
Séguier, I, 187, 189 ; V, 241 ;
XIX, 344. Chasse Mme de Chevreuse, V, 241. Son énergie
après la prise de Corbie, I,
150-151, 179. Prend Hesdin,
XXIII, 214. Sa conduite au
Pas-de-Suse ; il impose la paix
à la Savoie, I, 172-175 ; X,
263 ; XV, 118 ; XVII, 92,
368. Rétablit la maison de Gonzague à Mantoue, XIV, 184 ;
XVII, 92 ; XXIV, 267-268.
S'oppose au second mariage
de Monsieur Gaston, IV,
334. Traité avec le prince de
Monaco, III, 22 ; XXV, 267.
Siège de la Rochelle, V, 214.
Donne la paix aux huguenots,
220. Siège de Saint-Jean d'An-
gely, 276. Relations avec Richelieu ; journée des Dupes, 161,
165. Érection de Paris en archevêché ; s'en repent, XXII,
113-114. Accorde le tabouret à
la chancelière Séguier, VI, 317.

Sa mort, sa prophétie ; intrigues à sa mort, I, 177, 181-

185, 195 ; X, 115, 117 ; XIII,
131 ; XVI, 128. Ses dernières
volontés ; précautions qu'il
prend pour la régence ; son
testament cassé par le Parlement, I, 181-183, 187 ; XXV,
255-256 ; XXVII, 98-101, 145-
148. Il règle lui-même ses obsèques, I, 183, 186. Son service
anniversaire, 224 ; XVI, 128-
129 ; XXI, 242.

Sa capacité militaire ;
sa valeur, VIII, 349 ; XIV,
451 ; XVII, 92. Son amour
pour Mlle de Hautefort ; sa chas-
teté, I, 163-164 ; XIII, 457. Aime la musique et s'attache
Nyert, I, 173-176. Sa passion
pour la chasse, I, 143-144 ; V,
240. Il bâtit à cet effet le petit
château de Versailles, XXVIII,
129-131.

Sa faveur pour Claude de
Saint-Simon, I, 24, 149, 159,
168, 203, 223-225. Leçon qu'il
lui donne à propos du duc de
Bellegarde exilé, 162-163. Il
réprime les prétentions du Parlement, XXV, 255. Sa préven-
tion contre l'office de chancelier, XXII, 254-255. Ses promotions de l'ordre du Saint-
Esprit, XXIII, 11-13. Établit le
rang de petite-fille de France,
XVII, 292. Ses relations de cérémonial avec les ducs de Lorraine, VI, 381. Anecdote avec
M. de Gordes, II, 365. Son
vœu, VI, 54. Ressemblance de
Monsieur avec lui, VIII, 349.
Sa statue à la place Royale, I,
147. Son Histoire par le Vassor, VII, 205, 207. Notice faite
par Saint Simon pour accompa-

[Louis XIV]

gner sa médaille, X, 115-117.
Ses gardes du corps, XIX, 344.

Louis xiv, roi de France, I, *27.
  I. *Événements de sa vie et
     de son règne.*
  II. *Portrait, santé et carac-
     tère.*
  III. *Gouvernement et poli-
     tique.*
  IV. *Affaires religieuses.*
  V. *Cérémonial, étiquette,
     dignités.*
  VI. *Vie journalière.*
  VII. *Relations avec sa famille.*
  VIII. *Maîtresses et bâtards.*
  IX. *Rapports avec Mme de
     Maintenon.*
  X. *Relations avec les cour-
     tisans.*
  XI. *Divers.*

  I. Événements de sa vie
    et de son règne.

Dates de sa vie, XXVIII,
293-294. Sa mauvaise éducation, XXII, 14, 19; XXVIII,
25-26. Sa gouvernante Mme de
Lansac, XVII, 11. Il tombe
dans le bassin du Palais-Royal,
XXVIII, 26. Favorise le mariage d'Henri Chabot avec Marguerite de Rohan, XIV, 157-
158. Troubles de sa minorité,
V, 280; VII, 67; IX, 95; XIV,
272-273; XV, 119, 310; XVII,
92, 304; XXI, 88, 167; XXIII,
112, 228; XXVI, 13. Sauvé à
Bléneau par Turenne, XIV,
219. Son sacre à Reims; il reçoit l'ordre du Saint-Esprit des
mains de l'évêque de Soissons,
III, 316; XIV, 349. Il est parrain du prince Louis de Bade,

250. Siège de Dunkerque en
1657, 221. Va voir au collège
le jeune Mancini malade, 388.
Vient en habit de chasse au
Parlement, XXV, 257.
  1659-1660. Paix des Pyrénées; son mariage avec l'infante
Marie-Thérèse, VIII, 120, 210;
XXIII, 22, 324. Son contrat
de mariage, 324. Nomme Turenne maréchal général, XIV,
222.
  1661-1663. Gouvernement
personnel: supprime la surintendance des finances, XX, 171.
Fréquente le salon de la comtesse de Soissons, XI, 295;
XIV, 218; XVI, 427; XVII,
284, 329; XXIV, 159, 297;
XXVIII, 5, 7. Affaire Watte-
ville-Estrades; excuses de l'Espagne, III, 242; IV, 100; X,
12. Aventure de la chambre des
filles d'honneur de la Reine;
exil du duc et de la duchesse
de Navailles, VII, 30-32; XII,
227-228. Fait enlever Mlle Pajot
pour empêcher le duc de Lorraine de l'épouser, III, 31. Complot de Vardes et de la comtesse
de Soissons contre la Vallière,
XVI, 428; XXIII, 167. Nombreuse promotion des ducs et
pairs en 1663; il se repent de
l'avoir faite, XVI, 486; XXIII,
215; XXV, 169.
  1664-1669. Audience du légat
Chigi à la suite de l'affaire des
Corses, V, 11 et suiv.; IX, 274.
Guerre de Dévolution ou des
droits de la Reine; paix d'Aix-
la-Chapelle, XXVIII, 9-10, 53.
Affaire de Fargues; rancune du
Roi, qui lui fait faire son pro-

[**Louis XIV** *suite* — 1670-1688]

cès et donne sa confiscation à Lamoignon, XIII, 135, 137-139. Grâces qu'il fait à la fille de Colbert qui épouse le duc de Chevreuse, XXIII, 188. Nomme l'abbé de Bouillon cardinal et grand aumônier; raisons de cette promotion, V, 283-284; XIV, 229.

1670-1672. Intrigues de la cour de Madame Henriette; exil du chevalier de Lorraine; mort de Madame; anecdote, VIII, 370-378. Il permet le mariage de Lauzun et de Mademoiselle, puis le défend, et fait arrêter Lauzun, I, 124. Lettre qu'il écrit à ses ambassadeurs sur la rupture du mariage de Lauzun avec Mademoiselle, XXII, 62. Choisit Pomponne pour remplacer Lionne, II, 335. Nomme Aligre garde des sceaux, puis chancelier, à la place de Séguier, XXII, 258-260. Guerre de Hollande; passage du Rhin, 258; XXVIII, 12-12, 53.

1673-1675. Voyage à Nancy; anecdotes, X, 274-275; XVII, 116. Mort de Turenne; le Roi interdit que la qualité de prince soit mise sur son mausolée à Saint-Denis, XIV, 231. Promotion de maréchaux de France à la suite de la mort de Turenne, X, 335, 339.

1676-1677. Nomme le comte de Lorge maréchal de France, X, 337. Affaire d'Urtebise; le Roi manque l'occasion de battre le prince d'Orange, 340-346; XXVIII, 12-14. Lettres d'érection du duché de Piney-Luxembourg, II, 66-68. Campagne de 1677-1678, XXVIII, 15. Prise de Cambray, II, 337. Prise de Saint-Omer, XXIV, 73. Insolences de Vaudémont à son égard, XV, 32.

1678-1680. Paix de Nimègue; négligence du fils d'Estrades, IV, 130; XX, 253. Disgracie Pomponne, VI, 341-344. Don considérable à la troisième fille de Colbert en épousant le duc de Mortemart, XVII, 113.

1681-1685. Nomination de M. d'Estrées comme maréchal de France, XV, 85. Épouse Mme de Maintenon : voyez ci-après, IX°. Visite du doge de Gênes à Versailles, XXII, 177; XXVIII, 17. Prise de Strasbourg, XI, 12. Nomination du duc de Beauvillier comme chef du conseil des finances, XXV, 46-49. Révocation de l'édit de Nantes; conversions forcées des huguenots, XIII, 252; XXVIII, 224-232.

1686-1688. Disgracie le cardinal le Camus pour avoir pris la barrette sans sa permission, VII, 15. Veut exiler la duchesse de Portsmouth à la suite de faux rapports contre elle, XI, 345-346. Va dîner à l'hôtel-de-ville de Paris, XV, 252. Fait une grande promotion de l'ordre du Saint-Esprit en 1688; son mécontentement contre les Rohans, III, 48; V, 263-265, XIV, 147. Exclut de cette promotion les ducs de Ventadour, de Brissac et de Rohan; déclaration qu'il fait à ce propos, XIV, 147-148. Donne le rang de prince étranger au prince de Monaco, III,

36. Démêlés avec Innocent XI;
affaire des franchises des ambassadeurs à Rome, XV, 69;
XXVI, 95; XXVIII, 231-232.
Il ne peut croire aux avis de
M. d'Avaux sur la révolution
d'Angleterre, XVII, 101. Anecdote de la fenêtre de Trianon;
colère contre Louvois, origine
de la guerre de 1688, XVII,
102-106; XXVIII, 17-20. Sa
colère contre Louvois à propos
des incendies du Palatinat, 68-
69.

1689-1691. Il assiste à Saint-
Cyr aux tragédies de Racine;
anecdote, VI, 172-173. Crée
une école de marine dirigée par
le petit Renau, XIII, 30. Il
érige l'archevêché de Paris en
duché-pairie, XXII, 114 et suiv.
Traitement indigne de Louvois
à l'égard du duc de Savoie;
ignoré du Roi, XVII, 106;
XXVIII, 60-61. Siège de Mons
en 1691, I, 27; XXVIII, 70-71.

1692. Contraint le duc de
Chartres à épouser Mlle de Blois;
colère de Madame contre lui, I,
58-61, 67-76. Cérémonies du
mariage, 93-97. Sa répugnance
à marier le duc du Maine; il lui
fait épouser cependant une fille
de Monsieur le Prince, 99-103.
Saint-Simon lui est présenté;
il l'admet dans les mousquetaires, I, 29-30. Fait la revue
de la gendarmerie, 33. Campagne de 1692; siège de Namur,
34-39, 42-46; XVII, 454. Est
pris d'une attaque de goutte, I,
45. Présent qu'il fait aux soli-
taires de Marlagne, 47-48. Revient à Versailles, 55. Ses ordres

sont cause de la défaite de la
Hougue; anecdote du courrier,
50-54.

1693. Promotion de sept maréchaux de France; le Roi en
écarte le duc de Choiseul et
Maulévrier, I, 114-120. Il va
rendre visite à Mademoiselle
mourante, 123. Se fâche contre
la comtesse de Soissons aux obsèques de Mademoiselle, 127.
Campagne de Flandre, 130-131.
Il renonce à attaquer le prince
d'Orange et quitte l'armée subi-
tement, 228-235; XXVIII, 20-
22. Lettre qu'il écrit aux frères
Vendôme après la bataille de
la Marsaille, I, 279. Donne un
régiment de cavalerie à Saint-
Simon, 283. Renvoie son premier médecin d'Aquin et le
remplace par Fagon, 284-288.
Institue l'ordre de Saint-Louis,
302. Reçoit le prince de Danemark à Versailles; réprimande
à Broglio à cette occasion,
XVII, 23-24.

1694. Il veut rester neutre
dans le procès des ducs contre
le maréchal de Luxembourg, II,
48-49. Incidents du procès dans
lesquels il se trouve mêlé, 82,
84. Bien disposé pour la prétention des Estrées et de Mlle de
Rouillac sur le duché d'Épernon, 98-99. Il autorise Vendôme à faire valoir ses prétentions pour l'ancienneté de sa
pairie, 102. Il change d'armée
le régiment de Saint-Simon à
cause de son inimitié avec le
maréchal de Luxembourg, 135.
Exile Mme du Roure à cause
de ses relations avec Monsei-

gneur, 136-138. Envoie Monseigneur commander l'armée de Flandre, 139. Lettre de remerciement qu'il envoie au chevalier de Lorraine pour son zèle, 159. Donne une pension à la maréchale d'Humières, 180. Réprimande les Princesses ses filles, 181-182. Dévoile à la princesse de Conti l'intrigue et l'infidélité du comte de Clermont et de Mlle Choin, 187-190. Affaire de la réception de l'évêque de Noyon Clermont-Tonnerre à l'Académie française ; réprimande à l'abbé de Caumartin, 192, 195, 197, 200-204. Ne veut pas autoriser Monsieur à céder le Dauphiné d'Auvergne au cardinal de Bouillon, 204. Création des inspecteurs et des directeurs des troupes, 209. Perte de Barcelone et sa cause, 217-222. Il consent au mariage de Mlle de Luxembourg avec le prince de Neuchâtel, 229. Nommé le cardinal d'Arquien commandeur de l'ordre du Saint-Esprit, XV, 158-159.

1695. Refuse au duc de Luxembourg la charge de capitaine des gardes du corps qu'avait son père, II, 233. Défend de prendre le deuil de la princesse d'Orange femme du roi Guillaume, 250. Force le duc de Chaulnes à céder le gouvernement de Bretagne au comte de Toulouse en échange de celui de Guyenne, 253-259. Approuve le mariage de Saint-Simon ; son affabilité pour ces nouveaux mariés, 274-275, 280. Impose à Monseigneur l'échange de Choi-

sy contre Meudon, 283-284. Affaire du changement de général en Catalogne : Vendôme remplace le duc de Noailles, 285 et suiv. Apprend la faute du duc de Maine à l'armée, passe sa colère sur un valet du serdeau, 314-323. Refuse de reconnaître le prince d'Orange comme roi d'Angleterre, 324. Crée Boufflers duc vérifié, 332. Nomme au cardinalat M. de Coislin, évêque d'Orléans, 354-355. Choisit M. de Noailles, évêque de Châlons, pour devenir archevêque de Paris, 359-361. Enlève au maréchal de Lorge le commandement des armées pour raison de santé, 367, Réprimande les Princesses ses filles, 373.

1696. Cérémonie de l'ordre du Saint-Esprit le 1ᵉʳ janvier, III, 1-2. Signe le contrat de mariage de Mlle Mignard avec Feuquière, 34. Tranche un conflit de préséance entre le premier aumônier et le grand maître de la garde-robe, 80-83. Prend le deuil de la reine d'Espagne, 88. Son intervention dans le procès des pairs contre le duc de Luxembourg, 92,93, 100-102, 105, 110-111. Mémoire que Saint-Simon veut lui adresser à ce sujet, 106-109. Examine la vue du maréchal de Choiseul avant de l'envoyer commander l'armée du Rhin, 112. Désapprouve le mariage du duc de Lauzun avec Mlle de Lorge, 117. Dirige les négociations de la paix de Savoie, 126-127, 132-135. Admet les filles d'honneur

dos Princesses à manger avec lui à Trianon, 138. Oblige le premier président de Novion à donner sa démission, 141. Donne à Torcy la charge de secrétaire d'État de son père en épousant Mlle de Pomponne, 142-144. Souffre d'un antraxe au cou, 153-155, 164. Paix avec la Savoie; conclut le mariage du duc de Bourgogne avec la princesse de Savoie; otages envoyés à Turin, 155-157. Règle la maison de la future duchesse de Bourgogne, 457 et suiv. Anecdote de la nomination de la duchesse du Lude comme dame d'honneur, 163 et suiv. Privilèges de cour qu'il accorde à ses enfants naturels, 204. Campagne d'Allemagne, 224-225. Arrivée de la princesse de Savoie; il va au-devant d'elle à Montargis et l'amène à Fontainebleau; il lui présente la cour; sa satisfaction, 264, 268-276. Il lui donne dès son arrivée le rang de duchesse de Bourgogne, XIV, 408. Fait négocier la paix en Hollande par Callières, III, 279, 299. Entame des négociations pour l'élection du prince de Conti au trône de Pologne, 301-302, 307-308. Donne à Madame la Duchesse la maison du Désert, 320. Disgracie Mme de Saint-Géran, 321-322. Est mécontent de la conduite du cardinal Bonsy, 330.

1697. Confisque les biens de Ruvigny-Galloway, IV, 20-24. Défend à Jérôme de Pontchartrain d'épouser Mlle de Malauze à cause de son nom de Bourbon,

38-39, 41, 46. L'autorise à se marier avec Mlle de Roye et lui fait un présent, 58. Affaires du Quiétisme et de Fénelon, 70-71, 81, 83-85, 89-90. Défend à Fénelon d'aller à Rome et l'exile dans son diocèse, 104-105. Supprime la vénalité des charges de ses aumôniers, 95. Accepte la démission de Bouthillier évêque de Troyes, 117-118. Règle une seconde fois la dispute de M. de Coislin, premier aumônier, avec le duc de la Rochefoucauld, grand maître de la garde-robe, 119-120, 123. Expulse du royaume les comédiens italiens, 124-127. Décide que les princes ne serviront pas à l'armée cette campagne, 143-144. Distribue des récompenses pour la prise de Barcelone, 154-155. Affaire de l'élection du prince de Conti au trône de Pologne, 185. Le Roi déclare sa candidature, subsides qu'il lui donne; départ du prince, 186-187, 189-191, 194. Campagne de 1697, 174. Suite de l'affaire de Pologne; retour du prince de Conti, 196, 205, 207-209. Négociations pour la paix à Ryswyk, 227, 230, 236, 240-241. Attention du Roi à cet égard pour le roi Jacques II d'Angleterre, 238-239. Paix de Ryswyk; il reconnaît le prince d'Orange comme roi d'Angleterre, XXVIII, 24. Donne la barrette au cardinal de Coislin, IV, 247. Retraite du contrôleur général le Peletier; choix de Pontchartrain pour lui succéder, 258, 263-268. Il donne la surintendance des postes à Pom-

ponne, 274. Choix des dames autorisées à fréquenter la duchesse de Bourgogne, 302-303, 350-351. Mariage du duc de Bourgogne, 306-317, 322-324. Le Roi essaie de rétablir les cercles comme au temps de la Reine sa mère, 315-316. Il est insulté par le prince de Vaudémont, 340-342.

1698. Affaire de l'archevêque de Reims contre les Jésuites, V, 1-3. Nomme Vaïni chevalier du Saint-Esprit, 40. Refuse de recevoir incognito le czar Pierre le Grand, 52. Ne veut pas consentir à renvoyer de France le roi Jacques II; ambassade du comte de Portland auprès de lui, 55-56, 60-63, 65-68. Fait arrêter Mlles de Soissons pour dévergondage, 75. Affaire du cardinalat de l'abbé d'Auvergne poussé par son oncle le cardinal de Bouillon, 112-116. Il s'oppose à la promotion du duc de Saxe-Zeit, évêque de Javarin, XIII, 73. Son désir de faire épouser le prince de Marcillac à la nièce de Mme de Maintenon; il consent à son mariage avec le comte d'Ayen; présents qu'il lui fait, V, 123-128. Il ne peut consentir à renvoyer le duc de Beauvillier à cause de Fénelon et consulte le cardinal de Noailles; il chasse divers domestiques des enfants de France, 144-159. Suite des affaires de Fénelon et du Quiétisme, 165-167. Paie les dettes du duc de la Rochefoucauld; fait des dons à Monsieur le Grand et au chevalier de Lorraine, 304-305. Fait

régler une querelle entre le prince de Conti et le grand prieur de Vendôme, 314-316.

Il reconnaît le roi Auguste de Pologne, V, 316. Prend parti pour le duc de Bouillon contre son fils le duc d'Albret, 327. Colère contre Mlle de Melun, 338-340. Il refuse le *pour* aux ambassadeurs, 355-357. Camp de Compiègne; malice de Lauzun au comte de Tessé; spectacle singulier, 142, 348-349, 353, 359-375; XXVIII, 87. Mariage de Mademoiselle avec le duc de Lorraine; questions d'étiquette, VI, 1-2, 7-13, 15-16, 22. Le Roi s'occupe de la construction de la chapelle de Versailles, de l'église des Invalides et de l'autel de Notre-Dame, 53-54. Intervient entre Barbezieux et sa femme, 57.

1699. Affaire de préséance entre les duchesses et les princesses étrangères, VI, 80 et suiv. Il accorde une audience à Saint-Simon, 83-84. Accepte la démission de Villacerf et nomme Mansart surintendant des bâtiments, 95. Affaire de la principauté de Neuchâtel, 105. Il consent à ce que le prince électoral de Bavière soit le principal héritier du roi d'Espagne, 114. Il décide que les secrétaires d'État ne donneront pas le titre de Monseigneur au prince de Monaco, 124-125. Juge le procès de l'évêque d'Autun et de l'abbé de Cîteaux, 133-134. Permet au comte d'Auvergne d'amener en France sa femme quoique protestante, 136-137. Reçoit une

ambassade du roi de Maroc, 138-139. Fait Torcy ministre d'État, 141. Apprend la condamnation des Maximes des saints à Rome; réprimande le cardinal de Bouillon, 147-149; 151-153, 155-156. Fait des présents à Monseigneur, 192-193. Paye les dettes de Madame la Duchesse, 193. Donne une pension à Godet des Marais, évêque de Chartres, 194-196. Félicite Vendôme d'avoir pourvu à ses affaires et à sa santé, 198-200. Suite de l'affaire de Neuchâtel, 206. Anecdote d'un vol fait à Versailles, 207-211.

Réception du marquis Vaïni à l'ordre du Saint-Esprit, VI, 213. Soutient le duc de Bouillon contre son fils Albret, 232. Voyage étrange d'un maréchal de Salon à la cour; audiences qu'il a du Roi, 222-231. Dédicace de sa statue de la place de Vendôme, 244-245. Nomme Pontchartrain chancelier et Chamillart contrôleur général des finances, 267, 282, 288-292. Reçoit une princesse de Montbéliard, 314-315. Il est mécontent de ce que la chancelière ait eu un tabouret à l'audience de la duchesse de Bourgogne, 315. Présent au maréchal de Villeroy, 322. Pension au jeune duc d'Enghien, 323-324. Nomination et changements d'ambassadeurs, 355. Il donne des menins au duc de Bourgogne, 356-357, 368. Fait entrer ce prince au conseil des dépêches, 372. Donne audience à l'ambassadeur d'Espagne, 373-374. Réception

du duc de Lorraine à la cour; reçoit son hommage pour le duché de Bar, 378, 385-395. Audience de départ; présents que le Roi lui fait, 397. Faveur qu'il fait au nonce Delfini; anecdote, 426-428. Il règle une contestation entre les Jésuites et les Bénédictins, 431-432.

1700. Le Roi cesse de payer les dépenses que les courtisans font dans leurs logements, VII, 1. Il envoie en exil la duchesse de Nemours, 2-3. Mécontent du nonce Delfini; le renvoie sans présent, 8-11. Choisit Gualterio pour nonce, 17-18. Dons pécuniaires au duc d'Elbeuf et à Mme de Montespan, 49-50. Bals et jeux pendant l'hiver; le Roi fait danser tout le monde, 52, 57, 60, 62. Il paye les dettes de Madame la Duchesse, 68-70. Il s'intéresse à l'élection de l'abbé de Soubise comme chanoine et coadjuteur de Strasbourg, 77, 80-82, 84, 86, 99 et suiv. Pensions et dons au cardinal de Fürstenberg, 88, 99, 108. Disgrâce du cardinal de Bouillon, 100 et suiv.

Traité de partage de la monarchie d'Espagne; négociation, VII, 146 et suiv., 211-212, 248. Permet à Chamillart d'utiliser Desmaretz pour la recherche des gens d'affaires; cause de la disgrâce de Desmaretz, 128, 135-136. Donne à la Vrillière la charge de secrétaire d'État qu'avait son père, et celle de greffier de l'ordre du Saint-Esprit, 144-145, 188. Nomme au cardinalat M. de Noailles ar-

chevêque de Paris, 149-151,
180. Désobéissance du cardinal
de Bouillon aux ordres du Roi ;
sa punition, 154 et suiv. Présent
au duc de Bourgogne, 159.
Change le confesseur de la duchesse de Bourgogne, 167-168.
Affranchit les Jésuites des impositions du clergé, 169. Décide
en faveur de l'évêque de Chartres le procès de celui-ci contre
son chapitre, 175-178. Donne à
Mmes Chamillart et de Villacerf
l'entrée dans ses carrosses, 175,
186. Dons pécuniaires au prince
de Conti et à divers courtisans,
187. Exil et punition du cardinal
de Bouillon, 196-198.

S'engage à ne point reconnaître un neuvième électeur,
VII, 213. Voyage à Fontainebleau, 215. Augmente ses troupes, 216. Rend un jugement en
faveur de l'amirauté de Bretagne, 229-231. Ignore les intrigues du testament de Charles II
d'Espagne, 271. En est averti,
284-285. Dispositions qu'il
prend en prévision de la mort
de ce roi, 288-289. Reçoit l'avis
officiel du testament fait en faveur du duc d'Anjou ; résolution qu'il prend de l'accepter,
293-312, 316-320. Il déclare le
duc d'Anjou roi d'Espagne ;
questions d'étiquette, 320 et
suiv., 329-331. Il prend le deuil
du roi d'Espagne, 335. Ses
adieux au jeune roi partant
pour Madrid, 341-344. Voyage
à Marly, 337. Il est mécontent
de l'élection du pape Clément XI,
355-356. Dons et pensions à
divers courtisans, 357-358. Il

fait Chamillart ministre d'État,
358. Fait un présent à Castel
dos Rios, ambassadeur d'Espagne, 374.

1701. Mort de Barbezieux ;
soulagement du Roi, VIII, 12-
14. Il donne la guerre à Chamillart, et s'opiniâtre à lui faire
conserver en outre les finances,
16-17. Difficultés avec les Hollandais ; il fait arrêter leurs
troupes dans les places des Pays-
Bas espagnols, puis les relâche,
50 et suiv. Réception du connétable de Castille, 57-69. Il est
irrité des médailles frappées par
le cardinal de Bouillon à l'occasion du jubilé, 97-98. Donne
un ljésuite pour confesseur au
roi d'Espagne, 230-231. Faveurs
accordées aux filles d'honneur
des Princesses, 237-238. Effrayé
d'une indigestion de Monseigneur, 238 et suiv. Augmente
les troupes et renouvelle la capitation, 244-247. Envoie Ricous auprès de l'électeur de
Bavière, 248-249. Conclut des
traités avec le Portugal, Mantoue et la Savoie, 255-257. Il
envoie Tessé auprès du duc de
Savoie, 262. Il ne veut pas donner de commandement au duc
de Chartres, dont il est mécontent ; discussion avec Monsieur
à son sujet, 264 et suiv. Réception du duc de Bourgogne revenant de voyage, 270. Donne
l'ordre du Saint-Esprit à Daniel
de Cosnac, 270. Y nomme aussi
la Hoguette, archevêque de
Sens, qui refuse ; mot de Monsieur le Grand, 283-287. Le roi
Guillaume l'amuse, 295-296.

Règlement pour l'égalité de traitement des ducs et des grands d'Espagne, 299. Réception du duc de Popoli, 301-302.

Dissentiment avec Monsieur; forte discussion entre lui et le Roi; mort de Monsieur, VIII, 311 et suiv. Le Roi fait réprimander Madame par Mme de Maintenon. 349-354, 356. Amitiés qu'il fait au duc de Chartres; faveurs et dons qu'il lui accorde, 329, 357. Donne au prince de Condé le titre de premier prince du sang, 360-361. Deuil et obsèques de Monsieur, 362, 366-368.

Commencement de la guerre en Italie, IX, 2. Création des directeurs des finances, 17. Le Roi paie l'équipage de Marcin allant ambassadeur en Espagne, 32. Il envoie le maréchal de Villeroy en Italie, 55-56. Inquiet d'une maladie de la duchesse de Bourgogne, 59-61. Reçoit Catinat revenant d'Italie, 86. Réception à Versailles des ducs d'Arcos et de Banos, 110-111. Mort de Jacques II; le Roi reconnaît son fils comme roi d'Angleterre, 286-292. Visites de deuil, 296-297. Voyage de Fontainebleau, 297. Nouvelle augmentation des troupes, 300. Il ne consent qu'à regret au mariage de la Feuillade avec la fille de Chamillart, 313-314. Fait enlever le baron de Méan, 318. Refuse de faire le marquis d'Antin duc et pair, 325.

1702. Il assiste à des comédies chez Mme de Maintenon, X, 1-2. Chasse Longepierre pour avoir voulu marier le comte de Toulouse avec Mlle d'Armagnac, 5-6; XIII, 353. Il écarte Harcourt du conseil d'État, X, 44-45. Audience à Catinat sur les affaires d'Italie, 46. Faveur qu'il accorde au maréchal de Lorge, 65. Consent à ce que Philippe v passe en Italie; audience à Louville, IX, 306-307; X, 25, 33 et suiv. Défend le maréchal de Villeroy après l'affaire de Crémone et récompense les officiers, 82-83, 85-86. Choisit Vendôme pour aller commander en Italie, 87-89. Ne consent pas à ce que Collandre achète le régiment de la Reine, 97. Règle la maison de Madame, 99-100. Fait faire le recueil des Médailles de son règne, 114-116.

Désignation des généraux des armées, X, 118-119. Éclaircissement en sa présence entre Catinat et Chamillart, 120-125. Il apprend la mort du roi Guillaume d'Angleterre et défend de porter son deuil, 134-135. S'approprie la principauté d'Orange, XV, 141. Autorise le comte d'Estrées à recevoir la grandesse, X, 151-152. Donne six aides-de-camp au roi d'Espagne pour veiller sur sa personne, 176-177; XVI, 167. Accompagnement qu'il donne au duc de Bourgogne à l'armée, X, 180-183. Lui défend de voir Fénelon en particulier, 184. Dons pécuniaires à Boufflers et à Tessé, 186.

Juge le procès de l'archevêché de Rouen contre celui de Lyon, et le procès du jésuite Auber-

court, 198-202. Nomme chevaliers du Saint-Esprit plusieurs grands d'Espagne, 203-205. Permet à la duchesse d'Orléans de tenir une cour à Saint-Cloud, 207. Désertion du prince d'Auvergne ; il lui fait faire son procès, 249-253. Apprend la victoire de Friedlingue ; récompense Villars, 302-305. Reçoit la nouvelle de la mise en liberté du maréchal de Villeroy ; réception flatteuse qu'il lui fait, 236, 292, 377. Il fait entrer le duc de Bourgogne dans tous les conseils, 384. Reçoit Marcin revenant de l'ambassade d'Espagne, 391. Il ne veut pas décider la contestation entre le chancelier et les évèques pour l'impression de leurs ouvrages doctrinaux, 395-396.

1703. Grâce accordée au cardinal Portocarrero, XI, 1. Promotion de dix nouveaux maréchaux de France, 7 et suiv. Nomme le comte d'Évreux colonel général de la cavalerie, 60-61. Gratifications aux officiers ; gouvernement à Marcin ; présent pécuniaire au maréchal de Villeroy, 68-69. Nomme Harcourt capitaine des gardes du corps, 69-70. Refuse à Villars la permission d'emmener sa femme à l'armée, 86-87. Lui ordonne de joindre l'électeur de Bavière, 88-92. Donne la maison de Pontalie à la comtesse de Gramont, 109, 113. Disgracie M. le Tellier, archevèque de Reims, puis se raccommode avec lui, 120-122. Mécontent du cardinal Bonsy, 141, 143. Refuse

de faire Villars duc, 153. Accepte le projet de l'expédition du Tyrol, 156-159. Félicite Mme Legall d'un succès de son mari, 162. Faveurs accordées au petit duc de Chartres à sa naissance, 167-168. Règlement sur l'artillerie, 168. Rappelle de l'armée le duc de Bourgogne, 219.

Influence du Roi sur la politique espagnole, XI, 223. Il y accrédite de plus en plus la reine, 232. Il se laisse gagner par la princesse des Ursins pour le gouvernement de l'Espagne, XI, 226-229, 235-239. Voyage de Fontainebleau, 252, 288. Il consent à recevoir Desmaretz, 232-235. Envoie Marcin en Espagne et lui donne le bâton de maréchal de France, 286-287. Apprend la victoire de Tallard à Spire, 302. Refuse de laisser Vendôme commander les maréchaux de France ; instruction à Tessé partant pour l'Italie, 307-309. Réceptions de Villars revenant de Bavière, de Tallard et du cardinal d'Estrées, 312-314. Envoie Berwick et Puységur en Espagne, 316. Réception du duc et de la duchesse d'Albe, 329-330. Affaire de la quête ; colère du Roi contre les ducs et contre Saint-Simon ; audience qu'il donne à celui-ci, 354-370.

1704. Il rappelle d'exil la duchesse de Nemours, XII, 1-3. Prend le deuil d'un enfant du prince de Conti, 11-12. Donne au Grand Prieur un commandement en Italie, 26-27. Audience au maréchal de Villeroy, 28.

Réception de la marquise de Bedmar, 28-29. Il ôte aux ducs la cérémonie de l'adoration de la croix, 35-36. Prend le deuil d'un fils de l'électeur de Bavière, 42. Nomme la duchesse de Ventadour gouvernante des enfants de France, 43-44. Disgrâce et rappel de la princesse des Ursins, 56-76. Défend au duc de Gramont d'emmener sa femme en Espagne, 88-89. Réception du duc de Mantoue à la cour, 99-105. Présent au duc de Beauvillier, 106. Prend le deuil de la duchesse de Verneuil, 111. Accorde à la Vrillière un brevet de retenue sur sa charge, 112. N'approuve pas l'élection de Tréville à l'Académie française, 112-113, 115.

Sa joie de la naissance du duc de Bretagne, fils aîné du duc de Bourgogne, XII, 163-164. Il veut qu'il soit ondoyé par le cardinal de Coislin en personne, XIII, 254-255. Il refuse une entrevue avec l'électeur de Bavière, XII, 183. Apprend la défaite d'Hochstedt, 185-189. Fête donnée pour la naissance du duc de Bretagne, 204. Place le marquis d'O comme Mentor auprès du comte de Toulouse allant commander l'armée navale, 222. Mécontent d'Orry, veut lui faire son procès, 224. Affaire du mariage du duc de Mantoue; désire qu'il épouse la duchesse de Lesdiguières; est mécontent des intrigues des Lorrains pour le marier à Mlle d'Elbeuf, 226 et suiv. Voyage de Fontainebleau, 266. Apprend les succès de ses armées en Italie, 268-269. Permet à Tessé d'accepter la grandesse, 281.

Exige que les dames soient en grand habit pour la comédie à Fontainebleau, XII, 298-299. Nomme le maréchal de Boufflers capitaine des gardes du corps, 303-305. Donne une pension au fils du prince de Conti, 306. Retour de Fontainebleau, 308. Subsides qu'il accorde à Ragotzi et aux mécontents de Hongrie; il tient M. des Alleurs comme envoyé auprès d'eux, 309-310; XIII, 364. Récompense Laubanie pour sa belle défense de Landau, XII, 314. Nomme l'abbé de Pomponne à l'ambassade de Venise, 315. Réception de Puyzieulx revenant de Suisse; lui donne l'ordre du Saint-Esprit; anecdote, 322. Rejette la prétention du marquis de Richelieu de devenir duc d'Aiguillon, 344-348. Il arrête le procès du faussaire Bar par considération pour les Bouillons, XIV, 243.

1705. Nomination de tous les maréchaux de France comme chevaliers du Saint-Esprit, XII, 351-356. Accepte le refus que fait Catinat de cette distinction, 361-362. Fait Villars duc vérifié, 373. Favorise le marquis de Bedmar et lui obtient des grâces en Espagne, 380-381. Relations tendues avec la cour d'Espagne; manèges auprès de lui en faveur de Mme des Ursins, 392-393. Autorise celle-ci à venir à Versailles, 398. La reçoit à Marly, puis à Versailles;

longues audiences qu'il lui donne, 401-406. Rend ses bonnes grâces à la princesse des Ursins, 434-435, 440-441. Réception aimable au duc d'Albe, 440. Prend le deuil du duc de Bavière, 458. Mort du petit duc de Bretagne; chagrin du Roi, 460. Crise de goutte; il supprime son coucher public, 460; XIII, 393 ; XXVIII, 362.

Importuné de la mésintelligence entre le ministre Pontchartrain et le maréchal d'Estrées, XIII, 12. Les maréchaux travaillent avec le Roi, 12. Il envoie l'ingénieur Lapara au siège de Verue, 14. Faveurs et privances qu'il accorde à la princesse des Ursins, 17-18, 54. Interdit à Maulévrier de recevoir la grandesse, 22-24. Apprend que Gibraltar a été secouru et ordonne de lever le siège, 25-26. Prend le deuil de l'empereur Léopold, 39. Malade de la goutte, 44. Juge le procès du cardinal de Bouillon au sujet de la coadjutorerie de Cluny, 45-46. Donne à Torcy un brevet de retenue sur sa charge, 52. Audience de congé à la princesse des Ursins; grâces qu'il lui fait, 61-63. Donne sa nomination au cardinalat à l'abbé de la Trémoïlle, 73-75.

Mécontent de Roquelaure, ne veut plus qu'il serve, XIII, 80-81. Apprend un combat malheureux du Grand Prieur, 92; et celui de Cassano, 99. Disgracie le Grand Prieur, 102-103. Intervient dans la dispute entre Surville et la Barre, 120-121.

Voyage de Fontainebleau, 124. Se laisse persuader par Pontchartrain de ne pas armer la flotte, 129. Donne à Armenonville la capitainerie de la Muette et du bois de Boulogne, 130. Don à la famille du président Rossignol, 150. Charge la Feuillade de faire le siège de Turin, 157-158. Refuse à Vauban la permission d'aller conduire ce siège, 159. Renonce provisoirement à l'entreprendre, 161. Revient de Fontainebleau, 163. Apprend le couronnement du roi Stanislas en Pologne, 163. Donne une pension aux neveux de Saint-Pol-Hécourt, 167.

Augmente ses troupes et lève la milice; flatteries à son égard, XIII, 169-170. Mission du comte d'Aguilar auprès de lui; il consent au siège de Barcelone, 172. Juge le procès des Jésuites à propos de la cure de Brest, 180. Réception aimable qu'il fait au maréchal de Villeroy, 181. Pardonne à Roquelaure, 182. Intervient dans une affaire scandaleuse pour l'évêque de Metz, 188-189. Casse des lettres d'état apportées contre Saint-Simon, 206-207.

1706. Donne des bals par politique; veut que tout le monde danse, XIII, 220-221. Punition qu'il inflige à Surville, 222. Autorise Ximénez à faire passer son régiment à son fils, 231. Choisit Saint-Simon pour ambassadeur à Rome, 235-237. Change d'avis sur ce point, 243-244. Nomme l'abbé de Polignac auditeur de rote, 249. Affligé

de la mort du cardinal de Coislin ; honneurs qu'il lui fait rendre, 255-256. Nomme le cardinal de Janson grand aumônier, 256. Nomme le Peletier évêque d'Orléans, 256. Renouvelle le don fait au maréchal de Villeroy sur les octrois de Lyon, 258. Accorde un brevet de retenue au comte d'Armagnac sur sa charge, 262. Mécontent de la retraite de du Charmel, il l'exile à la demande du cardinal de Noailles, 267-269, 275-276. Excité contre le cardinal de Noailles par le P. de la Chaise, 272-273.

Réception enthousiaste qu'il fait à Vendôme, XIII, 293, 295. Lui offre la patente de maréchal général, et en est refusé, 296-297. Nomme Berwick maréchal de France, 300. Envoie le duc de Roquelaure commander en Languedoc, 301. Permet par surprise à Tessé de céder la grandesse à son fils, 302-303. Prend le deuil de la reine douairière d'Angleterre, 305. Favorise le duc de Bouillon contre son fils Albret, 316-317. Donne une pension au comte d'Évreux, 317. Désigne les généraux pour la campagne, 318. Commue la peine d'un officier à la prière de Du Bourg, 319. Ignore les entreprises de Maulévrier à l'égard de la duchesse de Bourgogne, 325, 328, 330-331. Fait faire le procès au prince Emmanuel d'Elbeuf, 333-334 ; ainsi qu'à Bonneval et à Langallerie, 338-339.

Projets pour la campagne, XIII, 340. Audience de congé à Vendôme, 345. Donne un billet à Vendôme pour commander les maréchaux de France, 346. Apprend le combat de Calcinato, 349. Pense à marier Mlle d'Armagnac au cardinal de Médicis, 352-354. Engage Philippe V à ne pas différer le siège de Barcelone, 356. Confère avec Vauban et Chamillart sur le siège de Turin, 365-366. Ordonne à Villeroy de chercher une bataille en Flandre, mais d'attendre l'arrivée du renfort que lui amène Marcin, 368-369. Lettres qu'il écrit au maréchal de Villeroy avant Ramillies, XIV, 306-307. Apprend la défaite de Ramillies, XIII, 380. Sa magnanimité en cette occasion ; il est mécontent des gardes du corps, 383-384. Il envoie Chamillart en Flandre pour se rendre compte de la situation, 380-381. Ordonne à Vendôme d'aller prendre le commandement de l'armée de Flandre, 389-391. Refuse de mettre le prince de Conti à la tête d'une armée, 391. Envoie le duc d'Orléans commander en Italie à la place de Vendôme, 392-393. Demande à Villeroy de renoncer au commandement des armées et lui écrit de sa main ; devant l'entêtement de celui-ci, il le rappelle à la cour, 386-390, 394.

Reçoit le comte de Toulouse à son retour de Barcelone, XIII, 395. Réforme apportée dans l'artillerie, 397. Il approuve la levée du siège de Barcelone, 402. La

reine d'Espagne envoie ses pierreries au Roi, 407. Il nomme
Contades major du régiment des
gardes françaises, 413. Fait un
présent à M. de Soubise et
nomme son fils au cardinalat,
414-415. Donne à Catelan le
gouvernement des Tuileries,
428. Juge une contestation entre
Monsieur le Prince et le parlement de Dijon, 433-434. Juge
la question des baronnies aux
États de Languedoc, 434-436.
Réception amicale au cardinal
de Janson ; il reçoit son serment
de grand aumônier, 437. Politesse qu'il fait à Marlborough,
439-440. Reçoit Orry revenant
d'Espagne ; mécontent de ses
agissements, il veut le faire pen-
dre, 441-443. Assigne Bayonne
comme résidence à la reine
douairière d'Espagne, 448. Permet au duc d'Orléans de donner
la terre d'Argenton à Mlle de
Séry, 457.
Villars lui refuse d'aller à
l'armée d'Italie, XIV, 1. Il exige
du duc d'Orléans la promesse
de ne rien faire sans l'avis de
Marcin, 2-3. 14. Reçoit Vendôme revenant d'Italie et travaille avec lui, 15-16. Lui donne
une lettre pour commander les
maréchaux de France, 16. Sèche
réception du maréchal de Villeroy, 17-19. Il rappelle Puységur
d'Espagne, 20-21. Obligé de renoncer au voyage de Fontainebleau à cause de la santé de la
duchesse de Bourgogne, 33-35.
Va voir l'église des Invalides,
33. Il est prévenu par le duc
d'Orléans du conflit qui existe

entre ce prince et le maréchal
de Marcin, 47. Apprend la nouvelle du désastre de Turin, 61.
Envoie Bezons seconder le duc
d'Orléans, 73. Rend pleine justice au prince après l'affaire de
Turin, 75. Regrette de lui avoir
donné un tuteur, 447. Amusé
par les fanfaronnades de Vaudémont, 85. Prévenu par Bezons, il fait rester en Dauphiné
l'armée du duc d'Orléans, 88-
89. Aimable réception qu'il fait
à ce prince à son retour, 90.
Reçoit froidement la Feuillade
et le met en disgrâce, 92-95.
Reçoit l'électeur de Cologne ;
présents que le Roi lui fait,
XIV, 97-100. Donne à Chamillart la charge de trésorier de
l'ordre du Saint-Esprit, 101. Accorde au fils de Mareschal la
survivance de la charge de son
père, 103. Reconnaît Stanislas
comme roi de Pologne, 112.
Audiences au duc d'Albe et au
prince de Rohan, 116, 117.
Termine le différend entre Surville et la Barre, 117-118. Consent à ce que Madame ait une
seconde dame d'atour, 120.
Donne des audiences à Bergeyck, 127, 128. Reçoit Vendôme à son retour de Flandre,
129. Affaire du duc de Rohan
contre le prince de Guémené ;
l'évoque devant lui et la juge,
145-164. Intercède auprès du
duc de Rohan pour qu'il n'exige
pas de M. de Guémené l'hommage en personne, 166.
1707. Retranche les étrennes
des princes et diminue la pension de Mme de Montespan,

XIV, 245-246. Donne à Chamillart la survivance de sa charge pour son fils, 247. Sa joie à la naissance du second duc de Bretagne, 258-259. Donne au duc de Noailles la charge de capitaine des gardes du corps qu'avait son père, 286-287. Nomme Puyzieulx conseiller d'État d'épée, 287. Supprime les bals à Versailles pendant le carnaval, 298. Déclare les généraux des armées pour la campagne prochaine, 299. Chamillart, fatigué, lui demande de se retirer; réponse qu'il lui fait, 313-315. Ne veut rien retrancher des dépenses de splendeur, 324.

Reçoit mal le projet de dîme royale du maréchal de Vauban; son aigreur à cet égard, 335, 337. Il est insensible à la mort de ce maréchal, 338. Il exile Boisguilbert, 340-341. Enlèvement par Guethem du premier écuyer Beringhen; inquiétude du Roi; amicale réception qu'il lui fait à son retour; voit Guethem, 352-358. Mécontent du premier président Harlay, il accepte sa démission, 365-367. Nomme Peletier premier président du Parlement, 383. Règlement sur le luxe à l'armée, 415. Apprend la victoire d'Almanza; sa joie, 421-422. Fait une malice à Monsieur le Prince au sujet de la prise de Lerida, 431-432. Récompense Cilly, 433. Permet à Berwick d'accepter la grandesse, 434. Grâces qu'il fait à Médavy à son retour d'Italie, 453.

Donne audience à Vaudémont revenant d'Italie, XV, 3. Le reçoit à Marly, 5. Lui donne une pension, 35-36. Refuse de le nommer chevalier de l'ordre du Saint-Esprit, 43. Distinctions qu'il lui accorde à Marly, 45. Il y reçoit Mme de Vaudémont, 46-48. Est mécontent du traitement usurpé par son mari, 52. Promet à Monsieur le Grand de ne donner à Vaudémont aucun rang spécial, 56-58. Apprend la mort de Mme de Montespan; son insensibilité, 105, 106. Défend au prince de Conti d'aller à Neuchâtel, 134. Se déclare neutre dans l'affaire de cette principauté, 137, 138. Y intervient trop tard, 143. Ne prend pas le deuil de la duchesse de Nemours, 144. Affaire de la nomination de M. de Gesvres, archevêque de Bourges, au cardinalat, 169-173.

Sa joie du premier succès de Villars, XV, 178-179. Approuve les pillages de celui-ci, 181-182. Mécontent de la conduite de Fleury, évêque de Fréjus, à l'égard du duc de Savoie, 195-196. Décide que les princes iront à l'armée de Provence, 216. Apprend la retraite du duc de Savoie, 221. Joyeux de la naissance du prince des Asturies, 229. Affaire de la communion du Roi; service ôté aux ducs, 236-238. Colère sur Mme de Torcy, 241-250. Fait souper Mademoiselle avec lui au grand couvert, 253. Gracie le comte de Tonnerre pour le meurtre du fils d'Amelot, 255. Passe pour la première fois par Petit-Bourg

en allant à Fontainebleau ; traits de courtisan de d'Antin, 257-262. Il lui donne le gouvernement d'Orléanais, 262-263. Exile la comtesse de Soissons à Lyon, 276. Revient de Fontainebleau par Petit-Bourg, 277. Réconcilie Catinat et Chamillart, 283-286. Accorde un tabouret de grâce à la princesse de Talmond, 318. S'entremet entre le duc de Rohan et son fils, 341-346. Audience au duc d'Orléans à son retour d'Espagne, 348.

1708. Grâces faites à diverses personnes, XV, 348-349. Fête des rois et bals à la cour, 349-350. Consent à ce que le maréchal de Villeroy cède à son fils sa charge de capitaine des gardes du corps, 351. Approuve l'échange du Dauphiné et du Lyonnais entre Torcy et Chamillart, 352. Ne consent qu'à regret au mariage de Cany avec Mlle de Mortemart, 369-370. Chamillart lui propose Desmaretz comme contrôleur général ; il y consent, 371-379. Donne à Armenonville la capitainerie de la Muette et du bois du Boulogne, 382-383. Lui préfère Voysin comme conseiller d'État, 384. Distribue la dépouille de Montbron, 397. S'oppose à ce que le duc d'Orléans prenne l'abbé Dubois comme secrétaire de ses commandements, 399.

Peu partisan d'une expédition en Écosse ; y consent cependant, XV, 405-409. Conférence avec Vendôme pour la campagne, 410-412. Nomme Gacé maréchal de France, 419. Entrevue avec le roi d'Angleterre après l'entreprise manquée, 431-433. Engage le Chancelier à accepter le legs de Thévenin, 442. Juge le procès du cardinal de Bouillon contre les moines de Cluny, 451. Accident de la duchesse de Bourgogne ; mot étrange du Roi, 469-473.

Apprend de Chamillart le contretemps de l'entreprise d'Écosse, XVI, 3. Gratification extraordinaire à l'électeur de Bavière, 4. Intrigues dans la cour pour après sa mort, 11 et suiv. Déclare les généraux pour la campagne, 5, 21. Envoie en Flandre les ducs de Bourgogne et de Berry, 21. Travaille avec Vendôme, 22. Place le maréchal de Matignon sous le commandement de celui-ci, 23, 30. Consulte Bergeyck et l'envoie conférer avec Vendôme, 31-33. Cajole Samuel Bernard et lui montre Marly, 34-37. Perd Mansart ; faveur de celui-ci ; a des doutes sur sa probité, 37-49. Supprime la surintendance des bâtiments, et crée un directeur général ; il y nomme d'Antin, 49-56. Questionne Monseigneur sur la probité de celui-ci, 54. Refuse de donner une pension aux filles de la comtesse de Gramont, 76. Va dîner extraordinairement à Meudon, 79.

Commence à être attaqué sur Chamillart par la cabale de Monseigneur, XVI, 79-80. Rassure son ministre, 81-82. Faveurs à Dangeau et à sa femme à l'occasion du mariage de leur fils, 88-89. Affaire de l'enlèvement de

Mlle de Roquelaure, 100-103, 106-107, 109-110. Accorde au duc de Rohan la substitution de tous ses biens de Bretagne, 113-114. Fait partir le duc de Bourgogne un vendredi, 128. Villars lui affirme le bon état des troupes d'Allemagne, 133. Nomme le duc d'Enghien chevalier de l'Ordre, 137. Voyage à Fontainebleau par Petit-Bourg, 138. Apprend la mort du duc de Mantoue et en prend le deuil, 157-158. Apprend la prise du château d'Arcès, 167 ; celles de Gand et de Bruges, 175-176.

Affaire d'Audenarde ; lettres qu'il reçoit du duc de Bourgogne et de Vendôme, XVI, 196-198. Donne une audience à Biron à ce sujet, 198-199. Ignore d'abord la cabale contre le duc de Bourgogne, 205. La duchesse de Bourgogne la lui fait dévoiler par Mme de Maintenon ; il impose le silence à la cabale, 241-244. Le duc de Bouillon lui porte une fausse lettre du comte d'Évreux, 245. Suite de l'affaire de la cabale, 246 et suiv. Conférences avec Catinat, 253. Intrigues de la cabale auprès de lui, 255 et suiv. Affaire de la ligue d'Italie, 270-274, 276-277. Approuve la conduite du duc de Bourgogne, 281.

Permet à Boufflers de s'enfermer dans Lille et pardonne à Surville, XVI, 283. Apprend l'investissement de Lille, 288. Revient de Fontainebleau par Petit-Bourg, 291. Presse Vendôme de secourir Lille, 291-292. Force le maréchal de Ber-

wick à prendre l'ordre de Vendôme, 293, 295. Son inquiétude des nouvelles, 298. Demande des prières publiques, 300. Apprend le pari imprudent de Saint-Simon, 305. Mécontent de l'indécision de Vendôme, 309-312. Envoie Chamillart à l'armée, 315-317. Rapport de celui-ci, 319-320, 323-324. Inquiétudes du Roi, 324-327. Mécontent du duc de Bourgogne ; il est entraîné par la cabale, 336-337. Deuil d'un fils du duc du Maine, 339-340. Donne asile à Compiègne à l'électeur de Bavière, 351. Faiblesse pour Vendôme, 363. Capitulation de Lille ; Boufflers rend compte de la défense, 364-366. Chapitre de réception à l'Ordre du duc d'Enghien, 375. Pensions données aux fils du comte de Marsan, 400. Affaire de la promotion des cardinaux, 410-413. Nomme Desmaretz ministre d'État, 435. Présent qu'il lui fait quand il marie sa fille, 436-437.

Renvoie Chamillart en Flandre, XVI, 445. Entend le récit de son voyage, 449, 451. Envoie Berwick sur le Rhin, 452. Fanfaronnades de Vendôme, 453-455. Mme de Maintenon lui fait cacher un combat malheureux, 461-463. Donne l'ordre à Boufflers de rendre la citadelle de Lille, 465, 478. Réception qu'il fait au duc de Bourgogne, 470, 473 ; et au duc de Berry, 474. Visite du chevalier de Saint-Georges, 475. Longue audience au duc de Bourgogne, 475-476. Réception froide à Vendôme,

481-483. Réception triomphante à Boufflers; grâces qu'il lui fait, 483-487. Projet de reprendre Lille; renvoie Boufflers en Flandre, 491-494. Audience à Berwick, 494. Dernière soirée de l'année, singulière, 495-496.

1709. Apprend la capitulation de Gand et exile le comte de la Motte, XVII, 3. Casse et fait dégrader Langeron pour avoir rendu le Port-Mahon, 7. Il renonce à la reprise de Lille, 26. Donne des pensions à la duchesse de Ventadour et à Mme de Mailly, 30-31. Mort du P. de la Chaise, son confesseur, 40 et suiv. Choix du P. le Tellier pour le remplacer, 55 et suiv. Celui-ci lui est présenté, 61. Il ne prend pas le deuil de l'abbesse de Maubuisson, 97. Consent à ce que le prince de Conti aille commander l'armée de Flandres, 134-135. Il est soulagé par la mort de ce prince, 139. Prend son deuil et donne des pensions à sa famille, 140-141. Compliment de deuil qu'il fait faire à Monsieur le Prince, 141. Obsèques du prince de Conti, 142-143.

Consent à admettre Harcourt dans le Conseil, puis y renonce, XVII, 158 et suiv. Deuil d'un fils de l'électeur de Bavière, 167. Désigne les généraux pour la campagne et renonce à envoyer les princes aux armées, 173. Disgracie le comte d'Évreux, 173-174. Autorise le comte de Roucy à suivre Monseigneur, 174. Don pécuniaire au maréchal d'Harcourt, 175.

Envoie Rouillé négocier en Hollande, 176. Consent aux négociations secrètes de Chamillart, 180. Connaît celles d'Helvétius, 184. Intervient dans une discussion entre Chamillart et Desmaretz, 188-190. Fait acheter des blés pour parer à la disette, 197. Écoute volontiers ce que lui dit Mareschal pour les manèges sur les blés, et défend aux Parlements de s'en mêler, 199-202. Détresse financière, 212. Donne une audience à Tessé revenant de Rome, 217. Son indisposition au moment de Pâques, 226-227. Donne l'évêché de Marseille à Belsunce, 227.

Mort et deuil de Monsieur le Prince, XVII, 258-260, 262-267. Fait faire un service à Notre-Dame, 269. Décide que Monsieur le Duc conservera son nom, 278, 286. Est éclairci par Puységur sur la conduite de Vendôme pendant la campagne de 1708, 314-316. Il fait défendre à Vendôme de se présenter à Marly et à Meudon, 319-325. Refuse de lui permettre de passer en Espagne, 328. Pleure dans le conseil des ministres au spectacle de l'affreuse situation du royaume, XXVII, 44; XXVIII, 99. Envoie secrètement Torcy à la Haye pour négocier avec les Hollandais, XXVII, 44. Va à Marly pendant l'absence de Torcy, XVII, 346-347. Prend le deuil du prince de Carignan, 371. Accorde au prince de Tarente la charge de premier gentilhomme

de la chambre qu'avait son père,
375. Travaille avec Villars, 384.
Commencement des menées qui
visent à la chute de Chamillart,
387 et suiv.

Conseil de guerre orageux
tenu devant le Roi, XVII, 391-
394. Le duc de la Rochefoucauld
lui apporte un billet insolent,
395. Placards séditieux affichés,
396. Audiences à Harcourt et à
Tessé, qui attaquent Chamillart
auprès du Roi, 397-398. Il permet à Surville de venir le saluer,
398. Retour de Torcy de Hollande, 399. Conditions honteuses
offertes par les alliés, XXVIII,
98. Le Roi nomme Bezons maréchal de France, XVII, 400.
Renonce à envoyer les princes
aux armées, 400-401. Envoie
une circulaire aux gouverneurs
des provinces pour faire connaître les exigences des ennemis, 402. Consent à ce qu'on
porte les vaisselles d'argent à la
Monnaie, 403 et suiv. Il y envoie la sienne, 412. Autorise le
cardinal de Bouillon à s'appro-
cher de Paris à trente lieues,
414-415. Fait offrir des faveurs
à Mlle Choin qui les refuse,
422-423. Harcourt, Boufflers,
etc. se réunissent pour décrier
Chamillart auprès de lui, 425-
426. Cabale contre celui-ci, 429
et suiv. Le Roi se décide à renvoyer Chamillart, le fait prévenir
par le duc de Beauvillier; grâces
qu'il lui fait, 438-442, 445-447.
Désigne Voysin pour remplacer
Chamillart, 459-461. Conserve
à la Feuillade son logement,
462. Bonne réception à Cany,

464. Fait Voysin ministre, 466.
Le réprimande durement, 467-
468. Charge Boufflers de diriger
Voysin, 468-469. Travaille avec
Bergeyck, 470.

Affaire du rappel des troupes
d'Espagne, XVIII, 25-30. Mécontent du duc d'Orléans pour
l'affaire de Flotte et Regnault en
Espagne, 47, 52-56. Renonce à
renvoyer le duc en ce pays, 56-
57. Est averti de l'arrestation
de Flotte, 62. Donne audience
au duc d'Orléans, 66-67. Son
mécontentement; pense à lui
faire faire son procès, 69-77.
Assoupit l'affaire, 80. Reçoit
Amelot revenant d'Espagne,
101. Lui donne une charge de
président à mortier pour son
fils, 104. Complimente le duc
d'Albe sur la mort de son fils,
110. Refuse d'accorder aucune
distinction à la duchesse de
Mantoue, 120. Audiences qu'il
lui donne, 120-123. Réprime
ses tentatives de préséance,
125-126. Insolences du peuple
à l'égard du Roi pendant la
disette, 129-130.

Émeute à Paris; donne au
maréchal de Boufflers tout pouvoir pour l'apaiser, XVIII, 133-
135. Ne permet pas à Bezons
d'accepter la Toison d'or, 138.
Apprend la reddition de Tournay; audience à Ravignan, 143-
144. Reçoit bien Surville, 147.
Conditions de la paix proposées
par Chamillart, 148-149. Félicite l'évêque de Tournay pour
sa bonne conduite, 150. Consent à ce que Boufflers aille
seconder Villars comme volon-

taire, 153-155. Conspiration en Franche-Comté, 163. Apprend la victoire de Du Bourg, 166. Reçoit la cassette de Mercy et y découvre toute la conspiration, 168, 170, 172-173. Récompense Du Bourg et ses officiers, 168-169. Apprend la disposition des armées en Flandre, 174. Son opinion sur la bataille de Malplaquet, 194. Lettres que Boufflers lui écrit sur cette bataille, 200-202. Fait Villars duc et pair, 202-203. Donne la même dignité à Harcourt, 203. Fait Artagnan maréchal de France, 204. Envoie Mareschal pour soigner la blessure de Villars, 212. Dispose des charges vacantes à l'armée sans attendre le rapport de Boufflers, 213-214. Reçoit froidement celui-ci, 217-218. Prête à Villars l'appartement de la princesse de Conti, 219.

Reçoit incognito l'électeur de Bavière, XVIII, 221-222. Le présente aux dames à Marly, 223-224. Lui donne audience dans son cabinet, 226. Ordonne au cardinal de Noailles de faire signer la bulle *Vineam Domini*, 274. Affaire de Port-Royal des Champs ; il ordonne la destruction de l'abbaye, 276, 277, 283-286. Visite qu'il fait à Villars malade, 303-304.

1710. Rupture du duc d'Orléans avec Mme d'Argenton, XVIII, 315-370. Sa joie de cette rupture, 398. Détourne Bezons d'accepter la charge de gouverneur du duc de Chartres, 412-414. Il intervient dans le procès de la succession de Monsieur le Prince, 418. Supprime les étrennes pour sa famille, 431. Défend à Villars d'insérer rien de blessant pour Boufflers dans ses lettres de pairie, XIX, 5. Défend à Harcourt de se faire recevoir au Parlement avant Villars, 7. Reçoit l'abbé de Polignac à son retour de Gertruydenberg, 11. Le désigne avec le maréchal d'Huxelles comme plénipotentiaire pour la paix, 16-17. Choisit le cardinal Ottoboni comme protecteur de France à Rome, 20. Rupture avec Venise à cette occasion, 21-23. Il est trompé par les Chavigny, 25-26.

Assiste à la naissance de Louis xv, XIX, 29. Consent à ce que le duc de Beauvillier cède à son gendre sa charge de premier gentilhomme de la chambre, 35. Apprend la mort de Monsieur le Duc et donne au duc d'Enghien les charges de son père, 54-55. Met Xaintrailles auprès du jeune prince, 57. Règlement pour le rang des princesses du sang entre elles, 67-78. Brevet de conservation de rang à la duchesse du Maine, 78. Première ouverture pour le mariage du duc de Berry avec Mademoiselle, 79. Règle les obsèques de Monsieur le Duc, 83-84. Met le jeune duc de Bourbon sous la tutelle de d'Antin, 84. Réforme sa maison, 85. Donne une pension à Madame la Duchesse, 87. Donne aux enfants du duc du Maine le même rang qu'à leur père, 94-98. Il demande au Dauphin et au duc de Bourgogne d'y consentir, 94-

95. S'en repent et veut le révoquer, 101-103. Il donne aux enfants du duc du Maine la survivance de ses charges, 104-105. Consent au mariage du duc de Vendôme avec Mlle d'Enghien, 111-114. Il commence par refuser à l'évêque de Metz de succéder au duché de Coislin, puis y consent, 120-128.

Voyage à Marly au printemps de 1710, XIX, 138. Ne veut pas marier le duc de Berry à une princesse étrangère, 194-195. Bien disposé pour son mariage avec Mademoiselle, 211-212. Réduit les tables de Marly, 214-216. Autorise Madame la Duchesse à y amener ses filles, 218. Offre la même chose à la duchesse d'Orléans, 219. Le duc d'Orléans lui écrit au sujet du mariage de Mademoiselle, 221-237. Le Roi s'y décide : contretemps de la duchesse d'Orléans, 262-264. Il retourne à Marly, 265. Il fait consentir Monseigneur au mariage, 274-276. Il en parle au duc de Berry, 277. Déclaration du mariage ; il fait la demande à Madame, 278-281. Présente Mademoiselle à la famille royale, 299. Il agite la question d'une dame d'honneur pour la duchesse de Berry ; se résout à Mme de Saint-Simon, 300-303. Se fâche à la pensée qu'elle peut refuser, 309-310. S'inquiète de savoir si elle n'est pas janséniste, 319-320. Charge le maréchal de Boufflers de décider Saint-Simon, 325. Fait choix d'une dame d'atour, 326-327. Parle à Saint-Simon au sujet de la place de dame d'honneur, 328-329. Il déclare ce choix, 329. Agréments qu'il attribue à cette charge, 337-338. Décide que les princesses d'Orléans porteront la queue de leur sœur à la cérémonie du mariage, 348-350. Assiste au mariage, 351. Fait bénir la nouvelle chapelle de Versailles par le cardinal de Noailles, 384-385. Il est peu touché de la mort de Mlle de la Vallière, 391. Apprend la capitulation de Douay ; récompenses à Albergotti, 400-401 ; et à Du Puy-Vauban, 403.

Lettre insolente que lui adresse le cardinal de Bouillon, XX, 14 et suiv. Donne l'ordre au Parlement de lui faire son procès pour félonie, et saisit son temporel, 33-34. Lettre qu'il écrit à ce sujet au cardinal de la Trémoïlle à Rome, 34 et suiv. Remet aux évêques les collations de bénéfices du cardinal de Bouillon, 44. Fait enlever de partout tout titre ou monument de princerie de celui-ci, 45-48. Donne une audience au duc de Bouillon, 51. Celui-ci refuse de se reconnaître comme son sujet, 52-54. Il défend de porter le deuil du prince d'Auvergne, 68. Cherche à enlever la coadjutorerie de Cluny à l'abbé d'Auvergne, 70. Nomme M. de Mailly à l'archevêché de Reims, 79. Donne l'archevêché d'Arles à l'abbé de Janson malgré son oncle le cardinal, 79 ; XXIII, 372. Accorde le gouvernement de Vincennes au marquis du Châtelet, XX, 96-

97. Songe à rappeler Mme des Ursins d'Espagne, 102.

Le roi d'Espagne lui demande Vendôme; il finit par y consentir, XX, 104, 108-109. Audience à Vendôme, 111. Les grands d'Espagne lui écrivent pour l'assurer de leur fidélité à Philippe v, 120. Nombreuses audiences au duc de Noailles sur les affaires d'Espagne, 126. Apprend la victoire de Villaviciosa, 146-147. Prend le deuil de la duchesse de Modène, 153. Détresse financière; création du dixième, 159-163, 168-170, 173 et suiv. Rappelle d'exil l'abbé de Vaubrun, 195. Taxe les traitants et fait refondre la monnaie, 201-203. Se résout à donner un apanage et une maison au duc et à la duchesse de Berry, 207 et suiv. Donne à la duchesse de Bourgogne l'entier gouvernement de sa maison, 222. Mécontent de ce que Fervacques quitte l'armée, il taxe son régiment, 224-225. Prend le deuil de la duchesse de Mantoue, 228. Exige qu'il y ait des divertissements pendant l'hiver, 234.

1711. Reçoit des chevaliers de l'Ordre le 1er janvier, XX, 235-236. Pension à Goesbriand, 238. Pension à la fille de Voysin qui épouse le comte de Châtillon, 239. Reçoit l'électeur de Cologne, 241, 243-244. Nomme Nangis colonel de son régiment, 246. Laisse la pension de Feuquière à sa famille, 248. Permet à d'Antin d'entamer son procès pour le duché d'Épernon, 262-264. Intérêt qu'il prend à cette affaire, 276-278. Il fait déclarer au Parlement son impartialité, 286-287. Mécontent de la grandesse du duc de Noailles, 297-298. Audience qu'il donne à Bergeyck, 302. Le petit duc de Fronsac lui est présenté, 304. Décision du procès de la succession de Monsieur le Prince, 316, 318-321. Accorde au second fils du maréchal de Boufflers les survivances qu'avait l'aîné, 329. Affaire du cardinal de Noailles et des évêques de Luçon et de la Rochelle; il est excité contre le cardinal par le P. le Tellier, 343-347. Compliments de deuil aux parents de la duchesse d'Aumont, 360-361.

Maladie et mort de Monseigneur; son chagrin, XXI, 5-23. Il s'installe à Meudon, 6, 9. Ne veut pas que la duchesse de Bourgogne y vienne, 7. Y tient le Conseil et y travaille avec ses ministres, 9. Défend aux courtisans qui n'ont point eu la petite vérole de venir à Meudon, 11. Assiste aux derniers moments de Monseigneur, 18-22. Se retire à Marly, 22-23. Rencontre la duchesse de Bourgogne entre les deux écuries, 30. Arrivée à Marly; confusion de ce château, 44-45. Son chagrin modéré; il règle les affaires du prince et ses obsèques, 90-93. Donne une pension à Mlle Choin, 93. Donne le titre de Dauphin au duc de Bourgogne, 90. Règle le deuil de Monseigneur, 97-98. Réprimande la duchesse de Berry, 105. Augmente la pension du nouveau

dauphin, 114. Autorise les courtisans à revenir à Marly, 115. Permet aux Beauvau de draper comme parents, 119. Réception des visites de deuil, 120-127. Reçoit les ministres étrangers et les compagnies, 128-129. Accorde au duc d'Harcourt une substitution pour son duché, 158-159.

Affaire de l'édit de réglement des duchés-pairies, XXI, 162-163. Harcourt lui parle de sa prétention sur le duché d'Épernon, 173-175. Travail du chancelier avec le Roi sur l'édit, 185-192, 241, 244, 245. Promulgation de l'édit, 249-250. Va voir le duc du Maine malade, 264. Fait refaire l'escalier de Marly, 265. Autorise Mlle de Lillebonne à devenir abbesse de Remiremont, 271. Son retour complet à l'égard du duc de Bourgogne, 310-311. Il ordonne aux ministres de travailler avec lui, 315-320. Ne revient de Marly qu'après la fête-Dieu, 324. Y reçoit l'électeur de Bavière, 326-327. Audience donnée à Bergeyck, 335. Ne prend pas le deuil de l'empereur Joseph, 336. Reçoit la délégation du clergé; réponse qu'il lui fait, 340-342. Service funèbre de Monseigneur, 344-346.

Règlement de la succession de Monseigneur, XXII, 32-37. Il renvoie au Dauphin l'affaire du cardinal de Noailles et des deux évêques, 64-66. Voyage à Fontainebleau par Petit-Bourg, 68-69. Il exige que la duchesse de Berry y vienne, quoique grosse, 69-72. Il envoie sa musique à la messe de la Dauphine, 73. Donne une pension au duc de Villeroy, 87. Est soulagé par la mort de Boufflers, 101. Donne une pension à sa veuve, 102. Nomme Charost capitaine des gardes du corps, 102-103. Reçoit des nouvelles de l'armée de Flandre, 125. Est instruit des événements par Contades, 127-128. Retour de Fontainebleau, 144. Audience au cardinal de Noailles sur ses affaires avec les jésuites, 145-147. Fait régler ses difficultés avec les évêques, 147. Reçoit le duc de Noailles revenant d'Espagne, 148, 189.

Fait confisquer les biens du prince de Carignan, XXII, 149. Crée le vidame d'Amiens duc et pair de Chaulnes, 154. Audience à Mesnager; l'envoie comme plénipotentiaire à Utrecht, 158. Voyage à Marly; maladie du comte de Toulouse, 160. Nomme l'abbé de Pomponne conseiller d'État d'église, 166-167. Permet au Grand Prieur de se retirer à Lyon, 168. Intervient à Rome dans l'affaire de Molinès, 172. Le duc d'Uceda lui renvoie l'ordre du Saint-Esprit, 174. Refuse d'autoriser le gendre d'Amelot à recevoir la grandesse, 181. Reçoit des lettres des évêques contre le cardinal de Noailles, et est trompé à ce sujet par le P. le Tellier, 211-215.

1712. Nomme M. de Mesmes premier président du Parlement,

XXII, 218-219. Donne audience aux plénipotentiaires d'Espagne, 234. Enlève à Mme de Mailly la direction de la garderobe de la Dauphine, 236. Forte réprimande à la duchesse de Berry, 238-239. Commence à dîner régulièrement chez Mme de Maintenon, 240-241. Séjour à Marly, 242, 269. Oblige la Dauphine malade à y venir, 270. Revient à Versailles, 271. Maladie et mort de la Dauphine, 272-274, 275, 277-278. Sa douleur extrême, 279, 296. Il se retire à Marly, 296. Entrevue avec le Dauphin, 298-299. Lui recommande de se soigner, 300. Dernière maladie et mort du Dauphin, 301, 302. Apprend que la Dauphine a changé de confesseur, 338.

Obsèques du Dauphin et de la Dauphine, XXII, 341, 343-346, 353-355. Donne le titre de Dauphin au duc de Bretagne, 344. Revient à Versailles; visites de deuil, 347-349. Fait baptiser les deux petits princes, 350. Fait brûler les papiers du duc de Bourgogne, 357-361. Croit à l'empoisonnement du Dauphin et de la Dauphine, 362-363, 367-370. Le maréchal de Villeroy rentre en grâce auprès de lui, 364-367. On lui persuade la culpabilité du duc d'Orléans dans l'empoisonnement des princes, 371-377. Refuse de faire arrêter celui-ci ni son confident Homberg, 391-401.

Grâces données au fils et au gendre de Desmaretz, XXIII,

2-3; au duc de Guiche et à Tallard, 3. Distribution d'appartements aux princes, 3. Voyage à Marly; il rétablit le jeu dans le salon malgré le deuil, 29. Nomme le P. de la Rue confesseur du duc de Berry, 46. Audience donnée au prince de Chalais, 61-62. Prend le deuil du duc de Vendôme, 86. Va à Fontainebleau par Petit-Bourg; donne la calotte au cardinal de Rohan, 95. Autorise Montesquiou à livrer le combat qui aboutit à la victoire de Denain, 96-97. Apprend cette victoire, 100. Ordonne d'assiéger Douay et en apprend la prise, 103-104. Donne une lieutenance aux gardes au fils du marquis de Saint-Simon, 115.

Affaire des Renonciations; il est peu disposé à y consentir, XXIII, 122 et suiv. Fait le duc d'Aumont chevalier de l'Ordre, 159. Audience à l'électeur de Bavière, 161. Retour à Versailles; audience de congé de la duchesse d'Albe, 162. Séjour à Rambouillet chez le comte de Toulouse, 171. Apprend la reprise du Quesnoy, 173. Grâces à divers seigneurs, 175-176. Augmente la pension du duc de Berry, 177. Envoie le duc de Berwick en Roussillon, 217. Il revoit Chamillart, 217-218. Mme de Maintenon lui donne des musiques et des comédies chez elle, 225, 265. Accorde au duc de la Rocheguyon l'autorisation de céder son duché à un cadet, 232-235. Faveurs extrêmes aux La Rochefoucauld pour l'arran-

gement de leurs affaires de famille, 236-237.

1713. Ragotzi en France ; il le reçoit à Versailles et à Marly et lui donne une pension, XXIII, 240-244, 259, 261. En accorde une de trente mille livres à Mlle d'Armagnac, 262-263 ; et une autre à Mlle de Chausserais, 263. Apprend la levée du siège de Girone, 264. Don à Maillebois à l'occasion de son mariage, 266. Fait réserver in petto la nomination de l'abbé de Polignac au cardinalat, 269. Consent à sa déclaration et lui donne la calotte rouge, 270. Règle la place des cardinaux à la chapelle royale, 271-272. Fait adoucir les preuves de noblesse au chapitre de Strasbourg, 272-273. Audience au duc et à la duchesse de Shrewsbury, 283. Indemnités qu'il donne pour l'incendie de l'hôtel Powis à Londres, 290. Affaire de l'Histoire des Jésuites du P. Jouvancy, 292-294. Audiences aux électeurs de Cologne et de Bavière, 296-297. Règlement sur les droits respectifs des gouverneurs de Guyenne et de Blaye, 297 et suiv.

Consent aux fiançailles dans son cabinet du duc de Tallard et de la princesse de Rohan, XXIII, 315-316. Fait signer la fiancée avant le fiancé, 320-321. Fait convier les pairs pour la séance des Renonciations au Parlement, 324-325. Sa répugnance pour cette solennité, 333. Autorise Orry à retourner en Espagne, 348-349.

Mécontent de ce que la souveraineté de Mme des Ursins arrête la paix, 349. Oblige le roi d'Espagne à se désister de cette prétention, XXII, 140. Apprend la signature du traité d'Utrecht, XXIII, 351. Donne le bailliage d'Haguenau à M. de Châtillon, 353-354. Pensions à Madame, à Charost et à Mme de Monasterol, 355. Nomme évêque de Beauvais l'abbé de Saint-Aignan malgré le duc de Beauvillier, 373-374. Naissance et mort du duc d'Alençon, 376-377. Audiences aux électeurs de Cologne et de Bavière, 378-380.

Commencement de l'affaiblissement de sa santé, XXIII, 381. Envoie Villars à l'armée du Rhin, et lui donne cent mille livres, 382. Nominations d'ambassadeurs, 383-384. A l'instigation du P. le Tellier, demande au Pape la bulle Unigenitus, 392-393. Il désire qu'elle soit concertée avec le cardinal de la Trémoïlle, 396. Entraîné par le P. le Tellier contre le cardinal de Noailles, 403-405. Donne au cardinal de Rohan la charge de maître de la chapelle ; faveur pour son serment, 407-408. Il lui donne le bonnet de cardinal, 409.

Parle de l'Histoire de France du P. Daniel, XXIV, 4. Lui donne une pension, 5. Audiences au cardinal Gualterio, 7-9. Fait régler par des commissaires la querelle du comte d'Estrées et du duc d'Harcourt, 20 et suiv. Mécontent des projets de mariage faits sans son aveu dans

[Louis XIV *suite* — 1713-1714]

sa famille ; il impose le double
mariage Condé et Conti, 31-40.
Cérémonie des deux mariages,
40-42. Faveurs qu'il accorde au
prince de Monaco pour le mariage de sa fille d'abord avec le
comte de Roucy, puis avec Matignon, 43-45 ; XXVI, 188-193.
Nomme Beauvau archevêque de
Toulouse, XXIV, 62. Entend
l'Idylle de la Paix chez Mme de
Maintenon, 63. Audience de
congé et présent au duc de
Shrewsbury, 64.

Apprend la prise de Landau,
XXIV, 66. Audiences à l'électeur de Bavière, 68-70. Voyage à
Fontainebleau par Petit-Bourg,
68. Grâces à Saint-Hérem et à
Blouin, 98. Reçoit le comte de
la Motte, 99. Le Nonce lui présente la constitution Unigenitus ; opposition du Parlement,
105-106. Revient de Fontainebleau, 111. Nomme le marquis
de Prye ambassadeur à Turin,
121. Grâces au maréchal d'Huxelles, Torcy, Pontchartrain et
le duc de la Rochefoucauld,
123. Apprend la prise de Fribourg, 128-129. Fait une réforme des troupes, 131. Prend
le deuil du prince de Toscane,
132. Rend visite au prince de
Courtenay sur la mort de sa
femme, 139. Donne audience
au duc d'Aumont revenant
d'Angleterre, 145. Audiences à
Jennings et à l'électeur de Bavière, 148.

1714. Ne donne pas d'étrennes
aux princesses, XXIV, 149. Fait
entrer le duc de Berry au conseil
des dépêches, 149, 177. S'attribue la nomination de l'évêché
de Bethléem, 151-152. Autorise
la duchesse de Berry à manger
au grand couvert en robe de
chambre, 154. Mécontent du
duc de la Rocheguyon, est satisfait qu'il cède au comte de
Toulouse la charge de grand
veneur, 170-171. Grâce étrange
au premier président, 174. Audiences aux ambassadeurs de
Hollande, 175. Envoie Helvétius en Espagne pour soigner la
reine, 178. Mort de celle-ci ;
regrets du Roi, 181. Contades
vient lui rendre compte des négociations de Rastadt, 182. Faveurs au prince Charles et à
Villars, 201. Nomme ses plénipotentiaires à Baden, 202.

Juge en faveur de Saint-Simon
son procès de préséance contre
le duc de la Rochefoucauld,
XXIV, 204-208. Envoie Berwick en Espagne, 210-211. Mécontent de la princesse des Ursins, 213, 220. Autorise le marquis de Brancas à revenir d'Espagne, 223. Audience qu'il lui
donne, 224. Reçoit le cardinal
del Giudice, 224-226. Donne à
Chamillart un logement à Versailles, 235. Donne au marquis
de Clefmont le gouvernement
de Vincennes à l'occasion
de son mariage avec Mlle de
Richelieu, 243. Assiste au Te
Deum chanté pour la paix,
244. Admet le cardinal del
Giudice à Marly, 244, 245-
246, 284. Réforme des troupes,
247. Maladie et mort du duc de
Berry ; douleur du Roi, 247 et
suiv. Deuil et obsèques de ce

[Louis XIV *suite* — 1714]

prince, 239-261, 264. Le Roi va visiter la duchesse, 261, 265. Soupçons qu'on lui donne sur le duc d'Orléans, 262-263. Audiences au cardinal del Giudice et à l'électeur de Bavière, 266. Pension à Mme de la Taste, 267. Règle la succession du duc de Berry, 272. Pension à Ragotzi et survivances données au frère et au gendre du duc de Beauvillier, 274. Envoie à Lyon le maréchal de Villeroy pour apaiser une sédition, 279.

Le Roi n'est pas informé du projet de mariage du roi d'Espagne, XXIV, 281-282. Mot énigmatique à Torcy sur Mme des Ursins, 281; XXVI, 113. Fait marcher des troupes au siège de Barcelone, XXIV, 282-283. Audiences à Giudice et à Chalais, 284. Mort d'une fille de la duchesse de Berry, 285. Chalais lui donne part du mariage du roi d'Espagne, 303-304. Audiences à Bergeyck, 304-305. Cherche à dissuader le chancelier de Pontchartrain de se retirer, 306-308. Grâces et pension qu'il lui donne, 309. Nomme Voysin chancelier en conservant sa charge de secrétaire d'État, 313. L'électeur de Bavière à Marly, 317. Pension à Mme de Saint-Géran, 318. Assigne Blois comme résidence à la reine de Pologne, 323.

Édit appelant ses bâtards à succéder à la couronne, XXIV, 334 et suiv. Grand présent à la duchesse de Berry, 372-373. Audience au comte de Peterborough, 373-374. Autorise Sour-

ches à céder à son fils sa charge de grand prévôt, 377. Mort de la reine Anne; le Roi en prend le deuil, 379-380.

Affaiblissement de sa santé, XXV, 1. Machinations qui l'amènent à faire son testament, 4-18. Il le confie au Parlement; ses paroles au premier président et à la reine d'Angleterre; lieu où est enfermé le testament, 18-24; XXVII, 150-153; XXVIII, 305-306. Ses dures paroles au duc du Maine, XXV, 17. Il pense que son testament sera cassé comme celui de son père, 19, 21; XXVII, 155. Son édit sur le testament, XXV, 25-26. Consternation générale de la cour, 26 et suiv. Nomme le maréchal de Villeroy chef du conseil des finances, 81. Va à Fontainebleau par Petit-Bourg, 86. Mécontent du cardinal del Giudice qui fait à Marly fonction de grand inquisiteur, 88. Le cardinal donne part officiellement du mariage du roi d'Espagne, 89, 90. Audience de congé du cardinal, 91. Mauvaise humeur du Roi à Fontainebleau, 97-98. Y reçoit l'électeur de Bavière, 98-99.

Traité de Baden, XXV, 99. Le nouveau roi d'Angleterre lui fait part de son avènement, 100. Audience au prince électoral de Saxe, 115; à l'envoyé de Parme, 121. Envoie un présent à la nouvelle reine d'Espagne, 123. Grandesse de Chalais, 124. Crée ducs et pairs les princes de Rohan et d'Espinoy, 124 et suiv. Revient de Fontainebleau,

130. Embarrassé de la constitution Unigenitus, pense à tenir un concile, 130-132. Envoie Amelot à Rome, 133-135. Nominations d'ambassadeurs, 145-148. Grâces données à Berwick revenant d'Espagne, 148-149. Taxe les régiments d'infanterie, 149. Grâces et pensions à divers, 149-150. Audiences au prince de Saxe, à Bergeyck et à l'électeur de Bavière, 185-186. Donne l'abbaye de Saint-Germain des Prés au cardinal de Bissy, 187. Affaire du bonnet; part qu'il y prend, XXVI, 1-15, 19, 24-27, 30-36, 38-63.

1715. Reçoit les remerciements de la reine d'Espagne, XXVI, 63-66. Donne le gouvernement de Strasbourg au maréchal d'Huxelles, 70. Lettre que lui adresse Fénelon mourant, 84. Distribution de bénéfices, 96-98. Son mécontentement contre Mme des Ursins; on peut penser qu'il consentit à son renvoi, 100-102, 110-115. Réception de l'ambassadeur de Perse; splendeur déployée par le Roi, 126-135. Envoie un secours militaire au grand maître de Malte, 135-136. Audience de départ de l'électeur de Bavière, 139. Ne parle même pas de la mort du cardinal de Bouillon, 151. Ménage la réconciliation du roi d'Espagne et du duc d'Orléans, 170-171.

Manière dont il traite Mme des Ursins venue à Paris, XXVI, 180-182. Grâces qu'il lui accorde, 183. Chasse avec le prince de Saxe, 184-185. Réception de Bolingbroke, 185. Donne à Voysin le revenant-bon des troupes, 193, 249. Donne au jeune le Camus la charge de premier président de la cour des aides, 193-194. Regarde une éclipse de soleil, 200. Fait quitter le grand deuil à la duchesse de Berry, 200-201. Lui donne des dames pour l'accompagner, 201. Dernier voyage à Marly, 207-208. Déclin de sa santé, 208, 215. Paris ouverts en Angleterre sur sa mort, 215-217. Édit qualifiant les bâtards de prince du sang, 218-219. Audience de congé du prince de Saxe, 219-220. Donne la barrette au cardinal de Bissy, 231. Rend un arrêt favorable aux Jésuites pour le droit d'héritage de leurs religieux, 234-235. Autorise Asfeld à recevoir la Toison, 237. Réception de Cellamare ambassadeur d'Espagne, 243. Petite vengeance contre Courtenvaux, 243-245. Prédiction de Boulainvillier sur sa mort, 247. Veut aller au Parlement pour faire enregistrer la Constitution; résistance de Daguesseau procureur général, 249-251. Déclin évident de sa santé, 258, 260. La princesse des Ursins prend congé de lui, 258.

Son dépérissement continue, XXVII, 141; surtout pendant la seconde moitié du voyage de Marly, 167, 173. Dispute avec le procureur général sur la Constitution, 175-177. Derniers jours à Marly; dernière visite à Trianon, 176. Prend médecine; se plaint de sciatique, 177-178.

Marche pour la dernière fois, 179. Audience de congé de l'ambassadeur de Perse, 179.

Détail de sa santé et des causes de sa mort, XXVII, 181-189. Mal soigné par Fagon; Mareschal voit son état, 181-182. Sa dernière maladie : journées des 14, 15, 16 et 17 août, 189-190. Audiences à l'envoyé de Wolfenbüttel et au général de l'ordre de Sainte-Croix, 190. Journée du 18 août; son état empire, 191-192. Il travaille encore les 19 et 20 août avec les ministres; ne sort plus de son appartement, 199-200. Paroles aimables à Mme de Saint-Simon, 200. 21-22 août, consultations de médecins; charge le duc du Maine de faire à sa place la revue de la gendarmerie, 200-203. Il se choisit un habit, 210. 23 août, il travaille avec le P. le Tellier et soupe debout, 210-211. Refuse de nommer aux bénéfices vacants, 253-254.

Mécanique de son appartement pendant sa dernière maladie, XXVII, 254-256. 24 août, aggravation du mal; commencement de la gangrène, 256-257. Se confesse, 257. 25 août, aubade de la Saint-Louis, 258. Écrit ses codicilles, 259. Reçoit les derniers sacrements, 260-263. Entretien avec le maréchal de Villeroy et le duc d'Orléans, 263-265; avec le duc du Maine, le comte de Toulouse et les princes du sang, 265. Voit les princesses, 266. Ses paroles aux cardinaux de Rohan et de Bissy;

son désir de voir le cardinal de Noailles, 266-271.

Ses adieux aux courtisans, XXVII, 271-272. Paroles à Villeroy, 272-273; aux princes et aux princesses du sang, 273-274. Recommandations au petit Dauphin, 274-276; XXVIII, 318-320. Nouvel entretien avec le duc du Maine et le comte de Toulouse, puis avec le duc d'Orléans, XXVII, 276. Ses dernières paroles au duc d'Orléans ne s'expliquent que parce qu'il pensait que son testament serait cassé, XXVIII, 320-322. Il ordonne de conduire le jeune roi à Vincennes, XXVII, 277. Voit la duchesse du Maine, 277. Brûle des papiers avec le Chancelier et Mme de Maintenon, 278. Envoie au grand maréchal des logis le plan de Vincennes, 279. Ordonne que son cœur soit porté aux Jésuites, 278. Désigne Saumery comme sous-gouverneur du jeune roi, XVII, 361.

Paroles qu'il adresse à Mme de Maintenon, XXVII, 279-280; XXVIII, 326. Ses exhortations à deux garçons de la chambre, XXVII, 280. Il prend le remède d'un empirique, 281-283, 289. Mieux passager, 284. Paroles à diverses personnes, 283, 288, 289. Aggravation de son état, 289. Il est abandonné par son confesseur et par Mme de Maintenon, XXVIII, 326-327. Perd connaissance, XXVII, 290-291. Prend le remède de l'abbé Aignan, 292. Ses derniers moments; prières des agonisants; sa mort, 292-293. Ouverture de

[Louis XIV *suite*]

son corps; dimension de son estomac et de ses intestins, 188, 294. Peu regretté : sentiments des princes, des courtisans, du peuple, XXVIII, 375-378. Les étrangers honorent sa mémoire; l'Empereur prend le deuil, 379-380. La scène de sa mort vue par avance dans un verre d'eau chez Mlle de Séry, XIII, 461-462.

II. Portrait, caractère, santé.

Son portrait et son caractère, XXVIII, 1 et suiv. Son corps robuste, 36. Il excelle aux exercices de corps, 152-153. Ses belles jambes, XXII, 307. Ne souffre ni du froid, ni du chaud, ni de la pluie, XXVIII, 36, 350. Aime l'air; fait toujours ouvrir les fenêtres, 269, 272, 350. N'est jamais couvert à l'intérieur, 147. Justesse de son coup d'œil, XXI, 113; XXVIII, 18. Déteste les parfums, sauf la fleur d'orange, XXVI, 288; XXVIII, 350. Déteste le tabac, XI, 57-58; XXII, 274. Ne sait pas la musique, XXVIII, 32. Détail de sa santé, XXVII, 181 et suiv. Ses jours de médecine, XXVIII, 362-364. N'a jamais ni rhume ni rhumatisme, 178. Attaques de goutte, I, 45 ; XXVII, 182. Ses sueurs nocturnes, XXVII, 182-183; XXVIII, 336. Ses qualités intellectuelles et morales, XXVIII, 25. Sa maîtrise de lui-même, II, 321 ; XVI, 324. Ne se met jamais en colère et ne dit rien de désobligeant, XXVIII, 145. Dissimulé, mais pas menteur, 141. Très secret; anecdote, V, 400-401 ; XXVIII, 141-143. Sa mémoire excellente, 137. Parle rarement et brièvement, 144. Sa parole juste; son talent de conteur, 37-38.

Son bonheur en tout genre, XXVIII, 100-104. Sa grandeur dans les revers et les malheurs domestiques de ses dernières années, 296-305. Sa piété et sa fermeté jusqu'à sa mort, 317-320.

Sa majesté et sa grâce naturelles, XVIII, 221 ; XXVIII, 6, 105, 150-151. Son air imposant, 151-152. Sa dignité constante très utile au gouvernement, XXVII, 134. Sa grâce dans tout ce qu'il fait, particulièrement en accordant des bienfaits, XIX, 299; XXVIII, 143, 150-151. Sa politesse extrême, surtout avec les femmes; degrés de ses saluts, XXVIII, 145-146. Ses révérences, 147. Son air de galanterie, 150. Son goût pour les femmes aimables, XVI, 264.

Son esprit médiocre, XXVIII, 4, 25. Son ignorance de toutes choses, XIII, 302-303 ; XX, 209; XXII, 22 ; XXVIII, 25-26. Il ignore les maisons et les généalogies; exemples, III, 26; IX, 64; XXVIII, 26-29. Son manque de goût, XVI, 43; XXVIII, 297.

Son orgueil extrême; se serait fait adorer, XXVIII, 50-52. Goût pour la magnificence, IV, 306-307. Jaloux de son autorité,

VI, 128; XXIII, 324. N'aime
et ne compte que lui-même, XV,
473. Veut être le premier mo-
bile de toutes choses en sa cour,
XVIII, 316.

Sa dureté; contrainte de toute
sa cour, XXVIII, 266-267. Son
exactitude; commodité de son
service, 147-148. Se butte à des
opinions préconçues, V, 82;
XXVI, 35; XXVIII, 137. Se
prend fort aux figures, III, 189;
XI, 49; XX, 307; XXIV, 158.
Son aversion pour les éclats
et les décisions, I, 118; XIX,
66. Son goût pour les dé-
tails, XXV, 3; XXVII, 131;
XXVIII, 38-39.

Sa bravoure; son goût pour
les sièges, XXVIII, 34-36. Se
croit un grand capitaine, XI,
158; XXVIII, 33. Goût pour
les revues, 34. Aime à parler
de ses campagnes, 37.

Hait et craint toute supériorité; redoute l'esprit et les talents, XIII, 244; XVI, 53;
XVIII, 94, 291; XXVIII, 8,
29, 88. Déteste les discoureurs,
XVIII, 151-152. Aime la confiance, mais aussi à être craint
et à intimider, VII, 159-160;
XIV, 243. Ne pardonne les
refus, XIII, 238, 242; XIX,
305. Traite bien ses valets; leur
influence, XV, 359; XXVIII,
148-149.

Son amour de la louange et
de la flatterie, XXVIII, 30-32.
Fredonne les vers d'opéra faits
à sa louange, XXIII, 121;
XXVIII, 32-33. Tient à l'assiduité des courtisans; s'inquiète
de leurs absences, et s'offense

de ce qu'on abandonne la cour,
XIII, 204, 295; XXVIII, 134-
136. Ne se plaît que dans ses
maisons, XXI, 10. N'aime pas
à faire les honneurs de sa cour,
XVIII, 221. Aime à ce que les
familles se sentent affligées de
la disgrâce d'un des leurs, XVII,
415.

Se sent soulagé à la mort de
ses ministres et de ses favoris,
VIII, 14; XVI, 48; XXII, 104;
XXIV, 176; XXVIII, 90-91.
Pleure facilement, mais son
chagrin est court, VIII, 242,
324; XXI, 90. Sa crainte
d'être empoisonné, XXV, 1-2;
XXVIII, 128. Sa haine pour
le prince d'Orange et sa cause,
III, 113; IV, 242-245, 342;
VII, 117; XIII, 37; XXVIII,
53-54, 57. Déteste Paris,
XXVIII, 127-129. Assez gaillard, IX, 3. Son faible pour
la naissance illégitime, VI, 199;
XIII, 291. Son faible pour les
étrangers, XI, 33; XXVI, 256.

N'aime pas les deuils et les
afflictions, VIII, 362; XI, 114;
XIII, 242-243; XVI, 144, 149;
XXVI, 204. Superstitieux pour
le vendredi, XVI, 128. Déteste
les chapeaux gris, V, 363.

III. GOUVERNEMENT
ET POLITIQUE.

Début de son règne personnel, XXVIII, 4-9. La mémoire
du cardinal Mazarin très puis-
sante sur lui, XIV, 390. Son
autorité sans bornes, XXVIII,
104-105. Sa science de régner,
105-106. Veut montrer qu'il

[Louis **XIV** *suite*]

gouverne par lui-même, XIV, 247; XXVIII, 264. Est gouverné en ne croyant pas l'être, XXVIII, 8-9. Craint de paraître mené par ses favoris, XX, 264, 278. Sa résolution de ne pas prendre de premier ministre et de n'admettre dans son conseil aucun cardinal ou ecclésiastique, VI, 76, 274-276; XXIV, 8; XXVIII, 3.

Préfère pour ministres les gens de robe et les gens de rien et écarte la noblesse des affaires, XXVI, 66; XXVIII, 43-44. Sa préférence pour les gens de rien lui est inspirée par Mazarin, XXVII, 7. Il craint la noblesse, XXVIII, 29. Veut de jeunes secrétaires d'État pour pouvoir. les former, XI, 158; XXVIII, 92. Son plaisir de guider ses nouveaux ministres; ses grâces avec eux, IX, 35; XV, 378. Sa faiblesse pour ses ministres; leur faveur et leur influence, XV, 224; XVII, 155; XXII, 14; XXVIII, 40. Il les tient cependant de court, XXIII, 90-91. En tout son règne, on ne vit disgracier que trois ministres : Foucquet, Pomponne et Chamillart, XVII, 415-416. Ne veut plus donner de survivances de charges, si ce n'est pour les secrétaires d'État, I, 136 ; V, 343; XIV, 247, 286; XVI, 487; XVII, 374; XXVIII, 40, 92. Se persuade que la grandeur de ses ministres est la sienne propre, XXVIII, 39-43. Autorise Louvois à refuser le Monseigneur aux ducs et à la réclamer pour lui-même, XIV, 227-228;

XXVIII, 40-41. Accorde à Turenne et aux Bouillons de conserver cette distinction, XIV, 228; XXVIII, 41. Est délivré par la mort de Louvois; anecdote, 76-77.

Travail des ministres avec lui, XXVIII, 356, 357. Anecdote à ce sujet, 263-264. Son travail avec Barbezieux, VIII, 10. Sa manière de s'écrire avec Chamillart, XIV, 315. Son travail avec le Peletier de Souzy pour les fortifications, VII, 170-171; IX, 25; X, 289; XI, 347.

Jours et heures des conseils, XXVIII, 343-344. Tient conseil pendant les sièges, I, 46. Dirige le conseil des finances, XX, 170 et suiv. Colbert lui persuade qu'il fait tout dans les finances, XVI, 50; XXV, 47. S'approprie les taxes pour les pauvres et continue l'imposition des corvées, XVII, 207, 209. Sa sage politique pour les emplois dans les provinces, XXIV, 99-100. Sa conduite avec les ambassadeurs, XXVII, 140.

Réformes pernicieuses dans l'armée que lui inspire Louvois; ordre du tableau, etc., XIII, 341 et suiv.; XXVIII, 112-126. Ses mauvais généraux grâce à Louvois, XIII, 340-341. Se croit des talents militaires, XI, 158; XXVIII, 33. Persuadé par Louvois de diriger les généraux de son cabinet, XXVIII, 93, 111-112. Fautes de la guerre de la succession d'Espagne, 93-89. Influence de Louvois auprès de lui pour les choses de la guerre, III, 113. Anecdote de la garde

[Louis XIV *suite*]

placée par Louvois, XXVIII,
72-73. Règle le commandement
des maréchaux par ancienneté,
I, 132-133.

Opposé par principe au commandement des armées par les
princes du sang, XII, 371. Ne
veut pas faire colonels les capitaines aux gardes françaises,
XIII, 210. Réduit toute la noblesse à servir, XXVIII; 106-
108. Oblige les jeunes nobles à
faire un stage dans les mousquetaires, I, 28-29; XXVIII,
107. Est mécontent quand on
quitte le service, VII, 149; X,
61; XXIV, 272; XXVIII, 109-
110. S'occupe de son régiment
comme un colonel, I, 141; XI,
317; XIII, 119; XX, 246;
XXVIII, 108.

Politique du plus grand luxe,
XXVIII, 154-156. Il transporte
la cour à la campagne, 126-128.
Veut une grosse cour; ses
moyens de la maintenir; justaucorps à brevet, 131-134. Tient
à ce qu'on fréquente la cour;
disgrâce de ceux qui s'en abs-
tiennent, 134-136. Son dépit
sur les gens qui ne le voient
point, XII, 145-146; XIII, 266-
267. Veut qu'on regarde les
charges qui approchent de sa
personne comme le souverain
bonheur, XIV, 148. Ne prend
plus que des maréchaux de
France pour capitaines des gardes du corps, 286.

N'aime pas à donner les
grandes charges de sa cour à
des jeunes gens, XVII, 375.
N'aime pas non plus à les employer dans les affaires, XIII,

234. Sa manière d'être à l'égard
des gens qu'il juge mécontents,
XVIII, 85. Remercie les courtisans après Denain pour la première fois de sa vie, XXIII,
102. Ne promet jamais des grâces par écrit; exception unique,
XXII, 111.

Difficulté de son accès et de
ses audiences, XXVIII, 45-47.
Ses audiences en marchant, 45,
342, 349-350, 337. Audiences
secrètes ou par les derrières,
341, 344. Utilité d'obtenir audience de lui, 48-49. Sa réponse
habituelle : je verrai, XXVII,
138; XXVIII, 45, 146. Il ne reçoit pas de lettres directes, 47.

Son soin d'être informé de
tout; son goût pour les rapports
de police; Argenson et Pontchartrain le tiennent au cou-
rant; ses espions, XXVIII, 136-
138. Il sait par Argenson beaucoup de choses intimes, XIV,
380. Son espionnage par Bontemps et Blouin et leurs suisses,
XIII, 153, 156. Termes, Augicourt, la Barre et Fornaro accusés d'être ses espions, XII,
150-151; XIII, 120; XIX, 127.
Viole le secret des postes,
XXVIII, 138-141. Son serment
de faire observer l'édit sur les
duels; affaire des la Frette,
XVI, 59-61. Fait grâce à un
duelliste, X, 381. Décide seul
du gain d'un procès contraire-
ment à son habitude, VII, 175-
178. Présent qu'il fait aux filles
des ministres à leur mariage,
II, 8; IX, 31; XVI, 437;
XX, 239.

Sa conduite et ses attentions

[**Louis XIV** *suite*]

à l'égard du roi Jacques ii et de la famille royale d'Angleterre, II, 133; VII, 174, 215, 328; VIII, 100; IX, 297; XXI, 127; XXIV, 176; XXVIII, 373-374. Il refuse par égard pour eux l'ordre de la Jarretière que lui offre la reine Anne, XXIV, 380.

IV. AFFAIRES RELIGIEUSES.

Sa profonde ignorance en matières religieuses, XIII, 273; XVIII, 267; XXIII, 38; XXVIII, 221-222. Anecdote de Fontpertuis, XIV, 300-302; XV, 400. Son abandon total aux Jésuites sur ces questions, XXI, 366. Le P. le Tellier lui persuade que tous les biens de ses sujets lui appartiennent, XX, 169-170. Il devient dévot, XXVIII, 224.

Affaire des Corses à Rome, V, 11 et suiv.; IX, 274. Démêlés avec Innocent xi et affaire des Franchises, XV, 169; XXIII, 375; XXVI, 95; XXVIII, 231-232. Il a le choix du nonce envoyé en France, XIII, 109.

Sa haine pour les jansénistes; il les regarde comme républicains et ennemis de sa couronne et les persécute, XVIII, 268; XXIII, 385, 403; XXVIII, 221-223. Voyez Jansénisme. Affaires de Port-Royal : voyez Port-Royal. Voyage que le Roi fait faire à Mareschal dans ce convent; son opinion sur les religieuses, XI, 106-108. Il est piqué contre ceux qui y vont ou qui s'y font enterrer; disgrâce de la comtesse de Gramont, VI, 176-177; XI, 141, 142.

Révocation de l'édit de Nantes, XXVIII, 224-231. Il est persuadé qu'il rachète ses péchés en persécutant les huguenots et les jansénistes, XVIII, 268; XXVIII, 225.

Affaires du Quiétisme et de la Constitution Unigenitus: voyez ces mots.

Distribution des bénéfices ecclésiastiques : elle a lieu les' jours de communion du Roi, XX, 75; XXVI, 96; XXVIII, 369. Il se repent des bénéfices donnés à des indignes, VIII, 72. Ses scrupules sur la vénalité des charges de ses aumôniers, XX, 219.

Il reçoit le serment de fidélité des évêques promus, IX, 27. Il tient à leur résidence dans leur diocèse, XXIII, 281. Il se refuse à trancher la contestation entre le chancelier et les évêques à propos de leurs ouvrages doctrinaux, X, 395-396. Il s'attribue la nomination de l'évêché de Bethléem, XXIV, 151-152.

Il consent à la remise en règle de l'abbaye de la Trappe, II, 361-362. Affaire du prieuré de Poissy, XIV, 288-293. Énorme avis que lui donne le P. de la Chaise à propos du choix d'un confesseur, XVII, 52-53. Était-il affilié à la Compagnie de Jésus, XXVIII, 322-325, 329. S'efforce de convertir le comte de Nassau-Saarbrück, XXIII, 279.

V. QUESTIONS D'ÉTIQUETTE,
DE CÉRÉMONIAL ET DE DIGNITÉS.

Traitement de protocole avec

les rois du nord ; il ne leur donne pas l'Altesse Royale, VI, 246-247 ; XVII, 306. Manière dont il traite les souveraines étrangères, XVIII, 122. Il laisse tomber en désuétude le cérémonial à l'égard des souverains, 227. Manière de s'écrire avec l'Empereur, VI, 187-188. Il refuse le *pour* aux ambassadeurs, V, 355-357. Réprimande Sainctot pour une erreur d'étiquette à l'égard des ambassadrices, V, 7-10. Instruction qu'il fait remettre au duc de Rohan sur le cérémonial à suivre en voyage avec les électeurs et autres princes étrangers, XIV, 23. Instruction qu'il donne au maréchal de Villeroy sur ses rapports avec l'électeur de Bavière, 25-26. Règlement de cérémonial entre ce prince et le duc de Vendôme, 26. Autorise les secrétaires d'État à ne plus écrire Monseigneur aux ducs, XXVIII, 40-44. Décide qu'ils ne le donneront pas au prince de Monaco, VI, 124-125.

Tient fort à l'étiquette, III, 206-207. Ignore le cérémonial et s'en rapporte à Monsieur, VI, 74. Essaie de rétablir les cercles comme au temps d'Anne d'Autriche, IV, 315-316 ; XII, 331-333. Règlement pour le rang des princesses du sang entre elles, XIX, 67-78. Brevet de conservation de rang à la duchesse du Maine, 78. Donne aux enfants du duc du Maine le même rang qu'à leur père, 91-98. Règle la place des princesses du sang au cercle de la duchesse

de Bourgogne, VI, 90. Tolère que la fille du duc d'Orléans soit appelée Mademoiselle, XIX, 64. Consent au fauteuil donné au duc d'Orléans par la reine douairière d'Espagne, XIV, 406. Tolère la conduite des princesses à l'égard de la cour d'Angleterre, 405. Règle la place des cardinaux à la chapelle, XXIII, 271-272.

Question du tabouret de la chancelière, VI, 315. Tabourets de grâce accordés pendant la Fronde, puis révoqués, V, 224, 248 et suiv. Accorde un tabouret de grâce à la comtesse d'Egmont, IV, 60. Joué par le cardinal de Fürstenberg à propos du tabouret de sa nièce, XXII, 94. Exige le grand habit pour les dames à la comédie à Fontainebleau, XII, 296-297. Tranche un conflit entre le premier aumônier et le grand maître de la garde-robe, III, 80-83. Ne veut admettre la marquise de Béthune à baiser la duchesse de Bourgogne, 309-311. Réception de la marquise de Bedmar, XII, 28-29. Accorde à Mmes de Villacerf et de Chamillart le droit d'entrer dans ses carrosses, VII, 175, 186. Y admet aussi Mme de la Chaise, et l'invite une fois à Marly, XIV, 103-105. Faveurs accordées aux filles d'honneur des Princesses, VIII, 237-238 ; et aux domestiques de ses bâtards, XVII, 263.

Ne mange avec aucun homme, sauf à l'armée, XXVIII, 334. Qui y est admis à l'armée, 331-334. Ne fait pas manger les

[Louis XIV *suite*]

princesses du sang, sauf exceptions, à son grand couvert, XV, 253-254. Il tient au service personnel de ses grands officiers, XXVI, 24-25. Cérémonial des bals en sa présence, VII, 58; XII, 438-439. Cérémonial du baisement de l'Évangile, XXIV, 149. Cérémonial de sa table à Marly, II, 369. Distinction du bougeoir, V, 65-66; XXVIII, 132. Ses logements à l'armée, V, 359. Fiançailles faites dans son cabinet, XXIII, 315, Sa signature aux contrats de mariage, 316 et suiv. Son anniversaire de naissance et sa fête ne sont pas observés, XXVIII, 375. Autorise Courcillon à venir à la cour sans épée et sans chapeau, XIX, 39.

Deuils qu'il porte, V, 131-132; VI, 6-7, 36; XII, 11-12. Porte le deuil en violet, XIII, 70. Interdit aux cardinaux de draper en violet, 70. Visites de deuil qu'on lui rend, XV, 333-335. Décide qu'on visitera en manteau les princes du sang à l'occasion des deuils, XV, 336. Ses visites de deuil ou de courtoisie, XII, 6-7; XVII, 272; XXIV, 139. Voyez Deuils.

Missions de courtoisie de ses gentilshommes ordinaires, XII, 12-13. Il est sensible à la manière dont on traite ses envoyés, même ses valets; anecdote du duc de Montbazon, 13-14; XXVIII, 149-150. Fait accommoder par le maréchal d'Estrées la querelle de Mademoiselle avec sa belle-mère, XXIV, 29-30.

N'aime pas les rangs, XI, 297. Est hostile aux ducs et pairs et déteste leur dignité, XX, 258; XXI, 185-186; XXVII, 213. Atteintes qu'il porte à leurs prérogatives, XV, 251. Fixe à vingt-cinq ans l'âge de réception des ducs au Parlement, X, 47; XXV, 188. Il n'est pas l'inventeur des ducs non vérifiés, XXV, 235. Il ne veut pas que les ducs démis en faveur de leurs fils aillent au Parlement, XXII, 120. Fournée des ducs et pairs de 1663, XVI, 486; XXIII, 215; XXV, 169. Anecdote du duché promis au comte de Charost, XXII, 110-111, 114-117. Ancien projet de règlement des duchés en 1694 repris en 1711; préparation et promulgation d'un nouvel édit, XXI, 143-250. Il ne veut se mêler de l'affaire du duché-pairie de Brissac, XIII, 195. Ordonne à la reine de faire asseoir les carmélites duchesses, II. 94; IX, 70. Réprimande le premier président de Novion à propos de ses prétentions à l'égard des ducs, X, 280. Voyez Ducs, Pairs.

Il est mécontent des entreprises d'étiquette des princes lorrains, VI, 20 : voyez Princes étrangers. Le Roi traite de cousins les grands d'Espagne, VII, 373. Il ordonne aux lieutenants généraux d'écrire Monseigneur au maréchal de Choiseul, II, 134-135. Règle la place du chef du conseil des finances à la grande direction en l'absence du chancelier, VI, 220. Réduit les présidents au Parlement à

opiner après les officiers de la couronne, XXV, 266. S'informe de la noblesse du marquis de Rupelmonde, XII, 416-417.

Ses promotions de l'ordre du Saint-Esprit. Promotion nombreuse de 1688, III, 48 ; V, 263-265 ; XIV, 147-148. Son serment de grand maître, VIII, 285. Son assiduité aux cérémonies de l'Ordre, XIII, 44. Sa manière d'en porter les insignes, XXVIII, 372. Défend à Castille d'en conserver les marques, XIII, 5. Autorise le port de la croix de Saint-Louis par anticipation, XIII, 80.

VI. SA VIE JOURNALIÈRE.

Description de sa vie ordinaire à la cour, XXVIII, 329-375. Régularité de son existence, et commodité de son service en conséquence, XXVII, 134 ; XXVIII, 147-148. Sa matinée, son lever, sa toilette, sa prière, 335-340. Il donne l'ordre de sa journée à l'issue de son lever, XXVI, 3 ; XXVIII, 340. Ses audiences du matin ; sa messe quotidienne, 341-342. Cérémonies de sa messe, XVI, 377. Son dîner toujours au petit couvert ; Monsieur y mange souvent seul avec lui, XXVIII, 344-348. Son après-dîner à Versailles, 348-349. Son après-dîner à Marly, XV, 242-243. Ses promenades dans ses jardins à Versailles et à Marly, XIV, 163-164 ; XXVIII, 350-354. Dîners et promenades à Trianon, X, 357-358 ; XXVIII, 355. Collations avec les dames, 352. Temps où il écrit, 358. Il ne va plus le soir aux appartements ; mais il tient à ce que les courtisans s'y trouvent, I, 71. Son gros jeu au temps des favorites ; il le quitte plus tard, V, 419 ; VII, 72 ; XXVIII, 354. Joue au mail et à la paume, 152, 355. Aime le billard, VI, 293 et suiv., 310. Joue aux olives à un souper avec Madame la Duchesse, II, 369-370. Offre des loteries aux dames, XXVIII, 356-357. Son souper, 358-359. Mécanique de ses après-souper dans son cabinet avec sa famille, XIX, 73-75 ; XXVIII, 360-371. Ses après-souper à Fontainebleau, XIII, 155. Son coucher, XXVIII, 361-362. Il supprime son coucher public après une attaque de goutte, XII, 460 ; XIII, 393 ; XXVIII, 362.

Ses chasses au cerf, I, 143 ; XXVIII, 153, 354. Sa petite calèche, 154. Se casse le bras à la chasse, 153. Son habileté de tireur, 153, 354. Les chiens de son cabinet et ses chiennes couchantes données par Effiat et par Contades, XIII, 414 ; XXII, 289 ; XXVI, 361, 372 ; XXVII, 186 ; XXVIII, 153, 349, 361.

Ses appartements : voyez Versailles, Marly, Fontainebleau.

Ses voyages ; sa manière de voyager ; anecdote de la duchesse de Chevreuse, XXVIII, 267-271. Ses voyages à Fontainebleau : voyez ci-dessus Iᵒ, aux diverses années. D'abord passe par Sceaux pour aller à Fontainebleau et y couche, IX, 297 ;

[Louis **XIV** *suite*]

XI, 252, 288; XII, 266, 308; XIII, 124, 165; XVIII, 423. A partir de 1707, il passe plutôt par Petit-Bourg, XV, 257 et suiv : voyez Petit-Bourg. Voyages à Marly ; les listes de dames, X, 212; XVIII, 425 : voyez Marly. Ne s'occupe pas d'affaires de particuliers pendant les séjours de Marly, XIII, 206.

Grand mangeur; son énorme appétit, VIII, 239; XXVII, 187-188. Sa table à Marly, XV, 241. Mange peu de pain, XXVII, 201. Mange beaucoup de fruits, de salades, de sucreries, 186-187. Ne mange ni venaison ni gibier d'eau, 187. Boit du vin de Champagne, puis de Bourgogne, XXVII, 183. Boit toujours à la glace, 185. Ne boit ni liqueurs, ni thé, ni café, 183-184. Ne mange jamais entre ses repas, XXVIII, 269. Ses infusions de sauge et de véronique, XXVII, 185. Aime l'eau de fleurs d'oranger, 185.

Ses vêtements, XXVIII, 371-372. Ses changements d'habits fréquents, 349, 357. Sa perruque du matin, 339.

Ses dévotions : son prié-Dieu du matin, IV, 117; XXVIII, 340. Sa messe quotidienne, 364. Observe le maigre, et le jeûne du carême, 364-365. Sa tenue à l'église et pendant la messe, 368, 370. Ses jours de communion, XIX, 300; XXVI, 96; XXVIII, 368-369. Cérémonial de sa communion, XV, 236-238. Touche les écrouelles, XVII, 74; XXVIII, 369. Va à la grand'-messe les jours de fête, XI, 354-

355; XXVIII, 368, 369. Toujours à la tribune; va rarement à la chapelle en bas, XVI, 44. Assiste aux sermons du carême, XIX, 80; XXVIII, 366. Aime ceux du P. Séraphin, III, 79-80. Son assiduité aux saluts, XXIII, 277; XXVIII, 368. Assiste toujours à Versailles aux processions du Saint-Sacrement et autres, VI, 215; XXVIII, 367. Cérémonie de la Cène, 369. Stations des jubilés, 370.

VII. Relations avec sa famille.

Très redouté dans sa famille ; sa tyrannie à son égard ; dépendance et crainte de tous, II, 188, 283; XVI, 260; XVIII, 309; XXII, 294; XXIV, 33. Ses enfants et petits-enfants n'osent lui demander aucune grâce, XI, 61. Sa dureté pour ses filles et belles-filles ; anecdote de la duchesse de Berry grosse, XXII, 68-72. Contrainte dans laquelle il tient la famille royale pour la confession et la communion, XIII, 9. Il a la prétention d'être aimé de sa famille, XXI, 103.

Son respect pour sa mère Anne d'Autriche, XI, 294. Ses rapports avec la reine Marie-Thérèse, XII, 7-8.

Aime tendrement Monsieur, VIII, 325. Sa manière d'être avec Monsieur et de Monsieur avec lui, VIII, 268, 311, 322, 345-346. Il le fait manger familièrement avec lui, XXVIII, 347. Querelle Monsieur pour son vice contre nature, XXVI,

346. Emploie le chevalier de Lorraine pour calmer Monsieur, II, 239. Faveur de Madame Henriette, VIII, 371. Relations avec Madame Palatine, VIII, 311-312, 350-352, 362; X, 4, 99. Donne à son fils le nom de Monseigneur tout court, XVII, 297-298; XX, 241. Sa conduite à l'égard de Monseigneur; dépendance dans laquelle il le tient, II, 284; XXI, 56-60. Présents qu'il lui fait, VI, 192-193. Ses voyages rares à Meudon, XIV, 398; XVII, 323; XXI, 10. Il est jaloux de tout ce qui approche Monseigneur XV, 7. Se sert des deux sœurs Lillebonne pour l'espionner, XV, 7. Met auprès de Monseigneur Joyeux, puis Du Mont, XIII, 320-321. Comment il traite Mlle Choin, XIV, 400; XXI, 54.

Il est importuné de la dévotion et de l'austérité du duc de Bourgogne, XVI, 13, 17; XIX, 180-181; XXII, 311-312. Le duc de Bourgogne l'aime et le respecte, XXII, 13, 26. Revient complètement à l'égard du duc après la mort de Monseigneur, XXI, 310-311.

Son affection et sa faiblesse pour la duchesse de Bourgogne; liberté et familiarité de celle-ci avec lui, III, 276-277; IX, 59; X, 373; XI, 48; XII, 269-274; XV, 8; XVI, 264; XXI, 83, 310; XXII, 284-289, 295. Désire qu'elle fasse de la toilette, XXI, 111. Tolère son antipathie pour Pontchartrain, 282-283; XXII, 285.

Crainte et timidité du duc de

Berry à son égard, XIX, 190; XXIII, 226; XXIV, 257. La duchesse de Berry le redoute, XXVI, 349. Réprimandes qu'il lui fait, XXI, 105; XXII, 47. Ignore un souper scandaleux à Saint-Cloud, XX, 99. Manière dont il vit à la fin avec elle, XXVI, 322-323. Charge Madame de la diriger, 327.

Ses relations avec le duc d'Orléans; il est mécontent de sa conduite; son éloignement et ses mauvaises dispositions pour lui, XVIII, 47, 66, 84, 345-346, 328, 351; XXII, 53; XXV, 5. Apophthegme sur lui, 155-156. Timidité de la duchesse d'Orléans à son égard, XXVI, 302.

Aime à mortifier Mlle de Montpensier, XVII, 293. Lui reproche le canon de la Bastille, I, 126-127. Comment il traite Monsieur le Prince, XVII, 235-237. Décide que Monsieur le Duc conservera son nom, 278, 286. Est redouté par ce prince, XIX, 60. Réprimande les Princesses ses filles, II, 181-182. Paie les dettes de Madame la Duchesse, VI, 193; VII, 68-70. S'amuse avec elle à un souper, II, 369-370. Dévoile à la princesse de Conti l'intrigue de Clermont et de Mlle Choin, II, 187-190. Déteste le prince de Conti, causes de cette haine, II, 288; IV, 137, 194; XIII, 291; XV, 137; XVII, 126-127, 132-133, 139.

Relations avec Mme de Guise, III, 60, 63, 66-67. Reconnaît que les Courtenay sont du sang royal, XXIV, 139. Sa parenté

avec les Beauvau, XXI, 119-120. N'en a aucune avec les Brandebourg, XII, 421.

VIII. MAITRESSES ET BATARDS.

Ses amours; ses maîtresses, XXIV, 161; XXVIII, 175. Sa passion pour Marie Mancini, XIII, 104; XXIV, 293. Son amour pour Mlle de la Vallière, XIX, 387-388; XXVIII, 176. Est peu touché de la mort de de celle-ci; ne va pas voir la princesse de Conti, mais lui permet de 'draper, XIX, 391-392. Amour pour Mme de Montespan, XV, 89; XVII, 44; XXVIII, 176-182. Le P. Dechamps lui refuse l'absolution à cause d'elle, XVII, 44. Nomme Mme de Montespan surintendante de la maison de la la Reine, XVI, 429. Se sépare d'elle par crainte du diable, XV, 90, 93. Faveur constante qu'elle conserve auprès de lui, 353. Pension qu'il lui fait, XIV, 246. Elle songe à l'épouser, XV, 94, 99.

Sa liaison avec la princesse de Soubise; sa conduite avec elle jusqu'à la fin de sa vie; lettres qu'elle lui écrit et manège de ses audiences, V, 255-259; XV, 12-15; XVII, 74-76; XXIII, 166, 315; XXVIII, 183-187. Faveurs qu'elle obtient pour elle et pour sa famille, V, 291-292; VII, 76-77.

Sa passion pour Mlle de Laval; il la marie à Roquelaure; considération constante pour elle, XIII, 182-183; XVI, 102;

XIX, 300; XXVIII, 185-186. Ses amours avec Mlle de Fontanges, XVII, 334; XXVIII, 182; avec Mlle de Ludres, 187-188.

Ses bâtards élevés par Mme Scarron, XIII, 420; XXVIII, 198-200. Légitimation de ses enfants naturels; ruse du premier président Harlay, II, 55-56, 107-108. Succession des grâces qu'il accorde à ses bâtards et degrés de leur élévation, XXIV, 344-358; XXVIII, 307-317. Privilèges de cour qu'il leur donne, III, 204; VI, 242-243; XI, 61. Crée pour eux le rang intermédiaire entre les ducs et les princes du sang, II, 104-113. Sa manière de les élever par degrés, XIX, 92. Oblige les ambassadeurs à les visiter, II, 113. Ses sentiments vrais sur leur compte, XXIV, 367-369. Sa répugnance à les marier, I, 99. Assiduité qu'il exige d'eux, XVIII, 423.

Sa préférence et son faible pour le duc du Maine, XVI, 14, 256; XVIII, 12. Manèges de celui-ci avec le Roi, qu'il amuse, XV, 23. Son chagrin des insuccès militaires du duc du Maine, II, 321-323; X, 195. Mauvaise opinion qu'il a de lui, XXVI, 34-35. Relations avec la duchesse du Maine; il la laisse vivre à son gré, X, 99; XIII, 186. Conduite du comte de Toulouse avec lui, XV, 23. Le fait appeler Monsieur le Comte, XVII, 285.

Sa fille mariée au baron de la Queue, XII, 106-107. Sa pré-

tendue fille religieuse à Moret,
IV, 354-356.

IX. Rapports
avec Mme de Maintenon.

Premiers rapports avec Mme
Scarron; il lui donne de quoi
acheter Maintenon, mais ne peut
la souffrir; anecdote, XXVIII,
200-203. Commencement de son
goût pour elle; elle s'entremet
entre lui et Mme de Montespan,
204-206. Il l'épouse; cérémonie
du mariage secret, VIII, 42;
XXVIII, 62, 210-212. Promet
à Louvois de ne pas déclarer
son mariage, XXVIII, 63-64.
Sur le point de le faire, en est
empêché par Louvois, 64-66.
L'évêque de Chartres Godet des
Marais en est le confident,
XVIII, 34.

Ses visites quotidiennes chez
Mme de Maintenon; heures de
ces visites suivant les lieux,
XIII, 154; XIV, 132; XXVIII,
249-250, 344. Son travail du
soir avec les ministres dans la
chambre de Mme de Maintenon,
I, 71; XVI, 470-472; XXVIII,
254-255. Sa place pour ce travail; son fauteuil et sa table,
XVI, 470; XXVIII, 253. Manèges de Mme de Maintenon avec lui
et avec les ministres pour les matières de gouvernement, XIV,
133; XV, 369; XVIII, 406-407;
XXVIII, 254-263. Très en garde
contre la recommandation de
Mme de Maintenon, XXVIII,
261-262. Scènes qu'il lui fait,
264-265. Elle ne peut consentir
à se séparer temporairement de
lui, XVII, 26. Sa courtoisie à
l'égard de Mme de Maintenon;
son attitude au camp de Compiègne et aux promenades dans
les jardins, V, 367-369; XXVIII,
279-280. Sujétion qu'il exige
d'elle, 271-273. Ses dîners chez
elle, 356-357. Sa bonté pour les
secrétaires et les domestiques
de Mme de Maintenon, XII,
423; XIII, 262; XXVIII, 274.

X. Relations
avec les courtisans.

Il n'aime pas le duc d'Albret,
XX, 50. Affectionne Amelot,
XII, 442. Distingue la duchesse
d'Angoulême-Nargonne et lui
donne une pension, XXIV, 56-
57. Faveur et familiarité de
d'Antin auprès de lui, XVI,
255; XVIII, 14; XIX, 273;
XX, 264; XXI, 276. Confiance
pour Argenson, XXI, 379,

Son amitié pour le comte d'Armagnac (Monsieur le Grand),
V, 304; VI, 74; X, 6; XIII,
353; XXIII, 262-263. Sa faiblesse à son égard; affaire de
l'abbé de Lorraine, XV, 332-
333. Présent que le Roi lui fait,
V, 305. M. le Grand donne au
Roi des veaux élevés à Royaumont, XI, 24. Le Roi n'aime
pas la comtesse d'Armagnac,
XV, 330.

Son éloignement pour les Arnauld, XXII, 166. Estime et
aime Artagnan-Montesquiou, I,
258; XVIII, 205, 208-209;
XXII, 127; XXIII, 97. Il aime
les Artagnan, XVIII, 208. Fait
le mariage du duc d'Aumont

avec Mlle de Piennes, XXIII. 289. Sa bonté pour d'Avaux, XVII, 111.

Satisfait de Bagnols, XVI, 77. Ses sentiments pour Barbezieux, II, 217; VIII, 10. Sa confiance pour Bartet, XV, 264, Aime Bartillat, IX, 16. Relations avec Mme de Beauvais; considération pour elle et pour ses enfants, I, 291-292.

Estime, amitié et confiance pour le duc de Beauvillier, II, 48; V, 144 et suiv; IX, 326; XXII, 31; XXV, 45 et suiv. Il lui laisse le soin de choisir toute la maison des jeunes princes, II, 341-342. Présent qu'il lui fait, XII, 106. Traite bien la duchesse de Beauvillier, XXV, 59.

Faveur pour Béchameil, XI, 96-97. Amitié pour le maréchal de Bellefonds, III, 212. Distinction pour Bergeyck, XIV, 129; XXIV, 305. Estime et familiarité pour Beringhen, XVI, 51. Préférence pour le duc de Berwick, XII, 60-61. Confiance en Besmaus, XIV, 125-126. Mme de Blanzac lui platt, III, 176. Sa confiance pour son valet de chambre Blouin, XVI, 202. Mécontent du cardinal Bonsy, XI, 141, 143. Confiance pour son valet de chambre Bontemps; le charge d'espionnages, VIII, 40-41, 43-44. Son estime pour Bossuet, IV, 81.

Amitié et estime pour Boufflers, III, 324; XVIII, 153. Dévouement absolu de celui-ci, XXII, 98, 100. S'en dégoûte à la fin et est soulagé par sa mort, 99, 101. Aime les trois frères Bouillons, I, 111. Amitié et familiarité avec le duc de Bouillon à cause de sa charge de grand chambellan, X, 251; XIV, 220-221; XX, 49. N'aime ni la duchesse de Bouillon ni ses fils, XI, 59; XX, 49-50; XXIV, 298-299.

Amitié pour Boysseulh, XVII, 117. Distinction pour le baron de Bressey, I, 37. Confiance et amitié pour Brissac, major des gardes du corps; anecdotes, XV, 447-449; XXIII, 276-279. Estime Bryas, archevêque de Cambray, II, 337.

Mécontent du cardinal le Camus; lui défend d'aller au conclave, XV, 269-270. Détesté par Canillac, XXVI, 363. Amitié et bontés pour Cavoye; fait son mariage, II, 82; III, 48-50; XI, 25. N'aime pas Mme de Caylus; craint sa langue, XII, 331; XIV, 278. Confiance pour le P. de la Chaise, IV, 89; XVII, 49, 51-53. Amitié pour Chamarande, II, 211-213.

Goût et amitié pour Chamillart, VI, 295 et suiv., 301, 306; VII, 175, 358; VIII, 18-19; IX, 35; XI, 310; XVII, 188, 193, 387. Affection de Chamillart pour lui, XVI, 493. Son goût pour Chamillart persiste après sa disgrâce, XVIII, 286-287. Estime et amitié pour le maréchal de Chamilly, XI, 14. N'aime l'ambassadeur Chamilly, X, 398-400. Confiance pour Chamlay, I, 277. Son amitié, puis sa haine pour M. du Charmel, V, 382-383; XXIV, 197. Faveur des Charost, XXII, 108

et suiv. N'aime le duc de Châtillon, II, 36-37. Estime le P. de Chévigny, V, 21-23.

Confiance et amitié pour le duc de Chevreuse, II, 342; IX, 326. Il le fait ministre d'État incognito, XV, 402 et suiv. Considération et amitié pour la duchesse de Chevreuse; il l'autorise à venir à Marly en négligé; anecdote, XVIII, 25-26; XXIII, 188-189, 199-200; XXVIII, 270-271. Estime pour le maréchal de Choiseul, XX, 324.

Le duc de Coislin mal avec le Roi, X, 269; XIX, 116. Amitié pour le cardinal de Coislin; grâces qu'il lui fait, II, 357; IV, 121-122; XIII, 255. Dispute avec lui à propos de la résidence des évêques, 254. M. de Coislin, évêque de Metz, mal avec lui, XIX, 129. Le chevalier de Coislin l'évite, VI, 120. Peu content de l'archevêque de Rouen Colbert, XV, 324. Familiarité avec Contades, XXII, 127. Apprécie Daniel de Cosnac à cause des services qu'il a rendus à Madame Henriette, VIII, 272, 274, 277-278.

Déteste Courtenvaux; réprimande violente qu'il lui fait, XIII, 154-156. Petite vengeance contre lui, XXVI, 243-245. Amitié et confiance pour Courtin; l'autorise à confier à sa fille les secrets diplomatiques, III, 281-282, 285; X, 22; XI, 347, 349. Aime le duc de Créquy, V, 382.

Estime les Daguesseau, VI, 260; XIV, 381. Faveur et familiarité de Dangeau auprès de lui; places et faveurs qu'il lui donne; se mêle de son mariage, III, 183 et suiv., 190; XIII, 233; XVI, 87-89. Amitié pour Mme de Dangeau; l'admet dans sa privance, III, 189, 192; XIX, 38; XXIII, 257; XXVIII, 251, 357. N'aime pas Desmaretz, XV, 365-366. Prend confiance en lui, XXI, 384. Mécontent du duc de Donzy; lui fait défense de prendre ce titre, XIV, 394-395. Ne veut pas que l'abbé Dubois soit secrétaire des commandements de la duchesse de Berry, XXVI, 367. Considération pour Ducasse, XXVI, 221. Amitié pour le maréchal de Duras; liberté de celui-ci devant le Roi, XII, 292-293, 298.

Amitié pour le duc d'Elbeuf, II, 323. Considération et estime pour le cardinal d'Estrées, II, 98; XXV, 172, 177, 182. S'amuse des enfantillages de la comtesse d'Estrées, maréchale de Cœuvres, IX, 276; X, 151; XI, 16, 297.

Confiance pour le médecin Fagon; crédit de celui-ci, VIII, 92; XI, 105. Tient à ce que les courtisans se fassent soigner par lui, XVI, 41. Haine pour Fénelon, XXI, 292. Aime le duc de la Ferté; mais ne veut pas le nommer chevalier de l'Ordre, XI, 148. Familier avec l'évêque de Metz la Feuillade, IV, 101-102. N'aime le duc de la Feuillade, III, 148; IX, 311. Favorise le comte de Fiesque et lui fait payer une indemnité par les Génois, XVI, 419. N'aime pas l'abbé de Fleury; lui donne à

[Louis **XIV** *suite*]

regret l'évêché de Fréjus, VI,
45-46, 51. Son goût pour l'abbesse de Fontevrault, XII, 162-
163; XXVIII, 178.Tientàl'écart
les fils de Foucquet, XVII, 364-
365, 367.

Antipathie pour Girardin, II,
169. Godet des Marais, évêque
de Chartres, est introduit dans
sa confiance par Mme de Maintenon ; crédit de celui-ci ; il écrit
au Roi, IV, 81 ; XVII, 49 ;
XVIII, 233-235. Traite Gourville avec distinction, XI, 125.
Familiarité d'enfance avec le
duc de Gramont, XII, 83-85.
S'amuse du comte de Gramont
et le favorise, XIV, 264, 266,
268.

Son goût pour la comtesse de
Gramont ; il la réprimande pour
ses retraites à Port-Royal et refuse de lui laisser quitter la
cour, VI, 216-218 ; XI, 110-
113 ; XVI, 72-73. Lui donne la
maison de Pontalie dans le parc
de Versailles, XI, 109, 113.
Amitié pour Monsieur le Grand :
voyez Armagnac. Aime le cardinal Gualterio ; lui donne une
pension et des abbayes, XXIV,
6-7. N'aime pas le duc de Guiche, XII, 301. Considération
pour la duchesse de Guiche,
XV, 363. L'autorise à faire des
affaires de finances, 381 ;
XXVII, 48-49.

Méprise le prince d'Harcourt
et ne veut pas l'admettre à
Marly, X, 364-365. Bien disposé
pour le maréchal d'Harcourt,
XVIII, 14. Faveur d'Harlay de
Champvallon, archevêque de
Paris, II, 198-199, 348. Est

soulagé par sa mort, 353. Aime
le bailli d'Hautefeuille, XI, 93.
Admet Mme d'Heudicourt dans
sa familiarité, XIV, 260 ; XVII,
65-66, 69. Protège Heudicourt
fils, XIX, 405. Estime pour la
Hoguette, archevêque de Sens,
VIII, 283-287. Aime le maréchal d'Humières ; dons et grâces
qu'il lui accorde et à sa famille,
II, 175-177 ; III, 38-39.

Considérations pour la Ilhière, IV, 124. Confiance et amitié
pour le cardinal de Janson ;
nomme malgré lui son neveu
archevêque d'Arles ; le regrette
à sa mort, XX, 79-80 ; XXIII,
366-371, 373. Familiarité avec
Jeannette de Penchrech ; dons
qu'il lui fait en la mariant, XX,
308-310. Regrette Jonvelle, I,
40. Confiance pour son valet de
chambre Joyeux, XIII, 320.
Confiance pour Mme de Jussac ;
il la met auprès de Mlle de
Blois, XXIII, 38-39.

Souffre Langlée, sans plus,
VII, 74. N'aime pas Lauzun ;
malice qu'il lui fait, II, 276,
278 ; IX, 61-62. Lauzun cherche
à reconquérir sa confiance,
XIII, 83-84. Regrette le duc de
Lesdiguières, XI, 258. Amitié
pour le maréchal de Lorge, II,
367 ; X, 354-355. Crédit du chevalier de Lorraine auprès du
Roi ; présents qu'il lui fait, V,
305 ; VIII, 343. N'aime pas le
maréchal de Luxembourg, II,
83, 89, 184, 231.

Estime pour Magalotti, XXII,
452-453. Amitié pour le comte
de Mailly, VI, 163. Sait gré à
Mailly, archevêque d'Arles, de

son assiduité; le réprimande pour son commerce avec Rome, XIII, 108-109, 114. Familiarité avec le président de Maisons, XXIV, 330. Faveur pour Mansart, qui mène le Roi pour les bâtiments; sait mauvais gré à Monseigneur de ne pas se servir de lui; a des doutes à la fin sur sa probité, XVI, 38-47; XXVIII, 297. Confiance pour son chirurgien Mareschal; liberté de celui-ci, XI, 106; XVII, 52; XXII, 400. Anecdote avec Marivaux, XVIII, 247. N'aime pas l'abbé de Maulévrier, XX, 86-87. Confiance en Maupertuis, I, 31. Familiarité avec le duc Mazarin, qui lui fait la morale sur ses maîtresses, XXIII, 202, 205, 208.

Intervient entre la maréchale de la Meilleraye et son amant Saint-Ruth, XIX, 136-137. Donne une pension à Mélac, XII, 108. Considération pour Mme de Miramion, III, 75. Traite bien la famille de Mathieu Molé en reconnaissance des services de celui-ci, XVII, 10; XXI, 334-335; XXIII, 70. Estime pour Du Mont, XIII, 322, 323. Distingue Montbron, XV, 396.

Aime M. de Montchevreuil, VI, 371-372. Considération et privance de Mme de Montchevreuil, I, 110; XXVIII, 197. Amitié pour Montesquiou : voyez Artagnan. Distingue le duc de Montfort, XII, 209. Fait manger Montgommery avec lui à l'armée, II, 214. Se divertit de Mme de Montgon, III, 222. Goût

pour le maréchal de Montrevel, XI, 49; XII, 47; XVIII, 3. Anecdote de la chanson des Montsoreau, XIII, 262; XVII, 68. Estime et familiarité pour son valet de chambre Moreau, XV, 321.

Anecdote avec Mme de Nemours à propos des Matignon, XV, 131. Considération pour Nesmond, évêque de Bayeux, XXVI, 224. Estime pour la vieille duchesse de Noailles, II, 156; IV, 109. Amitié et familiarité pour le maréchal de Noailles, lequel fait son idole du Roi, II, 217; XVI, 377, 381. Antipathie pour la maréchale de Noailles, V, 124; XVI, 381; XXII, 190. Autorise les contrôleurs généraux à lui faire faire des affaires de finances, IX, 22; XV, 381; XXVII, 48-49. Estime et goût pour le cardinal de Noailles, VII, 85; XVIII, 270. Familiarité du chevalier de Nogent avec lui, XV, 390. Amitié pour le Nostre, VII, 193-194. Privance du marquis d'O avec lui, III, 202.

Amitié pour le contrôleur général le Peletier, XVII, 457; XXII, 88, 218. Le Roi séduit par l'abbé de Polignac; anecdote de la pluie de Marly, XIII, 215-216; XX, 149. Estime et amitié pour Pomponne, III, 142; VI, 347-349. Goût pour le chancelier de Pontchartrain, X, 397-398. Se refroidit à son égard, XVIII, 7, 46. Ne tient à Pontchartrain fils que par l'inquisition de Paris, XVIII, 84. Estime, familiarité et confiance

pour Puységur, V, 159; XI,
317; XVII, 310-311, 314. Amitié d'enfance pour Puyzieulx et
pour sa mère; il lui donne l'ordre du Saint-Esprit, XII, 316,
319-322; XIV, 287; XV, 453.
Familiarité avec Racine; anecdote, VI, 174-176. Estime pour
l'abbé de Rancé, VII, 242. Familiarité avec Ravignan, XXII,
129. Confiance dans le petit
Renau, XIII, 27, 31. Estime
pour Reneville, VI, 145. Confiance en la Reynie, IV, 11.

Amitié et faveur pour le duc
de la Rochefoucauld; paie plusieurs fois ses dettes et lui fait
de gros présents, II, 72; III,
154-155; IV, 339; V, 304; X,
183, 205; XVII, 70, 334-336,
340-341; XXIV, 158-161. Origine de cette faveur; billet flat-
teur du Roi en lui donnant la
charge de grand maître de la
garde-robe, XVII, 328-332. A
la fin, le Roi se fatigue de lui,
343-345; XXIV, 166. Considération pour l'abbé de la Roche-
foucald, XVI, 425. N'aime pas
le duc de la Rocheguyon,
XXIV, 169.

Antipathie pour le duc de
Rohan, IV, 309; XIV, 147-148.
Affection particulière pour l'abbé de Soubise, cardinal de Rohan, V, 289; XXIII, 397. Familiarité avec le président Rose;
anecdotes, VIII, 24-25, 27-28;
XVII, 233. Affection pour le
maréchal de Rosen, XI, 33.
Estime pour le président Rossignol, XIII, 150. Traite bien le
comte de Roucy, III, 193. Rubentel mécontent du Roi, 323-

325. Estime et amitié pour Ruvigny, IV, 22.

Faveur du duc de Saint-Aignan auprès de lui, XI, 4, 297;
XXV, 38. Estime pour M. de
Saint-Louis, III, 256; VIII, 83-
84; XVI, 120; XXV, 142. Considération pour Claude de Saint-
Simon, I, 223-224. Relations
avec Saint-Simon; alternatives
de faveur et de disgrâce; audiences qu'il lui accorde, I, 135-
136; II, 141; III, 250; IV,
304; VI, 83-84; X, 54, 64-65;
XII, 51-52; XIII, 244-245; XV,
372; XVII, 270; XVIII, 1-3, 90,
93-94, 291-293, 299-302, 311-
314, 376, 382-390; XXII, 192;
XXV, 77. Approuve l'intimité
de Saint-Simon avec le duc d'Orléans, XXV, 154-155. Estime
et considération pour Mme de
Saint Simon, IV, 304; XVIII,
92, 297; XXII, 8, 43, 192.

Amitié pour le marquis de la
Salle, XVI, 373-374. Bonté
pour Saumery; dons qu'il lui
fait, XVII, 352, 356-357; XXV,
72. Goût pour la duchesse Sforze,
XXVI, 309. Mécontent de Silly,
XII, 198. Affection pour l'abbé
de Soubise : voyez cardinal de
Rohan. Sa confiance en Stoppa,
VIII, 35-36.

Traite bien la Taste, XXIV,
266. Aime l'archevêque le Tellier, VII, 179. Familiarité de
Mme de Thiange avec lui; anecdotes; farces que le Roi lui fait,
XV, 354-356; XXVIII, 180.
Considération pour le duc de
la Trémoïle, XVII, 375. Crédit
de Turenne auprès de lui, XIV,
247 et suiv., 231; XXIV, 297.

Turenne lui écrit directement, XXVI, 143; XXVIII, 47-48.

Aime Valincour, VI, 182. Distingue la marquise de la Vallière, XV, 88. Rancune contre Vardes, XIV, 148-149. Aime et estime Vauban, VII, 171; XI, 28. Considération mal placée pour le prince de Vaudémont, XIV, 447-448; XV, 5. Aventure avec la Vauguyon, I, 295-298.

Sa faiblesse et son goût pour Vendôme; il en est dupe et tolère ses vices, XII, 121-123; XIII, 93, 279, 280, 282-283, 292; XIV, 130; XVI, 9, 33, 363, 368; XVII, 128. Faveur du valet de chambre la Vienne, IV, 352. Amitié et familiarité pour Villacerf; anecdote; lui donne une pension, III, 28; VI, 93, 325-326; XXIII, 43.

Son faible pour Villars; il se laisse prendre à ses fanfaronnades et à ses airs avantageux, X, 309; XIII, 88; XVI, 404; XVIII, 154. Faveur et familiarité du maréchal de Villeroy avec lui; leur amitié d'enfance, II, 286, 323; VI, 30; XIII, 386; XVI, 390; XVIII, 8; XXII, 364-366; XXVI, 342-343. Don qu'il lui fait, VI, 322. Villeroy s'entremet dans les petites querelles entre le Roi et Monsieur, XXVI, 345. Le Roi prend la peine de l'instruire sur les finances, XXV, 102-103. Redoute la maréchale de Villeroy, XVI, 388.

XI. DIVERS.

Ses bâtiments; habileté de Mansart, XVI, 40; XXVIII, 296-297. Abandonne Saint-Germain pour Versailles, 156-159. Création de Versailles, 129-131. Y tyrannise la nature 160. Construction de Trianon, 167. Construction de Marly, 170-174. Travaux de Maintenon, 169. Ne fait rien pour l'ornementation de Paris, 156.

Mérite à la fin de son règne le surnom de Grand, XXVIII, 303. Siècle de Louis XIV, 10, 101. Son histoire par Racine, Boileau, Valincour, II, 159; VI, 473, 479. Son histoire par les médailles, X, 115. Ses statues de la place des Victoires et de la place de Vendôme, I, 147; VI, 244; XXVIII, 51-52. Son mot sur la terrasse de Châteauneuf-sur-Loire, XXVII, 130-131.

LOUIS XV, roi de France, IX, *177. D'abord appelé duc d'Anjou, sa naissance, XIX, 29, 70, 102, 138. Maladie et baptême; devient Dauphin, XXII, 349-352. Beauvillier et Saint-Simon sont désignés pour son éducation, XXV, 32-34. Il est salué par l'ambassadeur de Perse, XXVI, 132, 134. Propositions de Saint-Simon au duc d'Orléans pour son éducation, XXVII, 53-54. Assiste à la revue de la gendarmerie, 202. Louis XIV l'appelle le jeune Roi, 289. Il ordonne de le conduire à Vincennes après sa mort, 277. Dernières recommandations de Louis XIV, 274-

277. Son projet de mariage avec l'Infante, IX, 177, 217, 241, 279. Son sacre, XI, 207-208. Son mariage avec Marie Lesczincka, IX, 269; XII, 158; XIII, 166. Influence de Fleury sur lui, XV, 199-200. Cité, I, 11; IX, 154; XII, 11; XIV, 226, 262; XV, 153, 197, 198; XVI, 371; XVII, 361; XX, 310, 331; XXIV, 363.

Louis, dauphin de France. Voyez Monseigneur.

Louis, dauphin de France. Voyez Bourgogne (le duc de).

Louis, dauphin de France, fils de Louis xv, XIII, *307.

Louis Ier, roi d'Espagne. Voyez Asturies (Louis-Philippe, prince des).

Louis ii d'Anjou, roi de Naples, XXV, *232.

Louis iii d'Anjou, roi de Naples, XV, *299, 300.

Louis-le-Grand (le collège), à Paris. Voyez Clermont (le collège de).

Louise de Lorraine, reine de France, II, *35; XIV, *199; XVI, 416; XXII, 335.

Loup de Bellenave (la famille le), III,* 13. Voyez Bellenave.

Louroux (l'abbaye du), XXIII, *75.

Louvain (la ville de), XIII, *376, 377.

Louveciennes (la terre de), ou Luciennes, XI, *24; XXVIII, 470.

Louvet de Cauvisson (la famille), XII, *366; XVIII, 248.

Louvigny(Louis-Antoine-Armand de Gramont, duc de), puis de Guiche et de Gramont, XIX,

*33. Opposé aux prétentions du duc d'Antin sur le duché d'Épernon, XX, 273. N'assiste pas à la séance des Renonciations, XXIII, 332. Colonel du régiment des gardes, XXVII, 242-243.

Louvigny(Louise-Françoise d'Aumont d'Humières, duchesse de), XIX, *33.

Louvigny (M. de), général espagnol, I, *275.

Louvigny (la terre de), XII, *83.

Louville (Jacques d'Allonville, seigneur de), II, 4. Sa femme Marie-Charlotte Vaultier de Moyencourt, 4.

Louville (Charles-Auguste d'Allonville, marquis de), II, *3. Sa famille, son attachement traditionnel aux Saint-Simon; fait gentilhomme de la manche du duc d'Anjou, 4. Fait choisir les gentilshommes de la manche du duc de Bourgogne, V, 159-160. Accompagne Philippe v en Espagne, VII, 344. Son crédit auprès de lui dans les premiers temps, VIII, 215-218, 233. Intervient dans l'affaire du duc de Monteleon, 218-228. Fait créer grand d'Espagne le duc de Beauvillier, 297. Fait enregistrer la protestation de la maison d'Orléans contre le testament de Charles ii, IX, 33. Est nommé chef de la maison française et gentilhomme de la chambre, 102. Est envoyé audevant de la jeune reine, 104-105. Intervient dans le premier démêlé entre le roi et la reine, 108. Est envoyé en mission en France, 306-307. Insiste pour

le voyage du roi en Italie ; opposition contre lui en France, X, 23-26, 30, 33, 34, 37. Dépêché au roi d'Espagne pour lui annoncer le consentement du Roi, 43-44, 149. Fait obtenir la Toison à Sézanne, 153. Voyage en Italie, reçoit la clef d'or, 154, 155. Mission de courtoisie à Rome, 160 ; XXII, 173-174. Conspiration de Naples, X, 167. Empêche le duc de Savoie d'avoir un fauteuil devant le roi d'Espagne, 172-174. Au combat de Luzzara, 222-223. En mauvais termes avec Mme des Ursins, qui le fait rappeler en France, XI, 240-247. Visite singulière au duc d'Albe, 327-328. Arrive à Paris, 314. Sa retraite agréable en France ; son mariage, 97-98, 248-249 ; XVI, 93-94. Récompenses qu'il reçoit du roi d'Espagne, XI, 247-248. Il intercède pour Desmaretz auprès de Saint-Simon, XXVII, 209.

Portrait et caractère, II, 3-5 ; VIII, 215-216 ; X, 24-25, 175 ; XI, 240, 248-249. Ses relations avec les Beauvillier et avec Saint-Simon, II, 3, 8-10, 13 ; III, 254 ; V, 147, 159 ; VIII, 215, 216 ; IX, 307 ; X, 26, 30 ; XI, 241, 314 ; XIII, 236 ; XVII, 359 ; XXVII, 209. Récits qu'il fait à Saint-Simon, XV, 62 ; XVI, 378. Relations avec le duc de Chevreuse, X, 26, 30 ; les Estrées, XI, 240 ; les Noailles, X, 152 ; Torcy, VIII, 216 ; X, 26, 30 ; XI, 241 ; Vaudémont, XV, 43. Cité, XI, 6 ; XII, 58 ; XVII, 446.

Louville (Hyacinthe-Sophie Béchameil de Nointel, marquise de), XI, *98. Mariage et caractère, 98 ; XVI, 93-94.
Louville (la terre de), XI, *249 ; XVI, 93.
Louvois (François-Michel le Tellier, marquis de), I, *83. Son mariage avec Mlle de Souvré, 83 ; XVII, 15. Contribue à la chute de Foucquet, VI, 271. Grand vicaire de l'ordre de Saint-Lazare, I, 302. Chancelier de l'ordre du Saint-Esprit, III, 48 ; XI, 210. Empêche Lauzun d'épouser Mademoiselle, I, 124. Sa situation en 1672, XXII, 258. Empêche le Roi de livrer bataille à Urtebise, X, 341-346 ; XXVIII, 12-14. Siège de Gand en 1678, 15. Conquête de Strasbourg, V, 49. Il est témoin du mariage de Mme de Maintenon, VIII, 42 ; XXVIII, 63, 212. Fait promettre au Roi de ne jamais le déclarer, et l'en empêche plus tard, 63-66. Révocation de l'édit de Nantes, 226. Pousse Boucherat à la chancellerie, VI, 253-254 ; et Pontchartrain aux finances, 283. Travaux de la rivière d'Eure, XXVIII, 169-170. Fait retirer à Courtenvaux et donner à Barbezieux la survivance de sa charge, XIII, 151.

Origine de la guerre de 1688 ; anecdote de la fenêtre de Trianon, XVII, 102-106 ; XXVIII, 17-20. Fait en 1688 une promotion de l'ordre du Saint-Esprit toute militaire et de gens de bas aloi, III, 48 ; IX, 320 ; XIII, 147 ; XX, 238. Ses me-

[Louvois *suite*]

nées pour étendre et allonger
la guerre de 1688, III, 48, 113;
X, 348-349; XXVIII, 57-59.
Force le duc de Savoie à se
déclarer [contre la France,
XXVIII, 60-61. Incendies du
Palatinat, II, 151-152, 301;
XII, 294; XVII, 106; XXVIII,
58, 67-68. Substitue Luxembourg à Huxelles pour la guerre
en Flandre, II, 46. Méprise de
d'Avaux à son égard, XVII,
107-108.

Sa disgrâce et ses causes; il
est perdu par Mme de Maintenon, VIII, 11; XII, 151; XV,
369; XVI, 492; XXVIII, 64-
74. Près d'être envoyé à la Bastille, VI, 348; XV, 369; XVI,
492; XVII, 108, 416; XXVIII,
78. Sa mort subite, II, 47; III,
142, 283; IV, 266; VI, 251;
VII, 170; VIII, 7; X, 349;
XII, 320; XVII, 108, 416;
XXVIII, 74-76. Empoisonné;
anecdote du médecin Séron,
XXVIII, 82-85.

Son caractère, XIII, 340-342.
Brutal; n'a pas la modération
de son père, V, 279; XVII,
104. Sa présomption militaire,
XXVIII, 72-73. Sa rivalité avec
Colbert et son hostilité contre
toute sa famille, I, 120; IV, 40,
261, 264; VIII, 16; X, 45; XI,
50; XIV, 314; XV, 83-85;
XVII, 446; XXVIII, 11, 54-
56, 111. Ruine la marine, 55.
Sa lutte contre Pomponne, VI,
338-346; XVII, 416. Hostilité
contre le grand Condé, XV, 43;
XVII, 467; XXVIII, 111; contre Turenne et sa famille, II,
264; IV, 80; V, 254, 283; VI,

120, 121, 129; X, 334-337,
354; XI, 58; XII, 294; XIV,
225, 226, 228; XV, 83; XVII,
467; XXVI, 143; XXVIII, 47,
48, 111. Est la cause de toutes
les guerres du règne, XXVII,
36; XXVIII, 53-55.

Établit l'ordre du tableau et
se rend par là maître de tout,
XV, 83; XXVIII, 108-109.
Ruine la source des grands capitaines, 87, 110-115. Tient en
bride les généraux, XVII, 467;
XXVIII, 116-118. Oblige tout
le monde à servir, 107-108.
Multiplie les promotions d'officiers généraux et favorise les
troupes d'élite, 118-120. Crée les
inspecteurs, II, 209; XXVIII,
120-124; et les brigadiers, 124-
125. Refuse à tous le titre de
Monseigneur et l'exige pour lui,
VI, 128-130; XIV, 227-228;
XXVIII, 40-42. Supprime aux
ducs les honneurs militaires, IX,
258-259.

Fait la charge de tous ses
collègues, XVII, 179-180. Viole
le secret des postes, XIX, 127.
Réprimande de la part du Roi
la duchesse de Portsmouth, XI,
345-346. Obtient que sa femme
soit admise dans les carrosses
du Roi, IV, 40. Réunit les papiers de son département, XIX,
359-362. Ses agents à l'étranger,
II, 244; VI, 343. Son commis
du Fresnoy, I, 168-169. Son
déchiffreur Rossignol, XIII,
149.

Sa famille: relations avec son
père, IV, 260; avec sa belle-
mère, XII, 18. Ses enfants, 18;
XIX, 48. Ses belles-filles, IV,

40. Pousse son frère à l'évêché de Langres, V, 280-282. Sa maîtresse Mme du Fresnoy, I, 169. Ses relations avec la maréchale de Rochefort, 85, 87. Son château de Meudon, II, 283-284; XI, 346; XIX, 393. Trésor prétendu qui y est caché, XI, 169. Son logement à Versailles, VIII, 7; XXVIII, 76-77, 85.

Ses amis et ses protégés: Augicourt, XII, 149-150; Beringhen, XI, 37; XVI, 52; Chamlay, I, 277; XXVIII, 81; Courtin, III, 284; XI, 345-346; Harcourt, XI, 55; Humières, II, 46, 175-177; Huxelles, XI, 39, 46; Langlée, VII, 74; les Lillebonne, II, 191 ! IX, 40; le maréchal de Luxembourg, II, 68; Montbron, XV, 395; la maréchale de la Motte-Houdancourt, XVII, 15; le chevalier de Nogent, XV, 389-390; XXVIII, 20; Claude le Peletier, IV, 259-264; VII, 135; le Peletier de Souzy, V, 336; le maréchal de Rochefort, I, 84; Saint-Pouenge, III, 27; X, 111; XVII, 105; XXVIII, 20; Sourdis, XI, 45; Tessé, III, 128; IX, 47; XI, 45-46; XV, 283; les Tilladets, XVII, 105; XXVIII, 20; Villacerf, VI, 325.

Ses ennemis ou ses victimes: Bourlémont, XIII, 447; Chamilly, IX, 9; XI, 10, 12-13, 40; le maréchal de Choiseul, XX, 324; le duc de Coislin, X, 269; Croissy, XVII, 108; le maréchal de Duras, XII, 294; le maréchal d'Estrées, XV, 83-85; Fagon, VIII, 13; la Fare, XXIII, 77; le maréchal de Lorge, II, 265; X, 346-348; Magalotti, XII, 453-454; Mme de Montespan, XVII, 336; Montgivrault, XVI, 62; Puyzieulx, XII, 320; le duc de la Rochefoucauld, XVII, 336-337; Seignelay, III, 48.

Cité, II, 2; III, 28; IV, 264; V, 119, 335; X, 111; XI, 36; XIV, 122, 290; XVI, 262; XXVII, 123.

Louvois (Anne de Souvré, marquise de), I, *83. Son mariage, 83; XVII, 15. Échange Meudon contre Choisy, II, 283-284. Obtient d'entrer dans les carrosses du Roi, IV, 40; XXVIII, 40. Sollicite le Roi pour l'abbé de Louvois, XIX, 48. Son écuyer, XXVIII, 85. Citée, II, 136; XII, 18; XIX, 46; XXIV, 49.

Louvois (Camille le Tellier, abbé de), XIX, *47. Hérite de son oncle l'archevêque de Reims, mais ne peut obtenir sa charge de la chapelle, 47-48. Son amitié pour sa sœur la duchesse de Villeroy, XXI, 132.

Louvois (la terre de), XXIII, *35.

Louvois (l'hôtel de), à Paris, XI, *18.

Louvre (le palais du), à Paris, VI, 245; XII, 204; XVII, 137. Les honneurs du Louvre, IX, *171, 174; XI, 186-189; XII, 101. L'imprimerie du Louvre, X, *15.

Louvre (le quai du), à Paris, XVIII, 133.

Lovendegem (le bourg de), XVI, *192, 193, 196, 226, 288, 290, 292.

Lowitz (la ville de), IV, *206.

Lubomirski (Stanislas-Héraclius, prince), IV, *201, 202.

Luc (Charles-François de Vintimille, comte du), XII, *196. Est nommé ambassadeur en Suisse; a perdu un bras à la guerre, 196. Affaire Massner, XX, 206. Confirmé dans l'ambassade de Suisse, XXIII, 383. Choisi comme plénipotentiaire au congrès de Baden, XXIV, 202. Renouvelle l'alliance avec les cantons suisses catholiques, XXVI, 164-167. Nommé ambassadeur à Vienne, XXV, 145. Donne un bal malgré le deuil du Roi, XXVIII, 380-381. Ses récits à Saint-Simon, XII, 196. Cité, XV, 349 ; XVII, 227.

Luc (Gaspard-Madelon-Hubert de Vintimille, marquis du), † 1748, XXIII, *119. Apporte au Roi le traité de Baden, XXV, 99. Sa femme, Marie-Charlotte de Reffuge, XXIII, *119.

Lucan (Patrick Sarsfield, lord), I, *252. Tué à Nerwinde, 252 ; V, 24.

Lucas (le P. Jean), XVII, *250. Confesseur de Monsieur le Prince, 250-251.

Luciennes. Voyez Louveciennes.

Luçon (l'évêché de), VI, *183 ; XII, 72 ; XX, 339-341, 343. Évêques : voyez Barrillon (H. de), Lescure (J.-Fr. de Valderiès de).

Lucques (la république de), XX, 289, *290.

Lude (Jean III de Daillon, comte du), † 1557, XII, *70-72. Sa femme Anne de Batarnay, *70, 71.

Lude (Guy de Daillon, comte du), † 1585, XII, *71, 72.

Lude (Henri de Daillon, comte puis duc du), † 1685, II, 176, *502. Grand maître de l'artillerie, 176. Épouse la comtesse de Guiche, III, 163. Fleur de la cour et fort galant, XII, 72 ; XIII, 137 ; XIV, 268. Familier du Roi, XXVIII, 89. Anecdote de Fargues, XIII, 135, 139.

Lude (Marguerite-Louise de Béthune, comtesse de Guiche, puis duchesse du), 1, *83. Fille de la duchesse de Verneuil et veuve du comte de Guiche, III, 161 ; XII, 110. Assiste au mariage du duc de Chartres, I, 95. Fait la noce du duc d'Uzès et de Mlle de Monaco, III, 21. Donne asile à la duchesse de Lauzun, 116. Faite dame d'honneur de la duchesse de Bourgogne, anecdote, 159, 161-171, 179. Reçoit la princesse à son arrivée en France et l'accompagne, 271-273. Son service et ses fonctions, 276, 310. Tracasseries à propos de Mme de Saint-Simon, IV, 301-305. Au mariage de la duchesse de Bourgogne, 311, 313-315.

Erreurs de cérémonial que Sainctot lui fait commettre, V, 5-9. Va à Compiègne dans le carrosse du Roi, 353. Fonctions et prérogatives comme dame d'honneur, VI, 314 ; VII, 319 ; IX, 62 ; X, 64 ; XI, 288 ; XVIII, 299 ; XIX, 337. Affaire de la duchesse de Rohan et de la princesse d'Harcourt, VI, 76, 81, 86-88. Ne peut faire obtenir le tabouret à la chancelière de

Pontchartrain, 315, 348. Obsèques de Monsieur, VIII, 367.
Affaire de la quête, XI, 356,
362, 363. Réceptions du duc
d'Albe et de la marquise de
Bedmar, 329-330; XII, 28. Tolère les entreprises d'étiquette
de Vaudémont, XV, 51-52. Apprend au Roi l'accident de la
duchesse de Bourgogne, 471-
472; XVI, 2. Sa mauvaise santé;
il est question de la remplacer
par la duchesse de Saint-Simon,
qui la supplée habituellement,
XII, 437; XVIII, 90; XIX,
243, 244, 331, 336; XXII, 290.
Malade, lors de la mort de Monseigneur, XXI, 40. Obsèques
de la duchesse de Bourgogne,
XXII, 343, 346-348. Pension
du Roi, 401. Hérite de Mlle d'Armentières, XVI, 439; XXIII,
34. Conserve son logement à
Versailles, XXVI, 182.
Portrait et caractère, III, 162-
163, 310; VI, 76; XI, 356; XV,
51. Relations avec Langlée, VII,
74; avec Lanjamet, XVI, 92.
Amie de la chancelière de Pontchartrain, VI, 315. Parenté avec
la maréchale de Rochefort, III,
180. Citée, VI, 15; XVII, 137;
XIX, 392.

Ludovic le More. Voyez Milan
(Louis-Marie Sforza, duc de).

Ludres (Marie-Élisabeth, demoiselle de), XXVIII, *187. Amour
du Roi pour elle, 187-188.

Lugny (Jacques-Ponthus de Levis,
baron de), III, *238.

Lugo (la ville de), X, *242.

Lully (Jean-Baptiste), musicien,
XXI, *70.

Lumain (les seigneurs de) de la

maison de la Marck, VII, 112-
113; XIV, 188, 205-207.

Lumain (la terre de), VII, *112;
XIV, *188.

Lunebourg (la ville et le duché
de), II, *298; XIV, *347.

Lunéville (la ville et le château
de), X, *383, XV, 54, 61, 62,
155; XVIII, 118, 170; XXIII,
271.

Lusace (le comte de). Nom pris
par le prince électoral de Saxe,
XXV, 112. Voyez Saxe.

Lusignan (Hugues-François de
Lezignem-Lezay, marquis de),
† 1738, XIV, *347.

Lusignan. Voyez Lezignem.

Lussan (Gabriel Audibert de) et
sa femme Gabrielle de Budos,
XV, *71.

Lussan (Jean d'Audibert, comte
de), † 1712, IV, *321. Premier
gentilhomme de la chambre de
Monsieur le Prince, VII, 234,
237. Fait chevalier du Saint-
Esprit, XV, 69. Sa mort, XXII,
269. Cité, VII, 73; X, 402;
XV, 76; XXIII, 15.

Lussan (Marie-Françoise Ray-
mond, comtesse de), IV, *321.
Dame d'honneur de Madame la
Princesse; sa parenté avec les
Condé; ses parents Dizimieu;
son procès avec Saint-Simon,
VII, 173, 236; XV, 67-79;
XVI, 304; XVIII, 93, 386-387,
420; XIX, 89, 107, 192, 253.

Lussan (Marie-Gabrielle d'Audi-
bert, demoiselle de), IV, *321.
Dansant aux bals, 321. Voyez
Albemarle (la duchesse d').

Luther (Martin), VII, *362; XII,
255.

Lutteaux (Étienne le Ménestrel

de Hauguel de), XXIV, *65.
Apporte la nouvelle de la prise
de Landau, 65-66.

LUTZELBOURG (Mlle de). Voyez
Alteurs (Mme des).

LUTZEN (la bataille de), XI, *32.

LUXE (Paul-Sigismond de Montmorency-Luxembourg, comte
de), I, *256. Blessé à Nerwinde,
256. Hérite de sa tante, II, 234.
Épouse Mlle de Royan et est
fait duc, III, 36-38. Voyez Châtillon (le duc de).

LUXEMBOURG (la maison de). Gé-
néalogie, II, 19-20. Armoiries,
II, *42. Bonnet sur leurs armes,
I, 207. Citée, XI, 369. Voyez
Luxe, Montmorency, Tingry.

LUXEMBOURG (Pierre de), † 1482,
II, *20.

LUXEMBOURG (Charles de), évêque-
duc de Laon, † 1509, II, *21.

LUXEMBOURG (Charles de), vicomte de Martigues, † 1553,
XIV, *190.

LUXEMBOURG (Louise de), abbesse
de Notre-Dame de Troyes, II,
*25.

LUXEMBOURG (Léon d'Albert, seigneur de Brantes et duc de Pi-
ney-), † 1630, I, *148; II, 19;
XXI, 164.

LUXEMBOURG (Marie-Charlotte de
Luxembourg, duchesse de Pi-
ney-), puis dame de Clermont-
Tonnerre, II, *29-31, 40, 67.

LUXEMBOURG (Henri-Léon d'Albert, abbé de), II, *31. Idiot,
ordonné diacre et interdit, 19,
31-32, 42, 66, 67.

LUXEMBOURG (Marie-Louise-Char-
lotte-Claire d'Albert de), II, *32.
Voyez Tingry (la princesse de).

LUXEMBOURG (François-Henri de
Montmorency-Bouteville, maréchal-duc de Piney-), † 1695, I,
*34. Sa famille, II, 33-36. Sa nais-
sance et sa jeunesse, 36-37. Son
mariage avec l'héritière de Piney, 33, 40-42, 48-49. S'attache
au grand Condé et suit sa fortune, 38, 40, 43, 48. Obtient de
nouvelles lettres d'érection de
Piney en sa faveur, 43; XXI,
181. Est compromis dans l'affaire des Poisons, II, 43-44.

Il gagne la bataille de Saint-
Denis (1678), XX, 253. Ses
campagnes et ses victoires en
1690-91, II, 46. Campagne de
1692; siège de Namur, I, 34 et
suiv., 43, 46. Commande en
Flandre en 1693, 130-131. Il
supplie en vain le Roi d'attaquer le prince d'Orange, 228 et
suiv.; XXVIII, 20-22. Bat le
comte de Tilly, I, 235-237. Victoire de Nerwinde, 240-263;
XXVIII, 22-23. Prise de Charleroy, I, 270; XX, 105. Revient
à la cour; est reçu froidement
par le Roi, I, 281, 304.

Son procès de préséance contre les ducs et pairs ses anciens;
origine de ses prétentions, II,
16 et suiv. Ses intrigues; il
s'attache le premier président
Harlay et tâche de faire juger
son procès par surprise, 47-51.
Ses partisans dans la magistra-
ture, 57-65. Sommaire de la
question; arguments des oppo-
sants, 65-76. Lettres d'état em-
ployées par Saint-Simon contre
lui; elles sont cassées, 76-82.
Se brouille avec Saint-Simon et
fait renvoyer l'affaire au Parlement, 83-87. Éclat entre lui et

[Luxembourg *suite*]

le duc de Richelieu, 87-90. Fait
repousser la prétention du duc
de Bouillon, 91-92. Le procès
engagé au Parlement; manque-
ment de parole du premier président Harlay aux ducs, qui le
récusent, 113-123. Suspension
du procès, 123 (Voir la suite
du procès dans l'article de son
fils).

Campagne de 1694, II, 123,
134-136, 139. Belle marche
contre le prince d'Orange, 159-
161. Sa charge de capitaine des
gardes du corps, X, 206. Il ne
peut en obtenir la survivance
pour son fils, II, 233, 236. Marie sa fille au prince de Neuchâtel, 225, 228-229. Sa maladie et sa mort, 229-235.

Portrait et caractère, II, 37,
46-47, 185, 229-230. En mauvais termes avec Louvois et Barbezieux, II, 68, 217; XII, 455.
Est tenu en bride par les ministres, XVII, 467. Défend le
privilège des ducs, V, 16. Accepte un projet de règlement
pour les duchés-pairies, XXI,
143-144, 147, 163, 164, 218,
236, 259. Désire être fait prince
étranger, III, 36. Sa conduite
à l'égard de sa femme, IX, 67-
68. Son union intime avec son
fils, XXI, 257. Son gouvernement de Normandie, III, 36.

Relations avec Albergotti,
XII, 455; XVI, 360; avec le
duc de Berwick, XII, 61. Ami
de Cavoye, II, 81; III, 14. Intimité avec le prince de Conti, II,
230; XII, 208, 455; XVII, 123,
124. Bien avec Monsieur le Duc,
II, 47. Brouillé avec Feuquière,

X, 93-94. Relations avec Harcourt, XI, 56; avec sa sœur la
duchesse de Mecklembourg, II,
36. Familier de Monseigneur;
tâche de le capter, II, 47, 184-
188, 190, 246; XVI, 326; XXI,
74, 261. Ses relations avec Monseigneur portent ombrage au
Roi, 58. Relations avec le duc
de Montfort, XII, 208; avec
Puységur, qui le seconde dans
les opérations militaires, V,
159-160; XI, 317; XIV, 24;
XVI, 223; XVII, 311; avec
Saint-Simon, I, 261; II, 64, 65,
81-84; avec les Vendôme, II,
232, 246; XII, 455. Ami du
maréchal de Villeroy, II, 57;
de Mme Voysin, XVII, 454,
456.

Cité, II, 213; III, 445; XII,
251; XIII, 370, 386; XIV, 263,
264; XV, 119; XVII, 171;
XVIII, 192, 250; XXII, 95;
XXIII, 138; XXIV, 160, 327;
XXV, 286; XXVI, 348.

Luxembourg (Madeleine-Char-
lotte-Bonne-Thérèse de Clermont, maréchale-duchesse de),
II, *33. Son mariage, II, 33. Sa
mort, IX, 67-68. Sa laideur, II,
40. Citée, II, 19, 66, 67.

Luxembourg (Charles-François-
Frédéric Ier de Montmorency,
duc de Beaufort-Montmorency,
puis de), † 1726, I, *232. Voyez
Montmorency (le duc de). Prend
le nom de duc de Luxembourg
à la mort de son père, II, 237.
Les pairs s'opposent à sa réception au Parlement, 236 et suiv.
Sert à l'armée de Flandre et
perd sa femme et sa fille, 242.
Projets de mariage avec Mlle de

[Luxembourg *suite*]

Lorge et Mme de Seignelay, 269, 272; III, 8-10. Épouse Mlle de Clérembault, 10-13. Succède à son père comme gouverneur de Normandie, 36.

Reprend le procès de son père contre les ducs et pairs, III, 89-90. Son option hardie, 90-91. Le procès plaidé au Parlement, 91 et suiv. Jugement, 104-105. Sa réception au Parlement, 111-112. Allusions à ce procès dans la suite des Mémoires, V, 84-85; VI, 64, 66, 256, 410; VII, 195; IX, 68; X, 51; XII, 456, 457; XIII, 197, 199, 427; XIV, 140, 142, 367, 371, 381; XVII, 328, 373; XIX, 92; XX, 259, 266, 267, 269, 281, 282; XXI, 176-177.

Tour que lui joue Monsieur le Prince à un bal de Marly, VII, 57-60. Conduite de sa femme; duel entre ses amants, 184-186. Aux obsèques de Monsieur, VIII, 369. N'assiste pas à la réception de Saint-Simon au Parlement, X, 49. Aux obsèques du prince de Conti, XVII, 144, 149, 152; et de Monsieur le Prince, 266. Est envoyé à Rouen pour calmer une sédition, XVIII, 113; XX, 276. Perd sa femme et est édifié sur sa conduite, XVIII, 250-251. Fait le mariage du duc de Luynes avec Mlle de Neuchâtel, XIX, 32. Est opposé à la prétention de d'Antin sur le duché d'Épernon, XX, 278, 284. Songe à renouveler son procès, XXI, 139. Rang de son duché, 157. Est mécontent de l'édit sur les duchés-pairies, 256-261.

Sa situation à la cour à la mort de Monseigneur, XXI, 279-280. Reçoit Ragotzi à Rouen, XXIII, 242. N'assiste pas à la séance des Renonciations, 332. Son caractère; se raccommode avec Saint-Simon, XXVII, 235-236. Sa liaison avec Monseigneur et Mlle Choin, XXI, 74, 261. Relations avec les Condé et Conti, VII, 57, 186; avec le duc et la duchesse de Chevreuse, II, 242; XIX, 32; avec Saint-Simon, VII, 236; X, 49. Cité, XII, 455; XXI, 139; XXIII, 363.

LUXEMBOURG (Marie-Anne d'Albert de Chevreuse, duchesse de), II, *17. Sa mort, 242. Citée, 58, 92, 269; III, 9; XIX, 32; XXI, 257.

LUXEMBOURG (Marie-Gilonne Gilier de Clérembault, duchesse de), III, *10, Son mariage, 10-13. Au bal du mariage du duc de Bourgogne, IV, 319. Sa conduite légère; farce à un bal de Marly, VII, 57-60. Duel entre ses amants, 184-186. Hérite de Mme de Villetaneuse, XVIII, 8-9. Sa mort, son caractère, XVIII, 250-251. Citée, XXIII, 363.

LUXEMBOURG (Christian-Louis de Montmorency, chevalier de), puis prince de Tingry, I, *233; XV, *397. Campagne de 1694, II, 123. Lieutenant général en Flandre, XV, 397. Campagne de 1708; entre dans Lille assiégé; sa conduite, 348-350, 364-365. Honneurs qu'il reçoit du prince Eugène, 479-480. Récompenses que lui donne le Roi,

489-490. Prend part à la campagne de 1709, XVIII, 174. Est nommé gouverneur de Valenciennes, XX, 325. Épouse Mlle de Harlay et prend le nom de prince de Tingry, XXII, 95-96. Coopère au succès de Denain, XXIII, 99-100. Commande en Flandre (1713), XXIV, 26-27.

Luxembourg (Pierre-Henri-Thibaud de Montmorency, abbé de), † 1700, II, *123.

Luxembourg (Charles-François-Frédéric II de Montmorency, prince de Tingry, puis duc de Piney-), † 1764, XXII, *95.

Luxembourg (Marie-Sophie Colbert de Seignelay, duchesse de Piney-), XXII, *95; XXIII, 2.

Luxembourg (Louise de), abbesse, II, *25.

Luxembourg (Mlle de). Voyez Neuchâtel (la princesse de).

Luxembourg (la ville de), II, *177; III, *12. Prise en 1684, XXVIII, 16. Citée, IV, 234; VIII, 251; XI, 57; XIII, 415; XVI, 172.

Luxembourg (le palais du), à Paris, I, *122. Est habité par Mademoiselle et par ses sœurs, 122; III, 63. Est donné au duc de Berry, XX, 208. Logement de Mme de Marcy, XIX, 358; de Mme de Miossens, XXIV, 188. Cité, XII, 100; XX, 208; XXIV, 29.

Luxembourg (l'hôtel du Petit-), à Paris, XIX, *56.

Luxembourg (l'hôtel de), à Paris, I, *218; II, 80.

Luxembourg (le duché de), XXIV, 92.

Luynes (Charles d'Albert, duc et connétable de), I, *146. Sa faveur auprès de Louis XIII; son mariage, II, 29-30; V, 235. Obtient un tabouret de grâce pour sa fiancée et un rang privilégié pour son beau-frère Guémené, 235-239. Est fait connétable, XIV, 222. Sa mort, II, 30. Cité, I, 148; II, 19; XVIII, 217; XXI, 164, XXII, 253.

Luynes (Marie de Rohan-Montbazon, connétable de), puis duchesse de Chevreuse, I, *167; V, *231. Son mariage avec M. de Luynes et son tabouret de grâce, 235-240. Voyez Chevreuse (la duchesse de).

Luynes (Louis-Charles d'Albert, duc de), † 1690, II, *92. S'unit aux autres ducs dans l'affaire de la tapisserie de l'audience du légat Chigi, V, 19. Son duché de Chevreuse, XXI, 164-168; XXIV, 167. Sa réception au Parlement, 150; XXIV, 349. Sa retraite à Port-Royal; son second mariage avec sa tante, XXIII, 183-188. Sa fille Mme de Verue, VII, 217. Caractère, 221. Ses mémoires sur la pairie, II, 92; XXV, 273. Cité, V, 231, 232, 235; IX, 252; XI, 61; XIII, 264; XIV, 22; XV, 72; XXIII, 113; XXIV, 346; XXV, 273.

Luynes (Louise-Marie Séguier, duchesse de), première femme du précédent, XXIII, *183.

Luynes (Anne de Rohan, duchesse de), deuxième femme du précédent, V, *232. Son mariage, ses enfants, VII, 217; XIII, 429; XXIII, 186-188.

Luynes (Marguerite d'Aligre, com-

tesse de Manneville, puis duchesse de), troisième femme du
précédent, I, *106; XXIII, *188.
Luynes (Charles - Hercule d'Albert, chevalier de), † 1734, V,
*233. Favorise la fuite de sa
sœur Mme de Vrue, VII, 224-
225. Cité, XIII, 264.
Luynes (Charles-Philippe d'Albert, duc de), † 1758, XII,
*335. Épouse Mlle de Neuchâ-
tel, XV, 119, 133; XIX, 30-32.
Assiste au mariage du duc de
Berry, 351. S'abstient dans l'affaire des prétentions de d'Antin
sur le duché d'Épernon, XX,
282. N'assiste pas à la séance
des Renonciations, XXIII, 331.
Se remarie avec la marquise de
Charost, XII, 335 ; XVIII,
195.
Luynes (Louise-Léontine-Jacque-
line de Bourbon-Soissons-Neu-
châtel, duchesse de), XII, *2;
XV, *119. Son mariage, 119,
133; XIX, 30-32. Son procès
contre Matignon, XIX, 187;
XX, 95, 285; XXI, 253.
Luynes (Marie Brûlart, marquise
de Charost, puis duchesse de),
XII, *335; XVIII, 195.
Luynes (Marie - Charles - Louis
d'Albert, duc de Chevreuse et
de), † 1771, XV, *119.
Luynes (le duché de), II, 57, 58.
Luynes (les hôtels de), à Paris,
II, 342; XXII, *156; XXIII,
201; à Versailles, V, *27.
Luzarches (Jean, seigneur de), et
sa femme Isabelle de l'Isle,
XVIII, *243.
Luzerne (Henri de Briqueville
de la), évêque de Cahors, XVI,
*397.

Luzzara (le bourg et le combat
de), X, *221-228, 265, 362,
377; XV, 162, 224.
Lyon (la ville de). Entrée du pape
Clément v, V, 186-187. Séjour
de Henri iv, VI, 383. Voyage
de Louis xiii, I, 172. Exécution
de Cinq-Mars et de Thou, VI,
33. Excentricités qu'y fait Canaples, X, 266. Visite des princes en 1701, VII, 326; VIII,
237. Séjour du cardinal de Bouillon, XVI, 126. Banqueroute de
Samuel Bernard, XVII, 212-
213. Lieu d'exil du Grand
Prieur, XXII, 168; XXVI, 133.
Sédition réprimée en 1714,
XXIV, 279-280. Séjour de la
princesse des Ursins, XXVI,
261; XXVII, 180. Pension faite
par la ville aux Villeroy, XXII,
87. On met trois jours pour y
venir de Paris, XIV, 3.
Archevêché, XXV, 80. Pri-
matie du siège de Lyon, X,
199; XVIII, 280. Archevêques:
voyez Épinac(Pierre d'), Rohan-
Gyé (François de), Saint-Georges (Claude de), Villeroy (Camille de Neufville-). Le chapitre
de Saint-Jean et les chanoines-
comtes, XX, *84; XXIV,
278.
Gouvernement, X, 265; XI,
195-199; XIII, 258, 259; XIV,
304; XV, 122, 352; XXIII,
175, 313-314. Toute-puissance
des Villeroy, XIII, 258. Commandement, X, 265; XXII, 87.
Sénéchaussée et sénéchal, XII,
370; XXIII, 314. Lieutenant
général de la sénéchaussée, XX,
46. Prévôt des marchands, VI,
*323; XIII, 258-259. Lieute-

nant de police, XX, 46. Maison des Jésuites, XVII, 42.

Citée, II, 93, 125; III, 268; VI, 323; VIII, 270; X, 173, 364; XI, 299; XII, 245, 358, 370; XIII, 102, 103, 258, 259; XIV, 87, 202; XV, 226, 265, 276; XX, 35, 36; XXI, 336; XXIII, 86; XXV, 81, 102; XXVI, 341.

Lyonnais (le), XI, 195; XII, 367. Gouvernement, XIII, 258; XXV, 80.

Lyonnais (le régiment de), XIII, *45.

Lys (la), rivière, XVI, 481.

CHARTRES. — IMPRIMERIE DURAND. RUE FULBERT.

9 782011 935830